小儿外科临床路径

Clinical Pathways of Pediatric Surgery

主 编 李浩宇

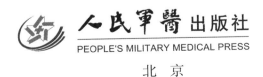

人民军醫出版社

PEOPLE'S MILITARY MEDICAL PRESS

北 京

图书在版编目(CIP)数据

小儿外科临床路径/李浩宇主编．—北京:人民军医出版社,2018.1
(解放军总医院临床路径汇编)
ISBN 978-7-5091-9275-7

Ⅰ.①小…　Ⅱ.①李…　Ⅲ.①小儿疾病－外科－诊疗　Ⅳ.①R726

中国版本图书馆 CIP 数据核字(2017)第 228448 号

策划编辑:张　田　文字编辑:王月红　陈　鹏　责任审读:杜云祥
出版发行:人民军医出版社　　　　　　　　经销:新华书店
通信地址:北京市 100036 信箱 188 分箱　　邮编:100036
质量反馈电话:(010)51927290;(010)51927283
邮购电话:(010)51927252
策划编辑电话:(010)51927300－8225
网址:www.pmmp.com.cn

印、装:京南印刷厂
开本:787mm×1092mm　1/16
印张:28.25　字数:758 千字
版、印次:2018 年 1 月第 1 版第 1 次印刷
定价:240.00 元

内容提要

　　本书为《解放军总医院临床路径汇编》第十九分册，主要为小儿外科常见病、多发病的诊疗路径，共包含48条。由解放军总医院小儿外科医护团队参考国家卫计委医政司《临床路径管理丛书》及中国卫生经济学会、中国价格协会联合下发的《按病种收（付）费规范》单病种临床路径，结合药学、心理学、营养学、康复学、疼痛学等多学科诊治建议，借助统计学方法综合编制。

　　本分册路径中，只纳编了小儿骨科、小儿普通外科、小儿泌尿外科、小儿肝胆外科部分成熟、可规范的常见病种诊疗技术路径。每条路径均按最佳诊疗计划设计，不仅融入了小儿外科疾病扎实的理论基础，还涵盖了丰富的临床医护经验，具有科学性、推广性、指导性和可操作性。是小儿外科医护人员进行单病种规范化、标准化临床工作的有力参考工具。

编著者名单

主　编　李浩宇

副主编　王　政　李文超

编　者　（以姓氏笔画为序）

王宪强　丑小冰　许瑞江　肖元宏　陈　辉　陈迪祥
季丰琨　彭少林　蔡　刚

序

　　医院要发展，关键在创新。创新是医院发展的生命。

　　创新的同时也要善于总结。我们欣喜地看到，解放军总医院一直走在创新的前列，从创建研究型医院的管理实践，到持续开展的标准化建设，再到临床路径管理的系统梳理，创新的因子无处不在，总结的果实惠及民生。这正是一所医院不断发展壮大的强大动力与推力。

　　临床路径是应用循证医学证据，针对某种疾病，按照时间顺序，对入院检查、诊断、治疗、护理、饮食指导、宣教、出院计划等形成的疾病服务计划。它出现在 20 世纪 80 年代中期的美国，经过几十年的完善发展，已经成为一种行之有效的医疗管理手段。国内外实践证明，实施临床路径，对医院规范诊疗服务行为、提高工作效率、控制医疗费用、改进医疗质量、确保医疗安全、增加患者满意度都发挥着重要的作用。同时，大力推行临床路径管理是公立医院改革的重要任务之一，直接关系到部队官兵和人民群众好看病、看好病的问题，关系到能否让部队官兵和人民群众切身感受到医改带来健康实惠的问题，具有显著的政治效益、军事效益、社会效益和经济效益。

　　医疗质量是医院建设的永恒主题。质量决定医院的生存和发展，直接关系到患者的身心健康和生命安全。长期以来，解放军总医院在医疗质量管理方面进行着积极的探索，早在 2002 年就开始着手临床路径相关研究，逐渐摸索建立了一整套具有自身特色的临床路径管理体系。医院学科分类齐全，医学人才荟萃，技术手段多样，诊治疾病涉及 DRGs 达 700 多组，为研究制定临床路径提供了良好的基础，积累了宝贵的经验。《解放军总医院临床路径汇编》收录了解放军总医院多年来研究制定的 28 个专业 1225 条临床路径。路径融入了解放军总医院医疗质量管理标准化的丰富内容和要求，具有很强的医院管理特色。

　　该书的主要编审人员集成了院内众多知名医疗、护理以及管理专家的智慧结晶和实践经验，对全国、全军各级各类医院制定和应用临床路径，对各级医护人员改善临床思维，对医院管理人员了解诊疗重点都具有重要的参考和借鉴意义。

　　习主席指出，没有全民健康就没有全面小康。医院的质量建设无终极，我们的奋斗目标就无止境。质量没有一成不变的答案，只有永远的问题和追求目标。《解放军总医院临床路径汇编》为全军医院开了一个好头，希望大家继续群策群力、献计献策，不断补充、完善和丰富临床路径管理，更好地造福于广大军民，为实现伟大的中国梦提供强有力的健康支撑。

中央军委后勤保障部副部长

前　言

推进医院质量建设，坚持以病人为中心，促进医患和谐，为群众提供安全、有效、方便、廉价的医疗卫生服务，是医药卫生体制改革的出发点和立足点。临床路径作为一种既可以改进医疗质量，又能有效控制医疗成本的管理工具，得到了国家管理部门和医疗机构越来越广泛的重视和应用。

2015年，国家卫计委下发的《进一步改善医疗服务行动计划》中提出，到2017年底，所有三级医院的50%出院患者和80%二级医院的70%出院患者要按照临床路径管理。截至今年9月，国家卫计委先后发布了共1212条临床路径，涵盖了30多个临床专业。近日，国家卫计委又发布了《医疗机构临床路径管理指导原则》，对医疗机构实施临床路径管理进行了进一步规范。

解放军总医院早在2002年就开始着手临床路径的研究与应用，十余年的时间里，制定开发了大量的路径表单，这些表单凝结着我们广大专家的智慧和心血，它们既是总医院的宝贵财富，也是我国医疗卫生行业的共同财富。为此，我们从中精心挑选了能够涵盖大型综合性医院主要病种、诊疗方案相对成熟的临床路径汇编成书，与业内同行分享。

《解放军总医院临床路径汇编》包括心血管内科、呼吸内科、消化内科、普通外科、骨科、神经外科、胸外科、妇产科等28个专业分册，涉及963个病种，共计1225条临床路径，每条临床路径都包括标准住院流程和临床路径表单。在路径表单中，不仅包含疾病诊治的检查检验、用药医嘱等诊疗内容，我们还结合医院各项规章制度和医疗质量管理标准化要求，增加了各个诊疗环节需要医护人员落实的行为规范，如入出院评估、病历书写、会诊申请、查房时限等；另外，护理工作的内容也更加细化全面，更具有专科专病特点。可以说这些路径是集医疗技术和管理经验于一体，具有鲜明的总医院特色，希望对广大医务人员和医院管理者都能起到一定的参考借鉴作用。

该丛书从编写到出版，历时6年多时间，我院有80余位知名专家和来自全院医疗、护理、药学、医技、医保、管理等各个专业领域的300余人参与，他们查阅了海量的资料，投入了大量的时间和精力。同时，该书也得到了许多业内同行的大力指导和人民军医出版社的鼎力支持，在此一并表示诚挚的谢意。

由于医疗技术发展迅速，很多疾病的诊治手段和方法日新月异，一些疾病的诊疗方案在业内会存在不同观点；另外，本书难免有许多不足，敬请读者、专家、同行惠予指正。

2017年9月于北京

目　录

第一章 泌 尿

先天性肾盂积水行肾盂输尿管成形术临床路径

一、先天性肾盂积水行肾盂输尿管成形术临床路径标准住院流程

(一)适用对象

第一诊断为先天性肾盂积水(ICD-10:Q62.001)行肾盂输尿管成形术(ICD-9-CM-3:55.8701)的患儿。

(二)诊断依据

根据《临床诊疗指南——小儿外科学分册》(中华医学会编著,人民卫生出版社),《临床技术操作规范——小儿外科学分册》(中华医学会编著,人民军医出版社)。

典型的症状:腹部包块或血尿,或泌尿系感染病史,或体格检查发现先天性肾盂积水。

(三)治疗方案的选择

根据《临床诊疗指南——小儿外科学分册》(中华医学会编著,人民卫生出版社)和《临床技术操作规范——小儿外科学分册》(中华医学会编著,人民军医出版社),行肾盂输尿管成形术。

(四)标准住院日为 14 天

(五)进入路径标准

1. 第一诊断必须符合先天性肾盂积水(ICD-10:Q62.001)行肾盂输尿管成形术(ICD-9-CM-3:55.8701)。

2. 已排除其他畸形或综合征,可进行手术的患儿,进入路径。

3. 当患儿同时具有其他疾病诊断,但在住院期间不需要特殊处理也不影响第一诊断的临床路径实施时,可以进入路径。

(六)术前准备 2 天

1. 术前评估 术前 24 小时内完成术前病情评估,完成必要的检查,做出术前小结、术前讨论。

(1)必须检查的项目

①实验室检查:血型、血常规、尿常规、粪常规、普通生化检验项目、凝血功能、感染性疾病筛查。

②心电图、X 线胸片(正位)检查。

③超声检查。

④IVP 或 MRU 检查。

(2)根据病情选择的项目

①超声心动图(心电图异常者)。

②肾图。

(3)营养评估:根据《解放军总医院新入院患者营养风险筛查表(NRS-2002)》为新入院患儿进行营养评估,评分≥3分者给予处置,必要时申请营养科医师会诊。

(4)心理评估:根据新入院患儿情况申请心理科医师会诊。

(5)疼痛评估:根据《VAS评分》实施疼痛评估,评分>7分者给予处置,必要时请疼痛科医师会诊。

(6)康复评估:根据《入院患者康复筛查和评估表》,在新入院患儿入院后24小时内进行康复筛查和评估。任何一项结果为"是",则申请康复科医师会诊。

2. 术前准备

(1)术前谈话:术者应在术前1天与患儿及其亲属谈话,告知手术方案、相关风险、用血计划、术后转归、手术费用和患儿及亲属权益,并履行书面知情同意手续。告知高值耗材的使用及费用。

(2)通知手术室准备手术间、手术药品、手术物品及特殊耗材。

(3)护士做心理护理,交代注意事项:防褥疮、防跌倒等,并进行术后康复宣教。

(4)手术部位标识:术者、第一助手或经治医师在术前1天应对手术部位做体表标识,急诊手术由接诊医师或会诊外科医师标记,标记过程应有责任护士、患儿及其亲属共同参与,并记入手术安排表。

(5)术前1日麻醉医师访视:制订麻醉计划、完成评估、确定麻醉方式,并记入《麻醉术前访视记录》,告知患儿及其家属麻醉适应证、麻醉目的、麻醉风险、可能出现的情况及其处理原则、替代方案等,签署《麻醉知情同意书》并归入病历。

(七)预防性抗菌药物选择与使用时机

抗菌药物使用:按照《抗菌药物临床应用指导原则(2015年版)》执行,并结合患儿的病情决定抗菌药物的选择与使用时间。

(八)手术日为住院第3天

1. 麻醉方式　全身麻醉。

2. 手术方式　肾盂输尿管成形术。

3. 术中用药　麻醉常规用药。

4. 输血　通常无须输血。若肾动脉、肾静脉损伤伴有大出血时需要输血。

(九)术后住院恢复11天

1. 术后需要复查的项目　根据患儿病情决定。

2. 术后用药　抗菌药物使用按照《抗菌药物临床应用指导原则(2015年版)》执行,并结合患儿的病情决定抗菌药物的选择与使用时间。

(十)出院标准

1. 患儿一般情况良好。

2. 亚甲蓝试验证明吻合口通畅,且能拔除肾造口管。

3. 没有需要住院处理的并发症。

(十一)变异及原因分析

1. 住院治疗期间,发现术前检查结果有手术禁忌证的患儿,进入其他路径。

2. 围术期并发症等造成住院日延长和费用增加。

二、先天性肾盂积水行肾盂输尿管成形术临床路径表单

适用对象	第一诊断为先天性肾盂积水(ICD-10:Q62.001)行肾盂输尿管成形术(ICD-9-CM-3:55.8701)的患儿	
患儿基本信息	姓名:____ 性别:____ 年龄:____ 门诊号:____ 住院号:_____ 过敏史:_____ 住院日期:____年____月____日 出院日期:____年____月____日	标准住院日:14天

时间		住院第1天	住院第2天(术前日)	住院第3天(手术日)
主要诊疗工作	制度落实	□ 入院2小时内经治医师或值班医师完成接诊 □ 入院24小时内主管医师完成检诊 □ 专科会诊(必要时) □ 完成术前准备 □ 组织术前讨论 □ 手术部位标识	□ 经治医师查房(早、晚各1次) □ 主诊医师查房 □ 完成术前检查 □ 组织术前讨论 □ 手术部位标识	□ 手术安全核查
	病情评估	□ 经治医师询问病史与体格检查 □ 康复评估 □ 营养评估 □ 心理评估 □ 疼痛评估		
	病历书写	□ 入院8小时内完成首次病程记录 □ 入院24小时内完成入院记录 □ 完成主管医师查房记录 □ 完成术前讨论、术前小结	□ 完成主诊医师查房记录 □ 完成今日病程记录	□ 术者或第一助手术后24小时内完成手术记录(术者签字) □ 术后即刻完成术后首次病程记录
	知情同意	□ 患儿或其家属在入院记录单上签字 □ 术前谈话,告知患儿及其家属病情和围术期注意事项并签署《手术知情同意书》《授权委托书》(患儿本人不能签字时)、《自费用品协议书》(必要时)、《军人目录外耗材审批单》(必要时)	□ 术者术前谈话,告知患儿及其家属病情和围术期注意事项,签署《手术知情同意书》《授权委托书》《自费用品协议书》(必要时)、《军人目录外耗材审批单》(必要时)、《输血同意书》等	□ 告知患儿及其家属手术过程概况及术后注意事项
	手术治疗		□ 预约手术	□ 实施手术(手术安全核查记录、手术清点记录)
	其他	□ 及时通知上级医师检诊 □ 经治医师检查、整理病历资料	□ 术前排除手术禁忌 □ 核对患儿诊疗费用	□ 术后病情交接 □ 观察手术切口及周围情况

（续　表）

重点医嘱	长期医嘱	护理医嘱	□ 按小儿外科护理常规 □ 一级护理	□ 按小儿外科护理常规 □ 一级护理	□ 按小儿外科术后护理常规 □ 一级护理
		处置医嘱	□ 静脉抽血		□ 持续心电、血压、呼吸、血氧饱和度监测 □ 留置导尿管并记录尿量 □ 留置患肾造口管并记录引流量 □ 留置肾周引流管并记录引流量 □ 留置输尿管支撑管 □ 持续低流量吸氧
		膳食医嘱	□ 普食 □ 糖尿病饮食 □ 低盐低脂饮食 □ 低盐低脂糖尿病饮食	□ 禁食、水（夜间 24 时以后）	□ 禁食、水
		药物医嘱	□ 自带药（必要时）		□ 抗生素
	临时医嘱	检查检验	□ 血常规 □ 尿常规 □ 粪常规 □ 血型 □ 凝血四项 □ 普通生化检验项目 □ 血清术前八项 □ 胸部正位 X 线片 □ 心电图检查（多导心电图） □ IVP		
		药物医嘱		□ 抗生素（视病情）	□ 抗生素（视病情）
		手术医嘱		□ 常规准备明日在全身麻醉下行左（或右）肾盂输尿管成形术	□ 输血（视病情） □ 补液（视病情）
		处置医嘱	□ 静脉抽血	□ 备皮（＞30cm²） □ 备血	□ 大换药（必要时）
主要护理工作		健康宣教	□ 入院宣教（住院环境、规章制度） □ 进行护理安全指导 □ 进行等级护理、活动范围指导 □ 进行饮食指导 □ 进行关于疾病知识的宣教 □ 检查、检验项目的目的和意义	□ 术前宣教 □ 指导术后康复训练 □ 指导术后注意事项	□ 术后宣教 □ 术后心理疏导 □ 指导术后注意事项

（续 表）

主要护理工作	护理处置	☐ 患儿身份核对 ☐ 佩戴腕带 ☐ 建立入院病历,通知医师 ☐ 入院介绍:介绍责任护士,病区环境、设施、规章制度、基础护理服务项目 ☐ 询问病史,填写护理记录单首页 ☐ 观察病情 ☐ 测量基本生命体征 ☐ 抽血、留取标本 ☐ 心理护理与生活护理 ☐ 根据评估结果采取相应的护理措施 ☐ 通知检查项目及注意事项	☐ 术前患儿准备(手术前沐浴、更衣、备皮) ☐ 检查术前物品准备 ☐ 心理护理与生活护理 ☐ 指导并监督患儿治疗与康复训练 ☐ 遵医嘱用药 ☐ 根据评估结果采取相应的护理措施 ☐ 完成护理记录 ☐ 备血、皮试	☐ 晨起测量生命体征并记录,确认患儿有无体温升高、咳嗽等症状 ☐ 与手术室护士交接病历、影像资料、术中带药等 ☐ 术前补液(必要时) ☐ 嘱患儿入手术室前排空膀胱 ☐ 与手术室护士交接 ☐ 术后测量生命体征 ☐ 术后心电监护 ☐ 术后管道护理 ☐ 术后心理护理和生活护理
	护理评估	☐ 一般评估:生命体征、神志、皮肤、药物过敏史等 ☐ 专科评估:生活自理能力 ☐ 风险评估:评估有无跌倒、坠床、褥疮风险	☐ 观察患儿情况 ☐ 评估患儿心理状态 ☐ 术前生活护理 ☐ 夜间巡视	☐ 评估意识情况 ☐ 评估伤口疼痛情况 ☐ 评估术侧足背动脉、肢体皮肤颜色、温度变化,肢体感觉运动情况,并采取相应的护理措施 ☐ 风险评估:评估有无跌倒、坠床、褥疮、导管滑脱、液体外渗的风险
	专科护理		☐ 指导患儿掌握床上翻身的方法	☐ 与手术室护士共同评估皮肤、伤口敷料、输液及引流情况
	饮食指导	☐ 根据医嘱通知配餐员准备膳食 ☐ 协助进餐		☐ 禁食、水,患儿口干时协助其湿润口唇 ☐ 患儿排气后,指导其间断、少量饮用温开水
	活动体位	☐ 根据护理等级指导活动		☐ 根据护理等级指导活动 ☐ 根据手术及麻醉方式,安置患儿取合适体位 ☐ 指导患儿掌握床上翻身的方法
	洗浴要求	☐ 协助患儿洗澡、更换病号服		
病情变异记录		☐ 无　　☐ 有,原因: ☐ 患儿　☐ 疾病　☐ 医疗 ☐ 护理　☐ 保障　☐ 管理	☐ 无　　☐ 有,原因: ☐ 患儿　☐ 疾病　☐ 医疗 ☐ 护理　☐ 保障　☐ 管理	☐ 无　　☐ 有,原因: ☐ 患儿　☐ 疾病　☐ 医疗 ☐ 护理　☐ 保障　☐ 管理
护士签名		白班 ｜ 小夜班 ｜ 大夜班	白班 ｜ 小夜班 ｜ 大夜班	白班 ｜ 小夜班 ｜ 大夜班
医师签名				

（续　表）

时间			住院第4天（术后第1天）	住院第5天（术后第2天）	住院第6天（术后第3天）
主要诊疗工作	制度落实		□ 手术医师查房 □ 专科会诊（必要时）	□ 三级医师查房制度	□ 三级医师查房制度
	病情评估				
	病历书写		□ 术后首日病程记录	□ 完成今日病程记录	□ 完成今日病程记录
	知情同意				
	手术治疗				
	其他		□ 观察切口情况，是否存在渗出、红肿 □ 观察生命体征等 □ 复查血常规、C反应蛋白、IL-6、红细胞沉降率、生化检验项目	□ 观察切口情况、是否存在渗出及红肿等情况 □ 观察病情变化，及时对症处理 □ 核对患儿治疗费用	□ 观察切口情况，是否存在渗出、红肿 □ 观察生命体征等 □ 复查血常规、C反应蛋白、IL-6、红细胞沉降率、生化检验项目
重点医嘱	长期医嘱	护理医嘱	□ 按小儿外科术后护理常规 □ 一级护理	□ 按小儿外科术后护理常规 □ 一级护理	
		处置医嘱	□ 持续心电、血压、呼吸、血氧饱和度监测 □ 留置导尿管并记录尿量 □ 留置患肾造口管并记录引流量 □ 留置肾周引流管并记录引流量 □ 留置输尿管支撑管 □ 更换切口引流袋（必要时） □ 更换肾造口引流管（必要时） □ 更换尿袋（必要时）	□ 持续心电、血压、呼吸、血氧饱和度监测 □ 留置导尿管并记录尿量 □ 留置患肾造口管并记录引流量 □ 留置肾周引流管并记录引流量 □ 留置输尿管支撑管 □ 更换切口引流袋（必要时） □ 更换肾造口引流管（必要时） □ 更换尿袋（必要时）	□ 持续心电、血压、呼吸、血氧饱和度监测 □ 拔除尿管 □ 留置患肾造口管并记录引流量 □ 留置肾周引流管并记录引流量 □ 留置输尿管支撑管 □ 更换切口引流袋（必要时） □ 更换肾造口引流管（必要时）
		膳食医嘱	□ 流食	□ 半流食	□ 半流食
		药物医嘱			
	临时医嘱	检查检验	□ 血常规 □ 凝血四项 □ 普通生化检验项目		
		药物医嘱	□ 抗生素（视病情） □ 补钾（必要时） □ 补白蛋白（必要时） □ 输血（必要时）	□ 抗生素（视病情） □ 补钾（必要时） □ 补白蛋白（必要时） □ 输血（必要时）	□ 抗生素（视病情） □ 补钾（必要时） □ 补白蛋白（必要时） □ 输血（必要时）
		手术医嘱			
		处置医嘱	□ 大换药（必要时）	□ 大换药（必要时）	□ 大换药（必要时）

主要护理工作	健康宣教	□ 告知患儿护理风险 □ 进行褥疮预防知识宣教	□ 告知患儿护理风险 □ 进行褥疮预防知识宣教	□ 告知患儿护理风险 □ 进行褥疮预防知识宣教
	护理处置	□ 按一级护理要求完成基础护理项目 □ 监测生命体征 □ 留取标本 □ 观察伤口疼痛情况，检测镇痛泵运转情况 □ 观察静脉输液情况 □ 观察留置尿管引流情况 □ 观察肾周引流情况 □ 观察肾造口引流情况 □ 妥善固定各类管道 □ 观察伤口敷料，有渗出时及时报告医师处理 □ 术后心理护理与生活护理	□ 按一级护理要求完成基础护理项目 □ 监测生命体征 □ 留取标本 □ 观察伤口疼痛情况，检测镇痛泵运转情况 □ 观察静脉输液情况 □ 观察留置尿管引流情况 □ 观察肾周引流情况 □ 观察肾造口引流情况 □ 妥善固定各类管道 □ 观察伤口敷料，有渗出时及时报告医师处理 □ 术后心理护理与生活护理	□ 按一级护理要求完成基础护理项目 □ 监测生命体征 □ 留取标本 □ 观察伤口疼痛情况，检测镇痛泵运转情况 □ 观察静脉输液情况 □ 观察留置尿管引流情况 □ 观察肾周引流情况 □ 观察肾造口引流情况 □ 妥善固定各类管道 □ 观察伤口敷料，有渗出时及时报告医师处理 □ 术后心理护理与生活护理
	护理评估	□ 评估患儿感觉、运动情况，有异常时立即报告医师处理 □ 评估褥疮风险	□ 观察患儿情况 □ 评估患儿心理状态 □ 夜间巡视	□ 评估意识情况 □ 评估伤口疼痛情况 □ 评估术侧足背动脉、肢体皮肤颜色、温度变化，肢体感觉运动情况，并采取相应的护理措施 □ 风险评估：评估有无跌倒、坠床、褥疮、导管滑脱、液体外渗的风险
	专科护理	□ 指导患儿术后体位摆放及功能锻炼 □ 指导患儿进行自主排尿训练 □ 指导患儿进行床上翻身 □ 进行防褥疮护理	□ 指导患儿术后体位摆放及功能锻炼 □ 指导患儿进行自主排尿训练 □ 指导患儿进行床上翻身 □ 进行防褥疮护理	□ 指导患儿术后体位摆放及功能锻炼 □ 指导患儿进行床上翻身 □ 进行防褥疮护理
	饮食指导	□ 根据医嘱通知配餐员准备膳食 □ 协助进餐	□ 协助进餐	□ 协助进餐
	活动体位	□ 根据护理等级指导活动	□ 根据护理等级指导活动	□ 根据护理等级指导活动
	洗浴要求	□ 协助患儿洗澡、更换病号服	□ 协助患儿洗澡、更换病号服	□ 协助患儿洗澡、更换病号服
病情变异记录		□ 无　　□ 有，原因： □ 患儿　□ 疾病　□ 医疗 □ 护理　□ 保障　□ 管理	□ 无　　□ 有，原因： □ 患儿　□ 疾病　□ 医疗 □ 护理　□ 保障　□ 管理	□ 无　　□ 有，原因： □ 患儿　□ 疾病　□ 医疗 □ 护理　□ 保障　□ 管理
护士签名		白班　小夜班　大夜班	白班　小夜班　大夜班	白班　小夜班　大夜班
医师签名				

（续　表）

时间		住院第 7 天（术后第 4 天）	住院第 8 天（术后第 5 天）	住院第 9 日（术后第 6 天）
主要诊疗工作	制度落实	□ 三级医师查房制度 □ 专科会诊（必要时）	□ 三级医师查房制度	□ 三级医师查房制度
	病情评估			
	病历书写	□ 完成今日病程记录	□ 完成今日病程记录	□ 完成今日病程记录
	知情同意			
	手术治疗			
	其他	□ 观察切口情况，是否存在渗出、红肿 □ 观察生命体征等	□ 观察切口情况、是否存在渗出及红肿等情况 □ 观察病情变化，及时对症处理 □ 核对患儿医疗费用 □ 复查血常规、C 反应蛋白、IL-6、红细胞沉降率、生化检验项目	□ 观察切口情况，是否存在渗出、红肿 □ 观察生命体征等
重点医嘱	长期医嘱 护理医嘱	□ 按小儿外科术后护理常规 □ 一级护理	□ 按小儿外科术后护理常规 □ 一级护理	
	长期医嘱 处置医嘱	□ 持续心电、血压、呼吸、血氧饱和度监测 □ 留置导尿管并记录尿量 □ 留置患肾造口管并记录引流量 □ 留置肾周引流管并记录引流量 □ 留置输尿管支撑管 □ 更换切口引流袋（必要时） □ 更换肾造口引流管（必要时） □ 更换尿袋（必要时）	□ 持续心电、血压、呼吸、血氧饱和度监测 □ 留置患肾造口管并记录引流量 □ 拔除肾周引流管 □ 留置输尿管支撑管	□ 持续心电、血压、呼吸、血氧饱和度监测 □ 留置患肾造口管并记录引流量
	长期医嘱 膳食医嘱	□ 普食	□ 普食	□ 普食
	长期医嘱 药物医嘱			
	临时医嘱 检查检验		□ 血常规 □ 凝血四项 □ 普通生化检验项目	
	临时医嘱 药物医嘱	□ 抗生素（视病情） □ 补钾（必要时） □ 补白蛋白（必要时） □ 输血（必要时）	□ 抗生素（视病情） □ 补钾（必要时） □ 补白蛋白（必要时） □ 输血（必要时）	□ 抗生素（视病情）
	临时医嘱 手术医嘱			
	临时医嘱 处置医嘱		□ 大换药（必要时）	

主要护理工作	健康宣教	□ 告知患儿护理风险 □ 进行褥疮预防知识宣教	□ 告知患儿护理风险 □ 进行褥疮预防知识宣教	□ 告知患儿护理风险 □ 进行褥疮预防知识宣教
	护理处置	□ 按一级护理要求完成基础护理项目 □ 监测生命体征 □ 留取标本 □ 观察伤口疼痛情况,检测镇痛泵运转情况 □ 观察静脉输液情况 □ 观察肾周引流情况 □ 观察肾造口引流情况 □ 妥善固定各类管道 □ 观察伤口敷料,有渗出时及时报告医师处理 □ 术后心理护理与生活护理	□ 按一级护理要求完成基础护理项目 □ 监测生命体征 □ 留取标本 □ 观察伤口疼痛情况,检测镇痛泵运转情况 □ 观察静脉输液情况 □ 观察留置尿管引流情况 □ 观察肾造口引流情况 □ 妥善固定各类管道 □ 观察伤口敷料,有渗出时及时报告医师处理 □ 术后心理护理与生活护理	□ 按一级护理要求完成基础护理项目 □ 监测生命体征 □ 留取标本 □ 观察伤口疼痛情况,检测镇痛泵运转情况 □ 观察静脉输液情况 □ 观察肾造口引流情况 □ 妥善固定各类管道 □ 观察伤口敷料,有渗出时及时报告医师处理 □ 术后心理护理与生活护理
	护理评估	□ 评估患儿感觉、运动情况,有异常时立即报告医师处理 □ 评估褥疮风险	□ 观察患儿情况 □ 评估患儿心理状态 □ 夜间巡视	□ 评估意识情况 □ 评估伤口疼痛情况 □ 评估术侧足背动脉、肢体皮肤颜色、温度变化,肢体感觉运动情况,并采取相应的护理措施 □ 风险评估:评估有无跌倒、坠床、褥疮、导管滑脱、液体外渗的风险
	专科护理	□ 指导患儿术后体位摆放及功能锻炼 □ 指导患儿进行自主排尿训练 □ 指导患儿进行床上翻身 □ 进行防褥疮护理	□ 指导患儿术后体位摆放及功能锻炼 □ 指导患儿进行自主排尿训练 □ 指导患儿进行床上翻身 □ 进行防褥疮护理	□ 指导患儿下床活动
	饮食指导	□ 根据医嘱通知配餐员准备膳食 □ 协助进餐	□ 协助进餐	□ 协助进餐
	活动体位	□ 根据护理等级指导活动	□ 根据护理等级指导活动	□ 根据护理等级指导活动
	洗浴要求	□ 协助患儿洗澡、更换病号服	□ 协助患儿洗澡、更换病号服	□ 协助患儿洗澡、更换病号服
病情变异记录		□ 无　　□ 有,原因: □ 患儿　□ 疾病　□ 医疗 □ 护理　□ 保障　□ 管理	□ 无　　□ 有,原因: □ 患儿　□ 疾病　□ 医疗 □ 护理　□ 保障　□ 管理	□ 无　　□ 有,原因: □ 患儿　□ 疾病　□ 医疗 □ 护理　□ 保障　□ 管理
护士签名		白班　小夜班　大夜班	白班　小夜班　大夜班	白班　小夜班　大夜班
医师签名				

（续　表）

时间		住院第10天（术后第7天）	住院第11天（术后第8天）	住院第12日（术后第9天）
主要诊疗工作	制度落实	☐ 三级医师查房制度 ☐ 专科会诊（必要时）	☐ 三级医师查房制度	☐ 三级医师查房制度
	病情评估			
	病历书写	☐ 完成今日病程记录	☐ 完成今日病程记录	☐ 完成今日病程记录
	知情同意			
	手术治疗			
	其他	☐ 观察切口情况，是否存在渗出、红肿等情况 ☐ 观察生命体征等	☐ 观察切口情况，是否存在渗出、红肿等情况 ☐ 观察病情变化，及时对症处理 ☐ 核对患儿治疗费用	☐ 观察切口情况，是否存在渗出、红肿等情况 ☐ 观察生命体征等
重点医嘱	长期医嘱 护理医嘱	☐ 按小儿外科术后护理常规 ☐ 一级护理	☐ 按小儿外科术后护理常规 ☐ 一级护理	☐ 按小儿外科术后护理常规 ☐ 一级护理
	长期医嘱 处置医嘱	☐ 留置患肾造口管并记录引流量	☐ 留置患肾造口管并记录引流量	☐ 留置患肾造口管并记录引流量
	长期医嘱 膳食医嘱	☐ 普食	☐ 普食	☐ 普食
	长期医嘱 药物医嘱			
	临时医嘱 检查检验		☐ 血常规 ☐ 凝血四项 ☐ 普通生化检验项目	
	临时医嘱 药物医嘱			
	临时医嘱 手术医嘱			
	临时医嘱 处置医嘱		☐ 拆线 ☐ 拔除输尿管支撑管 ☐ 大换药（必要时）	
主要护理工作	健康宣教		☐ 告知患儿护理风险	☐ 告知患儿护理风险
	护理处置	☐ 按一级护理要求完成基础护理项目 ☐ 监测生命体征 ☐ 留取标本 ☐ 观察伤口疼痛情况，检测镇痛泵运转情况 ☐ 观察静脉输液情况 ☐ 观察肾造口引流情况 ☐ 妥善固定各类管道 ☐ 观察伤口敷料，有渗出时及时报告医师处理 ☐ 术后心理护理与生活护理	☐ 按一级护理要求完成基础护理项目 ☐ 监测生命体征 ☐ 留取标本 ☐ 观察伤口疼痛情况，检测镇痛泵运转情况 ☐ 观察静脉输液情况 ☐ 观察肾造口引流情况 ☐ 妥善固定各类管道 ☐ 观察伤口敷料，有渗出时及时报告医师处理 ☐ 术后心理护理与生活护理	☐ 按一级护理要求完成基础护理项目 ☐ 监测生命体征 ☐ 留取标本 ☐ 观察伤口疼痛情况，检测镇痛泵运转情况 ☐ 观察静脉输液情况 ☐ 观察肾造口引流情况 ☐ 妥善固定各类管道 ☐ 观察伤口敷料，有渗出时及时报告医师处理 ☐ 术后心理护理与生活护理

主要护理工作	护理评估	□ 评估患儿感觉、运动情况，有异常时立即报告医师处理	□ 评估患儿心理状态 □ 评估患儿感觉、运动情况，有异常时立即报告医师处理	□ 评估患儿感觉、运动情况，有异常时立即报告医师处理
	专科护理	□ 指导患儿下床活动	□ 指导患儿下床活动	□ 指导患儿下床活动
	饮食指导			
	活动体位	□ 根据护理等级指导活动	□ 根据护理等级指导活动	□ 根据护理等级指导活动
	洗浴要求			
病情变异记录		□ 无　　□ 有，原因： □ 患儿　□ 疾病　□ 医疗 □ 护理　□ 保障　□ 管理	□ 无　　□ 有，原因： □ 患儿　□ 疾病　□ 医疗 □ 护理　□ 保障　□ 管理	□ 无　　□ 有，原因： □ 患儿　□ 疾病　□ 医疗 □ 护理　□ 保障　□ 管理
护士签名		白班　　小夜班　　大夜班	白班　　小夜班　　大夜班	白班　　小夜班　　大夜班
医师签名				

时间		住院第 13 天（术后第 10 天）	住院第 14 天（出院日）
主要诊疗工作	制度落实	□ 三级医师查房制度 □ 专科会诊（必要时）	□ 三级医师查房制度 □ 上级医师查房（主管医师、主诊医师查房）进行手术及伤口评估，确定有无手术并发症和伤口愈合不良情况，明确是否出院
	病情评估		
	病历书写	□ 完成今日病程记录	□ 出院后 24 小时内完成出院记录 □ 出院后 24 小时内完成病案首页 □ 开具出院介绍信 □ 开具诊断证明书
	知情同意		□ 向患儿交代出院后的注意事项（复诊的时间、地点，紧急情况时的处理等）
	手术治疗		
	其他	□ 观察切口情况，是否存在渗出、红肿等情况 □ 观察生命体征等 □ 复查血常规、C 反应蛋白、IL-6、红细胞沉降率、生化检验项目	□ 出院带药 □ 门诊复查 □ 随诊

（续　表）

重点医嘱	长期医嘱	护理医嘱	□ 按小儿外科术后护理常规 □ 一级护理	
		处置医嘱	□ 亚甲蓝灌注肾造口管明确其通畅 □ 拔除肾造口管	
		膳食医嘱	□ 普食	□ 普食
		药物医嘱		
	临时医嘱	检查检验	□ 血常规 □ 凝血四项 □ 普通生化检验项目	
		药物医嘱		
		手术医嘱		
		处置医嘱	□ 大换药（必要时）	□ 大换药
主要护理工作		健康宣教		□ 告知患儿避免剧烈活动
		护理处置	□ 按一级护理要求完成基础护理项目 □ 监测生命体征 □ 术后心理护理与生活护理	□ 按护理等级完成基础护理项目 □ 观察伤口敷料，有渗出时及时报告医师处理 □ 观察患儿情况 □ 协助患儿家属办理出院手续 □ 指导并监督患儿活动 □ 整理床单位
		护理评估	□ 评估患儿心理状态 □ 评估患儿感觉、运动情况，有异常时立即报告医师处理	□ 评估患儿生命体征，有异常时立即报告医师处理
		专科护理	□ 指导患儿下床活动	□ 告知患儿出院后注意事项并附书面出院指导 1 份
		饮食指导		
		活动体位	□ 根据护理等级指导活动	□ 根据护理等级指导活动
		洗浴要求		
病情变异记录			□ 无　　□ 有，原因： □ 患儿　□ 疾病　□ 医疗 □ 护理　□ 保障　□ 管理	□ 无　　□ 有，原因： □ 患儿　□ 疾病　□ 医疗 □ 护理　□ 保障　□ 管理
护士签名		白班	小夜班	大夜班	白班	小夜班	大夜班
医师签名							

重肾双输尿管畸形行半肾及输尿管切除术临床路径

一、重肾双输尿管畸形行半肾及输尿管切除术
临床路径标准住院流程

(一)适用对象

第一诊断为重肾双输尿管畸形(ICD-10:Q63.001,Q62.501),行半肾及输尿管切除术(ICD-9-CM-3:55.5102)的患儿。

(二)诊断依据

根据《临床诊疗指南——小儿外科学分册》(中华医学会编著,人民卫生出版社),《临床技术操作规范——小儿外科学分册》(中华医学会编著,人民军医出版社)。

典型的症状:血尿或泌尿系感染病史,或体格检查发现重肾双输尿管畸形。

(三)治疗方案的选择

根据《临床诊疗指南——小儿外科学分册》(中华医学会编著,人民卫生出版社)和《临床技术操作规范——小儿外科学分册》(中华医学会编著,人民军医出版社),行半肾及输尿管切除术。

(四)标准住院日为 10 天

(五)进入路径标准

1. 第一诊断必须符合重肾双输尿管畸形(ICD-10:Q63.001,Q62.501)行半肾及输尿管切除术(ICD-9-CM-3:55.5102)。

2. 已排除其他畸形或综合征,可进行手术的患儿进入路径。

3. 当患儿同时具有其他疾病诊断,但在住院期间不需要特殊处理也不影响第一诊断的临床路径实施时,可以进入路径。

(六)术前准备 2 天

1. 术前评估 术前 24 小时内完成术前病情评估,完成必要的检查,做出术前小结、术前讨论。

(1)必须检查的项目

①实验室检查:血型、血常规、尿常规、粪常规、普通生化检验项目、凝血功能、感染性疾病筛查。

②心电图、X 线胸片(正位)检查。

③超声检查。

④IVP 或 MRU 检查。

(2)根据病情选择的项目

①超声心动图(心电图异常者)。

②肾图。

(3)营养评估:根据《解放军总医院新入院患儿营养风险筛查表(NRS-2002)》为新入院患儿进行营养评估,评分≥3 分者给予处置,必要时申请营养科医师会诊。

(4)心理评估:根据新入院患儿情况申请心理科医师会诊。

(5)疼痛评估:根据《VAS评分》实施疼痛评估,评分＞7分者给予处置,必要时请疼痛科医师会诊。

(6)康复评估:根据《入院患儿康复筛查和评估表》,在新入院患儿入院后24小时内进行康复筛查和评估。任何一项结果为"是",则申请康复科医师会诊。

2.术前准备

(1)术前谈话:术者应在术前1天与患儿及其亲属谈话,告知手术方案、相关风险、用血计划、术后转归、手术费用和患儿及亲属权益,并履行书面知情同意手续。告知高值耗材的使用及费用。

(2)通知手术室准备手术间、手术药品、手术物品及特殊耗材。

(3)护士做心理护理,交代注意事项:防褥疮、防跌倒等,并进行术后康复宣教。

(4)手术部位标识:术者、第一助手或经治医师在术前1天应对手术部位做体表标识,急诊手术由接诊医师或会诊外科医师标记,标记过程应有责任护士、患儿及其亲属共同参与,并记入手术安排表。

(5)术前1天麻醉医师访视:制订麻醉计划、完成评估、确定麻醉方式,并记入《麻醉术前访视记录》,告知患儿及其家属麻醉适应证、麻醉目的、麻醉风险、可能出现的情况及其处理原则、替代方案等,签署《麻醉知情同意书》并归入病历。

(七)预防性抗菌药物选择与使用时机

抗菌药物使用:按照《抗菌药物临床应用指导原则(2015年版)》执行,并结合患儿的病情决定抗菌药物的选择与使用时间。

(八)手术日为住院第3天

1.麻醉方式　全身麻醉。

2.手术方式　半肾及输尿管切除术。

3.术中用药　麻醉常规用药。

4.输血　通常无须输血。若肾动脉、肾静脉损伤伴有大出血时需要输血。

(九)术后住院恢复7天

1.术后需要复查的项目　根据患儿病情决定。

2.术后用药　抗菌药物使用按照《抗菌药物临床应用指导原则(2015年版)》执行,并结合患儿的病情决定抗菌药物的选择与使用时间。

(十)出院标准

1.患儿一般情况良好。

2.没有需要住院处理的并发症。

(十一)变异及原因分析

1.住院治疗期间,发现术前检查结果有手术禁忌证的患儿进入其他路径。

2.围术期并发症等造成住院日延长和费用增加。

二、重肾双输尿管畸形行半肾及输尿管切除术临床路径表单

适用对象	第一诊断为重肾双输尿管畸形（ICD-10：Q63.001，Q62.501）行半肾及输尿管切除术（ICD-9-CM-3：55.5102）的患儿	
患儿基本信息	姓名：____ 性别：____ 年龄：____ 门诊号：____ 住院号：_____ 过敏史：_____ 住院日期：___年___月___日 出院日期：___年___月___日	标准住院日：10 天

时间		住院第 1 天	住院第 2 天（术前日）	住院第 3 天（手术日）
主要诊疗工作	制度落实	□ 入院 2 小时内经治医师或值班医师完成接诊 □ 入院 24 小时内主管医师完成检诊 □ 专科会诊（必要时） □ 完成术前准备 □ 组织术前讨论 □ 手术部位标识	□ 经治医师查房（早、晚各 1 次） □ 主诊医师查房 □ 完成术前检查 □ 组织术前讨论 □ 手术部位标识	□ 手术安全核查
	病情评估	□ 经治医师询问病史与体格检查 □ 康复评估 □ 营养评估 □ 心理评估 □ 疼痛评估		
	病历书写	□ 入院 8 小时内完成首次病程记录 □ 入院 24 小时内完成入院记录 □ 完成主管医师查房记录 □ 完成术前讨论、术前小结	□ 完成主诊医师查房记录 □ 完成今日病程记录	□ 术者或第一助手术后 24 小时内完成手术记录（术者签字） □ 术后即刻完成术后首次病程记录
	知情同意	□ 患儿或其家属在入院记录单上签字 □ 术前谈话，告知患儿及其家属病情和围术期注意事项并签署《手术知情同意书》《授权委托书》（患儿本人不能签字时）、《自费用品协议书》（必要时）、《军人目录外耗材审批单》（必要时）	□ 术者术前谈话，告知患儿及其家属病情和围术期注意事项，签署《手术知情同意书》《授权委托书》、《自费用品协议书》（必要时）、《军人目录外耗材审批单》（必要时）、《输血同意书》等	□ 告知患儿及其家属手术过程概况及术后注意事项
	手术治疗		□ 预约手术	□ 实施手术（手术安全核查记录、手术清点记录）
	其他	□ 及时通知上级医师检诊 □ 经治医师检查、整理病历资料	□ 术前排除手术禁忌 □ 核对患儿诊疗费用	□ 术后病情交接 □ 观察手术切口及周围情况

重点医嘱	长期医嘱	护理医嘱	□ 按小儿外科护理常规 □ 一级护理	□ 按小儿外科护理常规 □ 一级护理	□ 按小儿外科术后护理常规 □ 一级护理
		处置医嘱	□ 静脉抽血		□ 持续心电、血压、呼吸、血氧饱和度监测 □ 留置导尿管并记录尿量 □ 留置膀胱造口管并记录引流量 □ 留置输尿管支撑管 □ 持续低流量吸氧
		膳食医嘱	□ 普食	□ 禁食、水（夜间 24 时以后）	□ 禁食、水
		药物医嘱	□ 自带药（必要时）		□ 抗生素
	临时医嘱	检查检验	□ 血常规 □ 尿常规 □ 粪常规 □ 血型 □ 凝血四项 □ 普通生化检验项目 □ 血清术前八项 □ 胸部正位 X 线片 □ 心电图检查（多导心电图）		
		药物医嘱		□ 抗生素（视病情）	□ 抗生素（视病情）
		手术医嘱		□ 常规准备明日在全身麻醉下行半肾及输尿管切除术	□ 输血（视病情） □ 补液（视病情）
		处置医嘱	□ 静脉抽血	□ 备皮（>30cm²） □ 备血	□ 大换药（必要时）
主要护理工作	健康宣教		□ 入院宣教（住院环境、规章制度） □ 进行护理安全指导 □ 进行等级护理、活动范围指导 □ 进行饮食指导 □ 进行关于疾病知识的宣教 □ 检查、检验项目的目的和意义	□ 术前宣教 □ 指导术后康复训练 □ 指导术后注意事项	□ 术后宣教 □ 术后心理疏导 □ 指导术后注意事项

（续 表）

主要护理工作	护理处置	□ 患儿身份核对 □ 佩戴腕带 □ 建立入院病历,通知医师 □ 入院介绍:介绍责任护士,病区环境、设施、规章制度、基础护理服务项目 □ 询问病史,填写护理记录单首页 □ 观察病情 □ 测量基本生命体征 □ 抽血、留取标本 □ 心理护理与生活护理 □ 根据评估结果采取相应的护理措施 □ 通知检查项目及注意事项	□ 术前患儿准备(手术前沐浴、更衣、备皮) □ 检查术前物品准备 □ 与手术室护士交接 □ 心理护理与生活护理 □ 指导并监督患儿治疗与康复训练 □ 遵医嘱用药 □ 根据评估结果采取相应的护理措施 □ 完成护理记录 □ 备血、皮试	□ 晨起测量生命体征并记录,确认有无体温升高、咳嗽等症状 □ 与手术室护士交接病历、影像资料、术中带药等 □ 术前补液(必要时) □ 嘱患儿入手术室前排空膀胱 □ 与手术室护士交接 □ 术后测量生命体征 □ 术后心电监护 □ 术后管道护理 □ 术后心理护理和生活护理
	护理评估	□ 一般评估:生命体征、神志、皮肤、药物过敏史等 □ 专科评估:生活自理能力、 □ 风险评估:评估有无跌倒、坠床、褥疮风险	□ 观察患儿情况 □ 评估患儿心理状态 □ 术前生活护理 □ 夜间巡视	□ 评估意识情况 □ 评估伤口疼痛情况 □ 评估术侧足背动脉、肢体皮肤颜色、温度变化,肢体感觉运动情况,并采取相应的护理措施 □ 风险评估:评估有无跌倒、坠床、褥疮、导管滑脱、液体外渗的风险
	专科护理		□ 指导患儿掌握床上翻身的方法	□ 与手术室护士共同评估皮肤、伤口敷料、输液及引流情况
	饮食指导	□ 根据医嘱通知配餐员准备膳食 □ 协助患儿进餐		□ 禁食、水,患儿口干时协助其湿润口唇 □ 患儿排气后,指导其间断、少量饮用温开水
	活动体位	□ 根据护理等级指导活动		□ 根据护理等级指导活动 □ 根据手术及麻醉方式,安置患儿取合适体位 □ 指导患儿掌握床上翻身的方法
	洗浴要求	□ 协助患儿洗澡、更换病号服		
病情变异记录		□ 无　□ 有,原因: □ 患儿　□ 疾病　□ 医疗 □ 护理　□ 保障　□ 管理	□ 无　□ 有,原因: □ 患儿　□ 疾病　□ 医疗 □ 护理　□ 保障　□ 管理	□ 无　□ 有,原因: □ 患儿　□ 疾病　□ 医疗 □ 护理　□ 保障　□ 管理
护士签名		白班　小夜班　大夜班	白班　小夜班　大夜班	白班　小夜班　大夜班

(续 表)

			住院第4天（术后第1天）	住院第5天（术后第2天）	住院第6天（术后第3天）
医师签名					
时间			住院第4天（术后第1天）	住院第5天（术后第2天）	住院第6天（术后第3天）
主要诊疗工作		制度落实	□ 手术医师查房 □ 专科会诊（必要时）	□ 三级医师查房制度	□ 三级医师查房制度
		病情评估			
		病历书写	□ 术后首日病程记录	□ 完成今日病程记录	□ 完成今日病程记录
		知情同意			
		手术治疗			
		其他	□ 观察切口情况，是否存在渗出、红肿等情况 □ 观察生命体征等 □ 复查血常规、C反应蛋白、IL-6、红细胞沉降率、生化检验项目	□ 观察切口情况，是否存在渗出、红肿等情况 □ 观察病情变化，及时对症处理 □ 核对患儿治疗费用	□ 观察切口情况，是否存在渗出、红肿等情况 □ 观察生命体征等 □ 复查血常规、C反应蛋白、IL-6、红细胞沉降率、生化检验项目
重点医嘱	长期医嘱	护理医嘱	□ 按小儿外科术后护理常规 □ 一级护理	□ 按小儿外科术后护理常规 □ 一级护理	
		处置医嘱	□ 持续心电、血压、呼吸、血氧饱和度监测 □ 肾周引流管并记录引流量 □ 留置尿管	□ 持续心电、血压、呼吸、血氧饱和度监测 □ 肾周引流管并记录引流量 □ 留置尿管	□ 持续心电、血压、呼吸、血氧饱和度监测 □ 肾周引流管并记录引流量 □ 留置尿管
		膳食医嘱	□ 流食	□ 半流食	□ 半流食
		药物医嘱			
	临时医嘱	检查检验	□ 血常规 □ 凝血四项 □ 普通生化检验项目		□ 血常规 □ 凝血四项 □ 普通生化检验项目
		药物医嘱	□ 抗生素（视病情） □ 补钾（必要时） □ 补白蛋白（必要时） □ 输血（必要时）	□ 抗生素（视病情） □ 补钾（必要时） □ 补白蛋白（必要时） □ 输血（必要时）	□ 抗生素（视病情） □ 补钾（必要时） □ 补白蛋白（必要时） □ 输血（必要时）
		手术医嘱			
		处置医嘱	□ 大换药（必要时）	□ 大换药（必要时）	□ 大换药（必要时）

主要护理工作	健康宣教	□ 告知患儿护理风险 □ 进行褥疮预防知识宣教	□ 告知患儿护理风险 □ 进行褥疮预防知识宣教	□ 告知患儿护理风险 □ 进行褥疮预防知识宣教
	护理处置	□ 按一级护理要求完成基础护理项目 □ 监测生命体征 □ 留取标本 □ 观察伤口疼痛情况,检测镇痛泵运转情况 □ 观察静脉输液情况 □ 观察引流管情况 □ 妥善固定各类管道 □ 观察伤口敷料,有渗出时及时报告医师处理 □ 术后心理护理与生活护理	□ 按一级护理要求完成基础护理项目 □ 监测生命体征 □ 留取标本 □ 观察伤口疼痛情况,检测镇痛泵运转情况 □ 观察静脉输液情况 □ 观察引流管情况 □ 妥善固定各类管道 □ 观察伤口敷料,有渗出时及时报告医师处理 □ 术后心理护理与生活护理	□ 按一级护理要求完成基础护理项目 □ 监测生命体征 □ 留取标本 □ 观察伤口疼痛情况,检测镇痛泵运转情况 □ 观察静脉输液情况 □ 观察引流管情况 □ 妥善固定各类管道 □ 观察伤口敷料,有渗出时及时报告医师处理 □ 术后心理护理与生活护理
	护理评估	□ 评估患儿感觉、运动情况,有异常时立即报告医师处理 □ 评估褥疮风险	□ 观察患儿情况 □ 评估患儿心理状态 □ 夜间巡视	□ 评估意识情况 □ 评估伤口疼痛情况 □ 评估术侧足背动脉、肢体皮肤颜色、温度变化,肢体感觉运动情况,并采取相应的护理措施 □ 风险评估:评估有无跌倒、坠床、褥疮、导管滑脱、液体外渗的风险
	专科护理	□ 指导患儿术后体位摆放及功能锻炼 □ 指导患儿进行自主排尿训练 □ 指导患儿进行床上翻身 □ 进行防褥疮护理	□ 指导患儿术后体位摆放及功能锻炼 □ 指导患儿进行自主排尿训练 □ 指导患儿进行床上翻身 □ 进行防褥疮护理	□ 指导患儿术后体位摆放及功能锻炼 □ 指导患儿进行床上翻身 □ 进行防褥疮护理
	饮食指导	□ 根据医嘱通知配餐员准备膳食 □ 协助患儿进餐	□ 协助患儿进餐	□ 协助患儿进餐
	活动体位	□ 根据护理等级指导活动	□ 根据护理等级指导活动	□ 根据护理等级指导活动
	洗浴要求	□ 协助患儿洗澡、更换病号服	□ 协助患儿洗澡、更换病号服	□ 协助患儿洗澡、更换病号服
病情变异记录		□ 无　　□ 有,原因: □ 患儿　□ 疾病　□ 医疗 □ 护理　□ 保障　□ 管理	□ 无　　□ 有,原因: □ 患儿　□ 疾病　□ 医疗 □ 护理　□ 保障　□ 管理	□ 无　　□ 有,原因: □ 患儿　□ 疾病　□ 医疗 □ 护理　□ 保障　□ 管理
护士签名		白班　小夜班　大夜班	白班　小夜班　大夜班	白班　小夜班　大夜班
医师签名				

（续　表）

时间			住院第 7 天（术后第 4 天）	住院第 8 天（术后第 5 天）	住院第 9 天（术后第 6 天）
主要护理工作	制度落实		□ 三级医师查房制度 □ 专科会诊（必要时）	□ 三级医师查房制度	□ 三级医师查房制度
	病情评估				
	病历书写		□ 完成今日病程记录	□ 完成今日病程记录	□ 完成今日病程记录
	知情同意				
	手术治疗				
	其他		□ 观察切口情况，是否存在渗出、红肿等情况 □ 观察生命体征等	□ 观察切口情况，是否存在渗出、红肿等情况 □ 观察病情变化，及时对症处理 □ 核对患儿治疗费用 □ 复查血常规、C 反应蛋白、IL-6、红细胞沉降率、生化检验项目	□ 观察切口情况，是否存在渗出、红肿等情况 □ 观察生命体征等
重点医嘱	长期医嘱	护理医嘱	□ 按小儿外科术后护理常规 □ 一级护理	□ 按小儿外科术后护理常规 □ 一级护理	□ 按小儿外科术后护理常规 □ 一级护理
		处置医嘱	□ 持续心电、血压、呼吸、血氧饱和度监测 □ 持续肾周引流	□ 持续心电、血压、呼吸、血氧饱和度监测 □ 持续肾周引流	□ 持续心电、血压、呼吸、血氧饱和度监测
		膳食医嘱	□ 普食	□ 普食	□ 普食
		药物医嘱			
		检查检验		□ 血常规 □ 凝血四项 □ 普通生化检验项目	
	临时医嘱	药物医嘱	□ 抗生素（视病情） □ 补钾（必要时） □ 补白蛋白（必要时） □ 输血（必要时）	□ 抗生素（视病情） □ 补钾（必要时） □ 补白蛋白（必要时） □ 输血（必要时）	□ 抗生素（视病情）
		手术医嘱			
		处置医嘱		□ 大换药（必要时）	□ 大换药 □ 拔除引流管 □ 拆线

（续 表）

主要护理工作	健康宣教	☐ 告知患儿护理风险 ☐ 进行褥疮预防知识宣教	☐ 告知患儿护理风险 ☐ 进行褥疮预防知识宣教	☐ 告知患儿护理风险 ☐ 进行褥疮预防知识宣教
	护理处置	☐ 按一级护理要求完成基础护理项目 ☐ 监测生命体征 ☐ 留取标本 ☐ 观察伤口疼痛情况,检测镇痛泵运转情况 ☐ 观察静脉输液情况 ☐ 观察引流情况 ☐ 观察伤口敷料,有渗出时及时报告医师处理 ☐ 术后心理护理与生活护理	☐ 按一级护理要求完成基础护理项目 ☐ 监测生命体征 ☐ 留取标本 ☐ 观察伤口疼痛情况,检测镇痛泵运转情况 ☐ 观察静脉输液情况 ☐ 观察引流情况 ☐ 妥善固定各类管道 ☐ 观察伤口敷料,有渗出时及时报告医师处理 ☐ 术后心理护理与生活护理	☐ 按一级护理要求完成基础护理项目 ☐ 监测生命体征 ☐ 留取标本 ☐ 观察伤口疼痛情况,检测镇痛泵运转情况 ☐ 观察静脉输液情况 ☐ 观察引流情况 ☐ 妥善固定各类管道 ☐ 观察伤口敷料,有渗出时及时报告医师处理 ☐ 术后心理护理与生活护理
	护理评估	☐ 评估患儿感觉、运动情况,有异常时立即报告医师处理 ☐ 评估褥疮风险	☐ 观察患儿情况 ☐ 评估患儿心理状态 ☐ 夜间巡视	☐ 评估意识情况 ☐ 评估伤口疼痛情况 ☐ 评估术侧足背动脉、肢体皮肤颜色、温度变化,肢体感觉运动情况,并采取相应的护理措施 ☐ 风险评估:评估有无跌倒、坠床、褥疮、导管滑脱、液体外渗的风险
	专科护理	☐ 指导患儿术后体位摆放及功能锻炼 ☐ 指导患儿进行自主排尿训练 ☐ 指导患儿进行床上翻身 ☐ 进行防褥疮护理	☐ 指导患儿术后体位摆放及功能锻炼 ☐ 指导患儿进行自主排尿训练 ☐ 指导患儿进行床上翻身 ☐ 进行防褥疮护理	☐ 指导患儿下床活动
	饮食指导	☐ 根据医嘱通知配餐员准备膳食 ☐ 协助患儿进餐	☐ 协助患儿进餐	☐ 协助患儿进餐
	活动体位	☐ 根据护理等级指导活动	☐ 根据护理等级指导活动	☐ 根据护理等级指导活动
	洗浴要求	☐ 协助患儿洗澡、更换病号服	☐ 协助患儿洗澡、更换病号服	☐ 协助患儿洗澡、更换病号服
病情变异记录		☐ 无 ☐ 有,原因: ☐ 患儿 ☐ 疾病 ☐ 医疗 ☐ 护理 ☐ 保障 ☐ 管理	☐ 无 ☐ 有,原因: ☐ 患儿 ☐ 疾病 ☐ 医疗 ☐ 护理 ☐ 保障 ☐ 管理	☐ 无 ☐ 有,原因: ☐ 患儿 ☐ 疾病 ☐ 医疗 ☐ 护理 ☐ 保障 ☐ 管理
护士签名		白班 | 小夜班 | 大夜班	白班 | 小夜班 | 大夜班	白班 | 小夜班 | 大夜班
医师签名				

(续　表)

时间			住院第 10 天(出院日)
主要诊疗工作	制度落实		□ 三级医师查房制度 □ 上级医师查房(主管医师、主诊医师查房)进行手术及伤口评估,确定有无手术并发症和伤口愈合不良情况,明确是否出院
	病情评估		
	病历书写		□ 出院后 24 小时内完成出院记录 □ 出院后 24 小时内完成病案首页 □ 开具出院介绍信 □ 开具诊断证明书
	知情同意		□ 向患儿交代出院后的注意事项(复诊的时间、地点,紧急情况时的处理等)
	手术治疗		
	其他		□ 出院带药 □ 门诊复查 □ 随诊
重点医嘱	长期医嘱	护理医嘱	
		处置医嘱	
		膳食医嘱	□ 普食
		药物医嘱	
	临时医嘱	检查检验	
		药物医嘱	
		手术医嘱	
		处置医嘱	□ 大换药
主要护理工作	健康宣教		□ 告知患儿避免剧烈活动
	护理处置		□ 根据护理等级完成基础护理项目 □ 观察伤口敷料,有渗出时及时报告医师处理 □ 观察患儿情况 □ 协助患儿家属办理出院手续 □ 指导并监督患儿活动 □ 整理床单位
	护理评估		□ 评估患儿生命体征,有异常时立即报告医师处理
	专科护理		□ 告知患儿出院后注意事项并附书面出院指导 1 份
	饮食指导		
	活动体位		□ 根据护理等级指导活动
	洗浴要求		
病情变异记录			□ 无　　□ 有,原因: □ 患儿　□ 疾病　□ 医疗 □ 护理　□ 保障　□ 管理
护士签名			白班　　　　　小夜班　　　　　大夜班
医师签名			

肾结石行肾切开取石术临床路径

一、肾结石行肾切开取石术临床路径标准住院流程

(一)适用对象

第一诊断为肾结石(ICD-10:N20.001)行肾切开取石术(ICD-9-CM-3:50.0102)的患儿。

(二)诊断依据

根据《临床诊疗指南——小儿外科学分册》(中华医学会编著,人民卫生出版社),《临床技术操作规范——小儿外科学分册》(中华医学会编著,人民军医出版社)。

典型的症状:腰、腹痛,肉眼血尿病史;影像学检查发现肾结石。

(三)治疗方案的选择

根据《临床诊疗指南——小儿外科学分册》(中华医学会编著,人民卫生出版社)和《临床技术操作规范——小儿外科学分册》(中华医学会编著,人民军医出版社),行肾切开取石术。

(四)标准住院日为 8 天

(五)进入路径标准

1. 第一诊断必须符合肾结石(ICD-10:N20.001)行肾切开取石术(ICD-9-CM-3:50.0102)。

2. 已排除其他畸形或综合征,可进行手术的患儿,进入路径。

3. 当患儿同时具有其他疾病诊断,但在住院期间不需要特殊处理也不影响第一诊断的临床路径实施时,可以进入路径。

(六)术前准备 2 天

1. 术前评估　术前 24 小时内完成术前病情评估,完成必要的检查,做出术前小结、术前讨论。

(1)必须检查的项目

①实验室检查:血型、血常规、尿常规、普通生化检验项目、凝血功能、感染性疾病筛查。

②心电图、X 线胸片(正位)检查。

③超声检查。

④CT、IVP 或 MRU。

(2)根据病情选择的项目

①超声心动图(心电图异常者)。

②肾图。

(3)营养评估:根据《解放军总医院新入院患儿营养风险筛查表(NRS-2002)》为新入院患儿进行营养评估,评分≥3 分者给予处置,必要时申请营养科医师会诊。

(4)心理评估:根据新入院患儿情况申请心理科医师会诊。

(5)疼痛评估:根据《VAS 评分》实施疼痛评估,评分＞7 分者给予处置,必要时请疼痛科医师会诊。

(6)康复评估:根据《入院患儿康复筛查和评估表》,在新入院患儿入院后 24 小时内进行康复筛查和评估。任何一项结果为"是",则申请康复科医师会诊。

2. 术前准备

（1）术前谈话：术者应在术前1天与患儿及其亲属谈话，告知手术方案、相关风险、用血计划、术后转归、手术费用和患儿及亲属权益，并履行书面知情同意手续。告知高值耗材的使用及费用。

（2）通知手术室准备手术间、手术药品、手术物品及特殊耗材。

（3）护士做心理护理，交代注意事项：防褥疮、防跌倒等，并进行术后康复宣教。

（4）手术部位标识：术者、第一助手或经治医师在术前1天应对手术部位做体表标识，急诊手术由接诊医师或会诊外科医师标记，标记过程应有责任护士、患儿及其亲属共同参与，并记入手术安排表。

（5）术前1日麻醉医师访视：制订麻醉计划、完成评估、确定麻醉方式，并记入《麻醉术前访视记录》，告知患儿及其家属麻醉适应证、麻醉目的、麻醉风险、可能出现的情况及其处理原则、替代方案等，签署《麻醉知情同意书》并归入病历。

（七）预防性抗菌药物选择与使用时机

抗菌药物使用：按照《抗菌药物临床应用指导原则（2015年版）》执行，并结合患儿的病情决定抗菌药物的选择与使用时间。

（八）手术日为住院第3天

1. 麻醉方式　全身麻醉。

2. 手术方式　肾切开取石术。

3. 术中用药　麻醉常规用药。

4. 输血　若大出血时需要输血。

（九）术后住院恢复5天

1. 术后需要复查的项目　根据患儿病情决定。

2. 术后用药　抗菌药物使用按照《抗菌药物临床应用指导原则（2015年版）》执行，并结合患儿的病情决定抗菌药物的选择与使用时间。

（十）出院标准

1. 患儿一般情况良好。

2. 没有需要住院处理的并发症。

（十一）变异及原因分析

1. 住院治疗期间，发现术前检查结果有手术禁忌证的患儿，进入其他路径。

2. 围术期并发症等造成住院日延长和费用增加。

3. 不需要手术，仅需超声碎石病例不列入本流程。

二、肾结石行肾切开取石术临床路径表单

适用对象	第一诊断为肾结石(ICD-10：N20.001)行肾切开取石术(ICD-9-CM-3：50.0102)的患儿	
患儿基本信息	姓名：____　性别：____　年龄：____　门诊号：____ 住院号：_____　过敏史：_____ 住院日期：____年____月____日 出院日期：____年____月____日	标准住院日：8 天

时间		住院第 1 天	住院第 2 天(术前日)	住院第 3 天(手术日)
主要诊疗工作	制度落实	□ 入院 2 小时内经治医师或值班医师完成接诊 □ 入院后 24 小时内主管医师完成检诊 □ 专科会诊(必要时)	□ 经治医师查房(早、晚各 1 次) □ 主诊医师查房 □ 完成术前准备 □ 组织术前讨论 □ 手术部位标识	□ 手术安全核查
	病情评估	□ 经治医师询问病史及体格检查 □ 营养评估 □ 心理评估		
	病历书写	□ 入院 8 小时内完成首次病程记录 □ 入院 24 小时内完成入院记录	□ 完成主诊医师查房记录 □ 完成术前讨论、术前小结	□ 术者或第一助手术后 24 小时内完成手术记录(术者签字) □ 术后即刻完成术后首次病程记录
	知情同意	□ 病情告知 □ 患儿及其家属签署授权委托书 □ 患儿或其家属在入院记录单上签字	□ 术者术前谈话,告知患儿及其家属病情和围术期注意事项,签署《手术知情同意书》《授权委托书》《自费用品协议书》(必要时)、《军人目录外耗材审批单》(必要时)、《输血同意书》等	□ 告知患儿及其家属手术过程概况及术后注意事项
	手术治疗		□ 预约手术	□ 实施手术(手术安全核查记录、手术清点记录)
	其他	□ 及时通知上级医师检诊 □ 经治医师检查、整理病历资料	□ 核对患儿诊疗费用	□ 术后病情交接 □ 观察手术切口及周围情况

（续　表）

重点医嘱	长期医嘱	护理医嘱	□ 按小儿外科护理常规 □ 一级护理或二级护理	□ 按小儿外科护理常规 □ 一级护理或二级护理	□ 按小儿外科术后护理常规 □ 一级护理
		处置医嘱			□ 持续心电、血压、呼吸、血氧饱和度监测 □ 留置导尿管并记录尿量 □ 留置切口引流管并记录引流量 □ 持续低流量吸氧
		膳食医嘱	□ 普食	□ 禁食、水（夜间 24 时以后）	
		药物医嘱	□ 自带药（必要时）		□ 镇痛 □ 消肿 □ 镇吐、保胃 □ 抗生素
	临时医嘱	检查检验	□ 血常规（含 C 反应蛋白＋IL-6） □ 尿常规 □ 粪常规 □ 凝血四项 □ 血清术前八项 □ 红细胞沉降率 □ 血型 □ 胸部正位 X 线片 □ 心电图检查（多导心电图） □ 超声心动图（必要时）		
		药物医嘱		□ 抗生素（视病情）	
		手术医嘱		□ 常规准备明日在全身麻醉下行肾切开取石术	
		处置医嘱	□ 静脉抽血	□ 备血 □ 备皮（＞30cm²）	□ 输血（视病情） □ 补液（视病情） □ 拔除导尿管（必要时）
主要护理工作		健康宣教	□ 入院宣教（住院环境、规章制度） □ 进行护理安全指导 □ 进行等级护理、活动范围指导 □ 进行饮食指导 □ 进行关于疾病知识的宣教 □ 检查、检验项目的目的和意义	□ 术前宣教	□ 术后宣教 □ 术后心理疏导 □ 指导术后注意事项

主要护理工作	护理处置	□ 患儿身份核对 □ 佩戴腕带 □ 建立入院病历,通知医师 □ 入院介绍:介绍责任护士,病区环境、设施、规章制度、基础护理服务项目 □ 询问病史,填写护理记录单首页 □ 观察病情 □ 测量基本生命体征 □ 抽血、留取标本 □ 心理护理与生活护理 □ 根据评估结果采取相应的护理措施 □ 通知检查项目及检查注意事项	□ 术前患儿准备(手术前沐浴、更衣、备皮) □ 检查术前物品准备 □ 指导患儿准备手术后所需用品,贵重物品交由家属保管 □ 指导患儿进行肠道准备并检查准备效果 □ 测量基本生命体征 □ 备血、皮试	□ 晨起测量生命体征并记录 □ 确认无感冒症状 □ 与手术室护士交接病历、影像资料、术中带药等 □ 术前补液(必要时) □ 嘱患儿入手术室前排空膀胱 □ 与手术室护士交接 □ 术后测量生命体征 □ 术后心电监护 □ 各类管道护理 □ 术后心理护理与生活护理
	风险评估	□ 一般评估:生命体征、神志、皮肤、药物过敏史等 □ 专科评估:生活自理能力、足背动脉搏动、皮肤温度、指端末梢感觉情况 □ 风险评估:评估有无跌倒、坠床、褥疮风险 □ 心理评估 □ 营养评估	□ 评估患儿心理状态	□ 评估意识情况 □ 评估伤口疼痛情况 □ 评估术侧足背动脉、肢体皮肤颜色、温度变化,肢体感觉运动情况,并采取相应的护理措施 □ 风险评估:评估有无跌倒、坠床、褥疮、导管滑脱、液体外渗的风险
	专科护理	□ 向患儿介绍科室环境 □ 介绍经治医师、主管医师及主诊医师的情况	□ 指导患儿掌握床上翻身的方法 □ 指导患儿掌握床上排尿、排便的方法	□ 与手术室护士共同评估皮肤、伤口敷料、输液及引流情况
	饮食指导	□ 根据医嘱通知配餐员准备膳食 □ 协助进餐	□ 通知患儿夜间24时以后禁食、水	□ 禁食、水,患儿口干时协助其湿润口唇 □ 患儿排气后指导其间断、少量饮用温开水
	活动体位	□ 根据护理等级指导活动		□ 根据手术及麻醉方式安置患儿取合适体位 □ 指导患儿掌握床上翻身的方法
	洗浴要求	□ 协助患儿洗澡、更换病号服	□ 协助患儿晨晚间护理	
病情变异记录		□ 无 □ 有,原因: □ 患儿 □ 疾病 □ 医疗 □ 护理 □ 保障 □ 管理	□ 无 □ 有,原因: □ 患儿 □ 疾病 □ 医疗 □ 护理 □ 保障 □ 管理	□ 无 □ 有,原因: □ 患儿 □ 疾病 □ 医疗 □ 护理 □ 保障 □ 管理
护士签名		白班	小夜班	大夜班	白班	小夜班	大夜班

（续　表）

		时间	住院第 4 天（术后第 1 天）	住院第 5 天（术后第 2 天）	住院第 6 天（术后第 3 天）
		医师签名			
主要诊疗工作		制度落实	□ 手术医师查房 □ 专科会诊（必要时）		□ 主诊医师查房
		病情评估			
		病历书写	□ 术后首日病程记录	□ 术后第 2 天病程记录	□ 术后第 3 天病程记录
		知情同意			
		手术治疗			
		其他	□ 根据引流量拔除引流管 □ 观察伤口情况，是否存在渗出、红肿等情况 □ 观察体温、血压等 □ 复查血常规、C 反应蛋白、IL-6、红细胞沉降率、生化检验项目	□ 观察伤口情况，是否存在渗出、红肿等情况 □ 根据患儿情况，如贫血严重及时输血，低蛋白血症、低钾血症及时补充蛋白、补钾	□ 观察伤口情况，是否存在渗出、红肿等情况 □ 复查血常规、C 反应蛋白、IL-6、红细胞沉降率、生化检验项目（如贫血严重及时输血，低蛋白血症、低钾血症及时补充蛋白、补钾）
重点医嘱	长期医嘱	护理医嘱	□ 按小儿外科术后护理常规 □ 一级护理	□ 按小儿外科术后护理常规	
		处置医嘱	□ 抬高患肢 □ 更换切口引流袋并记录引流量	□ 一级护理	
		膳食医嘱	□ 饮食医嘱（普食/半流食/流食/低盐、低脂饮食）		
		药物医嘱	□ 抗生素	□ 抗生素	□ 抗生素
	临时医嘱	检查检验	□ 复查血常规、C 反应蛋白、IL-6、红细胞沉降率、生化检验项目		□ 复查血常规、C 反应蛋白、IL-6、红细胞沉降率、生化检验项目
		药物医嘱	□ 镇吐 □ 补钾（必要时） □ 补白蛋白（必要时） □ 输血（必要时）	□ 镇痛（必要时） □ 补钾（必要时） □ 补白蛋白（必要时） □ 输血（必要时）	□ 镇痛（必要时） □ 补钾（必要时） □ 补白蛋白（必要时） □ 输血（必要时）
		手术医嘱			
		处置医嘱	□ 大换药（必要时） □ 拔除切口引流（必要时） □ 拔除导尿管（必要时）	□ 大换药（必要时）	□ 大换药（必要时） □ 功能锻炼

（续　表）

主要护理工作	健康宣教	□ 告知患儿护理风险 □ 进行褥疮预防知识宣教	□ 褥疮预防知识宣教 □ 跌倒预防知识宣教	
	护理处置	□ 按一级护理要求完成基础护理项目 □ 监测生命体征 □ 留取标本 □ 观察伤口疼痛情况,检测镇痛泵运转情况 □ 观察静脉输液情况 □ 观察留置尿管引流情况 □ 妥善固定各类管道 □ 观察伤口引流情况,并记录引流液的量及性状 □ 观察伤口敷料,有渗出时及时报告医师处理 □ 术后心理护理与生活护理	□ 按护理等级完成基础护理项目 □ 监测生命体征 □ 观察伤口疼痛情况,检测镇痛泵运转情况 □ 观察静脉输液情况 □ 妥善固定各类管道 □ 观察伤口敷料,有渗出时及时报告医师处理并观察患儿情况 □ 提供基础护理服务 □ 术后心理护理与生活护理	□ 按护理等级完成基础护理项目 □ 根据排便情况采取通便措施 □ 留取标本 □ 观察伤口敷料,有渗出时及时报告医师处理 □ 观察静脉输液情况,停用镇痛泵 □ 术后心理护理与生活护理
	护理评估	□ 评估患肢感觉、运动情况,有异常时立即报告医师处理 □ 评估褥疮风险	□ 评估患肢感觉、运动情况,有异常时立即报告医师处理 □ 评估跌倒风险 □ 评估褥疮风险	□ 评估褥疮风险
	专科护理	□ 指导患儿术后体位摆放及功能锻炼 □ 指导患儿正确使用抗血栓压力带 □ 指导患儿进行自主排尿训练 □ 指导患儿进行床上翻身训练 □ 进行防褥疮护理	□ 指导患儿术后体位摆放及功能锻炼 □ 指导患儿进行自主排尿训练 □ 指导患儿进行床上翻身训练 □ 防褥疮护理	□ 防褥疮护理 □ 防跌倒护理
	饮食指导	□ 根据医嘱通知配餐员准备膳食 □ 协助进餐	□ 协助进餐	□ 协助进餐
	活动体位			
病情变异记录		□ 无　　□ 有,原因: □ 患儿　□ 疾病　□ 医疗 □ 护理　□ 保障　□ 管理	□ 无　　□ 有,原因: □ 患儿　□ 疾病　□ 医疗 □ 护理　□ 保障　□ 管理	□ 无　　□ 有,原因: □ 患儿　□ 疾病　□ 医疗 □ 护理　□ 保障　□ 管理

护士签名	白班	小夜班	大夜班	白班	小夜班	大夜班	白班	小夜班	大夜班

医师签名									

(续　表)

时间			住院第 7 天（术后第 4 天）	住院第 8 天（出院日）
主要诊疗工作		制度落实	☐ 上级医师查房（主管医师查房，每日 1 次） ☐ 专科会诊（必要时）	☐ 上级医师查房（主管医师、主诊医师查房）进行手术及伤口评估，确定有无手术并发症和伤口愈合不良情况，明确是否出院
		病情评估		
		病历书写	☐ 出院前一天有上级医师指示出院的病程记录	☐ 出院后 24 小时内完成出院记录 ☐ 出院后 24 小时内完成病案首页 ☐ 开具出院介绍信 ☐ 开具诊断证明书
		知情同意		☐ 向患儿交代出院后的注意事项（复诊的时间、地点，发生紧急情况时的处理等）
		手术治疗		
		其他	☐ 观察伤口情况，是否存在渗出、红肿等情况 ☐ 根据患儿情况，如贫血严重及时输血，低蛋白血症、低钾血症及时补充蛋白、补钾	☐ 复查血常规、C 反应蛋白、IL-6、红细胞沉降率、生化检验项目 ☐ 出院带药 ☐ 嘱患儿拆线、换药（根据出院时间决定） ☐ 门诊复查 ☐ 如有不适，随时来诊
重点医嘱	长期医嘱	护理医嘱		
		处置医嘱		
		膳食医嘱		
		药物医嘱	☐ 抗生素	
	临时医嘱	检查检验		☐ 复查血常规、C 反应蛋白、IL-6、红细胞沉降率、生化检验项目
		药物医嘱	☐ 镇痛（必要时） ☐ 补钾（必要时） ☐ 补白蛋白（必要时） ☐ 输血（必要时）	
		手术医嘱		
		处置医嘱	☐ 大换药（必要时）	☐ 大换药 ☐ 出院

（续 表）

			□ 告知患儿必须在他人的协助下方可下床活动
主要护理工作	健康宣教		
	护理处置	□ 按护理等级完成基础护理项目 □ 根据排便情况采取通便措施 □ 观察伤口敷料,有渗出时及时报告医师处理 □ 术后心理护理与生活护理	□ 按护理等级完成基础护理项目 □ 观察伤口敷料,有渗出时及时报告医师处理 □ 观察患儿情况 □ 协助患儿家属办理出院手续 □ 指导并监督患儿活动 □ 整理床单位
	风险评估	□ 评估跌倒风险 □ 评估褥疮风险	□ 评估患儿生命体征,有异常时立即报告医师处理 □ 评估跌倒风险 □ 评估褥疮风险
	专科护理	□ 指导患儿术后如何在门诊复查 □ 防褥疮护理 □ 防跌倒护理	□ 告知患儿出院后注意事项并附书面出院指导1份
	饮食指导		
	活动体位		
病情变异记录		□ 无 □ 有,原因: □ 患儿 □ 疾病 □ 医疗 □ 护理 □ 保障 □ 管理	□ 无 □ 有,原因: □ 患儿 □ 疾病 □ 医疗 □ 护理 □ 保障 □ 管理
护士签名		白班　　小夜班　　大夜班	白班　　小夜班　　大夜班
医师签名			

肾外伤行肾修补术或肾部分切除术或肾切除术临床路径

一、肾外伤行肾修补术或肾部分切除术或肾切除术临床路径标准住院流程

(一)适用对象

第一诊断为肾外伤(ICD-10:S37.002)行肾修补术或肾部分切除术或肾切除术(ICD-9-CM-3:55.4 01/55.8901/55.5103)的患儿。

(二)诊断依据

根据《临床诊疗指南——小儿外科学分册》(中华医学会编著,人民卫生出版社),《临床技术操作规范——小儿外科学分册》(中华医学会编著,人民军医出版社)。

典型的症状:外伤、腰腹痛,肉眼血尿病史;经监测出血在继续。

(三)治疗方案的选择

根据《临床诊疗指南——小儿外科学分册》(中华医学会编著,人民卫生出版社)和《临床技

术操作规范——小儿外科学分册》(中华医学会编著,人民军医出版社),行肾修补术或肾部分切除术或肾切除术。

(四)标准住院日为 8 天

(五)进入路径标准

1. 第一诊断必须符合肾外伤(ICD-10:S37.002)行肾修补术或肾部分切除术或肾切除术(ICD-9-CM-3:55.4 01/55.8901/55.5103)。

2. 已排除其他畸形或综合征、可进行手术的患儿,进入路径。

3. 当患儿同时具有其他疾病诊断,但在住院期间不需要特殊处理也不影响第一诊断的临床路径实施时,可以进入路径。

(六)术前准备 2 天

1. 术前评估　术前 24 小时内完成术前病情评估,完成必要的检查,做出术前小结、术前讨论。

(1)必须检查的项目

①实验室检查:血型、血常规、尿常规、普通生化检验项目、凝血功能、感染性疾病筛查。

②心电图、X 线胸片(正位)检查。

③超声检查。

④CT 或 MRU 检查。

(2)根据病情选择的项目

①超声心动图(心电图异常者)。

②肾图。

(3)营养评估:根据《解放军总医院新入院患儿营养风险筛查表(NRS-2002)》为新入院患儿进行营养评估,评分≥3 分者给予处置,必要时申请营养科医师会诊。

(4)心理评估:根据新入院患儿情况申请心理科医师会诊。

(5)疼痛评估:根据《VAS 评分》实施疼痛评估,评分＞7 分者给予处置,必要时请疼痛科医师会诊。

(6)康复评估:根据《入院患儿康复筛查和评估表》,在新入院患儿入院后 24 小时内进行康复筛查和评估。任何一项结果为"是",则申请康复科医师会诊。

2. 术前准备

(1)术前谈话:术者应在术前 1 天与患儿及其亲属谈话,告知手术方案、相关风险、用血计划、术后转归、手术费用和患儿及亲属权益,并履行书面知情同意手续。告知高值耗材的使用及费用。

(2)通知手术室准备手术间、手术药品、手术物品及特殊耗材。

(3)护士做心理护理,交代注意事项:防褥疮、防跌倒等,并进行术后康复宣教。

(4)手术部位标识:术者、第一助手或经治医师在术前 1 天应对手术部位做体表标识,急诊手术由接诊医师或会诊外科医师标记,标记过程应有责任护士、患儿及其亲属共同参与,并记入手术安排表。

(5)术前 1 日麻醉医师访视:制订麻醉计划、完成评估、确定麻醉方式,并记入《麻醉术前访视记录》,告知患儿及其家属麻醉适应证、麻醉目的、麻醉风险、可能出现的情况及其处理原则、替代方案等,签署《麻醉知情同意书》并归入病历。

(七)预防性抗菌药物选择与使用时机

抗菌药物使用:按照《抗菌药物临床应用指导原则(2015年版)》执行,并结合患儿的病情决定抗菌药物的选择与使用时间。

(八)手术日为住院第3天

1. 麻醉方式 全身麻醉。

2. 手术方式 肾修补术或肾部分切除术或肾切除术。

3. 术中用药 麻醉常规用药。

4. 输血 若大出血时需要输血。

(九)术后住院恢复5天

1. 术后需要复查的项目 根据患儿病情决定。

2. 术后用药 抗菌药物使用按照《抗菌药物临床应用指导原则(2015年版)》执行,并结合患儿的病情决定抗菌药物的选择与使用时间。

(十)出院标准

1. 患儿一般情况良好。

2. 没有需要住院处理的并发症。

(十一)变异及原因分析

1. 住院治疗期间,发现术前检查结果有手术禁忌证的患儿进入其他路径。

2. 围术期并发症等造成住院日延长和费用增加。

3. 不需手术的病例不列入本路径。

二、肾外伤行肾修补术或肾部分切除术或肾切除术临床路径表单

适用对象	第一诊断为肾外伤(ICD-10:S37.002)行肾修补术或肾部分切除术或肾切除术(ICD-9-CM-3:55.4 01/55.8901/55.5103)的患儿	
患儿基本信息	姓名:____ 性别:____ 年龄:____ 门诊号:____ 住院号:_____ 过敏史:_____ 住院日期:____年___月___日 出院日期:____年___月___日	标准住院日:8天
时间	住院第1天	住院第2天(术前日)	住院第3天(手术日)
主要诊疗工作 制度落实	□ 入院2小时内经治医师或值班医师完成接诊 □ 入院后24小时内主管医师完成检诊 □ 专科会诊(必要时)	□ 经治医师查房(早、晚各1次) □ 主诊医师查房 □ 完成术前准备 □ 组织术前讨论 □ 手术部位标识	□ 手术安全核查
主要诊疗工作 病情评估	□ 经治医师询问病史及体格检查 □ 营养评估 □ 心理评估		

主要诊疗工作	病历书写	□ 入院 8 小时内完成首次病程记录 □ 入院 24 小时内完成入院记录	□ 完成主诊医师查房记录 □ 完成术前讨论、术前小结	□ 术者或第一助手术后 24 小时内完成手术记录（术者签字） □ 术后即刻完成术后首次病程记录
	知情同意	□ 病情告知 □ 患儿及其家属签署授权委托书 □ 患儿或其家属在入院记录单上签字	□ 术者术前谈话，告知患儿及其家属病情和围术期注意事项，签署《手术知情同意书》《授权委托书》《自费用品协议书》（必要时）、《军人目录外耗材审批单》（必要时）、《输血同意书》等	□ 告知患儿及其家属手术过程概况及术后注意事项
	手术治疗		□ 预约手术	□ 实施手术（手术安全核查记录、手术清点记录）
	其他	□ 及时通知上级医师检诊 □ 经治医师检查、整理病历资料	□ 核对患儿诊疗费用	□ 术后病情交接 □ 观察手术切口及周围情况
重点医嘱	长期医嘱 护理医嘱	□ 按小儿外科护理常规 □ 一级护理或二级护理	□ 按小儿外科护理常规 □ 一级护理或二级护理	□ 按小儿外科术后护理常规 □ 一级护理
	长期医嘱 处置医嘱			□ 持续心电、血压、呼吸、血氧饱和度监测 □ 留置导尿管并记录尿量 □ 留置切口引流管并记录引流量 □ 持续低流量吸氧
	长期医嘱 膳食医嘱	□ 普食	□ 禁食、水（夜间 24 时以后）	
	长期医嘱 药物医嘱	□ 自带药（必要时）		□ 镇痛 □ 消肿 □ 镇吐、保胃 □ 抗生素
	临时医嘱 检查检验	□ 血常规（含 C 反应蛋白＋IL-6） □ 尿常规 □ 粪常规 □ 凝血四项 □ 血清术前八项 □ 红细胞沉降率 □ 血型 □ 胸部正位 X 线片 □ 心电图检查（多导心电图） □ 超声心动图（必要时）		

重点医嘱	临时医嘱	药物医嘱		□ 抗生素（视病情）	
		手术医嘱		□ 常规准备明日在全身麻醉下行肾修补术或肾部分切除术或肾切除术	
		处置医嘱	□ 静脉抽血	□ 备血 □ 备皮（>30cm²）	□ 输血（视病情） □ 补液（视病情） □ 拔除导尿管（必要时）
主要护理工作		健康宣教	□ 入院宣教（住院环境、规章制度） □ 进行护理安全指导 □ 进行等级护理、活动范围指导 □ 进行饮食指导 □ 进行关于疾病知识的宣教 □ 检查、检验项目的目的和意义	□ 术前宣教	□ 术后宣教 □ 术后心理疏导 □ 指导术后注意事项
		护理处置	□ 患儿身份核对 □ 佩戴腕带 □ 建立入院病历，通知医师 □ 入院介绍：介绍责任护士，病区环境、设施、规章制度、基础护理服务项目 □ 询问病史，填写护理记录单首页 □ 观察病情 □ 测量基本生命体征 □ 抽血、留取标本 □ 心理护理与生活护理 □ 根据评估结果采取相应的护理措施 □ 通知检查项目及检查注意事项	□ 术前患儿准备（手术前沐浴、更衣、备皮） □ 检查术前物品准备 □ 指导患儿准备手术后所需用品，贵重物品交由家属保管 □ 指导患儿进行肠道准备并检查准备效果 □ 测量基本生命体征 □ 备血、皮试	□ 晨起测量生命体征并记录 □ 确认无感冒症状 □ 与手术室护士交接病历、影像资料、术中带药等 □ 术前补液（必要时） □ 嘱患儿入手术室前排空膀胱 □ 与手术室护士交接 □ 术后测量生命体征 □ 术后心电监护 □ 各类管道护理 □ 术后心理护理与生活护理
		风险评估	□ 一般评估：生命体征、神志、皮肤、药物过敏史等 □ 专科评估：生活自理能力、足背动脉搏动、皮肤温度、指端末梢感觉情况 □ 风险评估：评估有无跌倒、坠床、褥疮风险 □ 心理评估 □ 营养评估	□ 评估患儿心理状态	□ 评估意识情况 □ 评估伤口疼痛情况 □ 评估术侧足背动脉、肢体皮肤颜色、温度变化，肢体感觉运动情况，并采取相应的护理措施 □ 风险评估：评估有无跌倒、坠床、褥疮、导管滑脱、液体外渗的风险

（续　表）

主要护理工作	专科护理	□ 向患儿介绍科室环境 □ 介绍经治医师、主管医师及主诊医师的情况	□ 指导患儿掌握床上翻身的方法 □ 指导患儿掌握床上排尿、排便的方法	□ 与手术室护士共同评估皮肤、伤口敷料、输液及引流情况
	饮食指导	□ 根据医嘱通知配餐员准备膳食 □ 协助进餐	□ 通知患儿夜间 24 时以后禁食、水	□ 禁食、水，患儿口干时协助其湿润口唇 □ 患儿排气后，指导其间断、少量饮用温开水
	活动体位	□ 根据护理等级指导活动		□ 根据手术及麻醉方式，安置患儿取合适体位 □ 指导患儿掌握床上翻身的方法
	洗浴要求	□ 协助患儿洗澡、更换病号服	□ 协助患儿晨晚间护理	
病情变异记录		□ 无　　□ 有，原因： □ 患儿　□ 疾病　□ 医疗 □ 护理　□ 保障　□ 管理	□ 无　　□ 有，原因： □ 患儿　□ 疾病　□ 医疗 □ 护理　□ 保障　□ 管理	□ 无　　□ 有，原因： □ 患儿　□ 疾病　□ 医疗 □ 护理　□ 保障　□ 管理

护士签名		白班	小夜班	大夜班	白班	小夜班	大夜班	白班	小夜班	大夜班

医师签名				
时间		住院第 4 天（术后第 1 天）	住院第 5 天（术后第 2 天）	住院第 6 天（术后第 3 天）
主要诊疗工作	制度落实	□ 手术医师查房 □ 专科会诊（必要时）		□ 主诊医师查房
	病情评估			
	病历书写	□ 术后首日病程记录	□ 术后第 2 天病程记录	□ 术后第 3 天病程记录
	知情同意			
	手术治疗			
	其他	□ 根据引流量拔除引流管 □ 观察伤口情况，是否存在渗出、红肿等情况 □ 观察体温、血压等 □ 复查血常规、C 反应蛋白、IL-6、红细胞沉降率、生化检验项目	□ 观察伤口情况，是否存在渗出、红肿等情况 □ 根据患儿情况，如贫血严重及时输血，低蛋白血症、低钾血症及时补充蛋白、补钾	□ 观察伤口情况，是否存在渗出、红肿等情况 □ 复查血常规、C 反应蛋白、IL-6、红细胞沉降率、生化检验项目（如贫血严重及时输血，低蛋白血症、低钾血症及时补充蛋白、补钾）

重点医嘱	长期医嘱	护理医嘱	□ 按小儿外科术后护理常规 □ 一级护理	□ 按小儿外科术后护理常规 □ 一级护理	
		处置医嘱	□ 抬高患肢 □ 更换切口引流袋并记录引流量		
		膳食医嘱	□ 饮食医嘱（普食/半流食/流食/低盐、低脂饮食）		
		药物医嘱	□ 抗生素	□ 抗生素	□ 抗生素
	临时医嘱	检查检验	□ 复查血常规、C反应蛋白、IL-6、红细胞沉降率、生化检验项目		□ 复查血常规、C反应蛋白、IL-6、红细胞沉降率、生化检验项目
		药物医嘱	□ 镇吐 □ 补钾（必要时） □ 补白蛋白（必要时） □ 输血（必要时）	□ 镇痛（必要时） □ 补钾（必要时） □ 补白蛋白（必要时） □ 输血（必要时）	□ 镇痛（必要时） □ 补钾（必要时） □ 补白蛋白（必要时） □ 输血（必要时）
		手术医嘱			
		处置医嘱	□ 大换药（必要时） □ 拔除切口引流（必要时） □ 拔除导尿管（必要时）	□ 大换药（必要时）	□ 大换药（必要时） □ 功能锻炼
主要护理工作		健康宣教	□ 告知患儿护理风险 □ 进行褥疮预防知识宣教	□ 褥疮预防知识宣教 □ 跌倒预防知识宣教	
		护理处置	□ 按一级护理要求完成基础护理项目 □ 监测生命体征 □ 留取标本 □ 观察伤口疼痛情况，检测镇痛泵运转情况 □ 观察静脉输液情况 □ 观察留置尿管引流情况 □ 妥善固定各类管道 □ 观察伤口引流情况，并记录引流液的量及性状 □ 观察伤口敷料，有渗出时及时报告医师处理 □ 术后心理护理与生活护理	□ 按护理等级完成基础护理项目 □ 监测生命体征 □ 观察伤口疼痛情况，检测镇痛泵运转情况 □ 观察静脉输液情况 □ 妥善固定各类管道 □ 观察伤口敷料，有渗出时及时报告医师处理并观察患儿情况 □ 提供基础护理服务 □ 术后心理护理与生活护理	□ 按护理等级完成基础护理项目 □ 根据排便情况采取通便措施 □ 留取标本 □ 观察伤口敷料，有渗出时及时报告医师处理 □ 观察静脉输液情况，停用镇痛泵 □ 术后心理护理与生活护理
		护理评估	□ 评估患肢感觉、运动情况，有异常时立即报告医师处理 □ 评估褥疮风险	□ 评估患肢感觉、运动情况，有异常时立即报告医师处理 □ 评估跌倒风险 □ 评估褥疮风险	□ 评估褥疮风险

（续　表）

主要护理工作	专科护理	□ 指导患儿术后体位摆放及功能锻炼 □ 指导患儿正确使用抗血栓压力带 □ 指导患儿进行自主排尿训练 □ 指导患儿进行床上翻身训练 □ 进行防褥疮护理	□ 指导患儿术后体位摆放及功能锻炼 □ 指导患儿进行自主排尿训练 □ 指导患儿进行床上翻身训练 □ 防褥疮护理	□ 防褥疮护理 □ 防跌倒护理
	饮食指导	□ 根据医嘱通知配餐员准备膳食 □ 协助进餐	□ 协助进餐	□ 协助进餐
	活动体位			
病情变异记录		□ 无　　□ 有,原因: □ 患儿　□ 疾病　□ 医疗 □ 护理　□ 保障　□ 管理	□ 无　　□ 有,原因: □ 患儿　□ 疾病　□ 医疗 □ 护理　□ 保障　□ 管理	□ 无　　□ 有,原因: □ 患儿　□ 疾病　□ 医疗 □ 护理　□ 保障　□ 管理
护士签名		白班　小夜班　大夜班	白班　小夜班　大夜班	白班　小夜班　大夜班
医师签名				

时间		住院第 7 天（术后第 4 天）	住院第 8 天（出院日）
主要诊疗工作	制度落实	□ 上级医师查房（主管医师查房,每日 1 次） □ 专科会诊（必要时）	□ 上级医师查房（主管医师、主诊医师查房）进行手术及伤口评估,确定有无手术并发症和伤口愈合不良情况,明确是否出院
	病情评估		
	病历书写	□ 出院前一天有上级医师指示出院的病程记录	□ 出院后 24 小时内完成出院记录 □ 出院后 24 小时内完成病案首页 □ 开具出院介绍信 □ 开具诊断证明书
	知情同意		□ 向患儿交代出院后的注意事项（复诊的时间、地点,发生紧急情况时的处理等）
	手术治疗		
	其他	□ 观察伤口情况,是否存在渗出、红肿等情况 □ 根据患儿情况,如贫血严重及时输血,低蛋白血症、低钾血症及时补充蛋白、补钾	□ 复查血常规、C 反应蛋白、IL-6、红细胞沉降率、生化检验项目 □ 出院带药 □ 嘱患儿拆线、换药（根据出院时间决定） □ 门诊复查 □ 如有不适,随时来诊

重点医嘱	长期医嘱	护理医嘱		
		处置医嘱		
		膳食医嘱		
		药物医嘱	□ 抗生素	
	临时医嘱	检查检验		□ 复查血常规、C 反应蛋白、IL-6、红细胞沉降率、生化检验项目
		药物医嘱	□ 镇痛（必要时） □ 补钾（必要时） □ 补白蛋白（必要时） □ 输血（必要时）	
		手术医嘱		
		处置医嘱	□ 大换药（必要时）	□ 大换药 □ 出院
主要护理工作		健康宣教		□ 告知患儿必须在他人的协助下方可下床活动
		护理处置	□ 按护理等级完成基础护理项目 □ 根据排便情况采取通便措施 □ 观察伤口敷料,有渗出时及时报告医师处理 □ 术后心理护理与生活护理	□ 按护理等级完成基础护理项目 □ 观察伤口敷料,有渗出时及时报告医师处理 □ 观察患儿情况 □ 协助患儿家属办理出院手续 □ 指导并监督患儿活动 □ 整理床单位
		风险评估	□ 评估跌倒风险 □ 评估褥疮风险	□ 评估患儿生命体征,有异常时立即报告医师处理 □ 评估跌倒风险 □ 评估褥疮风险
		专科护理	□ 指导患儿术后如何在门诊复查 □ 防褥疮护理 □ 防跌倒护理	□ 告知患儿出院后注意事项并附书面出院指导 1 份
		饮食指导		
		活动体位		
病情变异记录			□ 无　　□ 有,原因: □ 患儿　□ 疾病　□ 医疗 □ 护理　□ 保障　□ 管理	□ 无　　□ 有,原因: □ 患儿　□ 疾病　□ 医疗 □ 护理　□ 保障　□ 管理
护士签名			白班　　小夜班　　大夜班	白班　　小夜班　　大夜班
医师签名				

先天性巨输尿管行肾输尿管切除术临床路径

一、先天性巨输尿管行肾输尿管切除术临床路径标准住院流程

(一)适用对象

第一诊断为先天性巨输尿管(ICD-10：Q62.201)，行肾输尿管切除术(ICD-9-CM-3：55.5102)的患儿。

(二)诊断依据

根据《临床诊疗指南——小儿外科学分册》(中华医学会编著,人民卫生出版社),《临床技术操作规范——小儿外科学分册》(中华医学会编著,人民军医出版社)。

典型的症状:腹痛或泌尿系感染病史或体格检查发现先天性巨输尿管。

(三)治疗方案的选择

根据《临床诊疗指南——小儿外科学分册》(中华医学会编著,人民卫生出版社)和《临床技术操作规范——小儿外科学分册》(中华医学会编著,人民军医出版社),行肾及输尿管切除术。

(四)标准住院日为8天

(五)进入路径标准

1. 第一诊断必须符合先天性巨输尿管(ICD-10：Q62.201)行肾输尿管切除术(ICD-9-CM-3：55.5102)。

2. 已排除其他畸形或综合征,可进行手术的患儿,进入路径。

3. 当患儿同时具有其他疾病诊断,但在住院期间不需要特殊处理也不影响第一诊断的临床路径实施时,可以进入路径。

(六)术前准备2天

1. 术前评估　术前24小时内完成术前病情评估,完成必要的检查,做出术前小结、术前讨论。

(1)必须检查的项目

①实验室检查:血型、血常规、尿常规、粪常规、普通生化检验项目、凝血功能、感染性疾病筛查。

②心电图、X线胸片(正位)检查。

③超声检验。

④静脉肾盂造影(IVP)或磁共振泌尿系统水造影成像(MRU)(可入院前门诊完成)。

(2)根据病情选择的项目

①超声心动图(心电图异常者)。

②肾图。

(3)营养评估:根据《解放军总医院新入院患儿营养风险筛查表(NRS-2002)》为新入院患儿进行营养评估,评分≥3分者给予处置,必要时申请营养科医师会诊。

(4)心理评估:根据新入院患儿情况申请心理科医师会诊。

(5)疼痛评估:根据《VAS评分》实施疼痛评估,评分＞7分者给予处置,必要时请疼痛科医师会诊。

（6）康复评估：根据《入院患儿康复筛查和评估表》，在新入院患儿入院后 24 小时内进行康复筛查和评估。任何一项结果为"是"，则申请康复科医师会诊。

2. 术前准备

（1）术前谈话：术者应在术前 1 天与患儿及其亲属谈话，告知手术方案、相关风险、用血计划、术后转归、手术费用和患儿及亲属权益，并履行书面知情同意手续。告知高值耗材的使用及费用。

（2）通知手术室准备手术间、手术药品、手术物品及特殊耗材。

（3）护士做心理护理，交代注意事项：防褥疮、防跌倒等，并进行术后康复宣教。

（4）手术部位标识：术者、第一助手或经治医师在术前 1 天应对手术部位做体表标识，急诊手术由接诊医师或会诊外科医师标记，标记过程应有责任护士、患儿及其亲属共同参与，并记入手术安排表。

（5）术前 1 日麻醉医师访视：制订麻醉计划、完成评估、确定麻醉方式，并记入《麻醉术前访视记录》，告知患儿及其家属麻醉适应证、麻醉目的、麻醉风险、可能出现的情况及其处理原则、替代方案等，签署《麻醉知情同意书》并归入病历。

（七）预防性抗菌药物选择与使用时机

抗菌药物使用：按照《抗菌药物临床应用指导原则（2015 年版）》执行，并结合患儿的病情决定抗菌药物的选择与使用时间。

（八）手术日为住院第 3 天

1. 麻醉方式　全身麻醉。

2. 手术方式　肾及输尿管切除术。

3. 术中用药　麻醉常规用药。

4. 输血　通常无须输血。若肾动、静脉损伤伴有大出血时需要输血。

（九）术后住院恢复 5 天

1. 术后需要复查的项目　根据患儿病情决定。

2. 术后用药　抗菌药物使用按照《抗菌药物临床应用指导原则（2015 年版）》执行，并结合患儿的病情决定抗菌药物的选择与使用时间。

（十）出院标准

1. 患儿一般情况良好。

2. 没有需要住院处理的并发症。

（十一）变异及原因分析

1. 住院治疗期间，发现术前检查结果有手术禁忌证的患儿，进入其他路径。

2. 围术期并发症等造成住院日延长和费用增加。

二、先天性巨输尿管行肾及输尿管切除术临床路径表单

适用对象	第一诊断为先天性巨输尿管（ICD-10：Q62.201）行肾输尿管切除术（ICD-9-CM-3：55.5102）的患儿	
患儿基本信息	姓名：＿＿ 性别：＿＿ 年龄：＿＿ 门诊号：＿＿ 住院号：＿＿＿＿ 过敏史：＿＿＿＿ 住院日期：＿＿年＿＿月＿＿日 出院日期：＿＿年＿＿月＿＿日	标准住院日：8 天

时间		住院第 1 天	住院第 2 天（术前日）	住院第 3 天（手术日）
主要诊疗工作	制度落实	□ 入院 2 小时内经治医师或值班医师完成接诊 □ 入院后 24 小时内主管医师完成检诊 □ 专科会诊（必要时）	□ 经治医师查房（早、晚各 1 次） □ 主诊医师查房 □ 完成术前准备 □ 组织术前讨论 □ 手术部位标识	□ 手术安全核查
	病情评估	□ 经治医师询问病史及体格检查 □ 营养评估 □ 心理评估		
	病历书写	□ 入院 8 小时内完成首次病程记录 □ 入院 24 小时内完成入院记录	□ 完成主诊医师查房记录 □ 完成术前讨论、术前小结	□ 术者或第一助手术后 24 小时内完成手术记录（术者签字） □ 术后即刻完成术后首次病程记录
	知情同意	□ 病情告知 □ 患儿及其家属签署授权委托书 □ 患儿或其家属在入院记录单上签字	□ 术者术前谈话，告知患儿及其家属病情和围术期注意事项，签署《手术知情同意书》《授权委托书》《自费用品协议书》（必要时）、《军人目录外耗材审批单》（必要时）、《输血同意书》等	□ 告知患儿及其家属手术过程概况及术后注意事项
	手术治疗		□ 预约手术	□ 实施手术（手术安全核查记录、手术清点记录）
	其他	□ 及时通知上级医师检诊 □ 经治医师检查、整理病历资料	□ 核对患儿诊疗费用	□ 术后病情交接 □ 观察手术切口及周围情况

（续 表）

重点医嘱	长期医嘱	护理医嘱	□ 按小儿外科护理常规 □ 一级护理或二级护理	□ 按小儿外科护理常规 □ 一级护理或二级护理	□ 按小儿外科术后护理常规 □ 一级护理
		处置医嘱			□ 持续心电、血压、呼吸、血氧饱和度监测 □ 留置导尿管并记录尿量 □ 留置切口引流管并记录引流量 □ 持续低流量吸氧
		膳食医嘱	□ 普食	□ 禁食、水（夜间 24 时以后）	
		药物医嘱	□ 自带药（必要时）		□ 镇痛 □ 消肿 □ 镇吐、保胃 □ 抗生素
	临时医嘱	检查检验	□ 血常规（含 C 反应蛋白＋IL-6） □ 尿常规 □ 粪常规 □ 凝血四项 □ 血清术前八项 □ 红细胞沉降率 □ 血型 □ 胸部正位 X 线片 □ 心电图检查（多导心电图） □ 超声心动图（必要时）		
		药物医嘱		□ 抗生素（视病情）	
		手术医嘱		□ 常规准备明日在全身麻醉下行肾及输尿管切除术	
		处置医嘱	□ 静脉抽血	□ 备血 □ 备皮（＞30cm²）	□ 输血（视病情） □ 补液（视病情） □ 拔除导尿管（必要时）
主要护理工作		健康宣教	□ 入院宣教（住院环境、规章制度） □ 进行护理安全指导 □ 进行等级护理、活动范围指导 □ 进行饮食指导 □ 进行关于疾病知识的宣教 □ 检查、检验项目的目的和意义	□ 术前宣教	□ 术后宣教 □ 术后心理疏导 □ 指导术后注意事项

(续 表)

主要护理工作	护理处置	□ 患儿身份核对 □ 佩戴腕带 □ 建立入院病历,通知医师 □ 入院介绍:介绍责任护士、病区环境、设施、规章制度、基础护理服务项目 □ 询问病史,填写护理记录单首页 □ 观察病情 □ 测量基本生命体征 □ 抽血、留取标本 □ 心理护理与生活护理 □ 根据评估结果采取相应的护理措施 □ 通知检查项目及检查注意事项	□ 术前患儿准备(手术前沐浴、更衣、备皮) □ 检查术前物品准备 □ 指导患儿准备手术后所需用品、贵重物品交由家属保管 □ 指导患儿进行肠道准备并检查准备效果 □ 测量基本生命体征 □ 备血、皮试	□ 晨起测量生命体征并记录 □ 确认无感冒症状 □ 与手术室护士交接病历、影像资料、术中带药等 □ 术前补液(必要时) □ 嘱患儿入手术室前排空膀胱 □ 与手术室护士交接 □ 术后测量生命体征 □ 术后心电监护 □ 各类管道护理 □ 术后心理护理与生活护理
	风险评估	□ 一般评估:生命体征、神志、皮肤、药物过敏史等 □ 专科评估:生活自理能力、足背动脉搏动、皮肤温度、指端末梢感觉情况 □ 风险评估:评估有无跌倒、坠床、褥疮风险 □ 心理评估 □ 营养评估	□ 评估患儿心理状态	□ 评估意识情况 □ 评估伤口疼痛情况 □ 评估术侧足背动脉、肢体皮肤颜色、温度变化,肢体感觉运动情况,并采取相应的护理措施 □ 风险评估:评估有无跌倒、坠床、褥疮、导管滑脱、液体外渗的风险
	专科护理	□ 向患儿介绍科室环境 □ 介绍经治医师、主管医师及主诊医师的情况	□ 指导患儿掌握床上翻身的方法 □ 指导患儿掌握床上排尿、排便的方法	□ 与手术室护士共同评估皮肤、伤口敷料、输液及引流情况
	饮食指导	□ 根据医嘱通知配餐员准备膳食 □ 协助进餐	□ 通知患儿夜间 24 时以后禁食、水	□ 禁食、水,患儿口干时协助其湿润口唇 □ 患儿排气后,指导其间断、少量饮用温开水
	活动体位	□ 根据护理等级指导活动		□ 根据手术及麻醉方式,安置患儿取合适体位 □ 指导患儿掌握床上翻身的方法
	洗浴要求	□ 协助患儿洗澡、更换病号服	□ 协助患儿晨晚间护理	
病情变异记录		□ 无　　□ 有,原因: □ 患儿　□ 疾病　□ 医疗 □ 护理　□ 保障　□ 管理	□ 无　　□ 有,原因: □ 患儿　□ 疾病　□ 医疗 □ 护理　□ 保障　□ 管理	□ 无　　□ 有,原因: □ 患儿　□ 疾病　□ 医疗 □ 护理　□ 保障　□ 管理
护士签名		白班　小夜班　大夜班	白班　小夜班　大夜班	白班　小夜班　大夜班

(续　表)

		住院第 4 天(术后第 1 天)	住院第 5 天(术后第 2 天)	住院第 6 天(术后第 3 天)
医师签名				
时间		住院第 4 天(术后第 1 天)	住院第 5 天(术后第 2 天)	住院第 6 天(术后第 3 天)
主要诊疗工作	制度落实	□ 手术医师查房 □ 专科会诊(必要时)		□ 主诊医师查房
	病情评估			
	病历书写	□ 术后首日病程记录	□ 术后第 2 天病程记录	□ 术后第 3 天病程记录
	知情同意			
	手术治疗			
	其他	□ 根据引流量拔除引流管 □ 观察伤口情况,是否存在渗出、红肿等情况 □ 观察体温、血压等 □ 复查血常规、C 反应蛋白、IL-6、红细胞沉降率、生化检验项目	□ 观察伤口情况,是否存在渗出、红肿等情况 □ 根据患儿情况,如贫血严重及时输血,低蛋白血症、低钾血症及时补充蛋白、补钾	□ 观察伤口情况,是否存在渗出、红肿等情况 □ 复查血常规、C 反应蛋白、IL-6、红细胞沉降率、生化检验项目(如贫血严重及时输血,低蛋白血症、低钾血症及时补充蛋白、补钾)
重点医嘱	长期医嘱 护理医嘱	□ 按小儿外科术后护理常规 □ 一级护理	□ 按小儿外科术后护理常规	
	长期医嘱 处置医嘱	□ 抬高患肢 □ 更换切口引流袋并记量	□ 一级护理	
	长期医嘱 膳食医嘱	□ 饮食医嘱(普食/半流食/流食/低盐低脂饮食)		
	长期医嘱 药物医嘱	□ 抗生素	□ 抗生素	□ 抗生素
	临时医嘱 检查检验	□ 复查血常规、C 反应蛋白、IL-6、红细胞沉降率、生化检验项目		□ 复查血常规、C 反应蛋白、IL-6、红细胞沉降率、生化检验项目
	临时医嘱 药物医嘱	□ 镇吐 □ 补钾(必要时) □ 补白蛋白(必要时) □ 输血(必要时)	□ 镇痛(必要时) □ 补钾(必要时) □ 补白蛋白(必要时) □ 输血(必要时)	□ 镇痛(必要时) □ 补钾(必要时) □ 补白蛋白(必要时) □ 输血(必要时)
	临时医嘱 手术医嘱			
	临时医嘱 处置医嘱	□ 大换药(必要时) □ 拔除切口引流(必要时) □ 拔除导尿管(必要时)	□ 大换药(必要时)	□ 大换药(必要时) □ 功能锻炼

（续　表）

主要护理工作	健康宣教	□ 告知患儿护理风险 □ 进行褥疮预防知识宣教	□ 褥疮预防知识宣教 □ 跌倒预防知识宣教	
	护理处置	□ 按一级护理要求完成基础护理项目 □ 监测生命体征 □ 留取标本 □ 观察伤口疼痛情况,检测镇痛泵运转情况 □ 观察静脉输液情况 □ 观察留置尿管引流情况 □ 妥善固定各类管道 □ 观察伤口引流情况,并记录引流液的量及性状 □ 观察伤口敷料,有渗出时及时报告医师处理 □ 术后心理护理与生活护理	□ 按护理等级完成基础护理项目 □ 监测生命体征 □ 观察伤口疼痛情况,检测镇痛泵运转情况 □ 观察静脉输液情况 □ 妥善固定各类管道 □ 观察伤口敷料,有渗出时及时报告医师处理并观察患儿情况 □ 提供基础护理服务 □ 术后心理护理与生活护理	□ 按护理等级完成基础护理项目 □ 根据排便情况采取通便措施 □ 留取标本 □ 观察伤口敷料,有渗出时及时报告医师处理 □ 观察静脉输液情况,停用镇痛泵 □ 术后心理护理与生活护理
	护理评估	□ 评估患肢感觉、运动情况,有异常时立即报告医师处理 □ 评估褥疮风险	□ 评估患肢感觉、运动情况,有异常时立即报告医师处理 □ 评估跌倒风险 □ 评估褥疮风险	□ 评估褥疮风险
	专科护理	□ 指导患儿术后体位摆放及功能锻炼 □ 指导患儿正确使用抗血栓压力带 □ 指导患儿进行自主排尿训练 □ 指导患儿进行床上翻身训练 □ 进行防褥疮护理	□ 指导患儿术后体位摆放及功能锻炼 □ 指导患儿进行自主排尿训练 □ 指导患儿进行床上翻身 □ 防褥疮护理	□ 防褥疮护理 □ 防跌倒护理
	饮食指导	□ 根据医嘱通知配餐员准备膳食 □ 协助进餐	□ 协助进餐	□ 协助进餐
	活动体位			
病情变异记录		□ 无　　□ 有,原因: □ 患儿　□ 疾病　□ 医疗 □ 护理　□ 保障　□ 管理	□ 无　　□ 有,原因: □ 患儿　□ 疾病　□ 医疗 □ 护理　□ 保障　□ 管理	□ 无　　□ 有,原因: □ 患儿　□ 疾病　□ 医疗 □ 护理　□ 保障　□ 管理
护士签名		白班　小夜班　大夜班	白班　小夜班　大夜班	白班　小夜班　大夜班
医师签名				

时间		住院第 7 天（术后第 4 天）	住院第 8 天（出院日）
主要诊疗工作	制度落实	□ 上级医师查房（主管医师查房，每日 1 次） □ 专科会诊（必要时）	□ 上级医师查房（主管医师、主诊医师查房）进行手术及伤口评估，确定有无手术并发症和伤口愈合不良情况，明确是否出院
	病情评估		
	病历书写	□ 出院前一天有上级医师指示出院的病程记录	□ 出院后 24 小时内完成出院记录 □ 出院后 24 小时内完成病案首页 □ 开具出院介绍信 □ 开具诊断证明书
	知情同意		□ 向患儿交代出院后的注意事项（复诊的时间、地点，发生紧急情况时的处理等）
	手术治疗		
	其他	□ 观察伤口情况，是否存在渗出、红肿等情况 □ 根据患儿情况，如贫血严重及时输血，低蛋白血症、低钾血症及时补充蛋白、补钾	□ 复查血常规、C 反应蛋白、IL-6、红细胞沉降率、生化检验项目 □ 出院带药 □ 嘱患儿拆线、换药（根据出院时间决定） □ 门诊复查 □ 如有不适，随时来诊
重点医嘱	长期医嘱 护理医嘱		
	长期医嘱 处置医嘱		
	长期医嘱 膳食医嘱		
	长期医嘱 药物医嘱	□ 抗生素	
	临时医嘱 检查检验		□ 复查血常规、C 反应蛋白、IL-6、红细胞沉降率、生化检验项目
	临时医嘱 药物医嘱	□ 镇痛（必要时） □ 补钾（必要时） □ 补白蛋白（必要时） □ 输血（必要时）	
	临时医嘱 手术医嘱		
	临时医嘱 处置医嘱	□ 大换药（必要时）	□ 大换药 □ 出院

（续　表）

主要护理工作	健康宣教		□ 告知患儿必须在他人的协助下方可下床活动
	护理处置	□ 按护理等级完成基础护理项目 □ 根据排便情况采取通便措施 □ 观察伤口敷料,有渗出时及时报告医师处理 □ 术后心理护理与生活护理	□ 按护理等级完成基础护理项目 □ 观察伤口敷料,有渗出时及时报告医师处理 □ 观察患儿情况 □ 协助患儿家属办理出院手续 □ 指导并监督患儿活动 □ 整理床单位
	风险评估	□ 评估跌倒风险 □ 评估褥疮风险	□ 评估患儿生命体征,有异常时立即报告医师处理 □ 评估跌倒风险 □ 评估褥疮风险
	专科护理	□ 指导患儿术后如何在门诊复查 □ 防褥疮护理 □ 防跌倒护理	□ 告知患儿出院后注意事项并附书面出院指导1份
	饮食指导		
	活动体位		
病情变异记录		□ 无　　□ 有,原因: □ 患儿　□ 疾病　□ 医疗 □ 护理　□ 保障　□ 管理	□ 无　　□ 有,原因: □ 患儿　□ 疾病　□ 医疗 □ 护理　□ 保障　□ 管理
护士签名		白班　　小夜班　　大夜班	白班　　小夜班　　大夜班
医师签名			

输尿管末端狭窄行输尿管膀胱再植术临床路径

一、输尿管末端狭窄行输尿管膀胱再植术临床路径标准住院流程

(一)适用对象

第一诊断为输尿管末端狭窄(ICD-10:N13.502),行输尿管膀胱再植术(ICD-9-CM-3:56.8904)的患儿。

(二)诊断依据

根据《临床诊疗指南——小儿外科学分册》(中华医学会编著,人民卫生出版社),《临床技术操作规范——小儿外科学分册》(中华医学会编著,人民军医出版社)。

典型的症状:血尿或泌尿系感染病史,或体格检查发现输尿管末端狭窄。

(三)治疗方案的选择

根据《临床诊疗指南——小儿外科学分册》(中华医学会编著,人民卫生出版社),《临床技术操作规范——小儿外科学分册》(中华医学会编著,人民军医出版社),行输尿管膀胱再植术。

(四)标准住院日为 14 天

(五)进入路径标准

1. 第一诊断必须符合输尿管末端狭窄(ICD-10:N13.502)行输尿管膀胱再植术(ICD-9-CM-3:56.8904)。

2. 已排除其他畸形或综合征,可进行手术的患儿进入路径。

3. 当患儿同时具有其他疾病诊断,但在住院期间不需要特殊处理也不影响第一诊断的临床路径实施时,可以进入路径。

(六)术前准备 2 天

1. 术前评估　术前 24 小时内完成术前病情评估,完成必要的检查,做出术前小结、术前讨论。

(1)必须检查的项目

①实验室检查:血型、血常规、尿常规、粪常规、普通生化检验项目、凝血功能、感染性疾病筛查。

②心电图、X 线胸片(正位)。

③超声检查。

④IVP 或 MRU 检查。

(2)根据病情选择的项目

①超声心动图(心电图异常者)。

②肾图。

(3)营养评估:根据《解放军总医院新入院患儿营养风险筛查表(NRS-2002)》为新入院患儿进行营养评估,评分≥3 分者给予处置,必要时申请营养科医师会诊。

(4)心理评估:根据新入院患儿情况申请心理科医师会诊。

(5)疼痛评估:根据《VAS 评分》实施疼痛评估,评分>7 分者给予处置,必要时请疼痛科医师会诊。

(6)康复评估:根据《入院患儿康复筛查和评估表》,在新入院患儿入院后 24 小时内进行康复筛查和评估。任何一项结果为"是",则申请康复科医师会诊。

2. 术前准备

(1)术前谈话:术者应在术前 1 天与患儿及其亲属谈话,告知手术方案、相关风险、用血计划、术后转归、手术费用和患儿及亲属权益,并履行书面知情同意手续。告知高值耗材的使用及费用。

(2)通知手术室准备手术间、手术药品、手术物品及特殊耗材。

(3)护士做心理护理,交代注意事项:防褥疮、防跌倒等,并进行术后康复宣教。

(4)手术部位标识:术者、第一助手或经治医师在术前 1 天应对手术部位做体表标识,急诊手术由接诊医师或会诊外科医师标记,标记过程应有责任护士、患儿及其亲属共同参与,并记入手术安排表。

(5)术前 1 日麻醉医师访视:制订麻醉计划、完成评估、确定麻醉方式,并记入《麻醉术前访视记录》,告知患儿及其家属麻醉适应证、麻醉目的、麻醉风险、可能出现的情况及其处理原则、替代方案等,签署《麻醉知情同意书》并归入病历。

(七)预防性抗菌药物选择与使用时机

抗菌药物使用:按照《抗菌药物临床应用指导原则(2015年版)》执行,并结合患儿的病情决定抗菌药物的选择与使用时间。

(八)手术日为住院第3天

1. 麻醉方式　全身麻醉。

2. 手术方式　输尿管膀胱再植术。

3. 术中用药　麻醉常规用药。

4. 输血　通常无须输血。

(九)术后住院恢复11天

1. 术后需要复查的项目　根据患儿病情决定。

2. 术后用药　抗菌药物使用按照《抗菌药物临床应用指导原则(2015年版)》执行,并结合患儿的病情决定抗菌药物的选择与使用时间。

(十)出院标准

1. 患儿一般情况良好。

2. 没有需要住院处理的并发症。

(十一)变异及原因分析

1. 住院治疗期间,发现术前检查结果有手术禁忌证的患儿,进入其他路径。

2. 围术期并发症等造成住院日延长和费用增加。

二、输尿管末端狭窄行输尿管膀胱再植术临床路径表单

适用对象	第一诊断为输尿管末端狭窄(ICD-10:N13.502)行输尿管膀胱再植(ICD-9-CM-3:56.8904)的患儿		
患儿基本信息	姓名:____　性别:____　年龄:____　门诊号:____ 住院号:____　过敏史:_____ 住院日期:____年____月____日 出院日期:____年____月____日		标准住院日:14天
时间		住院第1天	住院第2天(术前日)	住院第3天(手术日)
主要诊疗工作	制度落实	□ 入院2小时内经治医师或值班医师完成接诊 □ 入院24小时内主管医师完成检诊 □ 专科会诊(必要时) □ 完成术前准备 □ 组织术前讨论 □ 手术部位标识	□ 经治医师查房(早、晚各1次) □ 主诊医师查房 □ 完成术前检查 □ 组织术前讨论 □ 手术部位标识	□ 手术安全核查

（续　表）

主要诊疗工作	病情评估		□ 经治医师询问病史与体格检查 □ 康复评估 □ 营养评估 □ 心理评估 □ 疼痛评估		
	病历书写		□ 入院8小时内完成首次病程记录 □ 入院24小时内完成入院记录 □ 完成主管医师查房记录 □ 完成术前讨论、术前小结	□ 完成主诊医师查房记录 □ 完成今日病程记录	□ 术者或第一助手术后24小时内完成手术记录（术者签字） □ 术后即刻完成术后首次病程记录
	知情同意		□ 患儿或其家属在入院记录单上签字 □ 术前谈话,告知患儿及其家属病情和围术期注意事项并签署《手术知情同意书》《授权委托书》（患儿本人不能签字时）、《自费用品协议书》（必要时）、《军人目录外耗材审批单》（必要时）	□ 术者术前谈话,告知患儿及其家属病情和围术期注意事项,签署《手术知情同意书》《授权委托书》《自费用品协议书》（必要时）、《军人目录外耗材审批单》（必要时）、《输血同意书》等	告知患儿及其家属手术过程概况及术后注意事项
	手术治疗			□ 预约手术	□ 实施手术（手术安全核查记录、手术清点记录）
	其他		□ 及时通知上级医师检诊 □ 经治医师检查、整理病历资料	□ 术前排除手术禁忌 □ 核对患儿诊疗费用	□ 术后病情交接 □ 观察手术切口及周围情况
重点医嘱	长期医嘱	护理医嘱	□ 按小儿外科护理常规 □ 一级护理	□ 按小儿外科护理常规 □ 一级护理	□ 按小儿外科术后护理常规 □ 一级护理
		处置医嘱	□ 静脉抽血		□ 持续心电、血压、呼吸、血氧饱和度监测 □ 留置导尿管并记录尿量 □ 留置膀胱造口管并记录引流量 □ 留置输尿管支撑管 □ 持续低流量吸氧
		膳食医嘱	□ 普食	□ 禁食、水（夜间24时以后）	□ 禁食、水
		药物医嘱	□ 自带药（必要时）		□ 抗生素

重点医嘱	临时医嘱	检查检验	□ 血常规 □ 尿常规 □ 粪常规 □ 血型 □ 凝血四项 □ 普通生化检验项目 □ 血清术前八项 □ 胸部正位 X 线片 □ 心电图检查(多导心电图) □ IVP		
		药物医嘱		□ 抗生素(视病情)	□ 抗生素(视病情)
		手术医嘱		□ 常规准备明日在全身麻醉下行左(或右)输尿管膀胱再植术	□ 输血(视病情) □ 补液(视病情)
		处置医嘱	□ 静脉抽血	□ 备皮(>30cm²) □ 备血	□ 大换药,必要时
主要护理工作		健康宣教	□ 入院宣教(住院环境、规章制度) □ 进行护理安全指导 □ 进行等级护理、活动范围指导 □ 进行饮食指导 □ 进行关于疾病知识的宣教 □ 检查、检验项目的目的和意义	□ 术前宣教 □ 指导术后康复训练 □ 指导术后注意事项	□ 术后宣教 □ 术后心理疏导 □ 指导术后注意事项
		护理处置	□ 患儿身份核对 □ 佩戴腕带 □ 建立入院病历,通知医师 □ 入院介绍:介绍责任护士,病区环境、设施、规章制度、基础护理服务项目 □ 询问病史,填写护理记录单首页 □ 观察病情 □ 测量基本生命体征 □ 抽血、留取标本 □ 心理护理与生活护理 □ 根据评估结果采取相应的护理措施 □ 通知检查项目及注意事项	□ 术前患儿准备(手术前沐浴、更衣、备皮) □ 检查术前物品准备 □ 心理护理与生活护理 □ 指导并监督患儿治疗与康复训练 □ 遵医嘱用药 □ 根据评估结果采取相应的护理措施 □ 完成护理记录 □ 备血、皮试	□ 晨起测量生命体征并记录,确认有无体温升高、咳嗽等症状 □ 与手术室护士交接病历、影像资料、术中带药等 □ 术前补液(必要时) □ 嘱患儿入手术室前排空膀胱 □ 与手术室护士交接 □ 术后测量生命体征 □ 术后心电监护 □ 术后管道护理 □ 术后心理护理和生活护理

（续 表）

主要护理工作	护理评估	□ 一般评估：生命体征、神志、皮肤、药物过敏史等 □ 专科评估：生活自理能力 □ 风险评估：评估有无跌倒、坠床、褥疮风险	□ 观察患儿情况 □ 评估患儿心理状态 □ 术前生活护理 □ 夜间巡视	□ 评估意识情况 □ 评估伤口疼痛情况 □ 评估术侧足背动脉、肢体皮肤颜色、温度变化，肢体感觉运动情况，并采取相应的护理措施 □ 风险评估：评估有无跌倒、坠床、褥疮、导管滑脱、液体外渗的风险
	专科护理		□ 指导患儿掌握床上翻身的方法	□ 与手术室护士共同评估皮肤、伤口敷料、输液及引流情况
	饮食指导	□ 根据医嘱通知配餐员准备膳食 □ 协助患儿进餐		□ 禁食、水，患儿口干时协助其湿润口唇 □ 患儿排气后，指导其间断、少量饮用温开水
	活动体位	□ 根据护理等级指导活动		□ 根据护理等级指导活动 □ 根据手术及麻醉方式，安置患儿取合适体位 □ 指导患儿掌握床上翻身的方法
	洗浴要求	□ 协助患儿洗澡、更换病号服		
病情变异记录		□ 无　　□ 有,原因： □ 患儿　□ 疾病　□ 医疗 □ 护理　□ 保障　□ 管理	□ 无　　□ 有,原因： □ 患儿　□ 疾病　□ 医疗 □ 护理　□ 保障　□ 管理	□ 无　　□ 有,原因： □ 患儿　□ 疾病　□ 医疗 □ 护理　□ 保障　□ 管理
护士签名		白班　小夜班　大夜班	白班　小夜班　大夜班	白班　小夜班　大夜班
医师签名				
时间		住院第4天（术后第1天）	住院第5天（术后第2天）	住院第6天（术后第3天）
主要诊疗工作	制度落实	□ 手术医师查房 □ 专科会诊（必要时）	□ 三级医师查房制度	□ 三级医师查房制度
	病情评估			
	病历书写	□ 术后首日病程记录	□ 完成今日病程记录	□ 完成今日病程记录
	知情同意			
	手术治疗			
	其他	□ 观察切口情况,是否存在渗出、红肿等情况 □ 观察生命体征等 □ 复查血常规、C反应蛋白、IL-6、红细胞沉降率、生化检验项目	□ 观察切口情况,是否存在渗出及红肿等情况 □ 观察病情变化,及时对症处理 □ 核对患儿治疗费用	□ 观察切口情况,是否存在渗出、红肿等情况 □ 观察生命体征等 □ 复查血常规、C反应蛋白、IL-6、红细胞沉降率、生化检验项目

重点医嘱	长期医嘱	护理医嘱	□ 按小儿外科术后护理常规 □ 一级护理	□ 按小儿外科术后护理常规 □ 一级护理	
		处置医嘱	□ 持续心电、血压、呼吸、血氧饱和度监测 □ 留置导尿管并记录尿量 □ 留置膀胱造口管并记录引流量 □ 留置输尿管支撑管 □ 持续低流量吸氧	□ 持续心电、血压、呼吸、血氧饱和度监测 □ 留置导尿管并记录尿量 □ 留置膀胱造口管并记录引流量 □ 留置输尿管支撑管 □ 持续低流量吸氧	□ 持续心电、血压、呼吸、血氧饱和度监测 □ 拔除导尿管 □ 留置膀胱造口管并记录引流量 □ 留置输尿管支撑管 □ 持续低流量吸氧
		膳食医嘱	□ 流食	□ 半流食	□ 半流食
		药物医嘱			
	临时医嘱	检查检验	□ 血常规 □ 凝血四项 □ 普通生化检验项目		
		药物医嘱	□ 抗生素（视病情） □ 补钾（必要时） □ 补白蛋白（必要时） □ 输血（必要时）	□ 抗生素（视病情） □ 补钾（必要时） □ 补白蛋白（必要时） □ 输血（必要时）	□ 抗生素（视病情） □ 补钾（必要时） □ 补白蛋白（必要时） □ 输血（必要时）
		手术医嘱			
		处置医嘱	□ 大换药（必要时）	□ 大换药（必要时）	□ 大换药（必要时）
主要护理工作		健康宣教	□ 告知患儿护理风险 □ 进行褥疮预防知识宣教	□ 告知患儿护理风险 □ 进行褥疮预防知识宣教	□ 告知患儿护理风险 □ 进行褥疮预防知识宣教
		护理处置	□ 按一级护理要求完成基础护理项目 □ 监测生命体征 □ 留取标本 □ 观察伤口疼痛情况,检测镇痛泵运转情况 □ 观察静脉输液情况 □ 观察引流管情况 □ 妥善固定各类管道 □ 观察伤口敷料,有渗出时及时报告医师处理 □ 术后心理护理与生活护理	□ 按一级护理要求完成基础护理项目 □ 监测生命体征 □ 留取标本 □ 观察伤口疼痛情况,检测镇痛泵运转情况 □ 观察静脉输液情况 □ 观察引流管情况 □ 妥善固定各类管道 □ 观察伤口敷料,有渗出时及时报告医师处理 □ 术后心理护理与生活护理	□ 按一级护理要求完成基础护理项目 □ 监测生命体征 □ 留取标本 □ 观察伤口疼痛情况,检测镇痛泵运转情况 □ 观察静脉输液情况 □ 观察引流管情况 □ 妥善固定各类管道 □ 观察伤口敷料,有渗出时及时报告医师处理 □ 术后心理护理与生活护理

(续 表)

主要护理工作	护理评估	□ 评估患儿感觉、运动情况，有异常时立即报告医师处理 □ 评估褥疮风险	□ 观察患儿情况 □ 评估患儿心理状态 □ 夜间巡视	□ 评估意识情况 □ 评估伤口疼痛情况 □ 评估术侧足背动脉、肢体皮肤颜色、温度变化，肢体感觉运动情况，并采取相应的护理措施 □ 风险评估：评估有无跌倒、坠床、褥疮、导管滑脱、液体外渗的风险
	专科护理	□ 指导患儿术后体位摆放及功能锻炼 □ 指导患儿进行自主排尿训练 □ 指导患儿进行床上翻身 □ 进行防褥疮护理	□ 指导患儿术后体位摆放及功能锻炼 □ 指导患儿进行自主排尿训练 □ 指导患儿进行床上翻身 □ 进行防褥疮护理	□ 指导患儿术后体位摆放及功能锻炼 □ 指导患儿进行床上翻身 □ 进行防褥疮护理
	饮食指导	□ 根据医嘱通知配餐员准备膳食 □ 协助患儿进餐	□ 协助患儿进餐	□ 协助患儿进餐
	活动体位	□ 根据护理等级指导活动	□ 根据护理等级指导活动	□ 根据护理等级指导活动
	洗浴要求	□ 协助患儿洗澡、更换病号服	□ 协助患儿洗澡、更换病号服	□ 协助患儿洗澡、更换病号服
病情变异记录		□ 无 □ 有,原因： □ 患儿 □ 疾病 □ 医疗 □ 护理 □ 保障 □ 管理	□ 无 □ 有,原因： □ 患儿 □ 疾病 □ 医疗 □ 护理 □ 保障 □ 管理	□ 无 □ 有,原因： □ 患儿 □ 疾病 □ 医疗 □ 护理 □ 保障 □ 管理
护士签名		白班　小夜班　大夜班	白班　小夜班　大夜班	白班　小夜班　大夜班
医师签名				
时间		住院第7天(术后第4天)	住院第8天(术后第5天)	住院第9天(术后第6天)
主要诊疗工作	制度落实	□ 三级医师查房制度 □ 专科会诊(必要时)	□ 三级医师查房制度	□ 三级医师查房制度
	病情评估			
	病历书写	□ 完成今日病程记录	□ 完成今日病程记录	□ 完成今日病程记录
	知情同意			
	手术治疗			

（续　表）

主要诊疗工作	其他		□ 观察切口情况,是否存在渗出、红肿等情况 □ 观察生命体征等	□ 观察切口情况,是否存在渗出、红肿等情况 □ 观察病情变化,及时对症处理 □ 核对患儿医疗费用 □ 复查血常规、C反应蛋白、IL-6、红细胞沉降率、生化检验项目	□ 观察切口情况,是否存在渗出、红肿等情况 □ 观察生命体征等
重点医嘱	长期医嘱	护理医嘱	□ 按小儿外科术后护理常规 □ 一级护理	□ 按小儿外科术后护理常规 □ 一级护理	□ 按小儿外科术后护理常规 □ 一级护理
		处置医嘱	□ 持续心电、血压、呼吸、血氧饱和度监测 □ 留置膀胱造口管并记录引流量 □ 留置输尿管支撑管	□ 持续心电、血压、呼吸、血氧饱和度监测 □ 留置膀胱造口管并记录引流量 □ 留置输尿管支撑管	□ 持续心电、血压、呼吸、血氧饱和度监测 □ 留置膀胱造口管并记录引流量 □ 留置输尿管支撑管
		膳食医嘱	□ 普食	□ 普食	□ 普食
		药物医嘱			
	临时医嘱	检查检验		□ 血常规 □ 凝血四项 □ 普通生化检验项目	
		药物医嘱	□ 抗生素(视病情) □ 补钾(必要时) □ 补白蛋白(必要时) □ 输血(必要时)	□ 抗生素(视病情) □ 补钾(必要时) □ 补白蛋白(必要时) □ 输血(必要时)	□ 抗生素(视病情)
		手术医嘱			
		处置医嘱		□ 大换药(必要时)	
主要护理工作	健康宣教		□ 告知患儿护理风险 □ 进行褥疮预防知识宣教	□ 告知患儿护理风险 □ 进行褥疮预防知识宣教	□ 告知患儿护理风险 □ 进行褥疮预防知识宣教
	护理处置		□ 按一级护理要求完成基础护理项目 □ 监测生命体征 □ 留取标本 □ 观察伤口疼痛情况,检测镇痛泵运转情况 □ 观察静脉输液情况 □ 观察引流情况 □ 观察伤口敷料,有渗出时及时报告医师处理 □ 术后心理护理与生活护理	□ 按一级护理要求完成基础护理项目 □ 监测生命体征 □ 留取标本 □ 观察伤口疼痛情况,检测镇痛泵运转情况 □ 观察静脉输液情况 □ 观察引流情况 □ 妥善固定各类管道 □ 观察伤口敷料,有渗出时及时报告医师处理 □ 术后心理护理与生活护理	□ 按一级护理要求完成基础护理项目 □ 监测生命体征 □ 留取标本 □ 观察伤口疼痛情况,检测镇痛泵运转情况 □ 观察静脉输液情况 □ 观察引流情况 □ 妥善固定各类管道 □ 观察伤口敷料,有渗出时及时报告医师处理 □ 术后心理护理与生活护理

（续　表）

主要护理工作	护理评估	□ 评估患儿感觉、运动情况，有异常时立即报告医师处理 □ 评估褥疮风险	□ 观察患儿情况 □ 评估患儿心理状态 □ 夜间巡视	□ 评估意识情况 □ 评估伤口疼痛情况 □ 评估术侧足背动脉、肢体皮肤颜色、温度变化，肢体感觉运动情况，并采取相应的护理措施 □ 风险评估：评估有无跌倒、坠床、褥疮、导管滑脱、液体外渗的风险
	专科护理	□ 指导患儿术后体位摆放及功能锻炼 □ 指导患儿进行自主排尿训练 □ 指导患儿进行床上翻身 □ 进行防褥疮护理	□ 指导患儿术后体位摆放及功能锻炼 □ 指导患儿进行自主排尿训练 □ 指导患儿进行床上翻身 □ 进行防褥疮护理	□ 指导患儿下床活动
	饮食指导	□ 根据医嘱通知配餐员准备膳食 □ 协助患儿进餐	□ 协助患儿进餐	□ 协助患儿进餐
	活动体位	□ 根据护理等级指导活动	□ 根据护理等级指导活动	□ 根据护理等级指导活动
	洗浴要求	□ 协助患儿洗澡、更换病号服	□ 协助患儿洗澡、更换病号服	□ 协助患儿洗澡、更换病号服
病情变异记录		□ 无　　□ 有，原因： □ 患儿　□ 疾病　□ 医疗 □ 护理　□ 保障　□ 管理	□ 无　　□ 有，原因： □ 患儿　□ 疾病　□ 医疗 □ 护理　□ 保障　□ 管理	□ 无　　□ 有，原因： □ 患儿　□ 疾病　□ 医疗 □ 护理　□ 保障　□ 管理
护士签名		白班　小夜班　大夜班	白班　小夜班　大夜班	白班　小夜班　大夜班
医师签名				
时间		住院第 10 天（术后第 7 天）	住院第 11 天（术后第 8 天）	住院第 12 天（术后第 9 天）
主要诊疗工作	制度落实	□ 三级医师查房制度 □ 专科会诊（必要时）	□ 三级医师查房制度	□ 三级医师查房制度
	病情评估			
	病历书写	□ 完成今日病程记录	□ 完成今日病程记录	□ 完成今日病程记录
	知情同意			
	手术治疗			
	其他	□ 观察切口情况，是否存在渗出、红肿等情况 □ 观察生命体征等	□ 观察切口情况，是否存在渗出及红肿等情况 □ 观察病情变化，及时对症处理 □ 核对患儿治疗费用	□ 观察切口情况，是否存在渗出、红肿等情况 □ 观察生命体征等

（续　表）

重点医嘱	长期医嘱	护理医嘱	□ 按小儿外科术后护理常规 □ 一级护理	□ 按小儿外科术后护理常规 □ 一级护理	□ 按小儿外科术后护理常规 □ 一级护理
		处置医嘱	□ 留置膀胱造口管并记录引流量 □ 留置输尿管支撑管	□ 留置膀胱造口管并记录引流量 □ 拔除输尿管支撑管	□ 留置膀胱造口管并记录引流量
		膳食医嘱	□ 普食	□ 普食	□ 普食
		药物医嘱			
	临时医嘱	检查检验		□ 血常规 □ 凝血四项 □ 普通生化检验项目	
		药物医嘱			
		手术医嘱			
		处置医嘱		□ 拆线 □ 拔除输尿管支撑管 □ 大换药（必要时）	
主要护理工作		健康宣教		□ 告知患儿护理风险	□ 告知患儿护理风险
		护理处置	□ 按一级护理要求完成基础护理项目 □ 监测生命体征 □ 留取标本 □ 观察伤口疼痛情况，检测镇痛泵运转情况 □ 观察静脉输液情况 □ 观察引流情况 □ 妥善固定各类管道 □ 观察伤口敷料，有渗出时及时报告医师处理 □ 术后心理护理与生活护理	□ 按一级护理要求完成基础护理项目 □ 监测生命体征 □ 留取标本 □ 观察伤口疼痛情况，检测镇痛泵运转情况 □ 观察静脉输液情况 □ 观察引流情况 □ 妥善固定各类管道 □ 观察伤口敷料，有渗出时及时报告医师处理 □ 术后心理护理与生活护理	□ 按一级护理要求完成基础护理项目 □ 监测生命体征 □ 留取标本 □ 观察伤口疼痛情况，检测镇痛泵运转情况 □ 观察静脉输液情况 □ 观察引流情况 □ 妥善固定各类管道 □ 观察伤口敷料，有渗出时及时报告医师处理 □ 术后心理护理与生活护理
		护理评估	□ 评估患儿感觉、运动情况，有异常时立即报告医师处理	□ 评估患儿心理状态 □ 评估患儿感觉、运动情况，有异常时立即报告医师处理	□ 评估患儿感觉、运动情况，有异常时立即报告医师处理
		专科护理	□ 指导患儿下床活动	□ 指导患儿下床活动	□ 指导患儿下床活动
		饮食指导			
		活动体位	□ 根据护理等级指导活动	□ 根据护理等级指导活动	□ 根据护理等级指导活动
		洗浴要求			

（续 表）

病情变异记录		☐ 无　　☐ 有,原因: ☐ 患儿　☐ 疾病　☐ 医疗 ☐ 护理　☐ 保障　☐ 管理			☐ 无　　☐ 有,原因: ☐ 患儿　☐ 疾病　☐ 医疗 ☐ 护理　☐ 保障　☐ 管理			☐ 无　　☐ 有,原因: ☐ 患儿　☐ 疾病　☐ 医疗 ☐ 护理　☐ 保障　☐ 管理		
护士签名		白班	小夜班	大夜班	白班	小夜班	大夜班	白班	小夜班	大夜班
医师签名										

时间			住院第 13 天(术后第 10 天)	住院第 14 天(出院日)
主要诊疗工作		制度落实	☐ 三级医师查房制度 ☐ 专科会诊(必要时)	☐ 三级医师查房制度 ☐ 上级医师查房(主管医师、主诊医师查房)进行手术及伤口评估,确定有无手术并发症和伤口愈合不良情况,明确是否出院
		病情评估		
		病历书写	☐ 完成今日病程记录	☐ 出院后 24 小时内完成出院记录 ☐ 出院后 24 小时内完成病案首页 ☐ 开具出院介绍信 ☐ 开具诊断证明书
		知情同意		☐ 向患儿交代出院后的注意事项(复诊的时间、地点,紧急情况时的处理等)
		手术治疗		
		其他	☐ 观察切口情况,是否存在渗出、红肿等情况 ☐ 观察生命体征等 ☐ 复查血常规、C 反应蛋白、IL-6、红细胞沉降率、生化检验项目	☐ 出院带药 ☐ 门诊复查 ☐ 随诊
重点医嘱	长期医嘱	护理医嘱	☐ 按小儿外科术后护理常规 ☐ 一级护理	
		处置医嘱	☐ 亚甲蓝灌注膀胱造口管明确其通畅 ☐ 拔除膀胱造口管	
		膳食医嘱	☐ 普食	☐ 普食
		药物医嘱		
	临时医嘱	检查检验	☐ 血常规 ☐ 凝血四项 ☐ 普通生化检验项目	
		药物医嘱		
		手术医嘱		
		处置医嘱	☐ 大换药(必要时)	☐ 大换药

（续　表）

主要护理工作	健康宣教		☐ 告知患儿避免剧烈活动
	护理处置	☐ 按一级护理要求完成基础护理项目 ☐ 监测生命体征 ☐ 术后心理护理与生活护理	☐ 按护理等级完成基础护理项目 ☐ 观察伤口敷料,有渗出时及时报告医师处理 ☐ 观察患儿情况 ☐ 协助患儿家属办理出院手续 ☐ 指导并监督患儿活动 ☐ 整理床单位
	护理评估	☐ 评估患儿心理状态 ☐ 评估患儿感觉、运动情况,有异常时立即报告医师处理	☐ 评估患儿生命体征,有异常时立即报告医师处理
	专科护理	☐ 指导患儿下床活动	☐ 告知患儿出院后注意事项并附书面出院指导1份
	饮食指导		
	活动体位	☐ 根据护理等级指导活动	☐ 根据护理等级指导活动
	洗浴要求		
病情变异记录		☐ 无　　☐ 有,原因: ☐ 患儿　☐ 疾病　☐ 医疗 ☐ 护理　☐ 保障　☐ 管理	☐ 无　　☐ 有,原因: ☐ 患儿　☐ 疾病　☐ 医疗 ☐ 护理　☐ 保障　☐ 管理
护士签名		白班　　小夜班　　大夜班	白班　　小夜班　　大夜班
医师签名			

创伤性尿道断裂行尿道会师术和膀胱造口术临床路径

一、创伤性尿道断裂行尿道会师术和膀胱造口术临床路径标准住院流程

（一）适用对象

第一诊断为创伤性尿道断裂（ICD-10：S37.301）,行尿道会师术＋膀胱造口术（ICD-9-CM-3：57.2101 伴 58.4901）的患儿。

（二）诊断依据

根据《临床诊疗指南——小儿外科学分册》（中华医学会编著,人民卫生出版社）和《临床技术操作规范——小儿外科学分册》（中华医学会编著,人民军医出版社）。

典型的症状:外伤后血尿或尿潴留病史。

（三）治疗方案的选择

根据《临床诊疗指南——小儿外科学分册》（中华医学会编著,人民卫生出版社）,《临床技

术操作规范——小儿外科学分册》（中华医学会编著，人民军医出版社），行尿道会师术＋膀胱造口术。

（四）标准住院日为 8 天

（五）进入路径标准

1. 第一诊断必须符合创伤性尿道断裂（ICD-10：S37. 301）行尿道会师术＋膀胱造口术（ICD-9-CM-3：57. 2101 伴 58. 4901）。

2. 已排除其他畸形或综合征，可进行手术的患儿，进入路径。

3. 当患儿同时具有其他疾病诊断，但在住院期间不需要特殊处理也不影响第一诊断的临床路径实施时，可以进入路径。

（六）术前准备 2 天

1. **术前评估**　术前 24 小时内完成术前病情评估，完成必要的检查，做出术前小结、术前讨论。

（1）必须检查的项目

①实验室检查：血型、血常规、尿常规、生化检验项目、凝血功能、感染性疾病筛查。

②心电图、X 线胸片（正位）检查。

③尿道造影。

（2）根据病情选择的项目

①超声心动图（心电图异常者）。

②超声、IVP 或 MRU 检查。

（3）营养评估：根据《解放军总医院新入院患儿营养风险筛查表（NRS-2002）》为新入院患儿进行营养评估，评分≥3 分者给予处置，必要时申请营养科医师会诊。

（4）心理评估：根据新入院患儿情况申请心理科医师会诊。

（5）疼痛评估：根据《VAS 评分》实施疼痛评估，评分＞7 分者给予处置，必要时请疼痛科医师会诊。

（6）康复评估：根据《入院患儿康复筛查和评估表》在新入院患儿入院后 24 小时内进行康复筛查和评估。任何一项结果为"是"，则申请康复科医师会诊。

2. **术前准备**

（1）术前谈话：术者应在术前 1 天与患儿及其亲属谈话，告知手术方案、相关风险、用血计划、术后转归、手术费用和患儿及亲属权益，并履行书面知情同意手续。告知高值耗材的使用及费用。

（2）通知手术室准备手术间、手术药品、手术物品及特殊耗材。

（3）护士做心理护理，交代注意事项：防褥疮、防跌倒等，并进行术后康复宣教。

（4）手术部位标识：术者、第一助手或经治医师在术前 1 天应对手术部位做体表标识，急诊手术由接诊医师或会诊外科医师标记，标记过程应有责任护士、患儿及其亲属共同参与，并记入手术安排表。

（5）术前 1 日麻醉医师访视：制订麻醉计划、完成评估、确定麻醉方式，并记入《麻醉术前访视记录》，告知患儿及其家属麻醉适应证、麻醉目的、麻醉风险、可能出现的情况及其处理原则、替代方案等，签署《麻醉知情同意书》并归入病历。

（七）预防性抗菌药物选择与使用时机

抗菌药物使用：按照《抗菌药物临床应用指导原则（2005 年版）》执行，并结合患儿的病情决定抗菌药物的选择与使用时间。

（八）手术日为住院第 3 天

1. 麻醉方式　全身麻醉。

2. 手术方式　尿道会师术＋膀胱造口术。

3. 术中用药　麻醉常规用药。

4. 输血　通常无须输血。

（九）术后住院恢复 5 天

1. 术后需要复查的项目　根据患儿病情决定。

2. 术后用药　抗菌药物使用按照《抗菌药物临床应用指导原则（2015 年版）》执行，并结合患儿的病情决定抗菌药物的选择与使用时间。

（十）出院标准

1. 患儿一般情况良好。

2. 没有需要住院处理的并发症。

（十一）变异及原因分析

1. 住院治疗期间，发现术前检查结果有手术禁忌证的患儿，进入其他路径。

2. 围术期并发症等造成住院日延长和费用增加。

3. 与本病合并存在的外伤需住院治疗时。

二、创伤性尿道断裂行尿道会师术膀胱造口术临床路径表单

适用对象	第一诊断为创伤性尿道断裂（ICD-10：S37.301）行尿道会师术＋膀胱造口术（ICD-9-CM-3：57.2101 伴 58.4901）的患儿	
患儿基本信息	姓名：____　性别：____　年龄：____　门诊号：____ 住院号：_____　过敏史：_____ 住院日期：____年____月____日 出院日期：____年____月____日	标准住院日：8 天
时间		住院第 1 天	住院第 2 天（术前日）	住院第 3 天（手术日）
主要诊疗工作	制度落实	□ 入院 2 小时内经治医师或值班医师完成接诊 □ 入院后 24 小时内主管医师完成检诊 □ 专科会诊（必要时）	□ 经治医师查房（早、晚各 1 次） □ 主诊医师查房 □ 完成术前准备 □ 组织术前讨论 □ 手术部位标识	□ 手术安全核查
	病情评估	□ 经治医师询问病史及体格检查 □ 营养评估 □ 心理评估		

(续 表)

主要诊疗工作	病历书写		☐ 入院 8 小时内完成首次病程记录 ☐ 入院 24 小时内完成入院记录	☐ 完成主诊医师查房记录 ☐ 完成术前讨论、术前小结	☐ 术者或第一助手术后 24 小时内完成手术记录(术者签字) ☐ 术后即刻完成术后首次病程记录
	知情同意		☐ 病情告知 ☐ 患儿及其家属签署授权委托书 ☐ 患儿或其家属在入院记录单上签字	☐ 术者术前谈话,告知患儿及其家属病情和围术期注意事项,签署《手术知情同意书》《授权委托书》《自费用品协议书》(必要时)、《军人目录外耗材审批单》(必要时)、《输血同意书》等	☐ 告知患儿及其家属手术过程概况及术后注意事项
	手术治疗			☐ 预约手术	☐ 实施手术(手术安全核查记录、手术清点记录)
	其他		☐ 及时通知上级医师检诊 ☐ 经治医师检查、整理病历资料	☐ 核对患儿诊疗费用	☐ 术后病情交接 ☐ 观察手术切口及周围情况
重点医嘱	长期医嘱	护理医嘱	☐ 按小儿外科护理常规 ☐ 一级护理或二级护理	☐ 按小儿外科护理常规 ☐ 一级护理或二级护理	☐ 按小儿外科术后护理常规 ☐ 一级护理
		处置医嘱			☐ 持续心电图、血压、呼吸、血氧饱和度监测 ☐ 留置导尿管并记录尿量 ☐ 留置膀胱造口管并记录引流量 ☐ 持续低流量吸氧
		膳食医嘱	☐ 普食	☐ 禁食、禁水(夜间 24 时以后)	
		药物医嘱	☐ 自带药(必要时)		☐ 镇痛 ☐ 消肿 ☐ 镇吐、保胃 ☐ 抗生素
	临时医嘱	检查检验	☐ 血常规(含 C 反应蛋白＋IL-6) ☐ 尿常规 ☐ 粪常规 ☐ 凝血四项 ☐ 血清术前八项 ☐ 红细胞沉降率 ☐ 血型 ☐ 胸部正位 X 线片 ☐ 心电图检查(多导心电图) ☐ 超声心动图(必要时)		

重点医嘱	**临时医嘱**	药物医嘱		□ 抗生素（视病情）	
		手术医嘱		□ 常规准备明日在全身麻醉下行尿道会师术＋膀胱造口术	
		处置医嘱	□ 静脉抽血	□ 备血 □ 备皮（＞30cm²）	□ 输血（视病情） □ 补液（视病情） □ 拔除导尿管（必要时）
主要护理工作	健康宣教		□ 入院宣教（住院环境、规章制度） □ 进行护理安全指导 □ 进行等级护理、活动范围指导 □ 进行饮食指导 □ 进行关于疾病知识的宣教 □ 检查、检验项目的目的和意义	□ 术前宣教	□ 术后宣教 □ 术后心理疏导 □ 指导术后注意事项
	护理处置		□ 患儿身份核对 □ 佩戴腕带 □ 建立入院病历，通知医师 □ 入院介绍：介绍责任护士，病区环境、设施、规章制度、基础护理服务项目 □ 询问病史，填写护理记录单首页 □ 观察病情 □ 测量基本生命体征 □ 抽血、留取标本 □ 心理护理与生活护理 □ 根据评估结果采取相应的护理措施 □ 通知检查项目及检查注意事项	□ 术前患儿准备（手术前沐浴、更衣、备皮） □ 检查术前物品准备 □ 指导患儿准备手术后所需用品，贵重物品交由家属保管 □ 指导患儿进行肠道准备并检查准备效果 □ 测量基本生命体征 □ 备血、皮试	□ 晨起测量生命体征并记录 □ 确认无感冒症状 □ 与手术室护士交接病历、影像资料、术中带药等 □ 术前补液（必要时） □ 嘱患儿入手术室前排空膀胱 □ 与手术室护士交接 □ 术后测量生命体征 □ 术后心电监护 □ 各类管道护理 □ 术后心理护理与生活护理
	风险评估		□ 一般评估：生命体征、神志、皮肤、药物过敏史等 □ 专科评估：生活自理能力、足背动脉搏动、皮肤温度、指端末梢感觉情况 □ 风险评估：评估有无跌倒、坠床、褥疮风险 □ 心理评估 □ 营养评估	□ 评估患儿心理状态	□ 评估意识情况 □ 评估伤口疼痛情况 □ 评估术侧足背动脉、肢体皮肤颜色、温度变化，肢体感觉运动情况，并采取相应护理措施 □ 风险评估：评估有无跌倒、坠床、褥疮、导管滑脱、液体外渗的风险

（续　表）

主要护理工作	专科护理	☐ 向患儿介绍科室环境 ☐ 介绍经治医师、主管医师及主诊医师的情况	☐ 指导患儿掌握床上翻身的方法 ☐ 指导患儿掌握床上排尿、排便的方法	☐ 与手术室护士共同评估皮肤、伤口敷料、输液及引流情况
	饮食指导	☐ 根据医嘱通知配餐员准备膳食 ☐ 协助进餐	通知患儿夜间24时以后禁食、水	☐ 禁食、水，患儿口干时协助其湿润口唇 ☐ 患儿排气后，指导其间断、少量饮用温开水
	活动体位	☐ 根据护理等级指导活动		☐ 根据手术及麻醉方式，安置患儿取合适体位 ☐ 指导患儿掌握床上翻身的方法
	洗浴要求	☐ 协助患儿洗澡、更换病号服	☐ 协助患儿晨、晚间护理	
病情变异记录		☐ 无　　☐ 有，原因： ☐ 患儿　☐ 疾病　☐ 医疗 ☐ 护理　☐ 保障　☐ 管理	☐ 无　　☐ 有，原因： ☐ 患儿　☐ 疾病　☐ 医疗 ☐ 护理　☐ 保障　☐ 管理	☐ 无　　☐ 有，原因： ☐ 患儿　☐ 疾病　☐ 医疗 ☐ 护理　☐ 保障　☐ 管理

护士签名	白班	小夜班	大夜班	白班	小夜班	大夜班	白班	小夜班	大夜班
医师签名									

时间	住院第4天（术后第1天）	住院第5天（术后第2天）	住院第6天（术后第3天）
主要诊疗工作 制度落实	☐ 手术医师查房 ☐ 专科会诊（必要时）		☐ 主诊医师查房
病情评估			
病历书写	☐ 术后首日病程记录	☐ 术后第2天病程记录	☐ 术后第3天病程记录
知情同意			
手术治疗			
其他	☐ 观察伤口情况，是否存在渗出、红肿等情况 ☐ 观察体温、血压等 ☐ 复查血常规、C反应蛋白、IL-6、红细胞沉降率、生化检验项目	☐ 观察伤口情况，是否存在渗出、红肿等情况 ☐ 根据患儿情况，如贫血严重及时输血，低蛋白血症、低钾血症及时补充蛋白、补钾	☐ 观察伤口情况，是否存在渗出、红肿等情况 ☐ 复查血常规、C反应蛋白、IL-6、红细胞沉降率、生化检验项目（如贫血严重及时输血，低蛋白血症、低钾血症及时补充蛋白、补钾）

(续　表)

重点医嘱	长期医嘱	护理医嘱	□ 按小儿外科术后护理常规 □ 一级护理	□ 按小儿外科术后护理常规 □ 一级护理	
		处置医嘱	□ 更换切口敷料		
		膳食医嘱	□ 饮食医嘱(普食/半流食/流食/低盐低脂饮食)		
		药物医嘱	□ 抗生素	□ 抗生素	□ 抗生素
	临时医嘱	检查检验	□ 复查血常规、C反应蛋白、IL-6、红细胞沉降率、生化检验项目		□ 复查血常规、C反应蛋白、IL-6、红细胞沉降率、生化检验项目
		药物医嘱	□ 镇吐 □ 补钾(必要时) □ 补白蛋白(必要时) □ 输血(必要时)	□ 镇痛(必要时) □ 补钾(必要时) □ 补白蛋白(必要时) □ 输血(必要时)	□ 镇痛(必要时) □ 补钾(必要时) □ 补白蛋白(必要时) □ 输血(必要时)
		手术医嘱			
		处置医嘱	□ 大换药(必要时) □ 拔除膀胱造口管(必要时) □ 拔除导尿管(必要时)	□ 大换药(必要时)	□ 大换药(必要时) □ 功能锻炼
主要护理工作		健康宣教	□ 告知患儿护理风险 □ 进行褥疮预防知识宣教	□ 褥疮预防知识宣教 □ 跌倒预防知识宣教	
		护理处置	□ 按一级护理要求完成基础护理项目 □ 监测生命体征 □ 留取标本 □ 观察伤口疼痛情况,检测镇痛泵运转情况 □ 观察静脉输液情况 □ 观察留置尿管引流情况 □ 妥善固定各类管道 □ 观察伤口引流情况,并记录引流液的量及性状 □ 观察伤口敷料,有渗出时及时报告医师处理 □ 术后心理护理与生活护理	□ 按护理等级完成基础护理项目 □ 监测生命体征 □ 观察伤口疼痛情况,检测镇痛泵运转情况 □ 观察静脉输液情况 □ 妥善固定各类管道 □ 观察伤口敷料,有渗出时及时报告医师处理并观察患儿情况 □ 提供基础护理服务 □ 术后心理护理与生活护理	□ 按护理等级完成基础护理项目 □ 根据排便情况采取通便措施 □ 留取标本 □ 观察伤口敷料,有渗出时及时报告医师处理 □ 观察静脉输液情况,停用镇痛泵 □ 术后心理护理与生活护理
		护理评估	□ 评估患肢感觉、运动情况,有异常时立即报告医师处理 □ 评估褥疮风险	□ 评估患肢感觉、运动情况,有异常时立即报告医师处理 □ 评估跌倒风险 □ 评估褥疮风险	□ 评估褥疮风险

主要护理工作	专科护理	□ 指导患儿术后体位摆放及功能锻炼 □ 指导患儿正确使用抗血栓压力带 □ 指导患儿进行自主排尿训练 □ 指导患儿进行床上翻身训练 □ 进行防褥疮护理	□ 指导患儿术后体位摆放及功能锻炼 □ 指导患儿进行自主排尿训练 □ 指导患儿进行床上翻身训练 □ 防褥疮护理	□ 防褥疮护理 □ 防跌倒护理
	饮食指导	□ 根据医嘱通知配餐员准备膳食 □ 协助进餐	□ 协助进餐	□ 协助进餐
	活动体位			
病情变异记录		□ 无　　□ 有,原因: □ 患儿　□ 疾病　□ 医疗 □ 护理　□ 保障　□ 管理	□ 无　　□ 有,原因: □ 患儿　□ 疾病　□ 医疗 □ 护理　□ 保障　□ 管理	□ 无　　□ 有,原因: □ 患儿　□ 疾病　□ 医疗 □ 护理　□ 保障　□ 管理
护士签名		白班　｜小夜班｜大夜班	白班　｜小夜班｜大夜班	白班　｜小夜班｜大夜班
医师签名				

时间		住院第 7 天(术后第 4 天)	住院第 8 天(出院日)
主要诊疗工作	制度落实	□ 上级医师查房(主管医师查房,每日 1 次) □ 专科会诊(必要时)	□ 上级医师查房(主管医师、主诊医师查房)进行手术及伤口评估,确定有无手术并发症和伤口愈合不良情况,明确是否出院
	病情评估		
	病历书写	□ 出院前一天有上级医师指示出院的病程记录	□ 出院后 24 小时内完成出院记录 □ 出院后 24 小时内完成病案首页 □ 开具出院介绍信 □ 开具诊断证明书
	知情同意		□ 向患儿交代出院后的注意事项(复诊的时间、地点,发生紧急情况时的处理等)
	手术治疗		
	其他	□ 观察伤口情况,是否存在渗出、红肿等情况 □ 根据患儿情况,如贫血严重及时输血,低蛋白血症、低钾血症及时补充蛋白、补钾	□ 复查血常规、C 反应蛋白、IL-6、红细胞沉降率、生化检验项目 □ 出院带药 □ 嘱患儿拆线、换药(根据出院时间决定) □ 门诊复查 □ 如有不适,随时来诊

（续　表）

<table>
<tr>
<td rowspan="11">重点医嘱</td>
<td rowspan="4">长期医嘱</td>
<td>护理医嘱</td>
<td></td>
<td></td>
</tr>
<tr>
<td>处置医嘱</td>
<td></td>
<td></td>
</tr>
<tr>
<td>膳食医嘱</td>
<td></td>
<td></td>
</tr>
<tr>
<td>药物医嘱</td>
<td>□ 抗生素</td>
<td></td>
</tr>
<tr>
<td rowspan="7">临时医嘱</td>
<td>检查检验</td>
<td></td>
<td>□ 复查血常规、C 反应蛋白、IL-6、红细胞沉降率、生化检验项目</td>
</tr>
<tr>
<td rowspan="4">药物医嘱</td>
<td>□ 镇痛（必要时）</td>
<td></td>
</tr>
<tr>
<td>□ 补钾（必要时）</td>
<td></td>
</tr>
<tr>
<td>□ 补白蛋白（必要时）</td>
<td></td>
</tr>
<tr>
<td>□ 输血（必要时）</td>
<td></td>
</tr>
<tr>
<td>手术医嘱</td>
<td></td>
<td></td>
</tr>
<tr>
<td>处置医嘱</td>
<td>□ 大换药（必要时）</td>
<td>□ 大换药
□ 出院</td>
</tr>
<tr>
<td rowspan="6">主要护理工作</td>
<td colspan="2">健康宣教</td>
<td></td>
<td>□ 告知患儿必须在他人的协助下方可下床活动</td>
</tr>
<tr>
<td colspan="2">护理处置</td>
<td>□ 按护理等级完成基础护理项目
□ 根据排便情况采取通便措施
□ 观察伤口敷料，有渗出时及时报告医师处理
□ 术后心理护理与生活护理</td>
<td>□ 按护理等级完成基础护理项目
□ 观察伤口敷料，有渗出时及时报告医师处理
□ 观察患儿情况
□ 协助患儿家属办理出院手续
□ 指导并监督患儿活动
□ 整理床单位</td>
</tr>
<tr>
<td colspan="2">风险评估</td>
<td>□ 评估跌倒风险
□ 评估褥疮风险</td>
<td>□ 评估患儿生命体征，有异常时立即报告医师处理
□ 评估跌倒风险
□ 评估褥疮风险</td>
</tr>
<tr>
<td colspan="2">专科护理</td>
<td>□ 指导患儿术后如何在门诊复查
□ 防褥疮护理
□ 防跌倒护理</td>
<td>□ 告知患儿出院后注意事项并附书面出院指导 1 份</td>
</tr>
<tr>
<td colspan="2">饮食指导</td>
<td></td>
<td></td>
</tr>
<tr>
<td colspan="2">活动体位</td>
<td></td>
<td></td>
</tr>
<tr>
<td colspan="3">病情变异记录</td>
<td>□ 无　　　□ 有，原因：
□ 患儿　□ 疾病　□ 医疗
□ 护理　□ 保障　□ 管理</td>
<td>□ 无　　　□ 有，原因：
□ 患儿　□ 疾病　□ 医疗
□ 护理　□ 保障　□ 管理</td>
</tr>
<tr>
<td colspan="3">护士签名</td>
<td>
<table>
<tr><td>白班</td><td>小夜班</td><td>大夜班</td></tr>
<tr><td></td><td></td><td></td></tr>
</table>
</td>
<td>
<table>
<tr><td>白班</td><td>小夜班</td><td>大夜班</td></tr>
<tr><td></td><td></td><td></td></tr>
</table>
</td>
</tr>
<tr>
<td colspan="3">医师签名</td>
<td></td>
<td></td>
</tr>
</table>

鞘膜积液行腹膜鞘状突高位结扎术临床路径

一、鞘膜积液行腹膜鞘状突高位结扎术
临床路径标准住院流程

(一)适用对象

第一诊断为鞘膜积液(ICD-10:N43.3),行腹膜鞘状突高位结扎术(ICD-9-CM-3:61.9201/61.9902)的患儿。

(二)诊断依据

根据《临床诊疗指南——小儿外科学分册》(中华医学会编著,人民卫生出版社),《临床技术操作规范——小儿外科学分册》(中华医学会编著,人民军医出版社)。

典型的鞘膜积液外观:阴囊、腹股沟包块,不能还纳腹腔,透光试验阳性。

(三)治疗方案的选择

根据《临床诊疗指南——小儿外科学分册》(中华医学会编著,人民卫生出版社)和《临床技术操作规范——小儿外科学分册》(中华医学会编著,人民军医出版社),行腹膜鞘状突高位结扎术。

(四)标准住院日为 8 天

(五)进入路径标准

1. 第一诊断必须符合鞘膜积液(ICD-10:N43.3)行腹膜鞘状突高位结扎术(ICD-9-CM-3:61.9201/61.9902)。

2. 不伴有其他疾病,并且术前检查正常的病例,可以进入路径。

3. 当患儿同时具有其他疾病诊断,但在住院期间不需要特殊处理也不影响第一诊断的临床路径实施时,可以进入路径。

(六)术前准备 2 天

1. 术前评估　术前 24 小时内完成术前病情评估,完成必要的检查,做出术前小结、术前讨论。

(1)必须检查的项目

①实验室检查:血常规、尿常规、肝功能、肾功能、电解质、凝血功能、感染性疾病筛查。

②心电图、X 线胸片(正位)检查。

(2)根据病情选择的项目:超声心动图(心电图异常者)。

(3)营养评估:根据《解放军总医院新入院患儿营养风险筛查表(NRS-2002)》为新入院患儿进行营养评估,评分≥3 分者给予处置,必要时申请营养科医师会诊。

(4)心理评估:根据新入院患儿情况申请心理科医师会诊。

(5)疼痛评估:根据《VAS 评分》实施疼痛评估,评分>7 分者给予处置,必要时请疼痛科医师会诊。

(6)康复评估:根据《入院患儿康复筛查和评估表》在新入院患儿入院后 24 小时内进行康复筛查和评估。任何一项结果为"是",则申请康复科医师会诊。

2. 术前准备

(1)术前谈话:术者应在术前 1 天与患儿及其亲属谈话,告知手术方案、相关风险、用血计划、术后转归、手术费用和患儿及亲属权益,并履行书面知情同意手续。告知高值耗材的使用及费用。

(2)通知手术室准备手术间、手术药品、手术物品及特殊耗材。

(3)护士做心理护理,交代注意事项:防褥疮、防跌倒等,并进行术后康复宣教。

(4)手术部位标识:术者、第一助手或经治医师在术前 1 天应对手术部位做体表标识,急诊手术由接诊医师或会诊外科医师标记,标记过程应有责任护士、患儿及其亲属共同参与,并记入手术安排表。

(5)术前 1 日麻醉医师访视:制订麻醉计划、完成评估、确定麻醉方式,并记入《麻醉术前访视记录》,告知患儿及其家属麻醉适应证、麻醉目的、麻醉风险、可能出现的情况及其处理原则、替代方案等,签署《麻醉知情同意书》并归入病历。

(七)预防性抗菌药物选择与使用时机

抗菌药物使用:按照《抗菌药物临床应用指导原则(2015 年版)》执行,并结合患儿的病情决定抗菌药物的选择与使用时间。

(八)手术日为住院第 3 天

1. 麻醉方式 基础麻醉或全身麻醉或椎管内麻醉。

2. 手术方式 腹膜鞘状突高位结扎术。

3. 术中用药 麻醉常规用药。

4. 输血 通常无须输血。

(九)术后住院恢复 5 天

1. 术后需要复查的项目 根据患儿病情决定。

2. 术后用药 抗菌药物使用按照《抗菌药物临床应用指导原则(2015 年版)》执行,并结合患儿的病情决定抗菌药物的选择与使用时间。

(十)出院标准

1. 患儿一般情况良好。

2. 没有需要住院处理的并发症。

(十一)变异及原因分析

1. 住院治疗期间,发现合并其他疾病,进入其他路径。

2. 围术期并发症等造成住院日延长和费用增加。

3. 术后有阴囊肿胀、血肿或复发等并发症,进入其他路径。

二、鞘膜积液行腹膜鞘状突高位结扎术临床路径表单

适用对象	第一诊断为鞘膜积液（ICD-10：N43.3）行腹膜鞘状突高位结扎术（ICD-9-CM-3：61.9201/61.9902）的患儿		
患儿基本信息	姓名：____ 性别：____ 年龄：____ 门诊号：____ 住院号：_____ 过敏史：_____ 住院日期：____年____月____日 出院日期：____年____月____日		标准住院日：8天
时间	住院第1天	住院第2天（术前日）	住院第3天（手术日）
主要诊疗工作 制度落实	□ 入院2小时内经治医师或值班医师完成接诊 □ 入院后24小时内主管医师完成检诊 □ 专科会诊（必要时）	□ 经治医师查房（早、晚各1次） □ 主诊医师查房 □ 完成术前准备 □ 组织术前讨论 □ 手术部位标识	□ 手术安全核查
病情评估	□ 经治医师询问病史及体格检查 □ 营养评估 □ 心理评估		
病历书写	□ 入院8小时内完成首次病程记录 □ 入院24小时内完成入院记录	□ 完成主诊医师查房记录 □ 完成术前讨论、术前小结	□ 术者或第一助手术后24小时内完成手术记录（术者签字） □ 术后即刻完成术后首次病程记录
知情同意	□ 病情告知 □ 患儿及其家属签署授权委托书 □ 患儿或其家属在入院记录单上签字	□ 术者术前谈话，告知患儿及其家属病情和围术期注意事项，签署《手术知情同意书》《授权委托书》《自费用品协议书》（必要时）、《军人目录外耗材审批单》（必要时）、《输血同意书》等	□ 告知患儿及其家属手术过程概况及术后注意事项
手术治疗		□ 预约手术	□ 实施手术（手术安全核查记录、手术清点记录）
其他	□ 及时通知上级医师检诊 □ 经治医师检查、整理病历资料	□ 核对患儿诊疗费用	□ 术后病情交接 □ 观察手术切口及周围情况

（续　表）

重点医嘱	长期医嘱	护理医嘱	□ 按小儿外科护理常规 □ 一级护理或二级护理	□ 按小儿外科护理常规 □ 一级护理或二级护理	□ 按小儿外科术后护理常规 □ 一级护理
		处置医嘱			□ 持续心电、血压、呼吸、血氧饱和度监测 □ 持续低流量吸氧
		膳食医嘱	□ 普食	□ 禁食、水（夜间 24 时以后）	
		药物医嘱	□ 自带药（必要时）		□ 镇痛 □ 消肿 □ 镇吐、保胃 □ 抗生素
	临时医嘱	检查检验	□ 血常规（含 C 反应蛋白＋IL-6） □ 尿常规 □ 粪常规 □ 凝血四项 □ 血清术前八项 □ 红细胞沉降率 □ 血型 □ 胸部正位 X 线片 □ 心电图检查（多导心电图） □ 超声心动图（必要时）		
		药物医嘱		□ 抗生素（视病情）	
		手术医嘱		□ 常规准备明日在全身麻醉下行腹膜鞘状突高位结扎术	
		处置医嘱	□ 静脉抽血	□ 备血 □ 备皮（＞30cm²）	□ 输血（视病情） □ 补液（视病情） □ 拔除导尿管（必要时）
主要护理工作		健康宣教	□ 入院宣教（住院环境、规章制度） □ 进行护理安全指导 □ 进行等级护理、活动范围指导 □ 进行饮食指导 □ 进行关于疾病知识的宣教 □ 检查、检验项目的目的和意义	□ 术前宣教	□ 术后宣教 □ 术后心理疏导 □ 指导术后注意事项

（续 表）

主要护理工作	护理处置	☐ 患儿身份核对 ☐ 佩戴腕带 ☐ 建立入院病历,通知医师 ☐ 入院介绍:介绍责任护士,病区环境、设施、规章制度、基础护理服务项目 ☐ 询问病史,填写护理记录单首页 ☐ 观察病情 ☐ 测量基本生命体征 ☐ 抽血、留取标本 ☐ 心理护理与生活护理 ☐ 根据评估结果采取相应的护理措施 ☐ 通知检查项目及检查注意事项	☐ 术前患儿准备(手术前沐浴、更衣、备皮) ☐ 检查术前物品准备 ☐ 指导患儿准备手术后所需用品,贵重物品交由家属保管 ☐ 指导患儿进行肠道准备并检查准备效果 ☐ 测量基本生命体征 ☐ 备血、皮试	☐ 晨起测量生命体征并记录 ☐ 确认无感冒症状 ☐ 与手术室护士交接病历、影像资料、术中带药等 ☐ 术前补液(必要时) ☐ 嘱患儿入手术室前排空膀胱 ☐ 与手术室护士交接 ☐ 术后测量生命体征 ☐ 术后心电监护 ☐ 各类管道护理 ☐ 术后心理护理与生活护理
	风险评估	☐ 一般评估:生命体征、神志、皮肤、药物过敏史等 ☐ 专科评估:生活自理能力、足背动脉搏动、皮肤温度、指端末梢感觉情况 ☐ 风险评估:评估有无跌倒、坠床、褥疮风险 ☐ 心理评估 ☐ 营养评估	☐ 评估患儿心理状态	☐ 评估意识情况 ☐ 评估伤口疼痛情况 ☐ 评估术侧足背动脉、肢体皮肤颜色、温度变化,肢体感觉运动情况,并采取相应的护理措施 ☐ 风险评估:评估有无跌倒、坠床、褥疮、导管滑脱、液体外渗的风险
	专科护理	☐ 向患儿介绍科室环境 ☐ 介绍经治医师、主管医师及主诊医师的情况	☐ 指导患儿掌握床上翻身的方法 ☐ 指导患儿掌握床上排尿、排便的方法	☐ 与手术室护士共同评估皮肤、伤口敷料、输液及引流情况
	饮食指导	☐ 根据医嘱通知配餐员准备膳食 ☐ 协助进餐	☐ 通知患儿夜间 24 时以后禁食、水	☐ 禁食、水,患儿口干时协助其湿润口唇 ☐ 患儿排气后,指导其间断、少量饮用温开水
	活动体位	☐ 根据护理等级指导活动		☐ 根据手术及麻醉方式,安置患儿取合适体位 ☐ 指导患儿掌握床上翻身的方法
	洗浴要求	☐ 协助患儿洗澡、更换病号服	☐ 协助患儿晨晚间护理	
病情变异记录		☐ 无　　☐ 有,原因: ☐ 患儿　☐ 疾病　☐ 医疗 ☐ 护理　☐ 保障　☐ 管理	☐ 无　　☐ 有,原因: ☐ 患儿　☐ 疾病　☐ 医疗 ☐ 护理　☐ 保障　☐ 管理	☐ 无　　☐ 有,原因: ☐ 患儿　☐ 疾病　☐ 医疗 ☐ 护理　☐ 保障　☐ 管理
护士签名		白班 / 小夜班 / 大夜班	白班 / 小夜班 / 大夜班	白班 / 小夜班 / 大夜班

（续 表）

医师签名					
时间			住院第4天（术后第1天）	住院第5天（术后第2天）	住院第6天（术后第3天）
主要诊疗工作	制度落实		☐ 手术医师查房 ☐ 专科会诊（必要时）		☐ 主诊医师查房
	病情评估				
	病历书写		☐ 术后首日病程记录	☐ 术后第2天病程记录	☐ 术后第3天病程记录
	知情同意				
	手术治疗				
	其他		☐ 根据引流量拔除引流管 ☐ 观察伤口情况，是否存在渗出、红肿等情况 ☐ 观察体温、血压等 ☐ 复查血常规、C反应蛋白、IL-6、红细胞沉降率、生化检验项目	☐ 观察伤口情况，是否存在渗出、红肿等情况 ☐ 根据患儿情况，如贫血严重及时输血，低蛋白血症、低钾血症及时补充蛋白、补钾	☐ 观察伤口情况，是否存在渗出、红肿等情况 ☐ 复查血常规、C反应蛋白、IL-6、红细胞沉降率、生化检验项目（如贫血严重及时输血，低蛋白血症、低钾血症及时补充蛋白、补钾）
重点医嘱	长期医嘱	护理医嘱	☐ 按小儿外科术后护理常规 ☐ 一级护理	☐ 按小儿外科术后护理常规 ☐ 一级护理	
		处置医嘱	☐ 抬高患肢 ☐ 更换切口引流袋并计量		
		膳食医嘱	☐ 饮食医嘱（普食/半流食/流食/低盐低脂饮食）		
		药物医嘱	☐ 抗生素	☐ 抗生素	☐ 抗生素
	临时医嘱	检查检验	☐ 复查血常规、C反应蛋白、IL-6、红细胞沉降率、生化检验项目		☐ 复查血常规、C反应蛋白、IL-6、红细胞沉降率、生化检验项目
		药物医嘱	☐ 镇吐 ☐ 补钾（必要时） ☐ 补白蛋白（必要时） ☐ 输血（必要时）	☐ 镇痛（必要时） ☐ 补钾（必要时） ☐ 补白蛋白（必要时） ☐ 输血（必要时）	☐ 镇痛（必要时） ☐ 补钾（必要时） ☐ 补白蛋白（必要时） ☐ 输血（必要时）
		手术医嘱			
		处置医嘱	☐ 大换药（必要时）	☐ 大换药（必要时）	☐ 大换药（必要时） ☐ 功能锻炼

（续 表）

主要护理工作	健康宣教	□ 告知患儿护理风险 □ 进行褥疮预防知识宣教	□ 褥疮预防知识宣教 □ 跌倒预防知识宣教	
	护理处置	□ 按一级护理要求完成基础护理项目 □ 监测生命体征 □ 留取标本 □ 观察伤口疼痛情况，检测镇痛泵运转情况 □ 观察静脉输液情况 □ 观察留置尿管引流情况 □ 妥善固定各类管道 □ 观察伤口引流情况，并记录引流液的量及性状 □ 观察伤口敷料，有渗出时及时报告医师处理 □ 术后心理护理与生活护理	□ 按护理等级完成基础护理项目 □ 监测生命体征 □ 观察伤口疼痛情况，检测镇痛泵运转情况 □ 观察静脉输液情况 □ 妥善固定各类管道 □ 观察伤口敷料，有渗出时及时报告医师处理并观察患儿情况 □ 提供基础护理服务 □ 术后心理护理与生活护理	□ 按护理等级完成基础护理项目 □ 根据排便情况采取通便措施 □ 留取标本 □ 观察伤口敷料，有渗出时及时报告医师处理 □ 观察静脉输液情况，停用镇痛泵 □ 术后心理护理与生活护理
	护理评估	□ 评估患肢感觉、运动情况，有异常时立即报告医师处理 □ 评估褥疮风险	□ 评估患肢感觉、运动情况，有异常时立即报告医师处理 □ 评估跌倒风险 □ 评估褥疮风险	□ 评估褥疮风险
	专科护理	□ 指导患儿术后体位摆放及功能锻炼 □ 指导患儿正确使用抗血栓压力带 □ 指导患儿进行自主排尿训练 □ 指导患儿进行床上翻身训练 □ 进行防褥疮护理	□ 指导患儿术后体位摆放及功能锻炼 □ 指导患儿进行自主排尿训练 □ 指导患儿进行床上翻身训练 □ 防褥疮护理	□ 防褥疮护理 □ 防跌倒护理
	饮食指导	□ 根据医嘱通知配餐员准备膳食 □ 协助进餐	□ 协助进餐	□ 协助进餐
	活动体位			
	病情变异记录	□ 无　　□ 有，原因： □ 患儿　□ 疾病　□ 医疗 □ 护理　□ 保障　□ 管理	□ 无　　□ 有，原因： □ 患儿　□ 疾病　□ 医疗 □ 护理　□ 保障　□ 管理	□ 无　　□ 有，原因： □ 患儿　□ 疾病　□ 医疗 □ 护理　□ 保障　□ 管理

护士签名	白班	小夜班	大夜班	白班	小夜班	大夜班	白班	小夜班	大夜班
医师签名									

（续　表）

时间			住院第 7 天（术后第 4 天）	住院第 8 天（出院日）
主要诊疗工作		制度落实	☐ 上级医师查房（主管医师查房，每日 1 次） ☐ 专科会诊（必要时）	☐ 上级医师查房（主管医师、主诊医师查房）进行手术及伤口评估，确定有无手术并发症和伤口愈合不良情况，明确是否出院
		病情评估		
		病历书写	☐ 出院前一天有上级医师指示出院的病程记录	☐ 出院后 24 小时内完成出院记录 ☐ 出院后 24 小时内完成病案首页 ☐ 开具出院介绍信 ☐ 开具诊断证明书
		知情同意		☐ 向患儿交代出院后的注意事项（复诊的时间、地点，发生紧急情况时的处理等）
		手术治疗		
		其他	☐ 观察伤口情况，是否存在渗出、红肿等情况 ☐ 根据患儿情况，如贫血严重及时输血，低蛋白血症、低钾血症及时补充蛋白、补钾	☐ 复查血常规、C 反应蛋白、IL-6、红细胞沉降率、生化检验项目 ☐ 出院带药 ☐ 嘱患儿拆线、换药（根据出院时间决定） ☐ 门诊复查 ☐ 如有不适，随时来诊
重点医嘱	长期医嘱	护理医嘱		
		处置医嘱		
		膳食医嘱		
		药物医嘱	☐ 抗生素	
	临时医嘱	检查检验		☐ 复查血常规、C 反应蛋白、IL-6、红细胞沉降率、生化检验项目
		药物医嘱	☐ 镇痛（必要时） ☐ 补钾（必要时） ☐ 补白蛋白（必要时） ☐ 输血（必要时）	
		手术医嘱		
		处置医嘱	☐ 大换药（必要时）	☐ 大换药 ☐ 出院

主要护理工作	健康宣教		□ 告知患儿必须在他人的协助下方可下床活动
	护理处置	□ 按护理等级完成基础护理项目 □ 根据排便情况采取通便措施 □ 观察伤口敷料,有渗出时及时报告医师处理 □ 术后心理护理与生活护理	□ 按护理等级完成基础护理项目 □ 观察伤口敷料,有渗出时及时报告医师处理 □ 观察患儿情况 □ 协助患儿家属办理出院手续 □ 指导并监督患儿活动 □ 整理床单位
	风险评估	□ 评估跌倒风险 □ 评估褥疮风险	□ 评估患儿生命体征,有异常时立即报告医师处理 □ 评估跌倒风险 □ 评估褥疮风险
	专科护理	□ 指导患儿术后如何在门诊复查 □ 防褥疮护理 □ 防跌倒护理	□ 告知患儿出院后注意事项并附书面出院指导 1 份
	饮食指导		
	活动体位		
病情变异记录		□ 无 □ 有,原因: □ 患儿 □ 疾病 □ 医疗 □ 护理 □ 保障 □ 管理	□ 无 □ 有,原因: □ 患儿 □ 疾病 □ 医疗 □ 护理 □ 保障 □ 管理
护士签名		白班　小夜班　大夜班	白班　小夜班　大夜班
医师签名			

睾丸扭转行睾丸扭转复位术临床路径

一、睾丸扭转行睾丸扭转复位术临床路径标准住院流程

(一)适用对象

第一诊断为睾丸扭转(ICD-10:N44 01),行睾丸扭转复位术(ICD-9-CM-3:63.5201)的患儿。

(二)诊断依据

根据《临床诊疗指南——小儿外科学分册》(中华医学会编著,人民卫生出版社),《临床技术操作规范——小儿外科学分册》(中华医学会编著,人民军医出版社)。

典型的睾丸扭转外观:多有运动或外伤后睾丸肿痛,可有局部肿胀、触痛。

(三)治疗方案的选择

根据《临床诊疗指南——小儿外科学分册》(中华医学会编著,人民卫生出版社)和《临床

技术操作规范——小儿外科学分册》(中华医学会编著,人民军医出版社),行睾丸扭转复位固定术。

(四)标准住院日为 8 天

(五)进入路径标准

1. 第一诊断必须为睾丸扭转(ICD-10:N44   01)行睾丸扭转复位术(ICD-9-CM-3:63.5201)。

2. 不伴有其他疾病,并且术前检查正常的病例,可以进入路径。

3. 当患儿同时具有其他疾病诊断,但在住院期间不需要特殊处理也不影响第一诊断的临床路径实施时,可以进入路径。

(六)术前准备 2 天

1. 术前评估 术前 24 小时内完成术前病情评估,完成必要的检查,做出术前小结、术前讨论。

(1)必须检查的项目

①实验室检查:血常规、尿常规、肝功能、肾功能、电解质、凝血功能、感染性疾病筛查。

②心电图、X 线胸片(正位)。

③超声检查。

(2)根据病情选择的项目

①C 反应蛋白。

②心肌酶。

③超声心动图(心电图异常者)。

(3)营养评估:根据《解放军总医院新入院患儿营养风险筛查表(NRS-2002)》为新入院患儿进行营养评估,评分≥3 分者给予处置,必要时申请营养科医师会诊。

(4)心理评估:根据新入院患儿情况申请心理科医师会诊。

(5)疼痛评估:根据《VAS 评分》实施疼痛评估,评分>7 分者给予处置,必要时请疼痛科医师会诊。

(6)康复评估:根据《入院患儿康复筛查和评估表》,在新入院患儿入院后 24 小时内进行康复筛查和评估。任何一项结果为“是”,则申请康复科医师会诊。

2. 术前准备

(1)术前谈话:术者应在术前 1 天与患儿及其亲属谈话,告知手术方案、相关风险、用血计划、术后转归、手术费用和患儿及亲属权益,并履行书面知情同意手续。告知高值耗材的使用及费用。

(2)通知手术室准备手术间、手术药品、手术物品及特殊耗材。

(3)护士做心理护理,交代注意事项:防褥疮、防跌倒等,并进行术后康复宣教。

(4)手术部位识别:术者、第一助手或经治医师在术前 1 天应对手术部位做体表标识,急诊手术由接诊医师或会诊外科医师标记,标记过程应有责任护士、患儿及其亲属共同参与,并记入手术安排表。

(5)术前 1 日麻醉医师访视:制订麻醉计划、完成评估、确定麻醉方式,并记入《麻醉术前访视记录》,告知患儿及其家属麻醉适应证、麻醉目的、麻醉风险、可能出现的情况及其处理原则、替代方案等,签署《麻醉知情同意书》并归入病历。

(七)预防性抗菌药物选择与使用时机

1. 抗菌药物 预防性抗生素选择第二代头孢类抗生素、第三代头孢类抗生素。

2. 使用时机 手术当日、术后预防性使用 3～5 天。

(八)手术日为住院第 3 天

1. 手术安全核对 患儿入手术间后由手术医师、麻醉医师、巡回护士和患儿本人共同核对患儿身份、手术部位与标识、手术方式。手术医师、麻醉医师、巡回护士三方按《手术安全核对表》逐项核对,共同签字。

2. 麻醉方式 椎管内麻醉或全身麻醉。

3. 手术方式 睾丸扭转复位固定术。

4. 其他 经治医师或手术医师应即刻完成术后首次病程记录,观察术后患儿病情变化。

(九)术后住院恢复 5 天

1. 必须复查的检查项目:血常规、血生化检验项目(蛋白、肝功能、肾功能、电解质)。

2. 术后抗菌药物的选择:预防性抗生素选择第二代头孢类抗生素、第三代头孢类抗生素。

3. 术者在术后 24 小时内完成手术记录,特殊情况时可由第一助手完成,术者签名确认并归入病历。

4. 上级医师在术后 3 天内至少查房 1 次,根据术中和术后情况修订术后治疗计划。

5. 麻醉医师术后 3 天内访视患儿,如有特殊情况应详细记录,及时与手术医师或重症监护室医师沟通并迅速处理。

6. 术后护理

(1)按照护理等级进行日常护理,监测患儿生命体征,观察引流管引流情况及伤口敷料有无渗出。

(2)观察局部疼痛情况及局部血供状况。

(十)出院标准

1. 患儿一般情况良好。

2. 没有需要住院处理的并发症。

(十一)变异及原因分析

1. 住院治疗期间,发现合并其他疾病,进入其他路径。

2. 围术期并发症等造成住院日延长和费用增加。

3. 术后有阴囊肿胀、血肿或复发等并发症,进入其他路径。

二、睾丸扭转行睾丸扭转复位固定术临床路径表单

适用对象	第一诊断为睾丸扭转(ICD-10:N44　01)行睾丸扭转复位术(ICD-9-CM-3:63.5201)的患儿	
患儿基本信息	姓名:____ 性别:____ 年龄:___ 门诊号:____ 住院号:_____ 过敏史:_____ 住院日期:____年___月___日 出院日期:____年___月___日	标准住院日:8天

时间		住院第1天	住院第2天(术前日)	住院第3天(手术日)
主要诊疗工作	制度落实	□ 入院2小时内经治医师或值班医师完成接诊 □ 入院后24小时内主管医师完成检诊 □ 专科会诊(必要时)	□ 经治医师查房(早、晚各1次) □ 主诊医师查房 □ 完成术前准备 □ 组织术前讨论 □ 手术部位标识	□ 手术安全核查
	病情评估	□ 经治医师询问病史及体格检查 □ 营养评估 □ 心理评估		
	病历书写	□ 入院8小时内完成首次病程记录 □ 入院24小时内完成入院记录	□ 完成主诊医师查房记录 □ 完成术前讨论、术前小结	□ 术者或第一助手术后24小时内完成手术记录(术者签字) □ 术后即刻完成术后首次病程记录
	知情同意	□ 病情告知 □ 患儿及其家属签署授权委托书 □ 患儿或其家属在入院记录单上签字	□ 术者术前谈话,告知患儿及其家属病情和围术期注意事项,签署《手术知情同意书》《授权委托书》《自费用品协议书》(必要时)、《军人目录外耗材审批单》(必要时)、《输血同意书》等	□ 告知患儿及其家属手术过程概况及术后注意事项
	手术治疗		□ 预约手术	□ 实施手术(手术安全核查记录、手术清点记录)
	其他	□ 及时通知上级医师检诊 □ 经治医师检查、整理病历资料	□ 核对患儿诊疗费用	□ 术后病情交接 □ 观察手术切口及周围情况

重点医嘱	长期医嘱	护理医嘱	☐ 按小儿外科护理常规 ☐ 一级护理或二级护理		☐ 按小儿外科术后护理常规 ☐ 一级护理
		处置医嘱			☐ 持续心电、血压、呼吸、血氧饱和度监测 ☐ 留置导尿管并记录尿量 ☐ 留置切口引流管并记录引流量 ☐ 持续低流量吸氧
		膳食医嘱	☐ 普食	☐ 禁食、水（夜间 24 时以后）	
		药物医嘱	☐ 自带药（必要时）		☐ 镇痛 ☐ 消肿 ☐ 镇吐、保胃 ☐ 抗生素
	临时医嘱	检查检验	☐ 血常规（含 C 反应蛋白＋IL-6） ☐ 尿常规 ☐ 粪常规 ☐ 凝血四项 ☐ 血清术前八项 ☐ 红细胞沉降率 ☐ 血型 ☐ 胸部正位 X 线片 ☐ 心电图检查（多导心电图） ☐ 超声心动图（必要时）		
		药物医嘱		☐ 抗生素（视病情）	
		手术医嘱		☐ 常规准备明日在全身麻醉下行睾丸扭转复位术	
		处置医嘱	☐ 静脉抽血	☐ 备血 ☐ 备皮（＞30cm²）	☐ 输血（视病情） ☐ 补液（视病情） ☐ 拔除导尿管（必要时）
主要护理工作		健康宣教	☐ 入院宣教（住院环境、规章制度） ☐ 进行护理安全指导 ☐ 进行等级护理、活动范围指导 ☐ 进行饮食指导 ☐ 进行关于疾病知识的宣教 ☐ 检查、检验项目的目的和意义	☐ 术前宣教	☐ 术后宣教 ☐ 术后心理疏导 ☐ 指导术后注意事项

（续　表）

主要护理工作	护理处置	□ 患儿身份核对 □ 佩戴腕带 □ 建立入院病历,通知医师 □ 入院介绍:介绍责任护士、病区环境、设施、规章制度、基础护理服务项目 □ 询问病史,填写护理记录单首页 □ 观察病情 □ 测量基本生命体征 □ 抽血、留取标本 □ 心理护理与生活护理 □ 根据评估结果采取相应的护理措施 □ 通知检查项目及检查注意事项	□ 术前患儿准备(手术前沐浴、更衣、备皮) □ 检查术前物品准备 □ 指导患儿准备手术后所需用品,贵重物品交由家属保管 □ 指导患儿进行肠道准备并检查准备效果 □ 测量基本生命体征 □ 备血、皮试	□ 晨起测量生命体征并记录 □ 确认无感冒症状 □ 与手术室护士交接病历、影像资料、术中带药等 □ 术前补液(必要时) □ 嘱患儿入手术室前排空膀胱 □ 与手术室护士交接 □ 术后测量生命体征 □ 术后心电监护 □ 各类管道护理 □ 术后心理护理与生活护理
	风险评估	□ 一般评估:生命体征、神志、皮肤、药物过敏史等 □ 专科评估:生活自理能力、足背动脉搏动、皮肤温度、指端末梢感觉情况 □ 风险评估:评估有无跌倒、坠床、褥疮风险 □ 心理评估 □ 营养评估	□ 评估患儿心理状态	□ 评估意识情况 □ 评估伤口疼痛情况 □ 评估术侧足背动脉、肢体皮肤颜色、温度变化及肢体感觉运动情况,并采取相应的护理措施 □ 风险评估:评估有无跌倒、坠床、褥疮、导管滑脱、液体外渗的风险
	专科护理	□ 向患儿介绍科室环境 □ 介绍经治医师、主管医师及主诊医师的情况	□ 指导患儿掌握床上翻身的方法 □ 指导患儿掌握床上排尿、排便的方法	□ 与手术室护士共同评估皮肤、伤口敷料、输液及引流情况
	饮食指导	□ 根据医嘱通知配餐员准备膳食 □ 协助进餐	□ 通知患儿夜间 24 时后禁食、水	□ 禁食、水,患儿口干时协助其湿润口唇 □ 患儿排气后,指导其间断、少量饮用温开水
	活动体位	□ 根据护理等级指导活动		□ 根据手术及麻醉方式,安置患儿取合适体位 □ 指导患儿掌握床上翻身的方法
	洗浴要求	□ 协助患儿洗澡、更换病号服	□ 协助患儿晨晚间护理	
病情变异记录		□ 无　　□ 有,原因: □ 患儿　□ 疾病　□ 医疗 □ 护理　□ 保障　□ 管理	□ 无　　□ 有,原因: □ 患儿　□ 疾病　□ 医疗 □ 护理　□ 保障　□ 管理	□ 无　　□ 有,原因: □ 患儿　□ 疾病　□ 医疗 □ 护理　□ 保障　□ 管理
护士签名		白班　小夜班　大夜班	白班　小夜班　大夜班	白班　小夜班　大夜班

		住院第4天(术后第1天)	住院第5天(术后第2天)	住院第6天(术后第3天)
医师签名				
时间		住院第4天(术后第1天)	住院第5天(术后第2天)	住院第6天(术后第3天)
主要诊疗工作	制度落实	□ 手术医师查房 □ 专科会诊(必要时)		□ 主诊医师查房
	病情评估			
	病历书写	□ 术后首日病程记录	□ 术后第2天病程记录	□ 术后第3天病程记录
	知情同意			
	手术治疗			
	其他	□ 观察伤口情况,是否存在渗出、红肿等情况 □ 观察体温、血压等 □ 复查血常规、C反应蛋白、IL-6、红细胞沉降率、生化检验项目	□ 观察伤口情况,是否存在渗出、红肿等情况 □ 根据患儿情况,如贫血严重及时输血,低蛋白血症、低钾血症及时补充蛋白、补钾	□ 观察伤口情况,是否存在渗出、红肿等情况 □ 复查血常规、C反应蛋白、IL-6、红细胞沉降率、生化检验项目(如贫血严重及时输血,低蛋白血症、低钾血症及时补充蛋白、补钾)
重点医嘱	长期医嘱 护理医嘱	□ 按小儿外科术后护理常规 □ 一级护理	□ 按小儿外科术后护理常规 □ 一级护理	
	长期医嘱 处置医嘱	□ 更换切口敷料		
	长期医嘱 膳食医嘱	□ 饮食医嘱(普食/半流食/流食/低盐、低脂饮食)		
	长期医嘱 药物医嘱	□ 抗生素	□ 抗生素	□ 抗生素
	临时医嘱 检查检验	□ 复查血常规、C反应蛋白、IL-6、红细胞沉降率、生化检验项目		□ 复查血常规、C反应蛋白、IL-6、红细胞沉降率、生化检验项目
	临时医嘱 药物医嘱	□ 镇吐 □ 补钾(必要时) □ 补白蛋白(必要时) □ 输血(必要时)	□ 镇痛(必要时) □ 补钾(必要时) □ 补白蛋白(必要时) □ 输血(必要时)	□ 镇痛(必要时) □ 补钾(必要时) □ 补白蛋白(必要时) □ 输血(必要时)
	临时医嘱 手术医嘱			
	临时医嘱 处置医嘱	□ 大换药(必要时) □ 拔除切口引流(必要时) □ 拔除导尿管(必要时)	□ 大换药(必要时)	□ 大换药(必要时) □ 功能锻炼

主要护理工作	健康宣教	☐ 告知患儿护理风险 ☐ 进行褥疮预防知识宣教	☐ 褥疮预防知识宣教 ☐ 跌倒预防知识宣教	
	护理处置	☐ 按一级护理要求完成基础护理项目 ☐ 监测生命体征 ☐ 留取标本 ☐ 观察伤口疼痛情况,检测镇痛泵运转情况 ☐ 观察静脉输液情况 ☐ 观察留置尿管引流情况 ☐ 妥善固定各类管道 ☐ 观察伤口引流情况,并记录引流液的量及性状 ☐ 观察伤口敷料,有渗出时及时报告医师处理 ☐ 术后心理护理与生活护理	☐ 按护理等级完成基础护理项目 ☐ 监测生命体征 ☐ 观察伤口疼痛情况、检测镇痛泵运转情况 ☐ 观察静脉输液情况 ☐ 妥善固定各类管道 ☐ 观察伤口敷料,有渗出时及时报告医师处理并观察患儿情况 ☐ 提供基础护理服务 ☐ 术后心理护理与生活护理	☐ 按护理等级完成基础护理项目 ☐ 根据排便情况采取通便措施 ☐ 留取标本 ☐ 观察伤口敷料,有渗出时及时报告医师处理 ☐ 观察静脉输液情况,停用镇痛泵 ☐ 术后心理护理与生活护理
	护理评估	☐ 评估患肢感觉、运动情况,有异常时立即报告医师处理 ☐ 评估褥疮风险	☐ 评估患肢感觉、运动情况,有异常时立即报告医师处理 ☐ 评估跌倒风险 ☐ 评估褥疮风险	☐ 评估褥疮风险
	专科护理	☐ 指导患儿术后体位摆放及功能锻炼 ☐ 指导患儿正确使用抗血栓压力带 ☐ 指导患儿进行自主排尿训练 ☐ 指导患儿进行床上翻身 ☐ 进行防褥疮护理	☐ 指导患儿术后体位摆放及功能锻炼 ☐ 指导患儿进行自主排尿训练 ☐ 指导患儿进行床上翻身 ☐ 防褥疮护理	☐ 防褥疮护理 ☐ 防跌倒护理
	饮食指导	☐ 根据医嘱通知配餐员准备膳食 ☐ 协助进餐	☐ 协助进餐	☐ 协助进餐
	活动体位			
病情变异记录		☐ 无　　☐ 有,原因: ☐ 患儿　☐ 疾病　☐ 医疗 ☐ 护理　☐ 保障　☐ 管理	☐ 无　　☐ 有,原因: ☐ 患儿　☐ 疾病　☐ 医疗 ☐ 护理　☐ 保障　☐ 管理	☐ 无　　☐ 有,原因: ☐ 患儿　☐ 疾病　☐ 医疗 ☐ 护理　☐ 保障　☐ 管理
护士签名		白班　小夜班　大夜班	白班　小夜班　大夜班	白班　小夜班　大夜班
医师签名				

时间		住院第7天(术后第4天)	住院第8天(出院日)
主要诊疗工作	制度落实	□ 上级医师查房(主管医师查房,每日1次) □ 专科会诊(必要时)	□ 上级医师查房(主管医师、主诊医师查房)进行手术及伤口评估,确定有无手术并发症和伤口愈合不良情况,明确是否出院
	病情评估		
	病历书写	□ 出院前一天有上级医师指示出院的病程记录	□ 出院后24小时内完成出院记录 □ 出院后24小时内完成病案首页 □ 开具出院介绍信 □ 开具诊断证明书
	知情同意		□ 向患儿交代出院后的注意事项(复诊的时间、地点,发生紧急情况时的处理等)
	手术治疗		
	其他	□ 观察伤口情况,是否存在渗出、红肿等情况 □ 根据患儿情况,如贫血严重及时输血,低蛋白血症、低钾血症及时补充蛋白、补钾	□ 复查血常规、C反应蛋白、IL-6、红细胞沉降率、生化检验项目 □ 出院带药 □ 嘱患儿拆线、换药(根据出院时间决定) □ 门诊复查 □ 如有不适,随时来诊
重点医嘱	长期医嘱 护理医嘱		
	长期医嘱 处置医嘱		
	长期医嘱 膳食医嘱		
	长期医嘱 药物医嘱	□ 抗生素	
	临时医嘱 检查检验		□ 复查血常规、C反应蛋白、IL-6、红细胞沉降率、生化检验项目
	临时医嘱 药物医嘱	□ 镇痛(必要时) □ 补钾(必要时) □ 补白蛋白(必要时) □ 输血(必要时)	□ 手术医嘱
	临时医嘱 处置医嘱	□ 大换药(必要时)	□ 大换药 □ 出院

主要护理工作	健康宣教		□ 告知患儿必须在他人的协助下方可下床活动
	护理处置	□ 按护理等级完成基础护理项目 □ 根据排便情况采取通便措施 □ 观察伤口敷料,有渗出时及时报告医师处理 □ 术后心理护理与生活护理	□ 按护理等级完成基础护理项目 □ 观察伤口敷料,有渗出时及时报告医师处理 □ 观察患儿情况 □ 协助患儿家属办理出院手续 □ 指导并监督患儿活动 □ 整理床单位
	风险评估	□ 评估跌倒风险 □ 评估褥疮风险	□ 评估患儿生命体征,有异常时立即报告医师处理 □ 评估跌倒风险 □ 评估褥疮风险
	专科护理	□ 指导患儿术后如何在门诊复查 □ 防褥疮护理 □ 防跌倒护理	□ 告知患儿出院后注意事项并附书面出院指导 1 份
	饮食指导		
	活动体位		
病情变异记录		□ 无　　　□ 有,原因: □ 患儿　□ 疾病　□ 医疗 □ 护理　□ 保障　□ 管理	□ 无　　　□ 有,原因: □ 患儿　□ 疾病　□ 医疗 □ 护理　□ 保障　□ 管理
护士签名		白班　｜　小夜班　｜　大夜班	白班　｜　小夜班　｜　大夜班
医师签名			

两性畸形行阴茎整形术或阴蒂整形术临床路径

一、两性畸形行阴茎整形术或阴蒂整形术临床路径标准住院流程

(一)适用对象

第一诊断为两性畸形(ICD-10:Q56.101/Q56.201),行阴茎整形术或阴蒂整形术(ICD-9-CM-3:64.4301/71.4　03)的患儿。

(二)诊断依据

根据《临床诊疗指南——小儿外科学分册》(中华医学会编著,人民卫生出版社),《临床技术操作规范——小儿外科学分册》(中华医学会编著,人民军医出版社)。

典型的两性畸形外观:女性外观,可伴有阴茎短小或阴蒂肥大。

(三)治疗方案的选择

根据《临床诊疗指南——小儿外科学分册》(中华医学会编著,人民卫生出版社)和《临床技

术操作规范——小儿外科学分册》(中华医学会编著,人民军医出版社),行阴茎整形术或阴蒂整形术。

(四)标准住院日为 8 天

(五)进入路径标准

1. 第一诊断必须符合两性畸形(ICD-10:Q56.101/Q56.201)行阴茎整形术或阴蒂整形术(ICD-9-CM-3:64.4301/71.4　03)。

2. 无须使用游离移植物的两性畸形患儿,可以进入路径。

3. 已排除隐睾以及不同时治疗其他畸形,可进行Ⅰ期手术矫正的患儿,进入路径。

4. 当患儿同时具有其他疾病诊断,但在住院期间不需要特殊处理也不影响第一诊断的临床路径实施时,可以进入路径。

(六)术前准备 2 天

1. 术前评估　术前 24 小时内完成术前病情评估,完成必要的检查,做出术前小结、术前讨论。

(1)必须检查的项目

①实验室检查:血常规、尿常规、肝功能、肾功能、电解质、凝血功能、感染性疾病筛查。

②心电图、X 线胸片(正位)检查。

③染色体检查(在门诊完成)。

④泌尿、生殖系统超声检查。

(2)根据病情选择的项目

①C 反应蛋白。

②性激素。

③超声心动图(心电图异常者)。

(3)营养评估:根据《解放军总医院新入院患儿营养风险筛查表(NRS-2002)》为新入院患儿进行营养评估,评分≥3 分者给予处置,必要时申请营养科医师会诊。

(4)心理评估:根据新入院患儿情况申请心理科医师会诊。

(5)疼痛评估:根据《VAS 评分》实施疼痛评估,评分>7 分者给予处置,必要时请疼痛科医师会诊。

(6)康复评估:根据《入院患儿康复筛查和评估表》,在新入院患儿入院后 24 小时内进行康复筛查和评估。任何一项结果为"是",则申请康复科医师会诊。

2. 术前准备

(1)术前谈话:术者应在术前 1 天与患儿及其亲属谈话,告知手术方案、相关风险、用血计划、术后转归、手术费用和患儿及亲属权益,并履行书面知情同意手续。告知高值耗材的使用及费用。

(2)通知手术室准备手术间、手术药品、手术物品及特殊耗材。

(3)护士做心理护理,交代注意事项:防褥疮、防跌倒等,并进行术后康复宣教。

(4)手术部位标识:术者、第一助手或经治医师在术前 1 天应对手术部位做体表标识,急诊手术由接诊医师或会诊外科医师标记,标记过程应有责任护士、患儿及其亲属共同参与,并记入手术安排表。

(5)术前 1 日麻醉医师访视:制订麻醉计划、完成评估、确定麻醉方式,并记入《麻醉术前访视记录》,告知患儿及其家属麻醉适应证、麻醉目的、麻醉风险、可能出现的情况及其处理原则、替代方案等,签署《麻醉知情同意书》并归入病历。

(七)预防性抗菌药物选择与使用时机

抗菌药物使用:按照《抗菌药物临床应用指导原则(2015 年版)》执行,并结合患儿的病情决定抗菌药物的选择与使用时间。

(八)手术日为住院第 3 天

1. 麻醉方式　全身麻醉或椎管内麻醉。

2. 手术方式　阴茎整形术或阴蒂整形术。

3. 术中用药　麻醉常规用药。

4. 输血　通常无须输血。

(九)术后住院恢复 5 天

1. 术后需要复查的项目　根据患儿病情决定。

2. 术后用药　抗菌药物使用按照《抗菌药物临床应用指导原则(2015 年版)》执行,并结合患儿的病情决定抗菌药物的选择与使用时间。

(十)出院标准

1. 患儿一般情况良好。

2. 没有需要住院处理的并发症。

(十一)变异及原因分析

1. 住院治疗期间,发现染色体异常、合并两性畸形患儿,进入其他路径。

2. 围术期并发症等造成住院日延长和费用增加。

3. 术后有尿道瘘等并发症,进入其他路径。

二、两性畸形行阴茎整形术或阴蒂整形术临床路径表单

适用对象	第一诊断为两性畸形(ICD-10:Q56.101/Q56.201)行阴茎整形术或阴蒂整形术(ICD-9-CM-3:64.4301/71.4 03)的患儿	
患儿基本信息	姓名:＿＿　性别:＿＿　年龄:＿＿　门诊号:＿＿ 住院号:＿＿　过敏史:＿＿ 住院日期:＿＿年＿＿月＿＿日 出院日期:＿＿年＿＿月＿＿日	标准住院日:8 天

时间		住院第 1 天	住院第 2 天(术前日)	住院第 3 天(手术日)
主要诊疗工作	制度落实	□ 入院 2 小时内经治医师或值班医师完成接诊 □ 入院后 24 小时内主管医师完成检诊 □ 专科会诊(必要时)	□ 经治医师查房(早、晚各 1 次) □ 主诊医师查房 □ 完成术前准备 □ 组织术前讨论 □ 手术部位标识	□ 手术安全核查
	病情评估	□ 经治医师询问病史及体格检查 □ 营养评估 □ 心理评估		

主要诊疗工作	病历书写	□ 入院 8 小时内完成首次病程记录 □ 入院 24 小时内完成入院记录	□ 完成主诊医师查房记录 □ 完成术前讨论、术前小结	□ 术者或第一助手术后 24 小时内完成手术记录（术者签字） □ 术后即刻完成术后首次病程记录
	知情同意	□ 病情告知 □ 患儿及其家属签署授权委托书 □ 患儿或其家属在入院记录单上签字	□ 术者术前谈话，告知患儿及其家属病情和围术期注意事项，签署《手术知情同意书》《授权委托书》《自费用品协议书》（必要时）、《军人目录外耗材审批单》（必要时）、《输血同意书》等	□ 告知患儿及其家属手术过程概况及术后注意事项
	手术治疗		□ 预约手术	□ 实施手术（手术安全核查记录、手术清点记录）
	其他	□ 及时通知上级医师检诊 □ 经治医师检查、整理病历资料	□ 核对患儿诊疗费用	□ 术后病情交接 □ 观察手术切口及周围情况
重点医嘱	长期医嘱 护理医嘱	□ 按小儿外科护理常规 □ 一级护理或二级护理	□ 按小儿外科护理常规 □ 一级护理或二级护理	□ 按小儿外科术后护理常规 □ 一级护理
	处置医嘱			□ 持续心电、血压、呼吸、血氧饱和度监测 □ 留置导尿管并记录尿量 □ 留置切口引流管并记录引流量 □ 持续低流量吸氧
	膳食医嘱	□ 普食	□ 禁食、水（夜间 24 时以后）	
	药物医嘱	□ 自带药（必要时）		□ 镇痛 □ 消肿 □ 镇吐、保胃 □ 抗生素
	临时医嘱 检查检验	□ 血常规（含 C 反应蛋白＋IL-6） □ 尿常规 □ 粪常规 □ 凝血四项 □ 血清术前八项 □ 红细胞沉降率 □ 血型 □ 胸部正位 X 线片 □ 心电图检查（多导心电图） □ 超声心动图（必要时）		

（续　表）

重点医嘱	临时医嘱	药物医嘱		□ 抗生素（视病情）	
		手术医嘱		□ 常规准备明日在全身麻醉下行阴茎整形术或阴蒂整形术	
		处置医嘱	□ 静脉抽血	□ 备血 □ 备皮（＞30cm²）	□ 输血（视病情） □ 补液（视病情） □ 拔除导尿管（必要时）
主要护理工作	健康宣教		□ 入院宣教（住院环境、规章制度） □ 进行护理安全指导 □ 进行等级护理、活动范围指导 □ 进行饮食指导 □ 进行关于疾病知识的宣教 □ 检查、检验项目的目的和意义	□ 术前宣教	□ 术后宣教 □ 术后心理疏导 □ 指导术后注意事项
	护理处置		□ 患儿身份核对 □ 佩戴腕带 □ 建立入院病历，通知医师 □ 入院介绍：介绍责任护士，病区环境、设施、规章制度、基础护理服务项目 □ 询问病史，填写护理记录单首页 □ 观察病情 □ 测量基本生命体征 □ 抽血、留取标本 □ 心理护理与生活护理 □ 根据评估结果采取相应的护理措施 □ 通知检查项目及检查注意事项	□ 术前患儿准备（手术前沐浴、更衣、备皮） □ 检查术前物品准备 □ 指导患儿准备手术后所需用品，贵重物品交由家属保管 □ 指导患儿进行肠道准备并检查准备效果 □ 测量基本生命体征 □ 备血、皮试	□ 晨起测量生命体征并记录 □ 确认无感冒症状 □ 与手术室护士交接病历、影像资料、术中带药等 □ 术前补液（必要时） □ 嘱患儿入手术室前排空膀胱 □ 与手术室护士交接 □ 术后测量生命体征 □ 术后心电监护 □ 各类管道护理 □ 术后心理护理与生活护理
	风险评估		□ 一般评估：生命体征、神志、皮肤、药物过敏史等 □ 专科评估：生活自理能力、足背动脉搏动、皮肤温度、指端末梢感觉情况 □ 风险评估：评估有无跌倒、坠床、褥疮风险 □ 心理评估 □ 营养评估	□ 评估患儿心理状态	□ 评估意识情况 □ 评估伤口疼痛情况 □ 评估术侧足背动脉、肢体皮肤颜色、温度变化，肢体感觉运动情况，并采取相应的护理措施 □ 风险评估：评估有无跌倒、坠床、褥疮、导管滑脱、液体外渗的风险

（续　表）

主要护理工作	专科护理	☐ 向患儿介绍科室环境 ☐ 介绍经治医师、主管医师及主诊医师的情况	☐ 指导患儿掌握床上翻身的方法 ☐ 指导患儿掌握床上排尿、排便的方法	☐ 与手术室护士共同评估皮肤、伤口敷料、输液及引流情况
	饮食指导	☐ 根据医嘱通知配餐员准备膳食 ☐ 协助进餐	通知患儿夜间 24 时以后禁食、水	☐ 禁食、水,患儿口干时协助其湿润口唇 ☐ 患儿排气后,指导其间断、少量饮用温开水
	活动体位	☐ 根据护理等级指导活动		☐ 根据手术及麻醉方式安置合适体位 ☐ 指导患儿掌握床上翻身的方法
	洗浴要求	☐ 协助患儿洗澡、更换病号服	☐ 协助患儿晨、晚间护理	

病情变异记录	☐ 无　　☐ 有,原因: ☐ 患儿　☐ 疾病　☐ 医疗 ☐ 护理　☐ 保障　☐ 管理	☐ 无　　☐ 有,原因: ☐ 患儿　☐ 疾病　☐ 医疗 ☐ 护理　☐ 保障　☐ 管理	☐ 无　　☐ 有,原因: ☐ 患儿　☐ 疾病　☐ 医疗 ☐ 护理　☐ 保障　☐ 管理

护士签名	白班	小夜班	大夜班	白班	小夜班	大夜班	白班	小夜班	大夜班

医师签名			

时间	住院第 4 天(术后第 1 天)	住院第 5 天(术后第 2 天)	住院第 6 天(术后第 3 天)

主要诊疗工作	制度落实	☐ 手术医师查房 ☐ 专科会诊(必要时)		☐ 主诊医师查房
	病情评估			
	病历书写	☐ 术后首日病程记录	☐ 术后第 2 天病程记录	☐ 术后第 3 天病程记录
	知情同意			
	手术治疗			
	其他	☐ 根据引流量拔除引流管 ☐ 观察伤口情况,是否存在渗出、红肿等情况 ☐ 观察体温、血压等 ☐ 复查血常规、C 反应蛋白、IL-6、红细胞沉降率、生化检验项目	☐ 观察伤口情况,是否存在渗出、红肿等情况 ☐ 根据患儿情况,如贫血严重及时输血,低蛋白血症、低钾血症及时补充蛋白、补钾	☐ 观察伤口情况,是否存在渗出、红肿等情况 ☐ 复查血常规、C 反应蛋白、IL-6、红细胞沉降率、生化检验项目(如贫血严重及时输血,低蛋白血症、低钾血症及时补充蛋白、补钾)

（续　表）

重点医嘱	长期医嘱	护理医嘱	□ 按小儿外科术后护理常规 □ 一级护理	□ 按小儿外科术后护理常规 □ 一级护理	
		处置医嘱	□ 抬高患肢 □ 更换切口引流袋并记录引流量		
		膳食医嘱	□ 饮食医嘱（普食/半流食/流食/低盐、低脂饮食）		
		药物医嘱	□ 抗生素	□ 抗生素	□ 抗生素
	临时医嘱	检查检验	□ 复查血常规、C 反应蛋白、IL-6、红细胞沉降率、生化检验项目		□ 复查血常规、C 反应蛋白、IL-6、红细胞沉降率、生化检验项目
		药物医嘱	□ 镇吐 □ 补钾（必要时） □ 补白蛋白（必要时） □ 输血（必要时）	□ 镇痛（必要时） □ 补钾（必要时） □ 补白蛋白（必要时） □ 输血（必要时）	□ 镇痛（必要时） □ 补钾（必要时） □ 补白蛋白（必要时） □ 输血（必要时）
		手术医嘱			
		处置医嘱	□ 大换药（必要时） □ 拔除切口引流（必要时） □ 拔除导尿管（必要时）	□ 大换药（必要时）	□ 大换药（必要时） □ 功能锻炼
主要护理工作		健康宣教	□ 告知患儿护理风险 □ 进行褥疮预防知识宣教	□ 褥疮预防知识宣教 □ 跌倒预防知识宣教	
		护理处置	□ 按一级护理要求完成基础护理项目 □ 监测生命体征 □ 留取标本 □ 观察伤口疼痛情况，检测镇痛泵运转情况 □ 观察静脉输液情况 □ 观察留置尿管引流情况 □ 妥善固定各类管道 □ 观察伤口引流情况，并记录引流液的量及性状 □ 观察伤口敷料，有渗出时及时报告医师处理 □ 术后心理护理与生活护理	□ 按护理等级完成基础护理项目 □ 监测生命体征 □ 观察伤口疼痛情况，检测镇痛泵运转情况 □ 观察静脉输液情况 □ 妥善固定各类管道 □ 观察伤口敷料，有渗出时及时报告医师处理并观察患儿情况 □ 提供基础护理服务 □ 术后心理护理与生活护理	□ 按护理等级完成基础护理项目 □ 根据排便情况采取通便措施 □ 留取标本 □ 观察伤口敷料，有渗出时报告医师处理 □ 观察静脉输液情况，停用镇痛泵 □ 术后心理护理与生活护理
		护理评估	□ 评估患肢感觉、运动情况，有异常时立即报告医师处理 □ 评估褥疮风险	□ 评估患肢感觉、运动情况，有异常时立即报告医师处理 □ 评估跌倒风险 □ 评估褥疮风险	□ 评估褥疮风险

（续　表）

主要护理工作	专科护理	□ 指导患儿术后体位摆放及功能锻炼 □ 指导患儿正确使用抗血栓压力带 □ 指导患儿进行自主排尿训练 □ 指导患儿进行床上翻身训练 □ 进行防褥疮护理	□ 指导患儿术后体位摆放及功能锻炼 □ 指导患儿进行自主排尿训练 □ 指导患儿进行床上翻身训练 □ 防褥疮护理	□ 防褥疮护理 □ 防跌倒护理
	饮食指导	□ 根据医嘱通知配餐员准备膳食 □ 协助进餐	□ 协助进餐	□ 协助进餐
	活动体位			
病情变异记录		□ 无　　□ 有,原因: □ 患儿　□ 疾病　□ 医疗 □ 护理　□ 保障　□ 管理	□ 无　　□ 有,原因: □ 患儿　□ 疾病　□ 医疗 □ 护理　□ 保障　□ 管理	□ 无　　□ 有,原因: □ 患儿　□ 疾病　□ 医疗 □ 护理　□ 保障　□ 管理
护士签名		白班　　小夜班　　大夜班	白班　　小夜班　　大夜班	白班　　小夜班　　大夜班
医师签名				

时间		住院第 7 天（术后第 4 天）	住院第 8 天（出院日）
主要诊疗工作	制度落实	□ 上级医师查房(主管医师查房,每日 1 次) □ 专科会诊(必要时)	□ 上级医师查房(主管医师、主诊医师查房)进行手术及伤口评估,确定有无手术并发症和伤口愈合不良情况,明确是否出院
	病情评估		
	病历书写	□ 出院前一天有上级医师指示出院的病程记录	□ 出院后 24 小时内完成出院记录 □ 出院后 24 小时内完成病案首页 □ 开具出院介绍信 □ 开具诊断证明书
	知情同意		□ 向患儿交代出院后的注意事项(复诊的时间、地点,发生紧急情况时如何处理等)
	手术治疗		
	其他	□ 观察伤口情况,是否存在渗出、红肿等情况 □ 根据患儿情况,如贫血严重及时输血,低蛋白血症、低钾血症及时补充蛋白、补钾	□ 复查血常规、C 反应蛋白、IL-6、红细胞沉降率、生化检验项目 □ 出院带药 □ 嘱患儿拆线、换药(根据出院时间决定) □ 门诊复查 □ 如有不适,随时来诊

重点医嘱	长期医嘱	护理医嘱		
		处置医嘱		
		膳食医嘱		
		药物医嘱	□ 抗生素	
	临时医嘱	检查检验		□ 复查血常规、C 反应蛋白、IL-6、红细胞沉降率、生化检验项目
		药物医嘱	□ 镇痛（必要时） □ 补钾（必要时） □ 补白蛋白（必要时） □ 输血（必要时）	
		手术医嘱		
		处置医嘱	□ 大换药（必要时）	□ 大换药 □ 出院
主要护理工作	健康宣教			□ 告知患儿必须在他人的协助下方可下床活动
	护理处置		□ 按护理等级完成基础护理项目 □ 根据排便情况采取通便措施 □ 观察伤口敷料,有渗出时及时报告医师处理 □ 术后心理护理与生活护理	□ 按护理等级完成基础护理项目 □ 观察伤口敷料,有渗出时及时报告医师处理 □ 观察患儿情况 □ 协助患儿家属办理出院手续 □ 指导并监督患儿活动 □ 整理床单位
	风险评估		□ 评估跌倒风险 □ 评估褥疮风险	□ 评估患儿生命体征,有异常时立即报告医师处理 □ 评估跌倒风险 □ 评估褥疮风险
	专科护理		□ 指导患儿术后如何在门诊复查 □ 防褥疮护理 □ 防跌倒护理	□ 告知患儿出院后注意事项并附书面出院指导 1 份
	□ 饮食指导			
	□ 活动体位			
病情变异记录			□ 无　　□ 有,原因: □ 患儿　□ 疾病　□ 医疗 □ 护理　□ 保障　□ 管理	□ 无　　□ 有,原因: □ 患儿　□ 疾病　□ 医疗 □ 护理　□ 保障　□ 管理
护士签名			白班　　小夜班　　大夜班	白班　　小夜班　　大夜班
医师签名				

阴茎下屈畸形行阴茎下屈畸形矫正术临床路径

一、阴茎下屈畸形行阴茎下屈畸形矫正术
临床路径标准住院流程

(一)适用对象

第一诊断为阴茎下屈畸形(ICD-10:Q55.605),行阴茎下屈畸形矫正术(ICD-9-CM-3:64.4301)的患儿。

(二)诊断依据

根据《临床诊疗指南——小儿外科学分册》(中华医学会编著,人民卫生出版社),《临床技术操作规范——小儿外科学分册》(中华医学会编著,人民军医出版社)。

典型的阴茎下屈畸形外观:尿道口位于阴茎头,包皮分布于背侧,阴茎下弯。

(三)治疗方案的选择

根据《临床诊疗指南——小儿外科学分册》(中华医学会编著,人民卫生出版社),《临床技术操作规范——小儿外科学分册》(中华医学会编著,人民军医出版社),行阴茎下屈畸形矫正术。

(四)标准住院日为8天

(五)进入路径标准

1. 第一诊断必须符合阴茎下屈畸形(ICD-10:Q55.605)行阴茎下屈畸形矫正术(ICD-9-CM-3:64.4301)。

2. 无须使用游离移植物的阴茎下屈畸形患儿,可以进入路径。

3. 已排除隐睾、性别畸形,以及不同时治疗其他畸形,可进行Ⅰ期手术矫正的患儿,进入路径。

4. 当患儿同时具有其他疾病诊断,但在住院期间不需要特殊处理也不影响第一诊断的临床路径实施时,可以进入路径。

(六)术前准备2天

1. 必须检查的项目

(1)实验室检查:血常规、尿常规、肝功能、肾功能、电解质、凝血功能、感染性疾病筛查。

(2)心电图、X线胸片(正位)。

2. 根据病情选择的项目

(1)C反应蛋白。

(2)泌尿系统超声。

(3)超声心动图(心电图异常者)。

(4)静脉肾盂造影。

3. 术前评估　术前24小时内完成术前病情评估,完成必要的检查,做出术前小结、术前讨论。

4. 营养评估　根据《解放军总医院新入院患儿营养风险筛查表(NRS-2002)》为新入院患儿进行营养评估,评分≥3分者给予处置,必要时申请营养科医师会诊。

5. 心理评估　根据新入院患儿情况申请心理科医师会诊。

6. 疼痛评估　根据《VAS评分》实施疼痛评估,评分>7分者给予处置,必要时请疼痛科医师会诊。

7. 康复评估　根据《入院患儿康复筛查和评估表》,在新入院患儿入院后24小时内进行康复筛查和评估。任何一项结果为"是",则申请康复科医师会诊。

(七)预防性抗菌药物选择与使用时机

抗菌药物使用:按照《抗菌药物临床应用指导原则(2015年版)》执行,并结合患儿的病情决定抗菌药物的选择与使用时间。

(八)手术日为住院第3天

1. 麻醉方式　全身麻醉或椎管内麻醉。

2. 手术方式　阴茎下屈畸形矫正术。

3. 术中用药　麻醉常规用药。

4. 输血　通常无须输血。

(九)术后住院恢复5天

1. 术后需要复查的项目　根据患儿病情决定。

2. 术后用药　抗菌药物使用按照《抗菌药物临床应用指导原则(2015年版)》执行,并结合患儿的病情决定抗菌药物的选择与使用时间。

(十)出院标准

1. 患儿一般情况良好。

2. 没有需要住院处理的并发症。

(十一)变异及原因分析

1. 住院治疗期间,发现染色体异常、合并两性畸形患儿,进入其他路径。

2. 围术期并发症等造成住院日延长和费用增加。

3. 术后有尿道瘘等并发症,进入其他路径。

二、阴茎下屈畸形行阴茎下屈畸形矫正术临床路径表单

适用对象	第一诊断为阴茎下屈畸形（ICD-10：Q55.605）行阴茎下屈畸形矫正术（ICD-9-CM-3：64.4301）的患儿		
患儿基本信息	姓名：____　性别：____　年龄：____　门诊号：____ 住院号：_____　过敏史：_____ 住院日期：____年____月____日 出院日期：____年____月____日		标准住院日：8 天
时间		住院第 1 天	住院第 2 天（术前日）	住院第 3 天（手术日）

主要诊疗工作	制度落实	□ 入院 2 小时内经治医师或值班医师完成接诊 □ 入院 24 小时内主管医师完成检诊 □ 专科会诊（必要时） □ 完成术前准备 □ 组织术前讨论 □ 手术部位标识	□ 经治医师查房（早、晚各1次） □ 主诊医师查房 □ 完成术前检查 □ 组织术前讨论 □ 手术部位标识	□ 手术安全核查
	病情评估	□ 经治医师询问病史与体格检查 □ 康复评估 □ 营养评估 □ 心理评估 □ 疼痛评估		
	病历书写	□ 入院 8 小时内完成首次病程记录 □ 入院 24 小时内完成入院记录 □ 完成主管医师查房记录 □ 完成术前讨论、术前小结	□ 完成主诊医师查房记录 □ 完成今日病程记录	□ 术者或第一助手术后24 小时内完成手术记录（术者签字） □ 术后即刻完成术后首次病程记录
	知情同意	□ 患儿或其家属在入院记录单上签字 □ 术前谈话，告知患儿及其家属病情和围术期注意事项并签署《手术知情同意书》《授权委托书》（患儿本人不能签字时）、《自费用品协议书》（必要时）、《军人目录外耗材审批单》（必要时）	□ 术者术前谈话，告知患儿及其家属病情和围术期注意事项，签署《手术知情同意书》《授权委托书》《自费用品协议书》（必要时）、《军人目录外耗材审批单》（必要时）、《输血同意书》等	□ 告知患儿及其家属手术过程概况及术后注意事项
	手术治疗		□ 预约手术	□ 实施手术（手术安全核查记录、手术清点记录）
	其他	□ 及时通知上级医师检诊 □ 经治医师检查、整理病历资料	□ 术前排除手术禁忌 □ 核对患儿诊疗费用	□ 术后病情交接 □ 观察手术切口及周围情况

重点医嘱	长期医嘱	护理医嘱	□ 按小儿外科护理常规 □ 一级护理	□ 按小儿外科护理常规 □ 一级护理	□ 按小儿外科术后护理常规 □ 一级护理
		处置医嘱	□ 静脉抽血		□ 持续心电、血压、呼吸、血氧饱和度监测
		膳食医嘱	□ 普食	□ 禁食、水（夜间 24 时以后）	□ 流食
		药物医嘱	□ 自带药（必要时）		□ 抗生素
	临时医嘱	检查检验	□ 血常规 □ 尿常规 □ 粪常规 □ 血型 □ 凝血四项 □ 普通生化检验项目 □ 血清术前八项 □ 胸部正位 X 线片 □ 心电图检查（多导心电图） □ IVP		
		药物医嘱		□ 抗生素（视情）	□ 抗生素（视病情）
		手术医嘱		□ 常规准备明日在全身麻醉下行阴茎下屈畸形矫正术	□ 输血（视病情） □ 补液（视病情）
		处置医嘱	□ 静脉抽血	□ 备皮（>30cm²）	□ 大换药（必要时）
主要护理工作	健康宣教		□ 入院宣教（住院环境、规章制度） □ 进行护理安全指导 □ 进行等级护理、活动范围指导 □ 进行饮食指导 □ 进行关于疾病知识的宣教 检查、检验项目的目的和意义	□ 术前宣教 □ 指导术后康复训练 □ 指导术后注意事项	□ 术后宣教 □ 术后心理疏导 □ 指导术后注意事项

主要护理工作	护理处置	□ 患儿身份核对 □ 佩戴腕带 □ 建立入院病历,通知医师 □ 入院介绍:介绍责任护士,病区环境、设施、规章制度、基础护理服务项目 □ 询问病史,填写护理记录单首页 □ 观察病情 □ 测量基本生命体征 □ 抽血、留取标本 □ 心理护理与生活护理 □ 根据评估结果采取相应的护理措施 □ 通知检查项目及注意事项	□ 术前患儿准备(手术前沐浴、更衣、备皮) □ 检查术前物品准备 □ 与手术室护士交接 □ 心理护理与生活护理 □ 指导并监督患儿治疗与康复训练 □ 遵医嘱用药 □ 根据评估结果采取相应的护理措施 □ 完成护理记录 □ 备血、皮试	□ 晨起测量生命体征并记录,确认有无体温升高、咳嗽等症状 □ 与手术室护士交接病历、影像资料、术中带药等 □ 术前补液(必要时) □ 嘱患儿入手术室前排空膀胱 □ 与手术室护士交接 □ 术后测量生命体征 □ 术后心电监护 □ 术后管道护理 □ 术后心理护理和生活护理
	护理评估	□ 一般评估:生命体征、神志、皮肤、药物过敏史等 □ 专科评估:生活自理能力、 □ 风险评估:评估有无跌倒、坠床、褥疮风险	□ 观察患儿情况 □ 评估患儿心理状态 □ 术前生活护理 □ 夜间巡视	□ 评估意识情况 □ 评估伤口疼痛情况 □ 评估术侧足背动脉、肢体皮肤颜色、温度变化、肢体感觉运动情况,并采取相应的护理措施 □ 风险评估:评估有无跌倒、坠床、褥疮、导管滑脱、液体外渗的风险
	专科护理		□ 指导患儿掌握床上翻身的方法	□ 与手术室护士共同评估皮肤、伤口敷料、输液及引流情况
	饮食指导	□ 根据医嘱通知配餐员准备膳食 □ 协助患儿进餐		□ 禁食、水,患儿口干时协助其湿润口唇 □ 患儿排气后,指导其间断、少量饮用温开水
	活动体位	□ 根据护理等级指导活动		□ 根据护理等级指导活动 □ 根据手术及麻醉方式,安置患儿取合适体位 □ 指导患儿掌握床上翻身的方法
	洗浴要求	□ 协助患儿洗澡、更换病号服		
病情变异记录		□ 无　　□ 有,原因: □ 患儿　□ 疾病　□ 医疗 □ 护理　□ 保障　□ 管理	□ 无　　□ 有,原因: □ 患儿　□ 疾病　□ 医疗 □ 护理　□ 保障　□ 管理	□ 无　　□ 有,原因: □ 患儿　□ 疾病　□ 医疗 □ 护理　□ 保障　□ 管理
护士签名		白班　小夜班　大夜班	白班　小夜班　大夜班	白班　小夜班　大夜班
医师签名				

（续　表）

时间			住院第4天（术后第1天）	住院第5天（术后第2天）	住院第6天（术后第3天）
主要诊疗工作		制度落实	□ 手术医师查房 □ 专科会诊（必要时）	□ 三级医师查房制度	□ 三级医师查房制度
		病情评估			
		病历书写	□ 术后首日病程记录	□ 完成今日病程记录	□ 完成今日病程记录
		知情同意			
		手术治疗			
		其他	□ 观察切口情况，是否存在渗出、红肿等情况 □ 观察生命体征等 □ 复查血常规、C反应蛋白、IL-6、红细胞沉降率、生化检验项目	□ 观察切口情况，是否存在渗出、红肿等情况 □ 观察病情变化，及时对症处理 □ 核对患儿医疗费用	□ 观察切口情况，是否存在渗出、红肿等情况 □ 观察生命体征等 □ 复查血常规、C反应蛋白、IL-6、红细胞沉降率、生化检验项目
重点医嘱	长期医嘱	护理医嘱	□ 按小儿外科术后护理常规 □ 一级护理	□ 按小儿外科术后护理常规 □ 一级护理	
		处置医嘱	□ 持续心电、血压、呼吸、血氧饱和度监测	□ 持续心电、血压、呼吸、血氧饱和度监测	□ 持续心电、血压、呼吸、血氧饱和度监测
		膳食医嘱	□ 流食	□ 半流食	□ 半流食
		药物医嘱			
	临时医嘱	检查检验	□ 血常规 □ 凝血四项 □ 普通生化检验项目		
		药物医嘱	□ 抗生素（视病情） □ 补钾（必要时） □ 补白蛋白（必要时） □ 输血（必要时）	□ 抗生素（视病情） □ 补钾（必要时） □ 补白蛋白（必要时） □ 输血（必要时）	□ 抗生素（视病情）
		手术医嘱			
		处置医嘱	□ 大换药（必要时）	□ 大换药（必要时）	□ 大换药（必要时）

主要护理工作	健康宣教	□ 告知患儿护理风险 □ 进行褥疮预防知识宣教	□ 告知患儿护理风险 □ 进行褥疮预防知识宣教	□ 告知患儿护理风险 □ 进行褥疮预防知识宣教
	护理处置	□ 按一级护理要求完成基础护理项目 □ 监测生命体征 □ 留取标本 □ 观察伤口疼痛情况，检测镇痛泵运转情况 □ 观察静脉输液情况 □ 妥善固定各类管道 □ 观察伤口敷料，有渗出时及时报告医师处理 □ 术后心理护理与生活护理	□ 按一级护理要求完成基础护理项目 □ 监测生命体征 □ 留取标本 □ 观察伤口疼痛情况，检测镇痛泵运转情况 □ 观察静脉输液情况 □ 妥善固定各类管道 □ 观察伤口敷料，有渗出时及时报告医师处理 □ 术后心理护理与生活护理	□ 按一级护理要求完成基础护理项目 □ 监测生命体征 □ 留取标本 □ 观察伤口疼痛情况，检测镇痛泵运转情况 □ 观察静脉输液情况 □ 妥善固定各类管道 □ 观察伤口敷料，有渗出时及时报告医师处理 □ 术后心理护理与生活护理
	护理评估	□ 评估患儿感觉、运动情况，有异常时立即报告医师处理 □ 评估褥疮风险	□ 观察患儿情况 □ 评估患儿心理状态 □ 夜间巡视	□ 评估意识情况 □ 评估伤口疼痛情况 □ 评估术侧足背动脉、肢体皮肤颜色、温度变化、肢体感觉运动情况，并采取相应的护理措施 □ 风险评估：评估有无跌倒、坠床、褥疮、导管滑脱、液体外渗的风险
	专科护理	□ 指导患儿术后体位摆放及功能锻炼 □ 指导患儿进行自主排尿训练 □ 指导患儿进行床上翻身 □ 进行防褥疮护理	□ 指导患儿术后体位摆放及功能锻炼 □ 指导患儿进行自主排尿训练 □ 指导患儿进行床上翻身 □ 进行防褥疮护理	□ 指导患儿术后体位摆放及功能锻炼 □ 指导患儿进行床上翻身 □ 进行防褥疮护理
	饮食指导	□ 根据医嘱通知配餐员准备膳食 □ 协助患儿进餐	□ 协助患儿进餐	□ 协助患儿进餐
	活动体位	□ 根据护理等级指导活动	□ 根据护理等级指导活动	□ 根据护理等级指导活动
	洗浴要求	□ 协助患儿洗澡、更换病号服	□ 协助患儿洗澡、更换病号服	□ 协助患儿洗澡、更换病号服
病情变异记录		□ 无　　□ 有，原因： □ 患儿　□ 疾病　□ 医疗 □ 护理　□ 保障　□ 管理	□ 无　　□ 有，原因： □ 患儿　□ 疾病　□ 医疗 □ 护理　□ 保障　□ 管理	□ 无　　□ 有，原因： □ 患儿　□ 疾病　□ 医疗 □ 护理　□ 保障　□ 管理
护士签名		白班　小夜班　大夜班	白班　小夜班　大夜班	白班　小夜班　大夜班
医师签名				

（续　表）

时间			住院第 7 天（术后第 5 天）	住院第 8 天（出院日）
主要诊疗工作		制度落实	□ 三级医师查房制度 □ 专科会诊（必要时）	□ 三级医师查房制度 □ 上级医师查房（主管医师、主诊医师查房）进行手术及伤口评估，确定有无手术并发症和伤口愈合不良情况，明确是否出院
		病情评估		
		病历书写	□ 完成今日病程记录	□ 出院后 24 小时内完成出院记录 □ 出院后 24 小时内完成病案首页 □ 开具出院介绍信 □ 开具诊断证明书
		知情同意		□ 向患儿交代出院后的注意事项（复诊的时间、地点，紧急情况时的处理等）
		手术治疗		
		其他	□ 观察切口情况，是否存在渗出、红肿等情况 □ 观察生命体征等 □ 复查血常规、C 反应蛋白、IL-6、红细胞沉降率、生化检验项目	□ 出院带药 □ 门诊复查 □ 随诊
重点医嘱	长期医嘱	护理医嘱	□ 按小儿外科术后护理常规 □ 一级护理	
		处置医嘱		
		膳食医嘱	□ 普食	□ 普食
		药物医嘱		
	临时医嘱	检查检验	□ 血常规 □ 凝血四项 □ 普通生化检验项目	
		药物医嘱		
		手术医嘱		
		处置医嘱	□ 大换药（必要时）	□ 大换药

主要护理工作	健康宣教		□ 告知患儿避免剧烈活动
	护理处置	□ 按一级护理要求完成基础护理项目 □ 监测生命体征 □ 术后心理护理与生活护理	□ 根据护理等级完成基础护理项目 □ 观察伤口敷料，有渗出时及时报告医师处理 □ 观察患儿情况 □ 协助患儿家属办理出院手续 □ 指导并监督患儿活动 □ 整理床单位
	护理评估	□ 评估患儿心理状态 □ 评估患儿感觉、运动情况，有异常时立即报告医师处理	□ 评估患儿生命体征，有异常时立即报告医师处理
	专科护理	□ 指导患儿下床活动	□ 告知患儿出院后注意事项并附书面出院指导 1 份
	饮食指导		
	活动体位	□ 根据护理等级指导活动	□ 根据护理等级指导活动
	洗浴要求		
病情变异记录		□ 无　　□ 有，原因： □ 患儿　□ 疾病　□ 医疗 □ 护理　□ 保障　□ 管理	□ 无　　□ 有，原因： □ 患儿　□ 疾病　□ 医疗 □ 护理　□ 保障　□ 管理
护士签名		白班　　小夜班　　大夜班	白班　　小夜班　　大夜班
医师签名			

男性尿道下裂行阴茎伸直术和尿道成形术临床路径

一、男性尿道下裂行阴茎伸直术和尿道成形术临床路径标准住院流程

（一）适用对象

第一诊断为男性尿道下裂（ICD-10：Q54）行阴茎伸直术和尿道成形术（ICD-9-CM-3：64.4301/58.4907）的患儿。

（二）诊断依据

根据《临床诊疗指南——小儿外科学分册》（中华医学会编著，人民卫生出版社），《临床技术操作规范——小儿外科学分册》（中华医学会编著，人民军医出版社）。

行典型的男性尿道下裂外观：尿道口位置异常、包皮分布于背侧，阴茎下弯。

（三）治疗方案的选择

根据《临床诊疗指南——小儿外科学分册》（中华医学会编著，人民卫生出版社），《临床技术操作规范——小儿外科学分册》（中华医学会编著，人民军医出版社），行阴茎伸直术和

尿道成形术。

(四)标准住院日为 8 天

(五)进入路径标准

1. 第一诊断必须符合男性尿道下裂(ICD-10：Q54)行阴茎伸直术和尿道成形术(ICD-9-CM-3：64.4301/58.4907)的患儿。

2. 无须使用游离移植物的男性尿道下裂患儿,可以进入路径。

3. 已排除隐睾、性别畸形以及不同时治疗其他畸形,可进行Ⅰ期手术矫治的患儿,进入路径。

4. 当患儿同时具有其他疾病诊断,但在住院期间不需要特殊处理也不影响第一诊断的临床路径实施时,可以进入路径。

(六)术前准备为 2 天

1. 术前评估　术前 24 小时内完成术前病情评估,完成必要的检查,做出术前小结、术前讨论。

(1)必须检查的项目

①实验室检查:血常规、尿常规、肝功能、肾功能、电解质、凝血功能、感染性疾病筛查。

②心电图、X 线胸片(正位)检查。

(2)根据病情选择的项目

①C 反应蛋白。

②泌尿系统超声。

③超声心动图(心电图异常者)。

④静脉肾盂造影。

(3)营养评估:根据《解放军总医院新入院患儿营养风险筛查表(NRS-2002)》为新入院患儿进行营养评估,评分≥3 分者给予处置,必要时申请营养科医师会诊。

(4)心理评估:根据新入院患儿情况申请心理科医师会诊。

(5)疼痛评估:根据《VAS 评分》实施疼痛评估,评分＞7 分者给予处置,必要时请疼痛科医师会诊。

(6)康复评估:根据《入院患儿康复筛查和评估表》,在新入院患儿入院后 24 小时内进行康复筛查和评估。任何一项结果为"是",则申请康复科医师会诊。

2. 术前准备

(1)术前谈话:术者应在术前 1 天与患儿及其亲属谈话,告知手术方案、相关风险、用血计划、术后转归、手术费用和患儿及亲属权益,并履行书面知情同意手续。告知高值耗材的使用及费用。

(2)通知手术室准备手术间、手术药品、手术物品及特殊耗材。

(3)护士做心理护理,交代注意事项:防褥疮、防跌倒等,并进行术后康复宣教。

(4)手术部位标识:术者、第一助手或经治医师在术前 1 天应对手术部位做体表标识,急诊手术由接诊医师或会诊外科医师标记,标记过程应有责任护士、患儿及其亲属共同参与,并记入手术安排表。

(5)术前 1 日麻醉医师访视:制订麻醉计划、完成评估、确定麻醉方式,并记入《麻醉术前访视记录》,告知患儿及其家属麻醉适应证、麻醉目的、麻醉风险、可能出现的情况及其处理原则、替代方案等,签署《麻醉知情同意书》并归入病历。

(七)预防性抗菌药物选择与使用时机

抗菌药物使用:按照《抗菌药物临床应用指导原则(2015 年版)》执行,并结合患儿的病情决定抗菌药物的选择与使用时间。

(八)手术日为住院第 3 天

1. 麻醉方式 全身麻醉或椎管内麻醉。

2. 手术方式 阴茎伸直术和尿道成形术。

3. 术中用药 麻醉常规用药。

4. 输血 通常无须输血。

(九)术后住院恢复 5 天

1. 术后需要复查的项目 根据患儿病情决定。

2. 术后用药 抗菌药物使用按照《抗菌药物临床应用指导原则(2015 年版)》执行,并结合患儿的病情决定抗菌药物的选择与使用时间。

(十)出院标准

1. 患儿一般情况良好。

2. 没有需要住院处理的并发症。

(十一)变异及原因分析

1. 住院治疗期间,发现染色体异常,合并两性畸形患儿,进入其他路径。

2. 围术期并发症等造成住院日延长和费用增加。

3. 术后有尿道瘘等并发症,进入其他路径。

二、男性尿道下裂行阴茎伸直术和尿道成形术临床路径表单

适用对象	第一诊断为男性尿道下裂(ICD-10:Q54)行阴茎伸直术和尿道成形术(ICD-9-CM-3:64.4301/58.4907)的患儿		
患儿基本信息	姓名:____ 性别:____ 年龄:____ 门诊号:____ 住院号:_____ 过敏史:_____ 住院日期:____年____月____日 出院日期:____年____月____日		标准住院日:8 天
时间		住院第 1 天	住院第 2 天(术前日)	住院第 3 天(手术日)
主要诊疗工作	制度落实	□ 入院 2 小时内经治医师或值班医师完成接诊 □ 入院后 24 小时内主管医师完成检诊 □ 专科会诊(必要时)	□ 经治医师查房(早、晚各 1 次) □ 主诊医师查房 □ 完成术前准备 □ 组织术前讨论 □ 手术部位标识	□ 手术安全核查
	病情评估	□ 经治医师询问病史及体格检查 □ 营养评估 □ 心理评估		

（续　表）

主要诊疗工作	病历书写	□ 入院 8 小时内完成首次病程记录 □ 入院 24 小时内完成入院记录	□ 完成主诊医师查房记录 □ 完成术前讨论、术前小结	□ 术者或第一助手术后 24 小时内完成手术记录（术者签字） □ 术后即刻完成术后首次病程记录
	知情同意	□ 病情告知 □ 患儿及其家属签署授权委托书 □ 患儿或其家属在入院记录单上签字	□ 术者术前谈话，告知患儿及其家属病情和围术期注意事项，签署《手术知情同意书》《授权委托书》《自费用品协议书》（必要时）、《军人目录外耗材审批单》（必要时）、《输血同意书》等	□ 告知患儿及其家属手术过程概况及术后注意事项
	手术治疗		□ 预约手术	□ 实施手术（手术安全核查记录、手术清点记录）
	其他	□ 及时通知上级医师检诊 □ 经治医师检查、整理病历资料	□ 核对患儿诊疗费用	□ 术后病情交接 □ 观察手术切口及周围情况
重点医嘱	长期医嘱 护理医嘱	□ 按小儿外科护理常规 □ 一级护理或二级护理	□ 按小儿外科护理常规 □ 一级护理或二级护理	□ 按小儿外科术后护理常规 □ 一级护理
	长期医嘱 处置医嘱			□ 持续心电、血压、呼吸、血氧饱和度监测 □ 留置导尿管并记录尿量 □ 留置切口引流管并记录引流量 □ 持续低流量吸氧
	长期医嘱 膳食医嘱	□ 普食	□ 禁食、水（夜间 24 时以后）	
	长期医嘱 药物医嘱	□ 自带药（必要时）		□ 镇痛 □ 消肿 □ 镇吐、保胃 □ 抗生素
	临时医嘱 检查检验	□ 血常规（含 C 反应蛋白＋IL-6） □ 尿常规 □ 粪常规 □ 凝血四项 □ 血清术前八项 □ 红细胞沉降率 □ 血型 □ 胸部正位 X 线片 □ 心电图检查（多导心电图） □ 超声心动图（必要时）		

（续 表）

重点医嘱	临时医嘱	药物医嘱		□ 抗生素（视病情）	
		手术医嘱		□ 常规准备明日在全身麻醉下行阴茎伸直术＋尿道成形术	
		处置医嘱	□ 静脉抽血	□ 备血 □ 备皮（>30cm²）	□ 输血（视病情） □ 补液（视病情） □ 拔除导尿管（必要时）
主要护理工作		健康宣教	□ 入院宣教（住院环境、规章制度） □ 进行护理安全指导 □ 进行等级护理、活动范围指导 □ 进行饮食指导 □ 进行关于疾病知识的宣教 □ 检查、检验项目的目的和意义	□ 术前宣教	□ 术后宣教 □ 术后心理疏导 □ 指导术后注意事项
		护理处置	□ 患儿身份核对 □ 佩戴腕带 □ 建立入院病历，通知医师 □ 入院介绍：介绍责任护士，病区环境、设施、规章制度、基础护理服务项目 □ 询问病史，填写护理记录单首页 □ 观察病情 □ 测量基本生命体征 □ 抽血、留取标本 □ 心理护理与生活护理 □ 根据评估结果采取相应的护理措施 □ 通知检查项目及检查注意事项	□ 术前患儿准备（手术前沐浴、更衣、备皮） □ 检查术前物品准备 □ 指导患儿准备手术后所需用品，贵重物品交由家属保管 □ 指导患儿进行肠道准备并检查准备效果 □ 测量基本生命体征 □ 备血、皮试	□ 晨起测量生命体征并记录 □ 确认无感冒症状 □ 与手术室护士交接病历、影像资料、术中带药等 □ 术前补液（必要时） □ 嘱患儿入手术室前排空膀胱 □ 与手术室护士交接 □ 术后测量生命体征 □ 术后心电监护 □ 各类管道护理 □ 术后心理护理与生活护理
		风险评估	□ 一般评估：生命体征、神志、皮肤、药物过敏史等 □ 专科评估：生活自理能力、足背动脉搏动、皮肤温度、指端末梢感觉情况 □ 风险评估：评估有无跌倒、坠床、褥疮风险 □ 心理评估 □ 营养评估	□ 评估患儿心理状态	□ 评估意识情况 □ 评估伤口疼痛情况 □ 评估术侧足背动脉、肢体皮肤颜色、温度变化，肢体感觉运动情况，并采取相应的护理措施 □ 风险评估：评估有无跌倒、坠床、褥疮、导管滑脱、液体外渗的风险

（续　表）

主要护理工作	专科护理	□ 向患儿介绍科室环境 □ 介绍经治医师、主管医师及主诊医师的情况	□ 指导患儿掌握床上翻身的方法 □ 指导患儿掌握床上排尿、排便的方法	□ 与手术室护士共同评估皮肤、伤口敷料、输液及引流情况
	饮食指导	□ 根据医嘱通知配餐员准备膳食 □ 协助进餐	通知患儿夜间 24 时以后禁食、水	□ 禁食、水,患儿口干时协助其湿润口唇 □ 患儿排气后,指导其间断、少量饮用温开水
	活动体位	□ 根据护理等级指导活动		□ 根据手术及麻醉方式,安置患儿取合适体位 □ 指导患儿掌握床上翻身的方法
	洗浴要求	□ 协助患儿洗澡、更换病号服	□ 协助患儿晨晚间护理	
病情变异记录		□ 无　　□ 有,原因: □ 患儿　□ 疾病　□ 医疗 □ 护理　□ 保障　□ 管理	□ 无　　□ 有,原因: □ 患儿　□ 疾病　□ 医疗 □ 护理　□ 保障　□ 管理	□ 无　　□ 有,原因: □ 患儿　□ 疾病　□ 医疗 □ 护理　□ 保障　□ 管理
护士签名		白班　小夜班　大夜班	白班　小夜班　大夜班	白班　小夜班　大夜班
医师签名				
时间		住院第 4 天(术后第 1 天)	住院第 5 天(术后第 2 天)	住院第 6 天(术后第 3 天)
主要诊疗工作	制度落实	□ 手术医师查房 □ 专科会诊(必要时)		□ 主诊医师查房
	病情评估			
	病历书写	□ 术后首日病程记录	□ 术后第 2 天病程记录	□ 术后第 3 天病程记录
	知情同意			
	手术治疗			
	其他	□ 根据引流量拔除引流管 □ 观察伤口情况,是否存在渗出、红肿等情况 □ 观察体温、血压等 □ 复查血常规、C 反应蛋白、IL-6、红细胞沉降率、生化检验项目	□ 观察伤口情况,是否存在渗出、红肿等情况 □ 根据患儿情况,如贫血严重及时输血,低蛋白血症、低钾血症及时补充蛋白、补钾	□ 观察伤口情况,是否存在渗出、红肿等情况 □ 复查血常规、C 反应蛋白、IL-6、红细胞沉降率、生化检验项目(如贫血严重及时输血,低蛋白血症、低钾血症及时补充蛋白、补钾)

（续 表）

重点医嘱	长期医嘱	护理医嘱	□ 按小儿外科术后护理常规 □ 一级护理	□ 按小儿外科术后护理常规 □ 一级护理	
		处置医嘱	□ 抬高患肢 □ 更换切口引流袋并记录引流量		
		膳食医嘱	□ 饮食医嘱（普食/半流食/流食/低盐、低脂饮食）		
		药物医嘱	□ 抗生素	□ 抗生素	□ 抗生素
	临时医嘱	检查检验	□ 复查血常规、C反应蛋白、IL-6、红细胞沉降率、生化检验项目		□ 复查血常规、C反应蛋白、IL-6、红细胞沉降率、生化检验项目
		药物医嘱	□ 镇吐 □ 补钾（必要时） □ 补白蛋白（必要时） □ 输血（必要时）	□ 镇痛（必要时） □ 补钾（必要时） □ 补白蛋白（必要时） □ 输血（必要时）	□ 镇痛（必要时） □ 补钾（必要时） □ 补白蛋白（必要时） □ 输血（必要时）
		手术医嘱			
		处置医嘱	□ 大换药（必要时） □ 拔除切口引流（必要时） □ 拔除导尿管（必要时）	□ 大换药（必要时）	□ 大换药（必要时） □ 功能锻炼
主要护理工作		健康宣教	□ 告知患儿护理风险 □ 进行褥疮预防知识宣教	□ 褥疮预防知识宣教 □ 跌倒预防知识宣教	
		护理处置	□ 按一级护理要求完成基础护理项目 □ 监测生命体征 □ 留取标本 □ 观察伤口疼痛情况，检测镇痛泵运转情况 □ 观察静脉输液情况 □ 观察留置尿管引流情况 □ 妥善固定各类管道 □ 观察伤口引流情况，并记录引流液的量及性状 □ 观察伤口敷料，有渗出时及时报告医师处理 □ 术后心理护理与生活护理	□ 按护理等级完成基础护理项目 □ 监测生命体征 □ 观察伤口疼痛情况，检测镇痛泵运转情况 □ 观察静脉输液情况 □ 妥善固定各类管道 □ 观察伤口敷料，有渗出时及时报告医师处理并观察患儿情况 □ 提供基础护理服务 □ 术后心理护理与生活护理	□ 按护理等级完成基础护理项目 □ 根据排便情况采取通便措施 □ 留取标本 □ 观察伤口敷料，有渗出时及时报告医师处理 □ 观察静脉输液情况，停用镇痛泵 □ 术后心理护理与生活护理
		护理评估	□ 评估患肢感觉、运动情况，有异常时立即报告医师处理 □ 评估褥疮风险	□ 评估患肢感觉、运动情况，有异常时立即报告医师处理 □ 评估跌倒风险 □ 评估褥疮风险	□ 评估褥疮风险

(续 表)

主要护理工作	专科护理	□ 指导患儿术后体位摆放及功能锻炼 □ 指导患儿正确使用抗血栓压力带 □ 指导患儿进行自主排尿训练 □ 指导患儿进行床上翻身训练 □ 进行防褥疮护理	□ 指导患儿术后体位摆放及功能锻炼 □ 指导患儿进行自主排尿训练 □ 指导患儿进行床上翻身训练 □ 防褥疮护理	□ 防褥疮护理 □ 防跌倒护理
	饮食指导	□ 根据医嘱通知配餐员准备膳食 □ 协助进餐	□ 协助进餐	□ 协助进餐
	活动体位			
病情变异记录		□ 无　　□ 有,原因: □ 患儿　□ 疾病　□ 医疗 □ 护理　□ 保障　□ 管理	□ 无　　□ 有,原因: □ 患儿　□ 疾病　□ 医疗 □ 护理　□ 保障　□ 管理	□ 无　　□ 有,原因: □ 患儿　□ 疾病　□ 医疗 □ 护理　□ 保障　□ 管理

护士签名	白班	小夜班	大夜班	白班	小夜班	大夜班	白班	小夜班	大夜班
医师签名									

时间		住院第7天(术后第4天)	住院第8天(出院日)
主要诊疗工作	制度落实	□ 上级医师查房(主管医师查房,每日1次) □ 专科会诊(必要时)	□ 上级医师查房(主管医师、主诊医师查房)进行手术及伤口评估,确定有无手术并发症和伤口愈合不良情况,明确是否出院
	病情评估		
	病历书写	□ 出院前一天有上级医师指示出院的病程记录	□ 出院后24小时内完成出院记录 □ 出院后24小时内完成病案首页 □ 开具出院介绍信 □ 开具诊断证明书
	知情同意		□ 向患儿交代出院后的注意事项(复诊的时间、地点,发生紧急情况时的处理等)
	手术治疗		
	其他	□ 观察伤口情况,是否存在渗出、红肿等情况 □ 根据患儿情况,如贫血严重及时输血,低蛋白血症、低钾血症及时补充蛋白、补钾	□ 复查血常规、C反应蛋白、IL-6、红细胞沉降率、生化检验项目 □ 出院带药 □ 嘱患儿拆线、换药(根据出院时间决定) □ 门诊复查 □ 如有不适,随时来诊

重点医嘱	长期医嘱	护理医嘱		
		处置医嘱		
		膳食医嘱		
		药物医嘱	□ 抗生素	
	临时医嘱	检查检验		□ 复查血常规、C 反应蛋白、IL-6、红细胞沉降率、生化检验项目
		药物医嘱	□ 镇痛(必要时) □ 补钾(必要时) □ 补白蛋白(必要时) □ 输血(必要时)	
		手术医嘱		
		处置医嘱	□ 大换药(必要时)	□ 大换药 □ 出院
主要护理工作		健康宣教		□ 告知患儿必须在他人的协助下方可下床活动
		护理处置	□ 按护理等级完成基础护理项目 □ 根据排便情况采取通便措施 □ 观察伤口敷料,有渗出时及时报告医师处理 □ 术后心理护理与生活护理	□ 按护理等级完成基础护理项目 □ 观察伤口敷料,有渗出时及时报告医师处理 □ 观察患儿情况 □ 协助患儿家属办理出院手续 □ 指导并监督患儿活动 □ 整理床单位
		风险评估	□ 评估跌倒风险 □ 评估褥疮风险	□ 评估患儿生命体征,有异常时立即报告医师处理 □ 评估跌倒风险 □ 评估褥疮风险
		专科护理	□ 指导患儿术后如何在门诊复查 □ 防褥疮护理 □ 防跌倒护理	□ 告知患儿出院后注意事项并附书面出院指导 1 份
		饮食指导		
		活动体位		
病情变异记录			□ 无　　□ 有,原因: □ 患儿　□ 疾病　□ 医疗 □ 护理　□ 保障　□ 管理	□ 无　　□ 有,原因: □ 患儿　□ 疾病　□ 医疗 □ 护理　□ 保障　□ 管理
护士签名		白班	小夜班	大夜班
医师签名				

包茎行包皮环切术临床路径

一、包茎行包皮环切术临床路径标准住院流程

(一)适用对象

第一诊断为包茎(ICD-10:N47 02),行包皮环切术(ICD-9-CM-3:64.0 01)的患儿。

(二)诊断依据

根据《临床诊疗指南——小儿外科学分册》(中华医学会编著,人民卫生出版社,2008 年),《临床技术操作规范——小儿外科学分册》(中华医学会编著,人民军医出版社)。

典型的包茎外观:包皮长于尿道外口,有狭窄环,有粘连,上翻时龟头不能外露。

(三)治疗方案的选择

根据《临床诊疗指南——小儿外科学分册》(中华医学会编著,人民卫生出版社,2008 年)和《临床技术操作规范——小儿外科学分册》(中华医学会编著,人民军医出版社),行包皮环切术。

(四)标准住院日为 8 天

(五)进入路径标准

1. 第一诊断必须符合包茎(ICD-10:N47 02)行包皮环切术(ICD-9-CM-3:64.0 01)。

2. 不伴有其他疾病,并且术前检查正常的病例,可以进入路径。

3. 当患儿同时具有其他疾病诊断,但在住院期间不需要特殊处理也不影响第一诊断的临床路径实施时,可以进入路径。

(六)术前准备 2 天

1. 术前评估 术前 24 小时内完成术前病情评估,完成必要的检查,做出术前小结、术前讨论。

(1)必须检查的项目

①实验室检查:血常规、尿常规、肝功能、肾功能、电解质、凝血功能、感染性疾病筛查。

②心电图、X 线胸片(正位)检查。

③超声检查。

(2)根据病情选择的项目

①C 反应蛋白。

②心肌酶。

③超声心动图(心电图异常者)。

(3)营养评估:根据《解放军总医院新入院患儿营养风险筛查表(NRS-2002)》为新入院患儿进行营养评估,评分>3 分者给予处置,必要时请营养科医师会诊。

(4)心理评估:根据新入院患儿情况申请心理科医师会诊。

(5)疼痛评估:由医师对于病情危重患儿或术前 24 小时、麻醉前的患儿根据视觉模拟评分法(visual analogue scale,VAS)实施疼痛评估,评估结果及应用的特殊镇痛药物应当告知患儿或其病情委托人,疼痛评估的结果应当记录在住院病历表格中。评分>7 分、常规镇痛处理效果欠佳、顽固性疼痛的患儿,应当及时请疼痛科医师会诊。

（6）康复评估：根据《入院患儿康复筛查和评估表》，在新入院患儿入院后 24 小时内进行康复筛查和评估。任何一项结果为"是"，则申请康复科医师会诊。

2. 术前准备

（1）术前谈话：术者应在术前 1 天与患儿及其亲属谈话，告知手术方案、相关风险、用血计划、术后转归、手术费用和患儿及亲属权益，并履行书面知情同意手续。告知高值耗材的使用及费用。

（2）通知手术室准备手术间、手术药品、手术物品及特殊耗材。

（3）护士做心理护理，交代注意事项：防褥疮、防跌倒等，并进行术后康复宣教。

（4）手术部位标识：术者、第一助手或经治医师在术前 1 天应对手术部位做体表标识，急诊手术由接诊医师或会诊外科医师标记，标记过程应有责任护士、患儿及其亲属共同参与，并记入手术安排表。

（5）术前 1 日麻醉医师访视：制订麻醉计划、完成评估、确定麻醉方式，并记入《麻醉术前访视记录》，告知患儿及其家属麻醉适应证、麻醉目的、麻醉风险、可能出现的情况及其处理原则、替代方案等，签署《麻醉知情同意书》并归入病历。

（七）预防性抗菌药物选择与使用时机

1. 抗菌药物　预防性抗生素选择第二代头孢类抗生素、第三代头孢类抗生素。

2. 使用时机　手术当日、术后预防性使用 3～5 天。

（八）手术日为住院第 3 天

1. 麻醉方式　全身麻醉或椎管内麻醉。

2. 手术方式　包皮环切术。

3. 术中用药　麻醉常规用药。

4. 输血　通常无须输血。若肾动、静脉损伤伴有大出血时需要输血。

（九）术后住院恢复 5 天

1. 术后需要复查的项目　根据患儿病情决定。

2. 术后用药　抗菌药物使用按照《抗菌药物临床应用指导原则（2015 年版）》执行，并结合患儿的病情决定抗菌药物的选择与使用时间。

（十）出院标准

1. 患儿一般情况良好。

2. 没有需要住院处理的并发症。

（十一）变异及原因分析

1. 住院治疗期间，发现合并其他疾病，进入其他路径。

2. 围术期并发症等造成住院日延长和费用增加。

3. 术后有局部肿胀、血肿或复发等并发症，进入其他路径。

二、包茎行包皮环切术临床路径表单

适用对象	第一诊断为包茎(ICD-10:N47 02)行包皮环切术(ICD-9-CM-3:64.0 01)的患儿		
患儿基本信息	姓名:____ 性别:____ 年龄:____ 门诊号:____ 住院号:_____ 过敏史:_____ 住院日期:____年____月____日 出院日期:____年____月____日		标准住院日:8 天

时间		入院第 1 天	住院第 2 天(术前日)	住院第 3 天(手术日)
主要诊疗工作	制度落实	□ 入院 2 小时内经治医师或值班医师完成接诊 □ 入院后 24 小时内主管医师完成检诊 □ 专科会诊(必要时)	□ 经治医师查房(早、晚各 1 次) □ 主诊医师查房 □ 完成术前准备 □ 组织术前讨论 □ 手术部位标识	□ 手术安全核查
	病情评估	□ 经治医师询问病史及体格检查 □ 营养评估 □ 心理评估		
	病历书写	□ 入院 8 小时内完成首次病程记录 □ 入院 24 小时内完成入院记录	□ 完成主诊医师查房记录 □ 完成术前讨论、术前小结	□ 术者或第一助手术后 24 小时内完成手术记录(术者签字) □ 术后即刻完成术后首次病程记录
	知情同意	□ 病情告知 □ 患儿及其家属签署授权委托书 □ 患儿或其家属在入院记录单上签字	□ 术者术前谈话,告知患儿及其家属病情和围术期注意事项,签署《手术知情同意书》《授权委托书》《自费用品协议书》(必要时)、《军人目录外耗材审批单》(必要时)、《输血同意书》等	□ 告知患儿及其家属手术过程概况及术后注意事项
	手术治疗		□ 预约手术	□ 实施手术(手术安全核查记录、手术清点记录)
	其他	□ 及时通知上级医师检诊 □ 经治医师检查、整理病历资料	□ 核对患儿诊疗费用	□ 术后病情交接 □ 观察手术切口及周围情况

（续 表）

重点医嘱	长期医嘱	护理医嘱	□ 按小儿外科护理常规 □ 一级护理或二级护理	□ 按小儿外科护理常规 □ 一级护理或二级护理	□ 按小儿外科术后护理常规 □ 一级护理
		处置医嘱			□ 持续心电、血压、呼吸、血氧饱和度监测 □ 留置导尿管并记录尿量（必要时） □ 持续低流量吸氧
		膳食医嘱	□ 普食	□ 禁食、水（夜间 24 时以后）	
		药物医嘱	□ 自带药（必要时）		□ 镇痛 □ 消肿 □ 镇吐、保胃 □ 抗生素
	临时医嘱	检查检验	□ 血常规（含 C 反应蛋白＋IL-6） □ 尿常规 □ 粪常规 □ 凝血四项 □ 血清术前八项 □ 红细胞沉降率 □ 血型 □ 胸部正位 X 线片 □ 心电图检查（多导心电图） □ 超声心动图（必要时）		
		药物医嘱		□ 抗生素（视病情）	
		手术医嘱		□ 常规准备明日在全身麻醉下行包皮环切术	
		处置医嘱	□ 静脉抽血	□ 备血 □ 备皮（＞30cm²）	□ 输血（视病情） □ 补液（视病情） □ 拔除导尿管（必要时）
主要护理工作		健康宣教	□ 入院宣教（住院环境、规章制度） □ 进行护理安全指导 □ 进行等级护理、活动范围指导 □ 进行饮食指导 □ 进行关于疾病知识的宣教 □ 检查、检验项目的目的和意义	□ 术前宣教	□ 术后宣教 □ 术后心理疏导 □ 指导术后注意事项

（续　表）

主要护理工作	护理处置	□ 患儿身份核对 □ 佩戴腕带 □ 建立入院病历，通知医师 □ 入院介绍：介绍责任护士，病区环境、设施、规章制度、基础护理服务项目 □ 询问病史，填写护理记录单首页 □ 观察病情 □ 测量基本生命体征 □ 抽血、留取标本 □ 心理护理与生活护理 □ 根据评估结果采取相应的护理措施 □ 通知检查项目及检查注意事项	□ 术前患儿准备（手术前沐浴、更衣、备皮） □ 检查术前物品准备 □ 指导患儿准备手术后所需用品，贵重物品交由家属保管 □ 指导患儿进行肠道准备并检查准备效果 □ 测量基本生命体征 □ 备血、皮试	□ 晨起测量生命体征并记录 □ 确认无感冒症状 □ 与手术室护士交接病历、影像资料、术中带药等 □ 术前补液（必要时） □ 嘱患儿入手术室前排空膀胱 □ 与手术室护士交接 □ 术后测量生命体征 □ 术后心电监护 □ 各类管道护理 □ 术后心理护理与生活护理
	风险评估	□ 一般评估：生命体征、神志、皮肤、药物过敏史等 □ 专科评估：生活自理能力、足背动脉搏动、皮肤温度、指端末梢感觉情况 □ 风险评估：评估有无跌倒、坠床、褥疮风险 □ 心理评估 □ 营养评估	□ 评估患儿心理状态	□ 评估意识情况 □ 评估伤口疼痛情况 □ 评估术侧足背动脉、肢体皮肤颜色、温度变化及肢体感觉运动情况，并采取相应的护理措施 □ 风险评估：评估有无跌倒、坠床、褥疮、导管滑脱、液体外渗的风险
	专科护理	□ 向患儿介绍科室环境 □ 介绍经治医师、主管医师及主诊医师的情况	□ 指导患儿掌握床上翻身的方法 □ 指导患儿掌握床上排尿、排便的方法	□ 与手术室护士共同评估皮肤、伤口敷料、输液及引流情况
	饮食指导	□ 根据医嘱通知配餐员准备膳食 □ 协助进餐	□ 通知患儿夜间24时后禁食、水	□ 禁食、水，患儿口干时协助其湿润口唇 □ 患儿排气后指导其间断、少量饮用温开水
	活动体位	□ 根据护理等级指导活动		□ 根据手术及麻醉方式，安置患儿取合适体位 □ 指导患儿掌握床上翻身的方法
	洗浴要求	□ 协助患儿洗澡、更换病号服	□ 协助患儿晨晚间护理	
病情变异记录		□ 无　　□ 有，原因： □ 患儿　□ 疾病　□ 医疗 □ 护理　□ 保障　□ 管理	□ 无　　□ 有，原因： □ 患儿　□ 疾病　□ 医疗 □ 护理　□ 保障　□ 管理	□ 无　　□ 有，原因： □ 患儿　□ 疾病　□ 医疗 □ 护理　□ 保障　□ 管理
护士签名		白班　小夜班　大夜班	白班　小夜班　大夜班	白班　小夜班　大夜班

		住院第4天（术后第1天）	住院第5天（术后第2天）	住院第6天（术后第3天）
医师签名				
时间		住院第4天（术后第1天）	住院第5天（术后第2天）	住院第6天（术后第3天）
主要诊疗工作	制度落实	□ 手术医师查房 □ 专科会诊（必要时）		□ 主诊医师查房
	病情评估			
	病历书写	□ 术后首日病程记录	□ 术后第2天病程记录	□ 术后第3天病程记录
	知情同意			
	手术治疗			
	其他	□ 根据引流量拔除引流管 □ 观察伤口情况，是否存在渗出、红肿等情况 □ 观察体温、血压等 □ 复查血常规、C反应蛋白、IL-6、红细胞沉降率、生化检验项目	□ 观察伤口情况，是否存在渗出、红肿等情况 □ 根据患儿情况，如贫血严重及时输血，低蛋白血症、低钾血症及时补充蛋白、补钾	□ 观察伤口情况，是否存在渗出、红肿等情况 □ 复查血常规、C反应蛋白、IL-6、红细胞沉降率、生化检验项目（如贫血严重及时输血，低蛋白血症、低钾血症及时补充蛋白、补钾）
重点医嘱	长期医嘱 护理医嘱	□ 按小儿外科术后护理常规 □ 一级护理	□ 按小儿外科术后护理常规 □ 一级护理	
	长期医嘱 处置医嘱	□ 抬高患肢 □ 更换切口引流袋并记录引流量		
	长期医嘱 膳食医嘱	□ 饮食医嘱（普食/半流食/流食/低盐低脂饮食）		
	长期医嘱 药物医嘱	□ 抗生素	□ 抗生素	□ 抗生素
	临时医嘱 检查检验	□ 复查血常规、C反应蛋白、IL-6、红细胞沉降率、生化检验项目		□ 复查血常规、C反应蛋白、IL-6、红细胞沉降率、生化检验项目
	临时医嘱 药物医嘱	□ 镇吐 □ 补钾（必要时） □ 补白蛋白（必要时） □ 输血（必要时）	□ 镇痛（必要时） □ 补钾（必要时） □ 补白蛋白（必要时） □ 输血（必要时）	□ 镇痛（必要时） □ 补钾（必要时） □ 补白蛋白（必要时） □ 输血（必要时）
	临时医嘱 手术医嘱			
	临时医嘱 处置医嘱	□ 大换药（必要时） □ 拔除导尿管（必要时）	□ 大换药（必要时）	□ 大换药（必要时） □ 功能锻炼

（续　表）

主要护理工作	健康宣教	□ 告知患儿护理风险 □ 进行褥疮预防知识宣教	□ 褥疮预防知识宣教 □ 跌倒预防知识宣教	
	护理处置	□ 按一级护理要求完成基础护理项目 □ 监测生命体征 □ 留取标本 □ 观察伤口疼痛情况，检测镇痛泵运转情况 □ 观察静脉输液情况 □ 观察留置尿管引流情况 □ 妥善固定各类管道 □ 观察伤口引流情况，并记录引流液的量及性状 □ 观察伤口敷料，有渗出时及时报告医师处理 □ 术后心理护理与生活护理	□ 按护理等级完成基础护理项目 □ 监测生命体征 □ 观察伤口疼痛情况、检测镇痛泵运转情况 □ 观察静脉输液情况 □ 妥善固定各类管道 □ 观察伤口敷料，有渗出时及时报告医师处理并观察患儿情况 □ 提供基础护理服务 □ 术后心理护理与生活护理	□ 按护理等级完成基础护理项目 □ 根据排便情况采取通便措施 □ 留取标本 □ 观察伤口敷料，有渗出时及时报告医师处理 □ 观察静脉输液情况，停用镇痛泵 □ 术后心理护理与生活护理
	护理评估	□ 评估患肢感觉、运动情况，有异常时立即报告医师处理 □ 评估褥疮风险	□ 评估患肢感觉、运动情况，有异常时立即报告医师处理 □ 评估跌倒风险 □ 评估褥疮风险	□ 评估褥疮风险
	专科护理	□ 指导患儿术后体位摆放及功能锻炼 □ 指导患儿正确使用抗血栓压力带 □ 指导患儿进行自主排尿训练 □ 指导患儿进行床上翻身 □ 进行防褥疮护理	□ 指导患儿术后体位摆放及功能锻炼 □ 指导患儿进行自主排尿训练 □ 指导患儿进行床上翻身 □ 防褥疮护理	□ 防褥疮护理 □ 防跌倒护理
	饮食指导	□ 根据医嘱通知配餐员准备膳食 □ 协助进餐	□ 协助进餐	□ 协助进餐
	活动体位			
病情变异记录		□ 无　　□ 有，原因： □ 患儿　□ 疾病　□ 医疗 □ 护理　□ 保障　□ 管理	□ 无　　□ 有，原因： □ 患儿　□ 疾病　□ 医疗 □ 护理　□ 保障　□ 管理	□ 无　　□ 有，原因： □ 患儿　□ 疾病　□ 医疗 □ 护理　□ 保障　□ 管理

护士签名	白班	小夜班	大夜班	白班	小夜班	大夜班	白班	小夜班	大夜班

医师签名			

时间		住院第7天（术后第4天）	住院第8天（出院日）
主要诊疗工作	制度落实	□ 上级医师查房（主管医师查房，每日1次） □ 专科会诊（必要时）	□ 上级医师查房（主管医师、主诊医师查房）进行手术及伤口评估，确定有无手术并发症和伤口愈合不良情况，明确是否出院
	病情评估		
	病历书写	□ 出院前一天有上级医师指示出院的病程记录	□ 出院后24小时内完成出院记录 □ 出院后24小时内完成病案首页 □ 开具出院介绍信 □ 开具诊断证明书
	知情同意		□ 向患儿交代出院后的注意事项（复诊的时间、地点，发生紧急情况时的处理等）
	手术治疗		
	其他	□ 观察伤口情况，是否存在渗出、红肿等情况 □ 根据患儿情况，如贫血严重及时输血，低蛋白血症、低钾血症及时补充蛋白、补钾	□ 复查血常规、C反应蛋白、IL-6、红细胞沉降率、生化检验项目 □ 出院带药 □ 嘱患儿拆线、换药（根据出院时间决定） □ 门诊复查 □ 如有不适，随时来诊
重点医嘱	长期医嘱 护理医嘱		
	长期医嘱 处置医嘱		
	长期医嘱 膳食医嘱		
	长期医嘱 药物医嘱	□ 抗生素	
	临时医嘱 检查检验		□ 复查血常规、C反应蛋白、IL-6、红细胞沉降率、生化检验项目
	临时医嘱 药物医嘱	□ 镇痛（必要时） □ 补钾（必要时） □ 补白蛋白（必要时） □ 输血（必要时）	
	临时医嘱 手术医嘱		
	临时医嘱 处置医嘱	□ 大换药（必要时）	□ 大换药 □ 出院

（续　表）

主要护理工作	健康宣教		□ 告知患儿必须在他人的协助下方可下床活动
	护理处置	□ 按护理等级完成基础护理项目 □ 根据排便情况采取通便措施 □ 观察伤口敷料,有渗出时及时报告医师处理 □ 术后心理护理与生活护理	□ 按护理等级完成基础护理项目 □ 观察伤口敷料,有渗出时及时报告医师处理 □ 观察患儿情况 □ 协助患儿家属办理出院手续 □ 指导并监督患儿活动 □ 整理床单位
	风险评估	□ 评估跌倒风险 □ 评估褥疮风险	□ 评估患儿生命体征,有异常时立即报告医师处理 □ 评估跌倒风险 □ 评估褥疮风险
	专科护理	□ 指导患儿术后如何在门诊复查 □ 防褥疮护理 □ 防跌倒护理	□ 告知患儿出院后注意事项并附书面出院指导 1 份
	饮食指导		
	活动体位		
病情变异记录		□ 无　　□ 有,原因: □ 患儿　□ 疾病　□ 医疗 □ 护理　□ 保障　□ 管理	□ 无　　□ 有,原因: □ 患儿　□ 疾病　□ 医疗 □ 护理　□ 保障　□ 管理
护士签名		白班"　小夜班　大夜班	白班　小夜班　大夜班
医师签名			

包皮过长行包皮环切术临床路径

一、包皮过长行包皮环切术临床路径标准住院流程

(一)适用对象

第一诊断为包皮过长(ICD-10:N47　01),行包皮环切术(ICD-9-CM-3:64.0　01)的患儿。

(二)诊断依据

根据《临床诊疗指南——小儿外科学分册》(中华医学会编著,人民卫生出版社),《临床技术操作规范——小儿外科学分册》(中华医学会编著,人民军医出版社)。

典型的包皮过长外观:包皮长于尿道外口,上翻时龟头可以外露。

(三)治疗方案的选择

根据《临床诊疗指南——小儿外科学分册》(中华医学会编著,人民卫生出版社)和《临床技术操作规范——小儿外科学分册》(中华医学会编著,人民军医出版社),行包皮环切术。

（四）标准住院日为 **8** 天

（五）进入路径标准

1. 第一诊断必须符合包皮过长（ICD-10：N47　01）行包皮环切术（ICD-9-CM-3：64.0　01）。

2. 不伴有其他疾病，并且术前检查正常的病例，可以进入路径。

3. 当患儿同时具有其他疾病诊断，但在住院期间不需要特殊处理也不影响第一诊断的临床路径实施时，可以进入路径。

（六）术前准备 **2** 天

1. 术前评估　术前 24 小时内完成术前病情评估，完成必要的检查，做出术前小结、术前讨论。

（1）必须检查的项目

①实验室检查：血常规、尿常规、肝功能、肾功能、电解质、凝血功能、感染性疾病筛查。

②心电图、X 线胸片（正位）检查。

（2）根据病情选择的项目

①C 反应蛋白。

②心肌酶。

③超声心动图（心电图异常者）。

（3）营养评估：根据《解放军总医院新入院患儿营养风险筛查表（NRS-2002）》为新入院患儿进行营养评估，评分≥3 分者给予处置，必要时请营养科医师会诊。

（4）心理评估：根据新入院患儿情况申请心理科医师会诊。

（5）疼痛评估：根据《VAS 评分》实施疼痛评估，评分＞7 分者给予处置，必要时请疼痛科医师会诊。

（6）康复评估：根据《入院患儿康复筛查和评估表》，在新入院患儿入院后 24 小时内进行康复筛查和评估。任何一项结果为"是"，则申请康复科医师会诊。

2. 术前准备

（1）术前谈话：术者应在术前 1 天与患儿及其亲属谈话，告知手术方案、相关风险、用血计划、术后转归、手术费用和患儿及亲属权益，并履行书面知情同意手续。告知高值耗材的使用及费用。

（2）通知手术室准备手术间、手术药品、手术物品及特殊耗材。

（3）护士做心理护理，交代注意事项：防褥疮、防跌倒等，并进行术后康复宣教。

（4）手术部位标识：术者、第一助手或经治医师在术前 1 天应对手术部位做体表标识，急诊手术由接诊医师或会诊外科医师标记，标记过程应有责任护士、患儿及其亲属共同参与，并记入手术安排表。

（5）术前 1 日麻醉医师访视：制订麻醉计划、完成评估、确定麻醉方式，并记入《麻醉术前访视记录》，告知患儿及其家属麻醉适应证、麻醉目的、麻醉风险、可能出现的情况及其处理原则、替代方案等，签署《麻醉知情同意书》并归入病历。

（七）预防性抗菌药物选择与使用时机

抗菌药物使用　按照《抗菌药物临床应用指导原则（2015 年版）》执行，并结合患儿的病情决定抗菌药物的选择与使用时间。

（八）手术日为住院第 3 天

1. 麻醉方式　基础麻醉或全身麻醉或椎管内麻醉。
2. 手术方式　包皮环切术。
3. 术中用药　麻醉常规用药。
4. 输血　无须输血。

（九）术后住院恢复 5 天

1. 术后需要复查的项目　根据患儿病情决定。
2. 术后用药　抗菌药物使用按照《抗菌药物临床应用指导原则（2015 年版）》执行，并结合患儿的病情决定抗菌药物的选择与使用时间。

（十）出院标准

1. 患儿一般情况良好。
2. 没有需要住院处理的并发症。

（十一）变异及原因分析

1. 住院治疗期间，发现合并其他疾病，进入其他路径。
2. 围术期并发症等造成住院日延长和费用增加。
3. 术后有局部肿胀、血肿或复发等并发症，进入其他路径。

二、包皮过长行包皮环切术临床路径表单

适用对象	第一诊断为包皮过长（ICD-10：N47　01）行包皮环切术（ICD-9-CM-3：64.0　01）的患儿	
患儿基本信息	姓名：____　性别：____　年龄：____　门诊号：____ 住院号：_____　过敏史：_____ 住院日期：____年____月____日 出院日期：____年____月____日	标准住院日：8 天
时间		住院第 1 天	住院第 2 天（术前日）	住院第 3 天（手术日）
主要诊疗工作	制度落实	□ 入院 2 小时内经治医师或值班医师完成接诊 □ 入院后 24 小时内主管医师完成检诊 □ 专科会诊（必要时）	□ 经治医师查房（早、晚各 1 次） □ 主诊医师查房 □ 完成术前准备 □ 组织术前讨论 □ 手术部位标识	□ 手术安全核查
	病情评估	□ 经治医师询问病史及体格检查 □ 营养评估 □ 心理评估		
	病历书写	□ 入院 8 小时内完成首次病程记录 □ 入院 24 小时内完成入院记录	□ 完成主诊医师查房记录 □ 完成术前讨论、术前小结	□ 术者或第一助手术后 24 小时内完成手术记录（术者签字） □ 术后即刻完成术后首次病程记录

（续 表）

主要诊疗工作	知情同意	□ 病情告知 □ 患儿及其家属签署授权委托书 □ 患儿或其家属在入院记录单上签字	□ 术者术前谈话，告知患儿及其家属病情和围术期注意事项，签署《手术知情同意书》《授权委托书》《自费用品协议书》（必要时）、《军人目录外耗材审批单》（必要时）、《输血同意书》等	□ 告知患儿及其家属手术过程概况及术后注意事项
	手术治疗		□ 预约手术	□ 实施手术（手术安全核查记录、手术清点记录）
	其他	□ 及时通知上级医师检诊 □ 经治医师检查、整理病历资料	□ 核对患儿诊疗费用	□ 术后病情交接 □ 观察手术切口及周围情况
重点医嘱	长期医嘱	护理医嘱		
		□ 按小儿外科护理常规 □ 一级护理或二级护理	□ 按小儿外科护理常规 □ 一级护理或二级护理	□ 按小儿外科术后护理常规 □ 一级护理
		处置医嘱		
				□ 持续心电、血压、呼吸、血氧饱和度监测 □ 留置导尿管并记录尿量 □ 持续低流量吸氧
		膳食医嘱		
		□ 普食	□ 禁食、水（夜间24时以后）	
		药物医嘱		
		□ 自带药（必要时）		□ 镇痛 □ 消肿 □ 镇吐、保胃 □ 抗生素
	临时医嘱	检查检验		
		□ 血常规（含C反应蛋白＋IL-6） □ 尿常规 □ 粪常规 □ 凝血四项 □ 血清术前八项 □ 红细胞沉降率 □ 血型 □ 胸部正位X线片 □ 心电图检查（多导心电图） □ 超声心动图（必要时）		
		药物医嘱		
			□ 抗生素（视病情）	
		手术医嘱		
			□ 常规准备明日在全身麻醉下行包皮环切术	
		处置医嘱		
		□ 静脉抽血	□ 备血 □ 备皮（＞30cm²）	□ 输血（视病情） □ 补液（视病情） □ 拔除导尿管（必要时）

（续　表）

主要护理工作	健康宣教	□ 入院宣教（住院环境、规章制度） □ 进行护理安全指导 □ 进行等级护理、活动范围指导 □ 进行饮食指导 □ 进行关于疾病知识的宣教 □ 检查、检验项目的目的和意义	□ 术前宣教	□ 术后宣教 □ 术后心理疏导 □ 指导术后注意事项
	护理处置	□ 患儿身份核对 □ 佩戴腕带 □ 建立入院病历，通知医师 □ 入院介绍：介绍责任护士，病区环境、设施、规章制度、基础护理服务项目 □ 询问病史，填写护理记录单首页 □ 观察病情 □ 测量基本生命体征 □ 抽血、留取标本 □ 心理护理与生活护理 □ 根据评估结果采取相应的护理措施 □ 通知检查项目及检查注意事项	□ 术前患儿准备（手术前沐浴、更衣、备皮） □ 检查术前物品准备 □ 指导患儿准备手术后所需用品，贵重物品交由家属保管 □ 指导患儿进行肠道准备并检查准备效果 □ 测量基本生命体征 □ 备血、皮试	□ 晨起测量生命体征并记录 □ 确认无感冒症状 □ 与手术室护士交接病历、影像资料、术中带药等 □ 术前补液（必要时） □ 嘱患儿入手术室前排空膀胱 □ 与手术室护士交接 □ 术后测量生命体征 □ 术后心电监护 □ 各类管道护理 □ 术后心理护理与生活护理
	风险评估	□ 一般评估：生命体征、神志、皮肤、药物过敏史等 □ 专科评估：生活自理能力、足背动脉搏动、皮肤温度、指端末梢感觉情况 □ 风险评估：评估有无跌倒、坠床、褥疮风险 □ 心理评估 □ 营养评估	□ 评估患儿心理状态	□ 评估意识情况 □ 评估伤口疼痛情况 □ 评估术侧足背动脉、肢体皮肤颜色、温度变化及肢体感觉运动情况，并采取相应的护理措施 □ 风险评估：评估有无跌倒、坠床、褥疮、导管滑脱、液体外渗的风险
	专科护理	□ 向患儿介绍科室环境 □ 介绍经治医师、主管医师及主诊医师的情况	□ 指导患儿掌握床上翻身的方法 □ 指导患儿掌握床上排尿、排便的方法	□ 与手术室护士共同评估皮肤、伤口敷料、输液及引流情况

主要护理工作	饮食指导	☐ 根据医嘱通知配餐员准备膳食 ☐ 协助进餐	☐ 通知患儿夜间 24 时后禁食、水	☐ 禁食、水,患儿口干时协助其湿润口唇 ☐ 患儿排气后指导其间断、少量饮用温开水
	活动体位	☐ 根据护理等级指导活动		☐ 根据手术及麻醉方式,安置患儿取合适体位 ☐ 指导患儿掌握床上翻身的方法
	洗浴要求	☐ 协助患儿洗澡、更换病号服	☐ 协助患儿晨晚间护理	
病情变异记录		☐ 无　　☐ 有,原因: ☐ 患儿　☐ 疾病　☐ 医疗 ☐ 护理　☐ 保障　☐ 管理	☐ 无　　☐ 有,原因: ☐ 患儿　☐ 疾病　☐ 医疗 ☐ 护理　☐ 保障　☐ 管理	☐ 无　　☐ 有,原因: ☐ 患儿　☐ 疾病　☐ 医疗 ☐ 护理　☐ 保障　☐ 管理
护士签名		白班　｜小夜班｜大夜班	白班　｜小夜班｜大夜班	白班　｜小夜班｜大夜班
医师签名				
时间		住院第 4 天(术后第 1 天)	住院第 5 天(术后第 2 天)	住院第 6 天(术后第 3 天)
主要诊疗工作	制度落实	☐ 手术医师查房 ☐ 专科会诊(必要时)		☐ 主诊医师查房
	病情评估			
	病历书写	☐ 术后首日病程记录	☐ 术后第 2 天病程记录	☐ 术后第 3 天病程记录
	知情同意			
	手术治疗			
	其他	☐ 根据引流量拔除引流管 ☐ 观察伤口情况,是否存在渗出、红肿等情况 ☐ 观察体温、血压等 ☐ 复查血常规、C 反应蛋白、IL-6、红细胞沉降率、生化检验项目	☐ 观察伤口情况,是否存在渗出、红肿等情况 ☐ 根据患儿情况,如贫血严重及时输血,低蛋白血症、低钾血症及时补充蛋白、补钾	☐ 观察伤口情况,是否存在渗出、红肿等情况 ☐ 复查血常规、C 反应蛋白、IL-6、红细胞沉降率、生化检验项目(如贫血严重及时输血,低蛋白血症、低钾血症及时补充蛋白、补钾)

重点医嘱	长期医嘱	护理医嘱	□ 按小儿外科术后护理常规 □ 一级护理	□ 按小儿外科术后护理常规 □ 一级护理	
		处置医嘱	□ 抬高患肢 □ 更换切口引流袋并记录引流量		
		膳食医嘱	□ 饮食医嘱（普食/半流食/流食/低盐低脂饮食）		
		药物医嘱	□ 抗生素	□ 抗生素	□ 抗生素
	临时医嘱	检查检验	□ 复查血常规、C反应蛋白、IL-6、红细胞沉降率、生化检验项目		□ 复查血常规、C反应蛋白、IL-6、红细胞沉降率、生化检验项目
		药物医嘱	□ 镇吐 □ 补钾（必要时） □ 补白蛋白（必要时） □ 输血（必要时）	□ 镇痛（必要时） □ 补钾（必要时） □ 补白蛋白（必要时） □ 输血（必要时）	□ 镇痛（必要时） □ 补钾（必要时） □ 补白蛋白（必要时） □ 输血（必要时）
		手术医嘱			
		处置医嘱	□ 大换药（必要时） □ 拔除导尿管（必要时）	□ 大换药（必要时）	□ 大换药（必要时） □ 功能锻炼
主要护理工作	健康宣教		□ 告知患儿护理风险 □ 进行褥疮预防知识宣教	□ 褥疮预防知识宣教 □ 跌倒预防知识宣教	
	护理处置		□ 按一级护理要求完成基础护理项目 □ 监测生命体征 □ 留取标本 □ 观察伤口疼痛情况，检测镇痛泵运转情况 □ 观察静脉输液情况 □ 观察留置尿管引流情况 □ 妥善固定各类管道 □ 观察伤口引流情况，并记录引流液的量及性状 □ 观察伤口敷料，有渗出时及时报告医师处理 □ 术后心理护理与生活护理	□ 按护理等级完成基础护理项目 □ 监测生命体征 □ 观察伤口疼痛情况、检测镇痛泵运转情况 □ 观察静脉输液情况 □ 妥善固定各类管道 □ 观察伤口敷料，有渗出时及时报告医师处理并观察患儿情况 □ 提供基础护理服务 □ 术后心理护理与生活护理	□ 按护理等级完成基础护理项目 □ 根据排便情况采取通便措施 □ 留取标本 □ 观察伤口敷料，有渗出时及时报告医师处理 □ 观察静脉输液情况，停用镇痛泵 □ 术后心理护理与生活护理
	护理评估		□ 评估患肢感觉、运动情况，有异常时立即报告医师处理 □ 评估褥疮风险	□ 评估患肢感觉、运动情况，有异常时立即报告医师处理 □ 评估跌倒风险 □ 评估褥疮风险	□ 评估褥疮风险

（续 表）

主要护理工作	专科护理	□ 指导患儿术后体位摆放及功能锻炼 □ 指导患儿正确使用抗血栓压力带 □ 指导患儿进行自主排尿训练 □ 指导患儿进行床上翻身 □ 进行防褥疮护理	□ 指导患儿术后体位摆放及功能锻炼 □ 指导患儿进行自主排尿训练 □ 指导患儿进行床上翻身 □ 防褥疮护理	□ 防褥疮护理 □ 防跌倒护理
	饮食指导	□ 根据医嘱通知配餐员准备膳食 □ 协助进餐	□ 协助进餐	□ 协助进餐
	活动体位			
病情变异记录		□ 无　　□ 有,原因: □ 患儿　□ 疾病　□ 医疗 □ 护理　□ 保障　□ 管理	□ 无　　□ 有,原因: □ 患儿　□ 疾病　□ 医疗 □ 护理　□ 保障　□ 管理	□ 无　　□ 有,原因: □ 患儿　□ 疾病　□ 医疗 □ 护理　□ 保障　□ 管理
护士签名		白班　　小夜班　　大夜班	白班　　小夜班　　大夜班	白班　　小夜班　　大夜班
医师签名				

时间		住院第 7 天（术后第 4 天）	住院第 8 天（出院日）
主要诊疗工作	核心制度落实	□ 上级医师查房（主管医师查房,每日 1 次） □ 专科会诊（必要时）	□ 上级医师查房（主管医师、主诊医师查房）进行手术及伤口评估,确定有无手术并发症和伤口愈合不良情况,明确是否出院
	病情评估		
	病历书写	□ 出院前一天有上级医师指示出院的病程记录	□ 出院后 24 小时内完成出院记录 □ 出院后 24 小时内完成病案首页 □ 开具出院介绍信 □ 开具诊断证明书
	知情同意		□ 向患儿交代出院后的注意事项（复诊的时间、地点,发生紧急情况时的处理等）
	手术治疗		
	其他	□ 观察伤口情况,是否存在渗出、红肿等情况 □ 根据患儿情况,如贫血严重及时输血,低蛋白血症、低钾血症及时补充蛋白、补钾	□ 复查血常规、C 反应蛋白、IL-6、红细胞沉降率、生化检验项目 □ 出院带药 □ 嘱患儿拆线、换药（根据出院时间决定） □ 门诊复查 □ 如有不适,随时来诊

（续　表）

重点医嘱	长期医嘱	护理医嘱		
		处置医嘱		
		膳食医嘱		
		药物医嘱	□ 抗生素	
	临时医嘱	检查检验		□ 复查血常规、C 反应蛋白、IL-6、红细胞沉降率、生化检验项目
		药物医嘱	□ 镇痛（必要时） □ 补钾（必要时） □ 补白蛋白（必要时） □ 输血（必要时）	
		手术医嘱		
		处置医嘱	□ 大换药（必要时）	□ 大换药 □ 出院
主要护理工作		健康宣教		□ 告知患儿必须在他人的协助下方可下床活动
		护理处置	□ 按护理等级完成基础护理项目 □ 根据排便情况采取通便措施 □ 观察伤口敷料，有渗出时及时报告医师处理 □ 术后心理护理与生活护理	□ 按护理等级完成基础护理项目 □ 观察伤口敷料，有渗出时及时报告医师处理 □ 观察患儿情况 □ 协助患儿家属办理出院手续 □ 指导并监督患儿活动 □ 整理床单位
		风险评估	□ 评估跌倒风险 □ 评估褥疮风险	□ 评估患儿生命体征，有异常时立即报告医师处理 □ 评估跌倒风险 □ 评估褥疮风险
		专科护理	□ 指导患儿术后如何在门诊复查 □ 防褥疮护理 □ 防跌倒护理	□ 告知患儿出院后注意事项并附书面出院指导 1 份
		饮食指导		
		活动体位		
病情变异记录			□ 无　　□ 有,原因： □ 患儿　□ 疾病　□ 医疗 □ 护理　□ 保障　□ 管理	□ 无　　□ 有,原因： □ 患儿　□ 疾病　□ 医疗 □ 护理　□ 保障　□ 管理
护士签名			白班　　小夜班　　大夜班	白班　　小夜班　　大夜班
医师签名				

第二章 肿　瘤

甲状腺腺瘤行甲状腺腺瘤切除术临床路径

一、甲状腺腺瘤行甲状腺腺瘤切除术临床路径标准住院流程

(一)适用对象

第一诊断为甲状腺腺瘤(ICD-10:D34　01,M81400/0)行甲状腺腺瘤切除术(ICD-9-CM-3:06.3101)的患儿。

(二)诊断依据

根据《临床诊疗指南——小儿外科学分册》(中华医学会编著,人民卫生出版社),《临床技术操作规范——小儿外科学分册》(中华医学会编著,人民军医出版社)。

(三)治疗方案的选择

根据《临床诊疗指南——小儿外科学分册》(中华医学会编著,人民卫生出版社)和《临床技术操作规范——小儿外科学分册》(中华医学会编著,人民军医出版社),行甲状腺腺瘤切除术。

(四)标准住院日为 8 天

(五)进入路径标准

1. 第一诊断必须符合甲状腺腺瘤(ICD-10:D34　01,M81400/0)行甲状腺腺瘤切除术(ICD-9-CM-3:06.3101)。

2. 无须超声引导下穿刺活检、开放活检或术前化疗的患儿,可以进入路径。

3. 已排除其他畸形或综合征,可进行手术的患儿,进入路径。

4. 当患儿同时具有其他疾病诊断,但在住院期间不需要特殊处理也不影响第一诊断的临床路径实施时,可以进入路径。

(六)术前准备:1～2 天

1. 必须检查的项目

(1)实验室检查:血型、血常规、尿常规、粪常规、普通生化检验项目、凝血功能、感染性疾病筛查。

(2)心电图、X 线胸片(正位)检查。

(3)超声检查。

2. 根据病情选择的项目

(1)超声心动图(心电图异常者)。

(2)CT。

(3)MRI。

3. 术前评估　术前 24 小时内完成术前病情评估,完成必要的检查,做出术前小结、术前讨论。

4. 营养评估　根据《解放军总医院新入院患儿营养风险筛查表(NRS-2002)》为新入院患儿进行营养评估,评分≥3 分者给予处置,必要时申请营养科医师会诊。

5. 心理评估　根据新入院患儿情况申请心理科医师会诊。

6. 疼痛评估　根据《VAS 评分》实施疼痛评估,评分＞7 分者给予处置,必要时请疼痛科医师会诊。

7. 康复评估　根据《入院患儿康复筛查和评估表》,在新入院患儿入院后 24 小时内进行康复筛查和评估。任何一项结果为"是",则申请康复医师会诊。

(七)预防性抗菌药物选择与使用时机

抗菌药物使用:按照《抗菌药物临床应用指导原则(2015 年版)》执行,并结合患儿的病情决定抗菌药物的选择与使用时间。

(八)手术日为住院第 3 天

1. 麻醉方式　全身麻醉。

2. 手术方式　甲状腺腺瘤切除术。

3. 术中用药　麻醉常规用药。

4. 输血　通常无须输血。

(九)术后住院恢复 3～4 天

1. 术后需要复查的项目　根据患儿病情决定。

2. 术后用药　抗菌药物使用按照《抗菌药物临床应用指导原则(2015 年版)》执行,并结合患儿的病情决定抗菌药物的选择与使用时间。

(十)出院标准

1. 患儿一般情况良好。

2. 没有需要住院处理的并发症。

(十一)变异及原因分析

1. 住院治疗期间,发现术前检查结果有手术禁忌证的患儿,进入其他路径。

2. 围术期并发症等造成住院日延长和费用增加。

3. 术后有淋巴瘘等并发症,进入其他路径。

二、甲状腺腺瘤行甲状腺腺瘤切除术临床路径表单

适用对象	第一诊断为甲状腺腺瘤(ICD-10:D34 01,M81400/0),行甲状腺腺瘤切除术(ICD-9-CM-3:06.3101)的患儿		
患儿基本信息	姓名:____ 性别:____ 年龄:____ 门诊号:____ 住院号:_____ 过敏史:_____ 住院日期:____年____月____日 出院日期:____年____月____日		标准住院日:8天
时间	住院第1天	住院第2天(术前日)	住院第3天(手术日)
主要诊疗工作 — 制度落实	□ 入院2小时内经治医师或值班医师完成接诊 □ 入院后24小时内主管医师完成检诊 □ 专科会诊(必要时)	□ 经治医师查房(早、晚各1次) □ 主诊医师查房 □ 完成术前准备 □ 组织术前讨论 □ 手术部位标识	□ 手术安全核查
主要诊疗工作 — 病情评估	□ 经治医师询问病史及体格检查 □ 营养评估 □ 心理评估		
主要诊疗工作 — 病历书写	□ 入院8小时内完成首次病程记录 □ 入院24小时内完成入院记录	□ 完成主诊医师查房记录 □ 完成术前讨论、术前小结	□ 术者或第一助手术后24小时内完成手术记录(术者签字) □ 术后即刻完成术后首次病程记录
主要诊疗工作 — 知情同意	□ 病情告知 □ 患儿及其家属签署授权委托书 □ 患儿或其家属在入院记录单上签字	□ 术者术前谈话,告知患儿及其家属病情和围术期注意事项,签署《手术知情同意书》《授权委托书》《自费用品协议书》(必要时)、《军人目录外耗材审批单》(必要时)、《输血同意书》等	□ 告知患儿及其家属手术过程概况及术后注意事项
主要诊疗工作 — 手术治疗		□ 预约手术	□ 实施手术(手术安全核查记录、手术清点记录)
主要诊疗工作 — 其他	□ 及时通知上级医师检诊 □ 经治医师检查、整理病历资料	□ 核对患儿诊疗费用	□ 术后病情交接 □ 观察手术切口及周围情况

（续　表）

重点医嘱	长期医嘱	护理医嘱	□ 按小儿外科护理常规 □ 一级护理	□ 按小儿外科护理常规 □ 一级护理	□ 按小儿外科术后护理常规 □ 一级护理
		处置医嘱			□ 持续心电、血压、呼吸、血氧饱和度监测 □ 留置导尿管并记录尿量 □ 留置切口引流管并记录引流量 □ 持续低流量吸氧
		膳食医嘱	□ 普食	□ 禁食、水（夜间 24 时以后）	
		药物医嘱	□ 自带药（必要时）		□ 镇痛 □ 消肿 □ 镇吐、保胃 □ 抗生素
	临时医嘱	检查检验	□ 血常规（含 C 反应蛋白＋IL-6） □ 尿常规 □ 粪常规 □ 凝血四项 □ 血清术前八项 □ 红细胞沉降率 □ 血型 □ 胸部正位 X 线片 □ 心电图检查（多导心电图） □ 超声心动图（必要时）		
		药物医嘱		□ 抗生素（视病情）	
		手术医嘱		□ 常规准备明日在全身麻醉下行甲状腺腺瘤切除术	
		处置医嘱	□ 静脉抽血	□ 备血 □ 备皮（＞30cm²）	□ 输血（视病情） □ 补液（视病情） □ 拔除导尿管（必要时）
主要护理工作		健康宣教	□ 入院宣教（住院环境、规章制度） □ 进行护理安全指导 □ 进行等级护理、活动范围指导 □ 进行饮食指导 □ 进行关于疾病知识的宣教 □ 检查、检验项目的目的和意义	□ 术前宣教	□ 术后宣教 □ 术后心理疏导 □ 指导术后注意事项

（续　表）

主要护理工作	护理处置	□ 患儿身份核对 □ 佩戴腕带 □ 建立入院病历,通知医师 □ 入院介绍:介绍责任护士,病区环境、设施、规章制度、基础护理服务项目 □ 询问病史,填写护理记录单首页 □ 观察病情 □ 测量基本生命体征 □ 抽血、留取标本 □ 心理护理与生活护理 □ 根据评估结果采取相应的护理措施 □ 通知检查项目及检查注意事项	□ 术前患儿准备(手术前沐浴、更衣、备皮) □ 检查术前物品准备 □ 指导患儿准备手术后所需用品,贵重物品交由家属保管 □ 指导患儿进行肠道准备并检查准备效果 □ 测量基本生命体征 □ 备血、皮试	□ 晨起测量生命体征并记录 □ 确认无感冒症状 □ 与手术室护士交接病历、影像资料、术中带药等 □ 术前补液(必要时) □ 嘱患儿入手术室前排空膀胱 □ 与手术室护士交接 □ 术后测量生命体征 □ 术后心电监护 □ 各类管道护理 □ 术后心理护理与生活护理
	风险评估	□ 一般评估:生命体征、神志、皮肤、药物过敏史等 □ 风险评估:评估有无跌倒、坠床、褥疮风险 □ 心理评估 □ 营养评估	□ 评估患儿心理状态	□ 评估意识情况 □ 评估伤口疼痛情况 □ 风险评估:评估有无跌倒、坠床、褥疮、导管滑脱、液体外渗的风险
	专科护理	□ 向患儿介绍科室环境 □ 介绍经治医师、主管医师及主诊医师的情况	□ 指导患儿掌握床上翻身的方法 □ 指导患儿掌握床上排尿、排便的方法	□ 与手术室护士共同评估皮肤、伤口敷料、输液及引流情况
	饮食指导	□ 根据医嘱通知配餐员准备膳食 □ 协助患儿进餐	□ 通知患儿夜间 24 时以后禁食、水	□ 禁食、水,患儿口干时协助其湿润口唇 □ 患儿排气后,指导其间断、少量饮用温开水
	活动体位	□ 根据护理等级指导活动		□ 根据手术及麻醉方式,安置患儿取合适体位 □ 指导患儿掌握床上翻身的方法
	洗浴要求	□ 协助患儿洗澡、更换病号服	□ 协助患儿晨、晚间护理	
病情变异记录		□ 无　　□ 有,原因: □ 患儿　□ 疾病　□ 医疗 □ 护理　□ 保障　□ 管理	□ 无　　□ 有,原因: □ 患儿 □ 疾病 □ 医疗 □ 护理 □ 保障 □ 管理	□ 无　　□ 有,原因: □ 患儿　□ 疾病　□ 医疗 □ 护理　□ 保障　□ 管理
护士签名		白班　小夜班　大夜班	白班　小夜班　大夜班	白班　小夜班　大夜班

（续　表）

			住院第4天(术后第1天)	住院第5天(术后第2天)	住院第6天(术后第3天)
医师签名					
时间			住院第4天(术后第1天)	住院第5天(术后第2天)	住院第6天(术后第3天)
主要诊疗工作	制度落实		□ 手术医师查房 □ 专科会诊(必要时)		□ 主诊医师查房
	病情评估				
	病历书写		□ 术后首日病程记录	□ 术后第2天病程记录	□ 术后第3天病程记录
	知情同意				
	手术治疗				
	其他		□ 根据引流量拔除引流管 □ 观察伤口情况,是否存在渗出、红肿等情况 □ 观察体温、血压等 □ 复查血常规、C反应蛋白、IL-6、红细胞沉降率、生化检验项目	□ 观察伤口情况,是否存在渗出、红肿等情况 □ 根据患儿情况,如贫血严重及时输血,低蛋白血症、低钾血症及时补充蛋白、补钾	□ 观察伤口情况,是否存在渗出、红肿等情况 □ 复查血常规、C反应蛋白、IL-6、红细胞沉降率、生化检验项目(如贫血严重及时输血,低蛋白血症、低钾血症及时补充蛋白、补钾)
重点医嘱	长期医嘱	护理医嘱	□ 按小儿外科术后护理常规 □ 一级护理	□ 按小儿外科术后护理常规 □ 一级护理	□ 按小儿外科术后护理常规 □ 一级护理
		处置医嘱	□ 更换切口引流袋并记录引流量		
		膳食医嘱	□ 饮食医嘱(普食/半流食/流食/低盐低脂饮食)		
		药物医嘱	□ 抗生素	□ 抗生素	□ 抗生素
	临时医嘱	检查检验	□ 复查血常规、C反应蛋白、IL-6、红细胞沉降率、生化检验项目		□ 复查血常规、C反应蛋白、IL-6、红细胞沉降率、生化检验项目
		药物医嘱	□ 镇吐 □ 补钾(必要时) □ 补白蛋白(必要时) □ 输血(必要时)	□ 镇痛(必要时) □ 补钾(必要时) □ 补白蛋白(必要时) □ 输血(必要时)	□ 镇痛(必要时) □ 补钾(必要时) □ 补白蛋白(必要时) □ 输血(必要时)
		手术医嘱			
		处置医嘱	□ 大换药(必要时) □ 拔除切口引流管(必要时) □ 拔除导尿管(必要时)	□ 大换药(必要时)	□ 大换药(必要时) □ 功能锻炼

（续　表）

主要护理工作	健康宣教	□ 告知患儿护理风险 □ 进行褥疮预防知识宣教	□ 褥疮预防知识宣教 □ 跌倒预防知识宣教	
	护理处置	□ 按一级护理要求完成基础护理项目 □ 监测生命体征 □ 留取标本 □ 观察伤口疼痛情况，检测镇痛泵运转情况 □ 观察静脉输液情况 □ 观察留置尿管引流情况 □ 妥善固定各类管道 □ 观察伤口引流情况，并记录引流液的量及性状 □ 观察伤口敷料，有渗出时立即报告医师处理 □ 术后心理护理与生活护理	□ 按护理等级完成基础护理项目 □ 监测生命体征 □ 观察伤口疼痛情况，检测镇痛泵运转情况 □ 观察静脉输液情况 □ 妥善固定各类管道 □ 观察伤口敷料，有渗出时立即报告医师处理并观察患儿情况 □ 提供基础护理服务 □ 术后心理护理与生活护理	□ 按护理等级完成基础护理项目 □ 根据排便情况采取通便措施 □ 留取标本 □ 观察伤口敷料，有渗出时立即报告医师处理 □ 观察静脉输液情况，停用镇痛泵 □ 术后心理护理与生活护理
	护理评估	□ 评估患肢感觉、运动情况，有异常时立即报告医师处理 □ 评估褥疮风险	□ 评估患肢感觉、运动情况，有异常时立即报告医师处理 □ 评估跌倒风险 □ 评估褥疮风险	□ 评估褥疮风险
	专科护理	□ 指导患儿术后体位摆放及功能锻炼 □ 指导患儿正确使用抗血栓压力带 □ 指导患儿进行自主排尿训练 □ 指导患儿进行床上翻身 □ 进行防褥疮护理	□ 指导患儿术后体位摆放及功能锻炼 □ 指导患儿进行自主排尿训练 □ 指导患儿进行床上翻身 □ 防褥疮护理	□ 防褥疮护理 □ 防跌倒护理
	饮食指导	□ 根据医嘱通知配餐员准备膳食 □ 协助患儿进餐	□ 协助患儿进餐	□ 协助患儿进餐
	活动体位			
病情变异记录		□ 无　　□ 有，原因： □ 患儿　□ 疾病　□ 医疗 □ 护理　□ 保障　□ 管理	□ 无　　□ 有，原因： □ 患儿　□ 疾病　□ 医疗 □ 护理　□ 保障　□ 管理	□ 无　　□ 有，原因： □ 患儿　□ 疾病　□ 医疗 □ 护理　□ 保障　□ 管理
护士签名		白班　小夜班　大夜班	白班　小夜班　大夜班	白班　小夜班　大夜班
医师签名				

时间			住院第 7 天（术后第 4 天）	住院第 8 天（出院日）
主要诊疗工作		制度落实	☐ 上级医师查房（主管医师查房，每天 1 次） ☐ 专科会诊（必要时）	☐ 上级医师查房（主管医师、主诊医师查房）进行手术及伤口评估，确定有无手术并发症和伤口愈合不良情况，明确是否出院
		病情评估		
		病历书写	☐ 出院前一天有上级医师指示出院的病程记录	☐ 出院后 24 小时内完成出院记录 ☐ 出院后 24 小时内完成病案首页 ☐ 开具出院介绍信 ☐ 开具诊断证明书
		知情同意		☐ 向患儿交代出院后的注意事项（复诊的时间、地点，发生紧急情况时的处理等）
		手术治疗		
		其他	☐ 观察伤口情况，是否存在渗出、红肿等情况 ☐ 根据患儿情况，如贫血严重及时输血，低蛋白血症、低钾血症及时补充蛋白、补钾	☐ 复查血常规、C 反应蛋白、IL-6、红细胞沉降率、生化检验项目 ☐ 出院带药 ☐ 嘱患儿拆线、换药（根据出院时间决定） ☐ 门诊复查 ☐ 如有不适，随时来诊
重点医嘱	长期医嘱	护理医嘱		
		处置医嘱		
		膳食医嘱		
		药物医嘱	☐ 抗生素	
	临时医嘱	检查检验		☐ 复查血常规、C 反应蛋白、IL-6、红细胞沉降率、生化检验项目
		药物医嘱	☐ 镇痛（必要时） ☐ 补钾（必要时） ☐ 补白蛋白（必要时） ☐ 输血（必要时）	
		手术医嘱		
		处置医嘱	☐ 大换药（必要时）	☐ 大换药 ☐ 出院
主要护理工作		健康宣教		☐ 告知患儿必须在他人的协助下方可下床活动
		护理处置	☐ 按护理等级完成基础护理项目 ☐ 根据排便情况采取通便措施 ☐ 观察伤口敷料，有渗出时立即报告医师处理 ☐ 术后心理护理与生活护理	☐ 按护理等级完成基础护理项目 ☐ 观察伤口敷料，有渗出时立即报告医师处理 ☐ 观察患儿情况 ☐ 协助患儿家属办理出院手续 ☐ 指导并监督患儿活动 ☐ 整理床单位

(续　表)

主要护理工作	风险评估	□ 评估跌倒风险 □ 评估褥疮风险	□ 评估患儿生命体征,有异常时立即报 　告医师处理 □ 评估跌倒风险 □ 评估褥疮风险
	专科护理	□ 指导患儿术后如何在门诊复查 □ 防褥疮护理 □ 防跌倒护理	□ 告知患儿出院后注意事项并附书面出 　院指导 1 份
	饮食指导		
	活动体位		
病情变异记录		□ 无　　　□ 有,原因: □ 患儿　　□ 疾病　□ 医疗 □ 护理　　□ 保障　□ 管理	□ 无　　　□ 有,原因: □ 患儿　　□ 疾病　□ 医疗 □ 护理　　□ 保障　□ 管理
护士签名		白班　　　小夜班　　　大夜班	白班　　　小夜班　　　大夜班
医师签名			

甲状腺癌行甲状腺癌切除术临床路径

一、甲状腺癌行甲状腺癌切除术临床路径标准住院流程

(一)适用对象

第一诊断为甲状腺癌(ICD-10:C73　01)行甲状腺癌切除术(ICD-9-CM-3:06.4　01)的患儿。

(二)诊断依据

根据《临床诊疗指南——小儿外科学分册》(中华医学会编著,人民卫生出版社),《临床技术操作规范——小儿外科学分册》(中华医学会编著,人民军医出版社)。

(三)治疗方案的选择

根据《临床诊疗指南——小儿外科学分册》(中华医学会编著,人民卫生出版社)和《临床技术操作规范——小儿外科学分册》(中华医学会编著,人民军医出版社),行甲状腺癌切除术。

(四)标准住院日为 14 天

(五)进入路径标准

1. 第一诊断必须符合为甲状腺癌(ICD-10:C73　01)行甲状腺癌切除术(ICD-9-CM-3:06.4　01)。

2. 无须超声引导下穿刺活检、开放活检或者术前化疗的患儿,可以进入路径。

3. 已排除其他畸形或综合征,可进行手术的患儿,进入路径。

4. 当患儿同时具有其他疾病诊断,但在住院期间不需要特殊处理也不影响第一诊断的临床路径实施时,可以进入路径。

(六)术前准备为 2 天

1. 必须检查的项目

(1)实验室检查:血型、血常规、尿常规、粪常规、普通生化检验项目、凝血功能、感染性疾病筛查。

（2）心电图、X线胸片（正位）检查。

（3）超声检查。

2. 根据病情选择的项目

（1）超声心动图（心电图异常者）。

（2）CT。

（3）MRI。

3. 术前评估　术前24小时内完成术前病情评估，完成必要的检查，做出术前小结、术前讨论。

4. 营养评估　根据《解放军总医院新入院患儿营养风险筛查表（NRS-2002）》为新入院患儿进行营养评估，评分≥3分者给予处置，必要时申请营养科医师会诊。

5. 心理评估　根据新入院患儿情况申请心理科医师会诊。

6. 疼痛评估　根据《VAS评分》实施疼痛评估，评分＞7分者给予处置，必要时请疼痛科医师会诊。

7. 康复评估　根据《入院患儿康复筛查和评估表》，在新入院患儿入院后24小时内进行康复筛查和评估。任何一项结果为"是"，则申请康复科医师会诊。

（七）预防性抗菌药物选择与使用时机

抗菌药物使用：按照《抗菌药物临床应用指导原则（2015年版）》执行，并结合患儿的病情决定抗菌药物的选择与使用时间。

（八）手术日为住院第3天

1. 麻醉方式　全身麻醉。

2. 手术方式　甲状腺癌切除术。

3. 术中用药　麻醉常规用药。

4. 输血　通常需输血。

（九）术后住院恢复11天

1. 术后需要复查的项目　根据患儿病情决定。

2. 术后用药　抗菌药物使用按照《抗菌药物临床应用指导原则（2015年版）》执行，并结合患儿的病情决定抗菌药物的选择与使用时间。

（十）出院标准

1. 患儿一般情况良好。

2. 没有需要住院处理的并发症。

（十一）变异及原因分析

1. 住院治疗期间，发现术前检查结果有手术禁忌证的患儿，进入其他路径。

2. 围术期并发症等造成住院日延长和费用增加。

3. 术后有喉返神经麻痹或其他副损伤等并发症，进入其他路径。

二、甲状腺癌行甲状腺癌根治术临床路径表单

适用对象	第一诊断为甲状腺癌(ICD-10:C73 01)行甲状腺癌根治术(ICD-9-CM-3:06.4 01)的患儿	
患儿基本信息	姓名:____ 性别:____ 年龄:____ 门诊号:____ 住院号:_____ 过敏史:_____ 住院日期:____年____月____日 出院日期:____年____月____日	标准住院日:14 天

时间		住院第 1 天	住院第 2 天	住院第 3 天(手术日)
主要诊疗工作	制度落实	□ 入院 2 小时内经治医师或值班医师完成接诊 □ 入院 24 小时内主管医师完成检诊 □ 专科会诊(必要时) □ 完成术前准备 □ 组织术前讨论 □ 手术部位标识	□ 经治医师查房(早、晚各 1 次) □ 主诊医师查房 □ 完成术前检查 □ 组织术前讨论 □ 手术部位标识	□ 手术安全核查
	病情评估	□ 经治医师询问病史与体格检查 □ 康复评估 □ 营养评估 □ 心理评估 □ 疼痛评估		
	病历书写	□ 入院 8 小时内完成首次病程记录 □ 入院 24 小时内完成入院记录 □ 完成主管医师查房记录 □ 完成术前讨论、术前小结	□ 完成主诊医师查房记录 □ 完成今日病程记录	□ 术者或第一助手手术后 24 小时内完成手术记录(术者签字) □ 术后即刻完成术后首次病程记录
	知情同意	□ 患儿或其家属在入院记录单上签字 □ 术前谈话,告知患儿及其家属病情和围术期注意事项并签署《手术知情同意书》《授权委托书》(患儿本人不能签字时)、《自费用品协议书》(必要时)、《军人目录外耗材审批单》(必要时)	□ 术者术前谈话,告知患儿及其家属病情和围术期注意事项,签署《手术知情同意书》《授权委托书》《自费用品协议书》(必要时)、《军人目录外耗材审批单》(必要时)、《输血同意书》等	□ 告知患儿及其家属手术过程概况及术后注意事项
	手术治疗		□ 预约手术	□ 实施手术(手术安全核查记录、手术清点记录)
	其他	□ 及时通知上级医师检诊 □ 经治医师检查、整理病历资料	□ 术前排除手术禁忌 □ 核对患儿诊疗费用	□ 术后病情交接 □ 观察手术切口及周围情况

重点医嘱	长期医嘱	护理医嘱	□ 按小儿外科护理常规 □ 一级护理	□ 按小儿外科护理常规 □ 一级护理	□ 按小儿外科术后护理常规 □ 一级护理
		处置医嘱	□ 静脉抽血		□ 持续心电、血压、呼吸、血氧饱和度监测 □ 持续颈部引流管并记录引流量 □ 持续低流量吸氧
		膳食医嘱	□ 普食 □ 糖尿病饮食 □ 低盐低脂饮食 □ 低盐低脂糖尿病饮食	□ 禁食、水（夜间 24 时以后）	□ 禁食、水
		药物医嘱	□ 自带药（必要时）		□ 抗生素
	临时医嘱	检查检验	□ 血常规 □ 尿常规 □ 粪常规 □ 血型 □ 凝血四项 □ 普通生化检验项目 □ 血清术前八项 □ 胸部正位 X 线片 □ 心电图检查（多导心电图）		
		药物医嘱		□ 抗生素（视病情）	□ 抗生素（视病情）
		手术医嘱		□ 常规准备明日在全身麻醉下行甲状腺癌根治术	□ 输血（视病情） □ 补液（视病情）
		处置医嘱	□ 静脉抽血	□ 备皮（>30cm²） □ 备血	□ 大换药（必要时）
主要护理工作	健康宣教		□ 入院宣教（住院环境、规章制度） □ 进行护理安全指导 □ 进行等级护理、活动范围指导 □ 进行饮食指导 □ 进行关于疾病知识的宣教 □ 检查、检验项目的目的和意义	□ 术前宣教 □ 指导术后康复训练 □ 指导术后注意事项	□ 术后宣教 □ 术后心理疏导 □ 指导术后注意事项

主要护理工作	护理处置	□ 患儿身份核对 □ 佩戴腕带 □ 建立入院病历,通知医师 □ 入院介绍:介绍责任护士、病区环境、设施、规章制度、基础护理服务项目 □ 询问病史,填写护理记录单首页 □ 观察病情 □ 测量基本生命体征 □ 抽血、留取标本 □ 心理护理与生活护理 □ 根据评估结果采取相应的护理措施 □ 通知检查项目及注意事项	□ 术前患儿准备(手术前沐浴、更衣、备皮) □ 检查术前物品准备 □ 与手术室护士交接 □ 心理护理与生活护理 □ 指导并监督患儿治疗与康复训练 □ 遵医嘱用药 □ 根据评估结果采取相应的护理措施 □ 完成护理记录 □ 备血、皮试	□ 晨起测量生命体征并记录,确认有无体温升高、咳嗽等症状 □ 与手术室护士交接病历、影像资料、术中带药等 □ 术前补液(必要时) □ 嘱患儿入手术室前排空膀胱 □ 与手术室护士交接 □ 术后测量生命体征 □ 术后心电监护 □ 术后管道护理 □ 术后心理护理和生活护理
	护理评估	□ 一般评估:生命体征、神志、皮肤、药物过敏史等 □ 专科评估:生活自理能力 □ 风险评估:评估有无跌倒、坠床、褥疮风险	□ 观察患儿情况 □ 评估患儿心理状态 □ 术前生活护理 □ 夜间巡视	□ 评估意识情况 □ 评估伤口疼痛情况 □ 评估术侧足背动脉、肢体皮肤颜色、温度变化,肢体感觉运动情况,并采取相应的护理措施 □ 风险评估:评估有无跌倒、坠床、褥疮、导管滑脱、液体外渗的风险
	专科护理		□ 指导患儿掌握床上翻身的方法	□ 与手术室护士共同评估皮肤、伤口敷料、输液及引流情况
	饮食指导	□ 根据医嘱通知配餐员准备膳食 □ 协助患儿进餐		□ 禁食、水,患儿口干时协助其湿润口唇 □ 患儿排气后,指导其间断、少量饮用温开水
	活动体位	□ 根据护理等级指导活动		□ 根据护理等级指导活动 □ 根据手术及麻醉方式,安置患儿取合适体位 □ 指导患儿掌握床上翻身的方法
	洗浴要求	□ 协助患儿洗澡、更换病号服		
病情变异记录		□ 无　　□ 有,原因: □ 患儿　□ 疾病　□ 医疗 □ 护理　□ 保障　□ 管理	□ 无　　□ 有,原因: □ 患儿　□ 疾病　□ 医疗 □ 护理　□ 保障　□ 管理	□ 无　　□ 有,原因: □ 患儿　□ 疾病　□ 医疗 □ 护理　□ 保障　□ 管理
护士签名		白班　小夜班　大夜班	白班　小夜班　大夜班	白班　小夜班　大夜班
医师签名				

（续　表）

时间			住院第4天（术后第1天）	住院第5天（术后第2天）	住院第6天（术后第3天）
主要诊疗工作	制度落实		□ 手术医师查房 □ 专科会诊（必要时）	□ 三级医师查房制度	□ 三级医师查房制度
	病情评估				
	病历书写		□ 术后首日病程记录	□ 完成今日病程记录	□ 完成今日病程记录
	知情同意				
	手术治疗				
	其他		□ 观察切口情况，是否存在渗出、红肿等情况 □ 观察生命体征等 □ 复查血常规、C反应蛋白、IL-6、红细胞沉降率、生化检验项目	□ 观察切口情况，是否存在渗出及红肿等情况 □ 观察病情变化，及时对症处理 □ 核对患儿医疗费用	□ 观察切口情况，是否存在渗出、红肿等情况 □ 观察生命体征等 □ 复查血常规、C反应蛋白、IL-6、红细胞沉降率、生化检验项目 □ 复查甲状腺功能
重点医嘱	长期医嘱	护理医嘱	□ 按小儿外科术后护理常规 □ 一级护理	□ 按小儿外科术后护理常规 □ 一级护理	□ 按小儿外科术后护理常规 □ 一级护理
		处置医嘱	□ 持续心电、血压、呼吸、血氧饱和度监测 □ 持续颈部引流管并记录引流量	□ 持续心电、血压、呼吸、血氧饱和度监测 □ 持续颈部引流管并记录引流量	□ 持续心电、血压、呼吸、血氧饱和度监测 □ 持续颈部引流管并记录引流量
		膳食医嘱	□ 流食	□ 半流食	□ 半流食
		药物医嘱			
	临时医嘱	检查检验	□ 血常规 □ 凝血四项 □ 普通生化检验项目		
		药物医嘱	□ 抗生素（视病情） □ 补钾（必要时） □ 补白蛋白（必要时） □ 输血（必要时）	□ 抗生素（视病情） □ 补钾（必要时） □ 补白蛋白（必要时） □ 输血（必要时）	□ 抗生素（视病情） □ 补钾（必要时） □ 补白蛋白（必要时） □ 输血（必要时）
		手术医嘱			
		处置医嘱	□ 大换药（必要时）	□ 大换药（必要时）	□ 大换药（必要时）

（续　表）

主要护理工作	健康宣教	□ 告知患儿护理风险 □ 进行褥疮预防知识宣教	□ 告知患儿护理风险 □ 进行褥疮预防知识宣教	□ 告知患儿护理风险 □ 进行褥疮预防知识宣教
	护理处置	□ 按一级护理要求完成基础护理项目 □ 监测生命体征 □ 留取标本 □ 观察伤口疼痛情况,检测镇痛泵运转情况 □ 观察静脉输液情况 □ 妥善固定各类管道 □ 观察伤口敷料,有渗出时立即报告医师处理 □ 术后心理护理与生活护理	□ 按一级护理要求完成基础护理项目 □ 监测生命体征 □ 留取标本 □ 观察伤口疼痛情况,检测镇痛泵运转情况 □ 观察静脉输液情况 □ 妥善固定各类管道 □ 观察伤口敷料,有渗出时立即报告医师处理 □ 术后心理护理与生活护理	□ 按一级护理要求完成基础护理项目 □ 监测生命体征 □ 留取标本 □ 观察伤口疼痛情况,检测镇痛泵运转情况 □ 观察静脉输液情况 □ 妥善固定各类管道 □ 观察伤口敷料,有渗出时立即报告医师处理 □ 术后心理护理与生活护理
	护理评估	□ 评估患儿感觉、运动情况,有异常时立即报告医师处理 □ 评估褥疮风险	□ 观察患儿情况 □ 评估患儿心理状态 □ 夜间巡视	□ 评估意识情况 □ 评估伤口疼痛情况 □ 评估术侧肢体皮肤颜色、温度变化,肢体感觉运动情况,并采取相应的护理措施 □ 风险评估:评估有无跌倒、坠床、褥疮、导管滑脱、液体外渗的风险
	专科护理	□ 指导患儿术后体位摆放及功能锻炼 □ 指导患儿进行自主排尿训练 □ 指导患儿进行床上翻身 □ 进行防褥疮护理	□ 指导患儿术后体位摆放及功能锻炼 □ 指导患儿进行自主排尿训练 □ 指导患儿进行床上翻身 □ 进行防褥疮护理	□ 指导患儿术后体位摆放及功能锻炼 □ 指导患儿进行床上翻身 □ 进行防褥疮护理
	饮食指导	□ 根据医嘱通知配餐员准备膳食 □ 协助患儿进餐	□ 协助患儿进餐	□ 协助患儿进餐
	活动体位	□ 根据护理等级指导活动	□ 根据护理等级指导活动	□ 根据护理等级指导活动
	洗浴要求	□ 协助患儿洗澡、更换病号服	□ 协助患儿洗澡、更换病号服	□ 协助患儿洗澡、更换病号服
病情变异记录		□ 无　　□ 有,原因: □ 患儿　□ 疾病　□ 医疗 □ 护理　□ 保障　□ 管理	□ 无　　□ 有,原因: □ 患儿　□ 疾病　□ 医疗 □ 护理　□ 保障　□ 管理	□ 无　　□ 有,原因: □ 患儿　□ 疾病　□ 医疗 □ 护理　□ 保障　□ 管理
护士签名		白班　小夜班　大夜班	白班　小夜班　大夜班	白班　小夜班　大夜班
医师签名				

（续 表）

时间		住院第7天（术后第4天）	住院第8天（术后第5天）	住院第9天（术后第6天）
主要诊疗工作	制度落实	□ 三级医师查房制度 □ 专科会诊（必要时）	□ 三级医师查房制度	□ 三级医师查房制度
	病情评估			
	病历书写	□ 完成今日病程记录	□ 完成今日病程记录	□ 完成今日病程记录
	知情同意			
	手术治疗			
	其他	□ 观察切口情况，是否存在渗出、红肿等情况 □ 观察生命体征等	□ 观察切口情况，是否存在渗出、红肿等情况 □ 观察病情变化，及时对症处理 □ 核对患儿治疗费用 □ 复查血常规、C反应蛋白、IL-6、红细胞沉降率、生化检验项目	□ 观察切口情况，是否存在渗出、红肿等情况 □ 观察生命体征等
重点医嘱	护理医嘱	□ 按小儿外科术后护理常规 □ 一级护理	□ 按小儿外科术后护理常规 □ 一级护理	□ 按小儿外科术后护理常规 □ 一级护理
	处置医嘱	□ 持续心电、血压、呼吸、血氧饱和度监测 □ 持续颈部引流并记录引流量	□ 持续心电、血压、呼吸、血氧饱和度监测 □ 持续颈部引流并记录引流量	□ 持续心电、血压、呼吸、血氧饱和度监测 □ 持续颈部引流并记录引流量
	膳食医嘱	□ 普食	□ 普食	□ 普食
	药物医嘱			
	检查检验		□ 血常规 □ 凝血四项 □ 普通生化检验项目	
	药物医嘱	□ 抗生素（视病情） □ 补钾（必要时） □ 补白蛋白（必要时） □ 输血（必要时）	□ 抗生素（视病情） □ 补钾（必要时） □ 补白蛋白（必要时） □ 输血（必要时）	□ 抗生素（视病情）
	手术医嘱			
	处置医嘱		□ 大换药（必要时）	

主要护理工作	健康宣教	□ 告知患儿护理风险 □ 进行褥疮预防知识宣教	□ 告知患儿护理风险 □ 进行褥疮预防知识宣教	□ 告知患儿护理风险 □ 进行褥疮预防知识宣教
	护理处置	□ 按一级护理要求完成基础护理项目 □ 监测生命体征 □ 留取标本 □ 观察伤口疼痛情况，检测镇痛泵运转情况 □ 观察静脉输液情况 □ 观察颈部引流情况 □ 妥善固定各类管道 □ 观察伤口敷料，有渗出时立即报告医师处理 □ 术后心理护理与生活护理	□ 按一级护理要求完成基础护理项目 □ 监测生命体征 □ 留取标本 □ 观察伤口疼痛情况，检测镇痛泵运转情况 □ 观察静脉输液情况 □ 妥善固定各类管道 □ 观察伤口敷料，有渗出时立即报告医师处理 □ 术后心理护理与生活护理	□ 按一级护理要求完成基础护理项目 □ 监测生命体征 □ 留取标本 □ 观察伤口疼痛情况，检测镇痛泵运转情况 □ 观察静脉输液情况 □ 妥善固定各类管道 □ 观察伤口敷料，有渗出时立即报告医师处理 □ 术后心理护理与生活护理
	护理评估	□ 评估患儿感觉、运动情况，有异常时立即报告医师处理 □ 评估褥疮风险	□ 观察患儿情况 □ 评估患儿心理状态 □ 夜间巡视	□ 评估意识情况 □ 评估伤口疼痛情况 □ 评估术侧、肢体皮肤颜色、温度变化、肢体感觉运动情况，并采取相应的护理措施 □ 风险评估：评估有无跌倒、坠床、褥疮、导管滑脱、液体外渗的风险
	专科护理	□ 指导患儿术后体位摆放及功能锻炼 □ 指导患儿进行床上翻身 □ 进行防褥疮护理	□ 指导患儿术后体位摆放及功能锻炼 □ 指导患儿进行床上翻身 □ 进行防褥疮护理	□ 指导患儿下床活动
	饮食指导	□ 根据医嘱通知配餐员准备膳食 □ 协助患儿进餐	□ 协助患儿进餐	□ 协助患儿进餐
	活动体位	□ 根据护理等级指导活动	□ 根据护理等级指导活动	□ 根据护理等级指导活动
	洗浴要求	□ 协助患儿洗澡、更换病号服	□ 协助患儿洗澡、更换病号服	□ 协助患儿洗澡、更换病号服
病情变异记录		□ 无　　□ 有，原因： □ 患儿　□ 疾病　□ 医疗 □ 护理　□ 保障　□ 管理	□ 无　　□ 有，原因： □ 患儿　□ 疾病　□ 医疗 □ 护理　□ 保障　□ 管理	□ 无　　□ 有，原因： □ 患儿　□ 疾病　□ 医疗 □ 护理　□ 保障　□ 管理
护士签名		白班　小夜班　大夜班	白班　小夜班　大夜班	白班　小夜班　大夜班
医师签名				

（续　表）

时间			住院第 10 天（术后第 7 天）	住院第 11 天（术后第 8 天）	住院第 12 天（术后第 9 天）
主要诊疗工作		制度落实	□ 三级医师查房制度 □ 专科会诊（必要时）	□ 三级医师查房制度	□ 三级医师查房制度
		病情评估			
		病历书写	□ 完成今日病程记录	□ 完成今日病程记录	□ 完成今日病程记录
		知情同意			
		手术治疗			
		其他	□ 观察切口情况，是否存在渗出、红肿等情况 □ 观察生命体征等	□ 观察切口情况，是否存在渗出、红肿等情况 □ 观察病情变化，及时对症处理 □ 核对患儿医疗费用	□ 观察切口情况，是否存在渗出、红肿等情况 □ 观察生命体征等
重点医嘱	长期医嘱	护理医嘱	□ 按小儿外科术后护理常规 □ 一级护理	□ 按小儿外科术后护理常规 □ 一级护理	□ 按小儿外科术后护理常规 □ 一级护理
		处置医嘱	□ 留置颈部引流管并记录引流量	□ 留置颈部引流管并记录引流量	□ 留置颈部引流管并记录引流量
		膳食医嘱	□ 普食	□ 普食	□ 普食
		药物医嘱			
	临时医嘱	检查检验		□ 血常规 □ 凝血四项 □ 普通生化检验项目	
		药物医嘱			
		手术医嘱			
		处置医嘱		□ 拆线 □ 大换药（必要时）	
主要护理工作		健康宣教		□ 告知患儿护理风险	□ 告知患儿护理风险
		护理处置	□ 按一级护理要求完成基础护理项目 □ 监测生命体征 □ 留取标本 □ 观察伤口疼痛情况，检测镇痛泵运转情况 □ 观察静脉输液情况 □ 妥善固定各类管道 □ 观察伤口敷料，有渗出时立即报告医师处理 □ 术后心理护理与生活护理	□ 按一级护理要求完成基础护理项目 □ 监测生命体征 □ 留取标本 □ 观察伤口疼痛情况，检测镇痛泵运转情况 □ 观察静脉输液情况 □ 妥善固定各类管道 □ 观察伤口敷料，有渗出时立即报告医师处理 □ 术后心理护理与生活护理	□ 按一级护理要求完成基础护理项目 □ 监测生命体征 □ 留取标本 □ 观察伤口疼痛情况，检测镇痛泵运转情况 □ 观察静脉输液情况 □ 妥善固定各类管道 □ 观察伤口敷料，有渗出时立即报告医师处理 □ 术后心理护理与生活护理

主要护理工作	护理评估	□ 评估患儿感觉、运动情况，有异常时立即报告医师处理	□ 评估患儿心理状态 □ 评估患儿感觉、运动情况，有异常时立即报告医师处理	□ 评估患儿感觉、运动情况，有异常时立即报告医师处理
	专科护理	□ 指导患儿下床活动	□ 指导患儿下床活动	□ 指导患儿下床活动
	饮食指导			
	活动体位	□ 根据护理等级指导活动	□ 根据护理等级指导活动	□ 根据护理等级指导活动
	洗浴要求			
病情变异记录		□ 无　　□ 有，原因： □ 患儿　□ 疾病　□ 医疗 □ 护理　□ 保障　□ 管理	□ 无　　□ 有，原因： □ 患儿　□ 疾病　□ 医疗 □ 护理　□ 保障　□ 管理	□ 无　　□ 有，原因： □ 患儿　□ 疾病　□ 医疗 □ 护理　□ 保障　□ 管理
护士签名		白班　小夜班　大夜班	白班　小夜班　大夜班	白班　小夜班　大夜班
医师签名				

时间		住院第 13 天（术后第 10 天）	住院第 14 天（出院日）
主要诊疗工作	制度落实	□ 三级医师查房制度 □ 专科会诊（必要时）	□ 三级医师查房制度 □ 上级医师查房（主管医师、主诊医师查房）进行手术及伤口评估，确定有无手术并发症和伤口愈合不良情况，明确是否出院
	病情评估		
	病历书写	□ 完成今日病程记录	□ 出院后 24 小时内完成出院记录 □ 出院后 24 小时内完成病案首页 □ 开具出院介绍信 □ 开具诊断证明书
	知情同意		□ 向患儿交代出院后的注意事项（复诊的时间、地点，紧急情况时的处理等）
	手术治疗		
	其他	□ 观察切口情况，是否存在渗出、红肿等情况 □ 观察生命体征等 □ 复查血常规、C 反应蛋白、IL-6、红细胞沉降率、生化检验项目	□ 出院带药 □ 门诊复查 □ 随诊

（续　表）

<table>
<tr><td rowspan="11">重点医嘱</td><td rowspan="5">长期医嘱</td><td>护理医嘱</td><td>□ 按小儿外科术后护理常规
□ 一级护理</td><td></td></tr>
<tr><td>处置医嘱</td><td>□ 拔除颈部引流管</td><td></td></tr>
<tr><td>膳食医嘱</td><td>□ 普食</td><td>□ 普食</td></tr>
<tr><td>药物医嘱</td><td></td><td></td></tr>
<tr><td rowspan="4">临时医嘱</td><td>检查检验</td><td>□ 血常规
□ 凝血四项
□ 普通生化检验项目</td><td></td></tr>
<tr><td>药物医嘱</td><td></td><td></td></tr>
<tr><td>手术医嘱</td><td></td><td></td></tr>
<tr><td>处置医嘱</td><td>□ 大换药（必要时）</td><td>□ 大换药</td></tr>
<tr><td colspan="2">健康宣教</td><td></td><td>□ 告知患儿避免剧烈活动</td></tr>
<tr><td colspan="2">护理处置</td><td>□ 按一级护理要求完成基础护理项目
□ 监测生命体征
□ 术后心理护理与生活护理</td><td>□ 根据护理等级完成基础护理项目
□ 观察伤口敷料，有渗出时立即报告医师处理
□ 观察患儿情况
□ 协助患儿家属办理出院手续
□ 指导并监督患儿活动
□ 整理床单位</td></tr>
<tr><td></td></tr>
</table>

<table>
<tr><td rowspan="6">主要护理工作</td><td>护理评估</td><td>□ 评估患儿心理状态
□ 评估患儿感觉、运动情况，有异常时立即报告医师处理</td><td>□ 评估患儿生命体征，有异常时立即报告医师处理</td></tr>
<tr><td>专科护理</td><td>□ 指导患儿下床活动</td><td>□ 告知患儿出院后注意事项并附书面出院指导 1 份</td></tr>
<tr><td>饮食指导</td><td></td><td></td></tr>
<tr><td>活动体位</td><td>□ 根据护理等级指导活动</td><td>□ 根据护理等级指导活动</td></tr>
<tr><td>洗浴要求</td><td></td><td></td></tr>
<tr><td colspan="2">病情变异记录</td><td>□ 无　　□ 有，原因：
□ 患儿　□ 疾病　□ 医疗
□ 护理　□ 保障　□ 管理</td><td>□ 无　　□ 有，原因：
□ 患儿　□ 疾病　□ 医疗
□ 护理　□ 保障　□ 管理</td></tr>
</table>

护士签名	白班	小夜班	大夜班	白班	小夜班	大夜班

医师签名						

淋巴管瘤行淋巴管瘤切除术临床路径

一、淋巴管瘤行淋巴管瘤切除术临床路径标准住院流程

(一)适用对象

第一诊断为淋巴管瘤(ICD-10:D18,M917),行淋巴管瘤切除术(ICD-9-CM-3:40.2902)的患儿。

(二)诊断依据

根据《临床诊疗指南——小儿外科学分册》(中华医学会编著,人民卫生出版社),《临床技术操作规范——小儿外科学分册》(中华医学会编著,人民军医出版社)。

典型的症状:腹部无痛性包块。

(三)治疗方案的选择

根据《临床诊疗指南——小儿外科学分册》(中华医学会编著,人民卫生出版社)和《临床技术操作规范——小儿外科学分册》(中华医学会编著,人民军医出版社),行淋巴管瘤切除术。

(四)标准住院日为 8 天

(五)进入路径标准

1. 第一诊断必须符合淋巴管瘤(ICD-10:D18,M917)行淋巴管瘤切除术(ICD-9-CM-3:40.2902)。

2. 无须超声引导下穿刺活检、开放活检或术前化疗的患儿,可以进入路径。

3. 已排除其他畸形或综合征,可进行手术的患儿,进入路径。

4. 当患儿同时具有其他疾病诊断,但在住院期间不需要特殊处理也不影响第一诊断的临床路径实施时,可以进入路径。

(六)术前准备为 2 天

1. 必须检查的项目

(1)实验室检查:血型、血常规、尿常规、粪常规、普通生化检验项目、凝血功能、感染性疾病筛查。

(2)心电图、X 线胸片(正位)检查。

(3)超声检查。

2. 根据病情选择的项目

(1)超声心动图(心电图异常者)。

(2)CT。

(3)MRI。

3. 术前评估 术前 24 小时内完成术前病情评估,完成必要的检查,做出术前小结、术前讨论。

4. 营养评估 根据《解放军总医院新入院患儿营养风险筛查表(NRS-2002)》为新入院患儿进行营养评估,评分≥3 分者给予处置,必要时申请营养科医师会诊。

5. 心理评估 根据新入院患儿情况申请心理科医师会诊。

6. 疼痛评估 根据《VAS 评分》实施疼痛评估,评分>7 分者给予处置,必要时请疼痛科医师会诊。

7. 康复评估 根据《入院患儿康复筛查和评估表》,在新入院患儿入院后 24 小时内进行康复筛查和评估。任何一项结果为"是",则申请康复科医师会诊。

(七)预防性抗菌药物选择与使用时机

抗菌药物使用:按照《抗菌药物临床应用指导原则(2015 年版)》执行,并结合患儿的病情决定抗菌药物的选择与使用时间。

(八)手术日为住院第 3 天

1. 麻醉方式 全身麻醉。

2. 手术方式 淋巴管瘤切除术。

3. 术中用药 麻醉常规用药。

4. 输血 通常需输血。

(九)术后住院恢复 5 天

1. 术后需要复查的项目 根据患儿病情决定。

2. 术后用药 抗菌药物使用按照《抗菌药物临床应用指导原则(2015 年版)》执行,并结合患儿的病情决定抗菌药物的选择与使用时间。

(十)出院标准

1. 患儿一般情况良好。

2. 没有需要住院处理的并发症。

(十一)变异及原因分析

1. 住院治疗期间,发现术前检查结果有手术禁忌证的患儿,进入其他路径。

2. 围术期并发症等造成住院日延长和费用增加。

3. 术后有淋巴瘘等并发症者,进入其他路径。

二、淋巴管瘤行淋巴管瘤切除术临床路径表单

适用对象	第一诊断为淋巴管瘤（ICD-10：D18,M917）行淋巴管瘤切除术（ICD-9-CM-3：40.2902)的患儿	
患儿基本信息	姓名:____ 性别:____ 年龄:____ 门诊号:____ 住院号:_____ 过敏史:_____ 住院日期:____年____月____日 出院日期:____年____月____日	标准住院日:8 天
时间	入院第 1 天	住院第 2 天(术前日)	住院第 3 天(手术日)
主要诊疗工作　制度落实	□ 入院 2 小时内经治医师或值班医师完成接诊 □ 入院后 24 小时内主管医师完成检诊 □ 专科会诊(必要时)	□ 经治医师查房(早、晚各 1 次) □ 主诊医师查房 □ 完成术前准备 □ 组织术前讨论 □ 手术部位标识	□ 手术安全核查

（续　表）

主要诊疗工作	病情评估	□ 经治医师询问病史及体格检查 □ 营养评估 □ 心理评估		
	病历书写	□ 入院 8 小时内完成首次病程记录 □ 入院 24 小时内完成入院记录	□ 完成主诊医师查房记录 □ 完成术前讨论、术前小结	□ 术者或第一助手术后 24 小时内完成手术记录（术者签字） □ 术后即刻完成术后首次病程记录
	知情同意	□ 病情告知 □ 患儿及其家属签署授权委托书 □ 患儿或其家属在入院记录单上签字	□ 术者术前谈话，告知患儿及其家属病情和围术期注意事项，签署《手术知情同意书》《授权委托书》《自费用品协议书》（必要时）、《军人目录外耗材审批单》（必要时）、《输血同意书》等	□ 告知患儿及其家属手术过程概况及术后注意事项
	手术治疗		□ 预约手术	□ 实施手术（手术安全核查记录、手术清点记录）
	其他	□ 及时通知上级医师检诊 □ 经治医师检查、整理病历资料	□ 核对患儿诊疗费用	□ 术后病情交接 □ 观察手术切口及周围情况
重点医嘱	**长期医嘱** 护理医嘱	□ 按小儿外科护理常规 □ 一级护理	□ 按小儿外科护理常规 □ 一级护理	□ 按小儿外科术后护理常规 □ 一级护理
	处置医嘱			□ 持续心电、血压、呼吸、血氧饱和度监测 □ 留置导尿管并记录尿量 □ 留置切口引流管并记录引流量 □ 持续低流量吸氧
	膳食医嘱	□ 普食	□ 禁食、水（夜间 24 时以后）	
	药物医嘱	□ 自带药（必要时）		□ 镇痛 □ 消肿 □ 镇吐、保胃 □ 抗生素

（续　表）

重点医嘱	临时医嘱	检查检验	□ 血常规（含 C 反应蛋白＋IL-6） □ 尿常规 □ 粪常规 □ 凝血四项 □ 血清术前八项 □ 红细胞沉降率 □ 血型 □ 胸部正位 X 线片 □ 心电图检查（多导心电图） □ 超声心动图（必要时）		
		药物医嘱		□ 抗生素（视病情）	
		手术医嘱		□ 常规准备明日在全身麻醉下行淋巴管瘤切除术	
		处置医嘱	□ 静脉抽血	□ 备血 □ 备皮（＞30cm²）	□ 输血（视病情） □ 补液（视病情） □ 拔除导尿管（必要时）
主要护理工作		健康宣教	□ 入院宣教（住院环境、规章制度） □ 进行护理安全指导 □ 进行等级护理、活动范围指导 □ 进行饮食指导 □ 进行关于疾病知识的宣教 □ 检查、检验项目的目的和意义	□ 术前宣教	□ 术后宣教 □ 术后心理疏导 □ 指导术后注意事项
		护理处置	□ 患儿身份核对 □ 佩戴腕带 □ 建立入院病历，通知医师 □ 入院介绍：介绍责任护士、病区环境、设施、规章制度、基础护理服务项目 □ 询问病史，填写护理记录单首页 □ 观察病情 □ 测量基本生命体征 □ 抽血、留取标本 □ 心理护理与生活护理 □ 根据评估结果采取相应的护理措施 □ 通知检查项目及检查注意事项	□ 术前患儿准备（手术前沐浴、更衣、备皮） □ 检查术前物品准备 □ 指导患儿准备手术后所需用品、贵重物品交由家属保管 □ 指导患儿进行肠道准备并检查准备效果 □ 测量基本生命体征 □ 备血、皮试	□ 晨起测量生命体征并记录 □ 确认无感冒症状 □ 与手术室护士交接病历、影像资料、术中带药等 □ 术前补液（必要时） □ 嘱患儿入手术室前排空膀胱 □ 与手术室护士交接 □ 术后测量生命体征 □ 术后心电监护 □ 各类管道护理 □ 术后心理护理与生活护理

（续　表）

主要护理工作	风险评估	□ 一般评估：生命体征、神志、皮肤、药物过敏史等 □ 风险评估：评估有无跌倒、坠床、褥疮风险 □ 心理评估 □ 营养评估	□ 评估患儿心理状态	□ 评估意识情况 □ 评估伤口疼痛情况 □ 风险评估：评估有无跌倒、坠床、褥疮、导管滑脱、液体外渗的风险
	专科护理	□ 向患儿介绍科室环境 □ 介绍经治医师、主管医师及主诊医师的情况	□ 指导患儿掌握床上翻身的方法 □ 指导患儿掌握床上排尿、排便的方法	□ 与手术室护士共同评估皮肤、伤口敷料、输液及引流情况
	饮食指导	□ 根据医嘱通知配餐员准备膳食 □ 协助患儿进餐	□ 通知患儿夜间 24 时以后禁食、水	□ 禁食、水，患儿口干时协助其湿润口唇 □ 患儿排气后，指导其间断、少量饮用温开水
	活动体位	□ 根据护理等级指导活动		□ 根据手术及麻醉方式，安置患儿取合适体位 □ 指导患儿掌握床上翻身的方法
	洗浴要求	□ 协助患儿洗澡、更换病号服	□ 协助患儿晨、晚间护理	
病情变异记录		□ 无　　　□ 有，原因： □ 患儿　□ 疾病　□ 医疗 □ 护理　□ 保障　□ 管理	□ 无　　　□ 有，原因： □ 患儿　□ 疾病　□ 医疗 □ 护理　□ 保障　□ 管理	□ 无　　　□ 有，原因： □ 患儿　□ 疾病　□ 医疗 □ 护理　□ 保障　□ 管理
护士签名		白班　｜小夜班｜大夜班	白班　｜小夜班｜大夜班	白班　｜小夜班｜大夜班
医师签名				
时间		住院第 4 天（术后第 1 天）	住院第 5 天（术后第 2 天）	住院第 6 天（术后第 3 天）
主要诊疗工作	制度落实	□ 手术医师查房 □ 专科会诊（必要时）		□ 主诊医师查房
	病情评估			
	病历书写	□ 术后首日病程记录	□ 术后第 2 天病程记录	□ 术后第 3 天病程记录
	知情同意			
	手术治疗			
	其他	□ 根据引流量拔除引流管 □ 观察伤口情况，是否存在渗出、红肿等情况 □ 观察体温、血压等 □ 复查血常规、C 反应蛋白、IL-6、红细胞沉降率、生化检验项目	□ 观察伤口情况，是否存在渗出、红肿等情况 □ 根据患儿情况，如贫血严重及时输血，低蛋白血症、低钾血症及时补充蛋白、补钾	□ 观察伤口情况，是否存在渗出、红肿等情况 □ 复查血常规、C 反应蛋白、IL-6、红细胞沉降率、生化检验项目（如贫血严重及时输血，低蛋白血症、低钾血症及时补充蛋白、补钾）

（续 表）

重点医嘱	长期医嘱	护理医嘱	□ 按小儿外科术后护理常规 □ 一级护理	□ 按小儿外科术后护理常规 □ 一级护理	□ 按小儿外科术后护理常规 □ 一级护理
		处置医嘱	□ 更换切口引流袋并记录引流量		
		膳食医嘱	□ 饮食医嘱（普食/半流食/流食/低盐低脂饮食）		
		药物医嘱	□ 抗生素	□ 抗生素	□ 抗生素
	临时医嘱	检查检验	□ 复查血常规、C反应蛋白、IL-6、红细胞沉降率、生化检验项目		□ 复查血常规、C反应蛋白、IL-6、红细胞沉降率、生化检验项目
		药物医嘱	□ 镇吐 □ 补钾（必要时） □ 补白蛋白（必要时） □ 输血（必要时）	□ 镇痛（必要时） □ 补钾（必要时） □ 补白蛋白（必要时） □ 输血（必要时）	□ 镇痛（必要时） □ 补钾（必要时） □ 补白蛋白（必要时） □ 输血（必要时）
		手术医嘱			
		处置医嘱	□ 大换药（必要时） □ 拔除切口引流管（必要时） □ 拔除导尿管（必要时）	□ 大换药（必要时）	□ 大换药（必要时） □ 功能锻炼
主要护理工作	健康宣教		□ 告知患儿护理风险 □ 进行褥疮预防知识宣教	□ 褥疮预防知识宣教 □ 跌倒预防知识宣教	
	护理处置		□ 按一级护理要求完成基础护理项目 □ 监测生命体征 □ 留取标本 □ 观察伤口疼痛情况，检测镇痛泵运转情况 □ 观察静脉输液情况 □ 观察留置尿管引流情况 □ 妥善固定各类管道 □ 观察伤口引流情况，并记录引流液的量及性状 □ 观察伤口敷料，有渗出时立即报告医师处理 □ 术后心理护理与生活护理	□ 按护理等级完成基础护理项目 □ 监测生命体征 □ 观察伤口疼痛情况，检测镇痛泵运转情况 □ 观察静脉输液情况 □ 妥善固定各类管道 □ 观察伤口敷料，有渗出时立即报告医师处理并观察患儿情况 □ 提供基础护理服务 □ 术后心理护理与生活护理	□ 按护理等级完成基础护理项目 □ 根据排便情况采取通便措施 □ 留取标本 □ 观察伤口敷料，有渗出时立即报告医师处理 □ 观察静脉输液情况，停用镇痛泵 □ 术后心理护理与生活护理
	护理评估		□ 评估患肢感觉、运动情况，有异常时立即报告医师处理 □ 评估褥疮风险	□ 评估患肢感觉、运动情况，有异常时立即报告医师处理 □ 评估跌倒风险 □ 评估褥疮风险	□ 评估褥疮风险

（续 表）

主要护理工作	专科护理	□ 指导患儿术后体位摆放及功能锻炼 □ 指导患儿正确使用抗血栓压力带 □ 指导患儿进行自主排尿训练 □ 指导患儿进行床上翻身 □ 进行防褥疮护理	□ 指导患儿术后体位摆放及功能锻炼 □ 指导患儿进行自主排尿训练 □ 指导患儿进行床上翻身 □ 防褥疮护理	□ 防褥疮护理 □ 防跌倒护理
	饮食指导	□ 根据医嘱通知配餐员准备膳食 □ 协助患儿进餐	□ 协助患儿进餐	□ 协助患儿进餐
	活动体位			

病情变异记录	□ 无 □ 有,原因: □ 患儿 □ 疾病 □ 医疗 □ 护理 □ 保障 □ 管理	□ 无 □ 有,原因: □ 患儿 □ 疾病 □ 医疗 □ 护理 □ 保障 □ 管理	□ 无 □ 有,原因: □ 患儿 □ 疾病 □ 医疗 □ 护理 □ 保障 □ 管理

护士签名	白班	小夜班	大夜班	白班	小夜班	大夜班	白班	小夜班	大夜班

医师签名									

时间	住院第 7 天(术后第 4 天)	住院第 8 天(出院日)
主要诊疗工作 制度落实	□ 上级医师查房(主管医师查房,每日 1 次) □ 专科会诊(必要时)	□ 上级医师查房(主管医师、主诊医师查房)进行手术及伤口评估,确定有无手术并发症和伤口愈合不良情况,明确是否出院
病情评估		
病历书写	□ 出院前一天有上级医师指示出院的病程记录	□ 出院后 24 小时内完成出院记录 □ 出院后 24 小时内完成病案首页 □ 开具出院介绍信 □ 开具诊断证明书
知情同意		□ 向患儿交代出院后的注意事项(复诊的时间、地点,发生紧急情况时的处理等)
手术治疗		
其他	□ 观察伤口情况,是否存在渗出、红肿等情况 □ 根据患儿情况,如贫血严重及时输血,低蛋白血症、低钾血症及时补充蛋白、补钾	□ 复查血常规、C 反应蛋白、IL-6、红细胞沉降率、生化检验项目 □ 出院带药 □ 嘱患儿拆线、换药(根据出院时间决定) □ 门诊复查 □ 如有不适,随时来诊

（续　表）

重点医嘱	长期医嘱	护理医嘱		
		处置医嘱		
		膳食医嘱		
		药物医嘱	□ 抗生素	
	临时医嘱	检查检验		□ 复查血常规、C 反应蛋白、IL-6、红细胞沉降率、生化检验项目
		药物医嘱	□ 镇痛（必要时） □ 补钾（必要时） □ 补白蛋白（必要时） □ 输血（必要时）	
		手术医嘱		
		处置医嘱	□ 大换药（必要时）	□ 大换药 □ 出院
主要护理工作		健康宣教		□ 告知患儿必须在他人的协助下方可下床活动
		护理处置	□ 按护理等级完成基础护理项目 □ 根据排便情况采取通便措施 □ 观察伤口敷料，有渗出时立即报告医师处理 □ 术后心理护理与生活护理	□ 按护理等级完成基础护理项目 □ 观察伤口敷料，有渗出时立即报告医师处理 □ 观察患儿情况 □ 协助患儿家属办理出院手续 □ 指导并监督患儿活动 □ 整理床单位
		风险评估	□ 评估跌倒风险 □ 评估褥疮风险	□ 评估患儿生命体征，有异常时立即报告医师处理 □ 评估跌倒风险 □ 评估褥疮风险
		专科护理	□ 指导患儿术后如何在门诊复查 □ 防褥疮护理 □ 防跌倒护理	□ 告知患儿出院后注意事项并附书面出院指导 1 份
		饮食指导		
		活动体位		
病情变异记录			□ 无　　□ 有，原因： □ 患儿　□ 疾病　□ 医疗 □ 护理　□ 保障　□ 管理	□ 无　　□ 有，原因： □ 患儿　□ 疾病　□ 医疗 □ 护理　□ 保障　□ 管理
护士签名			白班　　小夜班　　大夜班	白班　　小夜班　　大夜班
医师签名				

乳腺腺瘤行乳腺腺瘤切除术临床路径

一、乳腺腺瘤行乳腺腺瘤切除术临床路径标准住院流程

(一)适用对象

第一诊断为乳腺腺瘤(ICD-10:D24 01,M81400/0),行乳腺腺瘤切除术(ICD-9-CM-3:85.2101)的患儿。

(二)诊断依据

根据《临床诊疗指南——小儿外科学分册》(中华医学会编著,人民卫生出版社),《临床技术操作规范——小儿外科学分册》(中华医学会编著,人民军医出版社)。

(三)治疗方案的选择

根据《临床诊疗指南——小儿外科学分册》(中华医学会编著,人民卫生出版社)和《临床技术操作规范——小儿外科学分册》(中华医学会编著,人民军医出版社),行乳腺腺瘤切除术。

(四)标准住院日为 8 天

(五)进入路径标准

1. 第一诊断必须符合乳腺腺瘤(ICD-10:D24 01,M81400/0)行乳腺腺瘤切除术(ICD-9-CM-3:85.2101)。

2. 无须超声引导下穿刺活检、开放活检或术前化疗的患儿,可以进入路径。

3. 已排除其他畸形或综合征,可进行手术的患儿,进入路径。

4. 当患儿同时具有其他疾病诊断,但在住院期间不需要特殊处理也不影响第一诊断的临床路径实施时,可以进入路径。

(六)术前准备为 2 天

1. 必须检查的项目

(1)实验室检查:血型、血常规、尿常规、粪常规、普通生化检验项目、凝血功能、感染性疾病筛查。

(2)心电图、X 线胸片(正位)检查。

(3)超声检查。

2. 根据病情选择的项目

(1)超声心动图(心电图异常者)。

(2)CT。

(3)MRI。

3. 术前评估 术前 24 小时内完成术前病情评估,完成必要的检查,做出术前小结、术前讨论。

4. 营养评估 根据《解放军总医院新入院患儿营养风险筛查表(NRS-2002)》为新入院患儿进行营养评估,评分≥3 分者给予处置,必要时申请营养科医师会诊。

5. 心理评估 根据新入院患儿情况申请心理科医师会诊。

6. 疼痛评估 根据《VAS 评分》实施疼痛评估,评分>7 分者给予处置,必要时请疼痛科医师会诊。

7. 康复评估 根据《入院患儿康复筛查和评估表》,在新入院患儿入院后 24 小时内进行

康复筛查和评估。任何一项结果为"是",则申请康复科医师会诊。

（七）预防性抗菌药物选择与使用时机

抗菌药物使用：按照《抗菌药物临床应用指导原则（2015 年版）》执行，并结合患儿的病情决定抗菌药物的选择与使用时间。

（八）手术日为住院第 3 天

1．麻醉方式　全身麻醉。

2．手术方式　乳腺腺瘤切除术。

3．术中用药　麻醉常规用药。

4．输血　通常不需输血。

（九）术后住院恢复 5 天

1．术后需要复查的项目　根据患儿病情决定。

2．术后用药　抗菌药物使用按照《抗菌药物临床应用指导原则（2015 年版）》执行，并结合患儿的病情决定抗菌药物的选择与使用时间。

（十）出院标准

1．患儿一般情况良好。

2．没有需要住院处理的并发症。

（十一）变异及原因分析

1．住院治疗期间，发现术前检查结果有手术禁忌证的患儿，进入其他路径。

2．围术期并发症等造成住院日延长和费用增加。

3．术后有淋巴瘘等并发症者，进入其他路径。

二、乳腺腺瘤行乳腺腺瘤切除术临床路径表单

适用对象	第一诊断为乳腺腺瘤（ICD-10：D24　01，M81400/0）行乳腺腺瘤切除术（ICD-9-CM-3：85.2101）的患儿	
患儿基本信息	姓名：____　性别：____　年龄：____　门诊号：____ 住院号：_____　过敏史：_____ 住院日期：____年____月____日 出院日期：____年____月____日	标准住院日：8 天

时间		住院第 1 天	住院第 2 天（术前日）	住院第 3 天（手术日）
主要诊疗工作	制度落实	□ 入院 2 小时内经治医师或值班医师完成接诊 □ 入院后 24 小时内主管医师完成检诊 □ 专科会诊（必要时）	□ 经治医师查房（早、晚各 1 次） □ 主诊医师查房 □ 完成术前准备 □ 组织术前讨论 □ 手术部位标识	□ 手术安全核查
	病情评估	□ 经治医师询问病史及体格检查 □ 营养评估 □ 心理评估		

（续　表）

主要诊疗工作	病历书写	□ 入院 8 小时内完成首次病程记录 □ 入院 24 小时内完成入院记录	□ 完成主诊医师查房记录 □ 完成术前讨论、术前小结	□ 术者或第一助手术后 24 小时内完成手术记录（术者签字） □ 术后即刻完成术后首次病程记录
	知情同意	□ 病情告知 □ 患儿及其家属签署授权委托书 □ 患儿或其家属在入院记录单上签字	□ 术者术前谈话，告知患儿及其家属病情和围术期注意事项，签署《手术知情同意书》《授权委托书》《自费用品协议书》（必要时）、《军人目录外耗材审批单》（必要时）、《输血同意书》等	□ 告知患儿及其家属手术过程概况及术后注意事项
	手术治疗		□ 预约手术	□ 实施手术（手术安全核查记录、手术清点记录）
	其他	□ 及时通知上级医师检诊 □ 经治医师检查、整理病历资料	□ 核对患儿诊疗费用	□ 术后病情交接 □ 观察手术切口及周围情况
重点医嘱	长期医嘱	护理医嘱	□ 按小儿外科护理常规 □ 一级护理	□ 按小儿外科护理常规 □ 一级护理	□ 按小儿外科术后护理常规 □ 一级护理
		处置医嘱			□ 持续心电、血压、呼吸、血氧饱和度监测 □ 留置导尿管并记录尿量 □ 留置切口引流管并记录引流量 □ 持续低流量吸氧
		膳食医嘱	□ 普食	□ 禁食、水（夜间 24 时以后）	
		药物医嘱	□ 自带药（必要时）		□ 镇痛 □ 消肿 □ 镇吐、保胃 □ 抗生素
	临时医嘱	检查检验	□ 血常规（含 C 反应蛋白＋IL-6） □ 尿常规 □ 粪常规 □ 凝血四项 □ 血清术前八项 □ 红细胞沉降率 □ 血型 □ 胸部正位 X 线片 □ 心电图检查（多导心电图） □ 超声心动图（必要时）		

（续　表）

重点医嘱	临时医嘱	药物医嘱		□ 抗生素（视病情）	
		手术医嘱		□ 常规准备明日在全身麻醉下行乳腺腺瘤切除术	
		处置医嘱	□ 静脉抽血	□ 备血 □ 备皮（>30cm²）	□ 输血（视病情） □ 补液（视病情） □ 拔除导尿管（必要时）
主要护理工作	健康宣教		□ 入院宣教（住院环境、规章制度） □ 进行护理安全指导 □ 进行等级护理、活动范围指导 □ 进行饮食指导 □ 进行关于疾病知识的宣教 □ 检查、检验项目的目的和意义	□ 术前宣教	□ 术后宣教 □ 术后心理疏导 □ 指导术后注意事项
	护理处置		□ 患儿身份核对 □ 佩戴腕带 □ 建立入院病历，通知医师 □ 入院介绍：介绍责任护士、病区环境、设施、规章制度、基础护理服务项目 □ 询问病史，填写护理记录单首页 □ 观察病情 □ 测量基本生命体征 □ 抽血、留取标本 □ 心理护理与生活护理 □ 根据评估结果采取相应的护理措施 □ 通知检查项目及检查注意事项	□ 术前患儿准备（手术前沐浴、更衣、备皮） □ 检查术前物品准备 □ 指导患儿准备手术后所需用品、贵重物品交由家属保管 □ 指导患儿进行肠道准备并检查准备效果 □ 测量基本生命体征 □ 备血、皮试	□ 晨起测量生命体征并记录 □ 确认无感冒症状 □ 与手术室护士交接病历、影像资料、术中带药等 □ 术前补液（必要时） □ 嘱患儿入手术室前排空膀胱 □ 与手术室护士交接 □ 术后测量生命体征 □ 术后心电监护 □ 各类管道护理 □ 术后心理护理与生活护理
	风险评估		□ 一般评估：生命体征、神志、皮肤、药物过敏史等 □ 风险评估：评估有无跌倒、坠床、褥疮风险 □ 心理评估 □ 营养评估	□ 评估患儿心理状态	□ 评估意识情况 □ 评估伤口疼痛情况 □ 风险评估：评估有无跌倒、坠床、褥疮、导管滑脱、液体外渗的风险
	专科护理		□ 向患儿介绍科室环境 □ 介绍经治医师、主管医师及主诊医师的情况	□ 指导患儿掌握床上翻身的方法 □ 指导患儿掌握床上排尿、排便的方法	□ 与手术室护士共同评估皮肤、伤口敷料、输液及引流情况

主要护理工作	饮食指导	□ 根据医嘱通知配餐员准备膳食 □ 协助患儿进餐	□ 通知患儿夜间 24 时以后禁食、水	□ 禁食、水,患儿口干时协助其湿润口唇 □ 患儿排气后,指导其间断、少量饮用温开水
	活动体位	□ 根据护理等级指导活动		□ 根据手术及麻醉方式,安置患儿取合适体位 □ 指导患儿掌握床上翻身的方法
	洗浴要求	□ 协助患儿洗澡、更换病号服	□ 协助患儿晨晚间护理	
病情变异记录		□ 无　　　□ 有,原因: □ 患儿　□ 疾病　□ 医疗 □ 护理　□ 保障　□ 管理	□ 无　　　□ 有,原因: □ 患儿　□ 疾病　□ 医疗 □ 护理　□ 保障　□ 管理	□ 无　　　□ 有,原因: □ 患儿　□ 疾病　□ 医疗 □ 护理　□ 保障　□ 管理
护士签名		白班　　小夜班　　大夜班	白班　　小夜班　　大夜班	白班　　小夜班　　大夜班
医师签名				
时间		住院第 4 天(术后第 1 天)	住院第 5 天(术后第 2 天)	住院第 6 天(术后第 3 天)
主要诊疗工作	制度落实	□ 手术医师查房 □ 专科会诊(必要时)		□ 主诊医师查房
	病情评估			
	病历书写	□ 术后首日病程记录	□ 术后第 2 天病程记录	□ 术后第 3 天病程记录
	知情同意			
	手术治疗			
	其他	□ 根据引流量拔除引流管 □ 观察伤口情况,是否存在渗出、红肿等情况 □ 观察体温、血压等 □ 复查血常规、C 反应蛋白、IL-6、红细胞沉降率、生化检验项目	□ 观察伤口情况,是否存在渗出、红肿等情况 □ 根据患儿情况,如贫血严重及时输血,低蛋白血症、低钾血症及时补充蛋白、补钾	□ 观察伤口情况,是否存在渗出、红肿等情况 □ 复查血常规、C 反应蛋白、IL-6、红细胞沉降率、生化检验项目(如贫血严重及时输血,低蛋白血症、低钾血症及时补充蛋白、补钾)
重点医嘱	长期医嘱 护理医嘱	□ 按小儿外科术后护理常规 □ 一级护理	□ 按小儿外科术后护理常规 □ 一级护理	□ 按小儿外科术后护理常规 □ 一级护理
	长期医嘱 处置医嘱	□ 抬高患肢 □ 更换切口引流袋并记录引流量		
	长期医嘱 膳食医嘱	□ 饮食医嘱(普食/半流食/流食/低盐低脂饮食)		
	长期医嘱 药物医嘱	□ 抗生素	□ 抗生素	□ 抗生素

（续　表）

重点医嘱	临时医嘱	检查检验	□ 复查血常规、C 反应蛋白、IL-6、红细胞沉降率、生化检验项目		□ 复查血常规、C 反应蛋白、IL-6、红细胞沉降率、生化检验项目
		药物医嘱	□ 镇吐 □ 补钾（必要时） □ 补白蛋白（必要时） □ 输血（必要时）	□ 镇痛（必要时） □ 补钾（必要时） □ 补白蛋白（必要时） □ 输血（必要时）	□ 镇痛（必要时） □ 补钾（必要时） □ 补白蛋白（必要时） □ 输血（必要时）
		手术医嘱			
		处置医嘱	□ 大换药（必要时） □ 拔除切口引流管（必要时） □ 拔除导尿管（必要时）	□ 大换药（必要时）	□ 大换药（必要时） □ 功能锻炼
主要护理工作		健康宣教	□ 告知患儿护理风险 □ 进行褥疮预防知识宣教	□ 褥疮预防知识宣教 □ 跌倒预防知识宣教	
		护理处置	□ 按一级护理要求完成基础护理项目 □ 监测生命体征 □ 留取标本 □ 观察伤口疼痛情况，检测镇痛泵运转情况 □ 观察静脉输液情况 □ 观察留置尿管引流情况 □ 妥善固定各类管道 □ 观察伤口引流情况，并记录引流液的量及性状 □ 观察伤口敷料，有渗出时立即报告医师处理 □ 术后心理护理与生活护理	□ 按护理等级完成基础护理项目 □ 监测生命体征 □ 观察伤口疼痛情况，检测镇痛泵运转情况 □ 观察静脉输液情况 □ 妥善固定各类管道 □ 观察伤口敷料，有渗出时立即报告医师处理并观察患儿情况 □ 提供基础护理服务 □ 术后心理护理与生活护理	□ 按护理等级完成基础护理项目 □ 根据排便情况采取通便措施 □ 留取标本 □ 观察伤口敷料，有渗出时立即报告医师处理 □ 观察静脉输液情况，停用镇痛泵 □ 术后心理护理与生活护理
		护理评估	□ 评估褥疮风险	□ 评估跌倒风险 □ 评估褥疮风险	□ 评估褥疮风险
		专科护理	□ 指导患儿术后体位摆放及功能锻炼 □ 指导患儿正确使用抗血栓压力带 □ 指导患儿进行自主排尿训练 □ 指导患儿进行床上翻身 □ 进行防褥疮护理	□ 指导患儿术后体位摆放及功能锻炼 □ 指导患儿进行自主排尿训练 □ 指导患儿进行床上翻身 □ 防褥疮护理	□ 防褥疮护理 □ 防跌倒护理
		饮食指导	□ 根据医嘱通知配餐员准备膳食 □ 协助患儿进餐	□ 协助患儿进餐	□ 协助患儿进餐
		活动体位			

（续 表）

病情变异记录	□ 无 □ 有,原因: □ 患儿 □ 疾病 □ 医疗 □ 护理 □ 保障 □ 管理	□ 无 □ 有,原因: □ 患儿 □ 疾病 □ 医疗 □ 护理 □ 保障 □ 管理	□ 无 □ 有,原因: □ 患儿 □ 疾病 □ 医疗 □ 护理 □ 保障 □ 管理
护士签名	白班 | 小夜班 | 大夜班	白班 | 小夜班 | 大夜班	白班 | 小夜班 | 大夜班
医师签名			

时间		住院第7天(术后第4天)	住院第8天(出院日)
主要诊疗工作	制度落实	□ 上级医师查房(主管医师查房,每日1次) □ 专科会诊(必要时)	□ 上级医师查房(主管医师、主诊医师查房)进行手术及伤口评估,确定有无手术并发症和伤口愈合不良情况,明确是否出院
	病情评估		
	病历书写	□ 出院前一天有上级医师指示出院的病程记录	□ 出院后24小时内完成出院记录 □ 出院后24小时内完成病案首页 □ 开具出院介绍信 □ 开具诊断证明书
	知情同意		□ 向患儿交代出院后的注意事项(复诊的时间、地点,发生紧急情况时的处理等)
	手术治疗		
	其他	□ 观察伤口情况,是否存在渗出、红肿等情况 □ 根据患儿情况,如贫血严重及时输血,低蛋白血症、低钾血症及时补充蛋白、补钾	□ 复查血常规、C反应蛋白、IL-6、红细胞沉降率、生化检验项目 □ 出院带药 □ 嘱患儿拆线、换药(根据出院时间决定) □ 门诊复查 □ 如有不适,随时来诊
重点医嘱	长期医嘱 护理医嘱		
	长期医嘱 处置医嘱		
	长期医嘱 膳食医嘱		
	长期医嘱 药物医嘱	□ 抗生素	
	临时医嘱 检查检验		□ 复查血常规、C反应蛋白、IL-6、红细胞沉降率、生化检验项目
	临时医嘱 药物医嘱	□ 镇痛(必要时) □ 补钾(必要时) □ 补白蛋白(必要时) □ 输血(必要时)	
	临时医嘱 手术医嘱		
	临时医嘱 处置医嘱	□ 大换药(必要时)	□ 大换药 □ 出院

(续 表)

主要护理工作	健康宣教		□ 告知患儿必须在他人的协助下方可下床活动
	护理处置	□ 按护理等级完成基础护理项目 □ 根据排便情况采取通便措施 □ 观察伤口敷料,有渗出时立即报告医师处理 □ 术后心理护理与生活护理	□ 按护理等级完成基础护理项目 □ 观察伤口敷料,有渗出时立即报告医师处理 □ 观察患儿情况 □ 协助患儿家属办理出院手续 □ 指导并监督患儿活动 □ 整理床单位
	风险评估	□ 评估跌倒风险 □ 评估褥疮风险	□ 评估患儿生命体征,有异常时立即报告医师处理 □ 评估跌倒风险 □ 评估褥疮风险
	专科护理	□ 指导患儿术后如何在门诊复查 □ 防褥疮护理 □ 防跌倒护理	□ 告知患儿出院后注意事项并附书面出院指导 1 份
	饮食指导		
	活动体位		
病情变异记录		□ 无　　□ 有,原因: □ 患儿　□ 疾病　□ 医疗 □ 护理　□ 保障　□ 管理	□ 无　　□ 有,原因: □ 患儿　□ 疾病　□ 医疗 □ 护理　□ 保障　□ 管理
护士签名		白班　　小夜班　　大夜班	白班　　小夜班　　大夜班
医师签名			

胃壁肿瘤行胃壁肿瘤切除术临床路径

一、胃壁肿瘤行胃壁肿瘤切除术临床路径标准住院流程

(一)适用对象

第一诊断为胃壁肿瘤(ICD-10:D13.1/C16),行胃壁肿瘤切除术(ICD-9-CM-3:43.4201)的患儿。

(二)诊断依据

根据《临床诊疗指南——小儿外科学分册》(中华医学会编著,人民卫生出版社)和《临床技术操作规范——小儿外科学分册》(中华医学会编著,人民军医出版社)。

典型的症状:腹部无痛性包块。

(三)治疗方案的选择

根据《临床诊疗指南——小儿外科学分册》(中华医学会编著,人民卫生出版社)和《临床技术操作规范——小儿外科学分册》(中华医学会编著,人民军医出版社),行胃壁肿瘤切除术。

（四）标准住院日为 8 天

（五）进入路径标准

1. 第一诊断必须符合胃壁肿瘤(ICD-10:D13.1/C16)行胃壁肿瘤切除术(ICD-9-CM-3:43.4201)。

2. 无须超声引导下穿刺活检、开放活检或术前化疗的患儿，可以进入路径。

3. 已排除其他畸形或综合征，可进行手术的患儿，进入路径。

4. 当患儿同时具有其他疾病诊断，但在住院期间不需要特殊处理也不影响第一诊断的临床路径实施时，可以进入路径。

（六）术前准备为 1～2 天

1. 必须检查的项目

(1)实验室检查:血型、血常规、尿常规、粪常规、普通生化检验项目、凝血功能、感染性疾病筛查。

(2)心电图、X 线胸片（正位）检查。

(3)超声检查。

2. 根据病情选择的项目

(1)超声心动图（心电图异常者）。

(2)CT。

(3)MRI。

3. 术前评估　术前 24 小时内完成术前病情评估，完成必要的检查，做出术前小结、术前讨论。

4. 营养评估　根据《解放军总医院新入院患儿营养风险筛查表（NRS-2002）》为新入院患儿进行营养评估，评分≥3 分者给予处置，必要时申请营养科医师会诊。

5. 心理评估　根据新入院患儿情况申请心理科医师会诊。

6. 疼痛评估　根据《VAS 评分》实施疼痛评估，评分＞7 分者给予处置，必要时请疼痛科医师会诊。

7. 康复评估　根据《入院患儿康复筛查和评估表》，在新入院患儿入院后 24 小时内进行康复筛查和评估。任何一项结果为"是"，则申请康复科医师会诊。

（七）预防性抗菌药物选择与使用时机

抗菌药物使用:按照《抗菌药物临床应用指导原则（2015 年版）》执行，并结合患儿的病情决定抗菌药物的选择与使用时间。

（八）手术日为住院第 3 天

1. 麻醉方式　全身麻醉。

2. 手术方式　胃壁肿瘤切除术。

3. 术中用药　麻醉常规用药。

4. 输血　通常需输血。

（九）术后住院恢复 4～5 天

1. 术后需要复查的项目　根据患儿病情决定。

2. 术后用药　抗菌药物使用按照《抗菌药物临床应用指导原则（2015 年版）》执行，并结合患儿的病情决定抗菌药物的选择与使用时间。

（十）出院标准

1. 患儿一般情况良好。

2. 没有需要住院处理的并发症。

(十一)变异及原因分析

1. 住院治疗期间,发现术前检查结果有手术禁忌证的患儿,进入其他路径。

2. 围术期并发症等造成住院日延长和费用增加。

3. 术后有淋巴瘘等并发症,进入其他路径。

二、胃壁肿瘤行胃壁肿瘤切除术临床路径表单

适用对象	第一诊断为胃壁肿瘤(ICD-10:D13.1/C16),行胃壁肿瘤切除术(ICD-9-CM-3:43.4201)的患儿	
患儿基本信息	姓名:____ 性别:____ 年龄:____ 门诊号:____ 住院号:_____ 过敏史:_____ 住院日期:____年____月____日 出院日期:____年____月____日	标准住院日:8天

时间		住院第1天	住院第2天(术前日)	住院第3天(手术日)
主要诊疗工作	制度落实	□ 入院2小时内经治医师或值班医师完成接诊 □ 入院后24小时内主管医师完成检诊 □ 专科会诊(必要时)	□ 经治医师查房(早、晚各1次) □ 主诊医师查房 □ 完成术前准备 □ 组织术前讨论 □ 手术部位标识	□ 手术安全核查
	病情评估	□ 经治医师询问病史及体格检查 □ 营养评估 □ 心理评估		
	病历书写	□ 入院8小时内完成首次病程记录 □ 入院24小时内完成入院记录	□ 完成主诊医师查房记录 □ 完成术前讨论、术前小结	□ 术者或第一助手术后24小时内完成手术记录(术者签字) □ 术后即刻完成术后首次病程记录
	知情同意	□ 病情告知 □ 患儿及其家属签署《授权委托书》 □ 患儿或其家属在入院记录单上签字	□ 术者术前谈话,告知患儿及其家属病情和围术期注意事项,签署《手术知情同意书》《授权委托书》《自费用品协议书》(必要时)、《军人目录外耗材审批单》(必要时)、《输血同意书》等	□ 告知患儿及其家属手术过程概况及术后注意事项
	手术治疗		□ 预约手术	□ 实施手术(手术安全核查记录、手术清点记录)
	其他	□ 及时通知上级医师检诊 □ 经治医师检查、整理病历资料	□ 核对患儿诊疗费用	□ 术后病情交接 □ 观察手术切口及周围情况

重点医嘱	长期医嘱	护理医嘱	□ 按小儿外科护理常规 □ 一级护理	□ 按小儿外科护理常规 □ 一级护理	□ 按小儿外科术后护理常规 □ 一级护理
		处置医嘱			□ 持续心电、血压、呼吸、血氧饱和度监测 □ 留置导尿管并记录尿量 □ 留置切口引流管并记录引流量 □ 持续低流量吸氧
		膳食医嘱	□ 普食	□ 禁食、水(夜间 24 时以后)	
		药物医嘱	□ 自带药(必要时)		□ 镇痛 □ 消肿 □ 镇吐、保胃 □ 抗生素
	临时医嘱	检查检验	□ 血常规(含 C 反应蛋白＋IL-6) □ 尿常规 □ 粪常规 □ 凝血四项 □ 血清术前八项 □ 红细胞沉降率 □ 血型 □ 胸部正位 X 线片 □ 心电图检查(多导心电图) □ 超声心动图(必要时)		
		药物医嘱		□ 抗生素(视病情)	
		手术医嘱		□ 常规准备明日在全身麻醉下行胃壁肿瘤切除术	
		处置医嘱	□ 静脉抽血	□ 备血 □ 备皮(>30cm²)	□ 输血(视病情) □ 补液(视病情) □ 拔除导尿管(必要时)
主要护理工作		健康宣教	□ 入院宣教(住院环境、规章制度) □ 进行护理安全指导 □ 进行等级护理、活动范围指导 □ 进行饮食指导 □ 进行关于疾病知识的宣教 □ 检查、检验项目的目的和意义	□ 术前宣教	□ 术后宣教 □ 术后心理疏导 □ 指导术后注意事项

（续　表）

主要护理工作	护理处置	□ 患儿身份核对 □ 佩戴腕带 □ 建立入院病历,通知医师 □ 入院介绍:介绍责任护士,病区环境、设施、规章制度、基础护理服务项目 □ 询问病史,填写护理记录单首页 □ 观察病情 □ 测量基本生命体征 □ 抽血、留取标本 □ 心理护理与生活护理 □ 根据评估结果采取相应的护理措施 □ 通知检查项目及检查注意事项	□ 术前患儿准备(手术前沐浴、更衣、备皮) □ 检查术前物品准备 □ 指导患儿准备手术后所需用品,贵重物品交由家属保管 □ 指导患儿进行肠道准备并检查准备效果 □ 测量基本生命体征 □ 备血、皮试	□ 晨起测量生命体征并记录 □ 确认无感冒症状 □ 与手术室护士交接病历、影像资料、术中带药等 □ 术前补液(必要时) □ 嘱患儿入手术室前排空膀胱 □ 与手术室护士交接 □ 术后测量生命体征 □ 术后心电监护 □ 各类管道护理 □ 术后心理护理与生活护理
	风险评估	□ 一般评估:生命体征、神志、皮肤、药物过敏史等 □ 风险评估:评估有无跌倒、坠床、褥疮风险 □ 心理评估 □ 营养评估	□ 评估患儿心理状态	□ 评估意识情况 □ 评估伤口疼痛情况 □ 风险评估:评估有无跌倒、坠床、褥疮、导管滑脱、液体外渗的风险
	专科护理	□ 向患儿介绍科室环境 □ 介绍经治医师、主管医师及主诊医师的情况	□ 指导患儿掌握床上翻身的方法 □ 指导患儿掌握床上排尿、排便的方法	□ 与手术室护士共同评估皮肤、伤口敷料、输液及引流情况
	饮食指导	□ 根据医嘱通知配餐员准备膳食 □ 协助患儿进餐	□ 通知患儿夜间 24 时以后禁食、水	□ 禁食、水,患儿口干时协助其湿润口唇 □ 患儿排气后,指导其间断、少量饮用温开水
	活动体位	□ 根据护理等级指导活动		□ 根据手术及麻醉方式,安置患儿取合适体位 □ 指导患儿掌握床上翻身的方法
	洗浴要求	□ 协助患儿洗澡、更换病号服	□ 协助患儿晨、晚间护理	
病情变异记录		□ 无　　□ 有,原因: □ 患儿　□ 疾病　□ 医疗 □ 护理　□ 保障　□ 管理	□ 无　　□ 有,原因: □ 患儿　□ 疾病　□ 医疗 □ 护理　□ 保障　□ 管理	□ 无　　□ 有,原因: □ 患儿　□ 疾病　□ 医疗 □ 护理　□ 保障　□ 管理
护士签名		白班　小夜班　大夜班	白班　小夜班　大夜班	白班　小夜班　大夜班
医师签名				

（续　表）

时间			住院第 4 天（术后第 1 天）	住院第 5 天（术后第 2 天）	住院第 6 天（术后第 3 天）
主要诊疗工作	制度落实		□ 手术医师查房 □ 专科会诊（必要时）		□ 主诊医师查房
	病情评估				
	病历书写		□ 术后首日病程记录	□ 术后第 2 天病程记录	□ 术后第 3 天病程记录
	知情同意				
	手术治疗				
	其他		□ 根据引流量拔除引流管 □ 观察伤口情况，是否存在渗出、红肿等情况 □ 观察体温、血压等 □ 复查血常规、C 反应蛋白、IL-6、红细胞沉降率、生化检验项目	□ 观察伤口情况，是否存在渗出、红肿等情况 □ 根据患儿情况，如贫血严重及时输血，低蛋白血症、低钾血症及时补充蛋白、补钾	□ 观察伤口情况，是否存在渗出、红肿等情况 □ 复查血常规、C 反应蛋白、IL-6、红细胞沉降率、生化检验项目（如贫血严重及时输血，低蛋白血症、低钾血症及时补充蛋白、补钾）
重点医嘱	长期医嘱	护理医嘱	□ 按小儿外科术后护理常规 □ 一级护理	□ 按小儿外科术后护理常规 □ 一级护理	□ 按小儿外科术后护理常规 □ 一级护理
		处置医嘱	□ 更换切口引流袋并记录引流量		
		膳食医嘱	□ 饮食医嘱（普食/半流食/流食/低盐低脂饮食）		
		药物医嘱	□ 抗生素	□ 抗生素	□ 抗生素
	临时医嘱	检查检验	□ 复查血常规、C 反应蛋白、IL-6、红细胞沉降率、生化检验项目		□ 复查血常规、C 反应蛋白、IL-6、红细胞沉降率、生化检验项目
		药物医嘱	□ 镇吐 □ 补钾（必要时） □ 补白蛋白（必要时） □ 输血（必要时）	□ 镇痛（必要时） □ 补钾（必要时） □ 补白蛋白（必要时） □ 输血（必要时）	□ 镇痛（必要时） □ 补钾（必要时） □ 补白蛋白（必要时） □ 输血（必要时）
		手术医嘱			
		处置医嘱	□ 大换药（必要时） □ 拔除切口引流管（必要时） □ 拔除导尿管（必要时）	□ 大换药（必要时）	□ 大换药（必要时） □ 功能锻炼

（续　表）

主要护理工作	健康宣教	□ 告知患儿护理风险 □ 进行褥疮预防知识宣教	□ 褥疮预防知识宣教 □ 跌倒预防知识宣教	
	护理处置	□ 按一级护理要求完成基础护理项目 □ 监测生命体征 □ 留取标本 □ 观察伤口疼痛情况,检测镇痛泵运转情况 □ 观察静脉输液情况 □ 观察留置尿管引流情况 □ 妥善固定各类管道 □ 观察伤口引流情况,并记录引流液的量及性状 □ 观察伤口敷料,有渗出时立即报告医师处理 □ 术后心理护理与生活护理	□ 按护理等级完成基础护理项目 □ 监测生命体征 □ 观察伤口疼痛情况,检测镇痛泵运转情况 □ 观察静脉输液情况 □ 妥善固定各类管道 □ 观察伤口敷料,有渗出时立即报告医师处理并观察患儿情况 □ 提供基础护理服务 □ 术后心理护理与生活护理	□ 按护理等级完成基础护理项目 □ 根据排便情况采取通便措施 □ 留取标本 □ 观察伤口敷料,有渗出时立即报告医师处理 □ 观察静脉输液情况,停用镇痛泵 □ 术后心理护理与生活护理
	护理评估	□ 评估褥疮风险	□ 评估跌倒风险 □ 评估褥疮风险	□ 评估褥疮风险
	专科护理	□ 指导患儿术后体位摆放及功能锻炼 □ 指导患儿正确使用抗血栓压力带 □ 指导患儿进行自主排尿训练 □ 指导患儿进行床上翻身 □ 进行防褥疮护理	□ 指导患儿术后体位摆放及功能锻炼 □ 指导患儿进行自主排尿训练 □ 指导患儿进行床上翻身 □ 防褥疮护理	□ 防褥疮护理 □ 防跌倒护理
	饮食指导	□ 根据医嘱通知配餐员准备膳食 □ 协助患儿进餐	□ 协助患儿进餐	□ 协助患儿进餐
	活动体位			
病情变异记录		□ 无　　□ 有,原因: □ 患儿　□ 疾病　□ 医疗 □ 护理　□ 保障　□ 管理	□ 无　　□ 有,原因: □ 患儿　□ 疾病　□ 医疗 □ 护理　□ 保障　□ 管理	□ 无　　□ 有,原因: □ 患儿　□ 疾病　□ 医疗 □ 护理　□ 保障　□ 管理
护士签名		白班　小夜班　大夜班	白班　小夜班　大夜班	白班　小夜班　大夜班
医师签名				

时间		住院第7天(术后第4天)	住院第8天(出院日)
主要诊疗工作	制度落实	□ 上级医师查房(主管医师查房,每日1次) □ 专科会诊(必要时)	□ 上级医师查房(主管医师、主诊医师查房)进行手术及伤口评估,确定有无手术并发症和伤口愈合不良情况,明确是否出院
	病情评估		

主要诊疗工作	病历书写	□ 出院前一天有上级医师指示出院的病程记录	□ 出院后 24 小时内完成出院记录 □ 出院后 24 小时内完成病案首页 □ 开具出院介绍信 □ 开具诊断证明书
	知情同意		□ 向患儿交代出院后的注意事项（复诊的时间、地点，发生紧急情况时的处理等）
	手术治疗		
	其他	□ 观察伤口情况，是否存在渗出、红肿等情况 □ 根据患儿情况，如贫血严重及时输血，低蛋白血症、低钾血症及时补充蛋白、补钾	□ 复查血常规、C 反应蛋白、IL-6、红细胞沉降率、生化检验项目 □ 出院带药 □ 嘱患儿拆线、换药（根据出院时间决定） □ 门诊复查 □ 如有不适，随时来诊
重点医嘱	长期医嘱 护理医嘱		
	长期医嘱 处置医嘱		
	长期医嘱 膳食医嘱		
	长期医嘱 药物医嘱	□ 抗生素	
	临时医嘱 检查检验		□ 复查血常规、C 反应蛋白、IL-6、红细胞沉降率、生化检验项目
	临时医嘱 药物医嘱	□ 镇痛（必要时） □ 补钾（必要时） □ 补白蛋白（必要时） □ 输血（必要时）	
	临时医嘱 手术医嘱		
	临时医嘱 处置医嘱	□ 大换药（必要时）	□ 大换药 □ 出院
主要护理工作	健康宣教		□ 告知患儿必须在他人的协助下方可下床活动
	护理处置	□ 按护理等级完成基础护理项目 □ 根据排便情况采取通便措施 □ 观察伤口敷料，有渗出时立即报告医师处理 □ 术后心理护理与生活护理	□ 按护理等级完成基础护理项目 □ 观察伤口敷料，有渗出时立即报告医师处理 □ 观察患儿情况 □ 协助患儿家属办理出院手续 □ 指导并监督患儿活动 □ 整理床单位

主要护理工作	风险评估	□ 评估跌倒风险 □ 评估褥疮风险	□ 评估患儿生命体征,有异常时立即报告医师处理 □ 评估跌倒风险 □ 评估褥疮风险
	专科护理	□ 指导患儿术后如何在门诊复查 □ 防褥疮护理 □ 防跌倒护理	□ 告知患儿出院后注意事项并附书面出院指导 1 份
	饮食指导		
	活动体位		
病情变异记录		□ 无　　□ 有,原因: □ 患儿　□ 疾病　□ 医疗 □ 护理　□ 保障　□ 管理	□ 无　　□ 有,原因: □ 患儿　□ 疾病　□ 医疗 □ 护理　□ 保障　□ 管理
护士签名		白班　　　　小夜班　　　　大夜班	白班　　　　小夜班　　　　大夜班
医师签名			

结肠肿瘤行结肠肿瘤切除术临床路径

一、结肠肿瘤行结肠肿瘤切除术临床路径标准住院流程

(一)适用对象

第一诊断为结肠肿瘤(ICD-10:D12/C18)行结肠肿瘤切除术(ICD-9-CM-3:45.7-45.8)的患儿。

(二)诊断依据

根据《临床诊疗指南——小儿外科学分册》(中华医学会编著,人民卫生出版社)和《临床技术操作规范——小儿外科学分册》(中华医学会编著,人民军医出版社)。

典型的症状:腹部无痛性包块。

(三)治疗方案的选择

根据《临床诊疗指南——小儿外科学分册》(中华医学会编著,人民卫生出版社),《临床技术操作规范——小儿外科学分册》(中华医学会编著,人民军医出版社),行结肠肿瘤切除术。

(四)标准住院日为 8 天

(五)进入路径标准

1. 第一诊断必须符合结肠肿瘤(ICD-10:D12/C18)行结肠肿瘤切除术(ICD-9-CM-3:45.7-45.8)。

2. 无须超声引导下穿刺活检、结肠镜活检、开放活检或者术前化疗的患儿,可以进入路径。

3. 已排除其他畸形或综合征,可进行手术的患儿,进入路径。

4. 当患儿同时具有其他疾病诊断,但在住院期间不需要特殊处理也不影响第一诊断的临

床路径实施时,可以进入路径。

(六)术前准备为 2 天

1. 必须检查的项目

(1)实验室检查:血型、血常规、尿常规、粪常规、普通生化检验项目、凝血功能、感染性疾病筛查。

(2)心电图、X 线胸片(正位)检查。

(3)超声检查。

2. 根据病情选择的项目

(1)超声心动图(心电图异常者)。

(2)CT。

(3)MRI。

3. 术前评估　术前 24 小时内完成术前病情评估,完成必要的检查,做出术前小结、术前讨论。

4. 营养评估　根据《解放军总医院新入院患儿营养风险筛查表(NRS-2002)》为新入院患儿进行营养评估,评分≥3 分者给予处置,必要时申请营养科医师会诊。

5. 心理评估　根据新入院患儿情况申请心理科医师会诊。

6. 疼痛评估　根据《VAS 评分》实施疼痛评估,评分＞7 分者给予处置,必要时请疼痛科医师会诊。

7. 康复评估　根据《入院患儿康复筛查和评估表》,在新入院患儿入院后 24 小时内进行康复筛查和评估。任何一项结果为"是",则申请康复医师会诊。

(七)预防性抗菌药物选择与使用时机

抗菌药物使用:按照《抗菌药物临床应用指导原则(2015 年版)》执行,并结合患儿的病情决定抗菌药物的选择与使用时间。

(八)手术日为住院第 3 天

1. 麻醉方式　全身麻醉。

2. 手术方式　结肠肿瘤切除术。

3. 术中用药　麻醉常规用药。

4. 输血　通常需输血。

(九)术后住院恢复 5 天

1. 术后需要复查的项目　根据患儿病情决定。

2. 术后用药　抗菌药物使用按照《抗菌药物临床应用指导原则(2015 年版)》执行,并结合患儿的病情决定抗菌药物的选择与使用时间。

(十)出院标准

1. 患儿一般情况良好。

2. 没有需要住院处理的并发症。

(十一)变异及原因分析

1. 住院治疗期间,发现术前检查结果有手术禁忌证的患儿,进入其他路径。

2. 围术期并发症等造成住院日延长和费用增加。

3. 术后有淋巴瘘等并发症者,进入其他路径。

二、结肠肿瘤行结肠肿瘤切除术临床路径表单

适用对象	第一诊断为结肠肿瘤(ICD-10：D12/C18)行结肠肿瘤切除术(ICD-9-CM-3：45.7-45.8)的患儿		
患儿基本信息	姓名：____ 性别：____ 年龄：____ 门诊号：____ 住院号：_____ 过敏史：_____ 住院日期：____年____月____日 出院日期：____年____月____日		标准住院日：8天

时间		住院第1天	住院第2天(术前日)	住院第3天(手术日)
主要诊疗工作	制度落实	☐ 入院2小时内经治医师或值班医师完成接诊 ☐ 入院后24小时内主管医师完成检诊 ☐ 专科会诊(必要时)	☐ 经治医师查房(早、晚各1次) ☐ 主诊医师查房 ☐ 完成术前准备 ☐ 组织术前讨论 ☐ 手术部位标识	☐ 手术安全核查
	病情评估	☐ 经治医师询问病史及体格检查 ☐ 营养评估 ☐ 心理评估		
	病历书写	☐ 入院8小时内完成首次病程记录 ☐ 入院24小时内完成入院记录	☐ 完成主诊医师查房记录 ☐ 完成术前讨论、术前小结	☐ 术者或第一助手术后24小时内完成手术记录(术者签字) ☐ 术后即刻完成术后首次病程记录
	知情同意	☐ 病情告知 ☐ 患儿及其家属签署授权委托书 ☐ 患儿或其家属在入院记录单上签字	☐ 术者术前谈话,告知患儿及其家属病情和围术期注意事项,签署《手术知情同意书》《授权委托书》《自费用品协议书》(必要时)、《军人目录外耗材审批单》(必要时)、《输血同意书》等	☐ 告知患儿及其家属手术过程概况及术后注意事项
	手术治疗		☐ 预约手术	☐ 实施手术(手术安全核查记录、手术清点记录)
	其他	☐ 及时通知上级医师检诊 ☐ 经治医师检查、整理病历资料	☐ 核对患儿诊疗费用	☐ 术后病情交接 ☐ 观察手术切口及周围情况

（续　表）

重点医嘱	长期医嘱	护理医嘱	☐ 按小儿外科护理常规 ☐ 一级护理	☐ 按小儿外科护理常规 ☐ 一级护理	☐ 按小儿外科术后护理常规 ☐ 一级护理
		处置医嘱			☐ 持续心电、血压、呼吸、血氧饱和度监测 ☐ 留置导尿管并记录尿量 ☐ 留置切口引流管并记录引流量 ☐ 持续低流量吸氧
		膳食医嘱	☐ 普食	☐ 禁食、水（夜间 24 时以后）	
		药物医嘱	☐ 自带药（必要时）		☐ 镇痛 ☐ 消肿 ☐ 镇吐、保胃 ☐ 抗生素
	临时医嘱	检查检验	☐ 血常规（含 C 反应蛋白＋IL-6） ☐ 尿常规 ☐ 粪常规 ☐ 凝血四项 ☐ 血清术前八项 ☐ 红细胞沉降率 ☐ 血型 ☐ 胸部正位 X 线片 ☐ 心电图检查（多导心电图） ☐ 超声心动图（必要时）		
		药物医嘱		☐ 抗生素（视病情）	
		手术医嘱		☐ 常规准备明日在全身麻醉下行结肠肿瘤切除术	
		处置医嘱	☐ 静脉抽血	☐ 备血 ☐ 备皮（＞30cm²）	☐ 输血（视病情） ☐ 补液（视病情） ☐ 拔除导尿管（必要时）
主要护理工作		健康宣教	☐ 入院宣教（住院环境、规章制度） ☐ 进行护理安全指导 ☐ 进行等级护理、活动范围指导 ☐ 进行饮食指导 ☐ 进行关于疾病知识的宣教 ☐ 检查、检验项目的目的和意义	☐ 术前宣教	☐ 术后宣教 ☐ 术后心理疏导 ☐ 指导术后注意事项

（续　表）

主要护理工作	护理处置	□ 患儿身份核对 □ 佩戴腕带 □ 建立入院病历,通知医师 □ 入院介绍:介绍责任护士,病区环境、设施、规章制度、基础护理服务项目 □ 询问病史,填写护理记录单首页 □ 观察病情 □ 测量基本生命体征 □ 抽血、留取标本 □ 心理护理与生活护理 □ 根据评估结果采取相应的护理措施 □ 通知检查项目及检查注意事项	□ 术前患儿准备(手术前沐浴、更衣、备皮) □ 检查术前物品准备 □ 指导患儿准备手术后所需用品,贵重物品交由家属保管 □ 指导患儿进行肠道准备并检查准备效果 □ 测量基本生命体征 □ 备血、皮试	□ 晨起测量生命体征并记录 □ 确认无感冒症状 □ 与手术室护士交接病历、影像资料、术中带药等 □ 术前补液(必要时) □ 嘱患儿入手术室前排空膀胱 □ 与手术室护士交接 □ 术后测量生命体征 □ 术后心电监护 □ 各类管道护理 □ 术后心理护理与生活护理
	风险评估	□ 一般评估:生命体征、神志、皮肤、药物过敏史等 □ 风险评估:评估有无跌倒、坠床、褥疮风险 □ 心理评估 □ 营养评估	□ 评估患儿心理状态	□ 评估意识情况 □ 评估伤口疼痛情况 □ 风险评估:评估有无跌倒、坠床、褥疮、导管滑脱、液体外渗的风险
	专科护理	□ 向患儿介绍科室环境 □ 介绍经治医师、主管医师及主诊医师的情况	□ 指导患儿掌握床上翻身的方法 □ 指导患儿掌握床上排尿、排便的方法	□ 与手术室护士共同评估皮肤、伤口敷料、输液及引流情况
	饮食指导	□ 根据医嘱通知配餐员准备膳食 □ 协助患儿进餐	□ 通知患儿夜间24时以后禁食、水	□ 禁食、水,患儿口干时协助其湿润口唇 □ 患儿排气后,指导其间断、少量饮用温开水
	活动体位	□ 根据护理等级指导活动		□ 根据手术及麻醉方式,安置患儿取合适体位 □ 指导患儿掌握床上翻身的方法
	洗浴要求	□ 协助患儿洗澡、更换病号服	□ 协助患儿晨、晚间护理	
病情变异记录		□ 无　　□ 有,原因: □ 患儿　□ 疾病　□ 医疗 □ 护理　□ 保障　□ 管理	□ 无　　□ 有,原因: □ 患儿　□ 疾病　□ 医疗 □ 护理　□ 保障　□ 管理	□ 无　　□ 有,原因: □ 患儿　□ 疾病　□ 医疗 □ 护理　□ 保障　□ 管理
护士签名		白班　小夜班　大夜班	白班　小夜班　大夜班	白班　小夜班　大夜班

			住院第 4 天（术后第 1 天）	住院第 5 天（术后第 2 天）	住院第 6 天（术后第 3 天）
医师签名					
时间			住院第 4 天（术后第 1 天）	住院第 5 天（术后第 2 天）	住院第 6 天（术后第 3 天）
主要诊疗工作	制度落实		□ 手术医师查房 □ 专科会诊（必要时）		□ 主诊医师查房
	病情评估				
	病历书写		□ 术后首日病程记录	□ 术后第 2 天病程记录	□ 术后第 3 天病程记录
	知情同意				
	手术治疗				
	其他		□ 根据引流量拔除引流管 □ 观察伤口情况，是否存在渗出、红肿等情况 □ 观察体温、血压等 □ 复查血常规、C 反应蛋白、IL-6、红细胞沉降率、生化检验项目	□ 观察伤口情况，是否存在渗出、红肿等情况 □ 根据患儿情况，如贫血严重及时输血，低蛋白血症、低钾血症及时补充蛋白、补钾	□ 观察伤口情况，是否存在渗出、红肿等情况 □ 复查血常规、C 反应蛋白、IL-6、红细胞沉降率、生化检验项目（如贫血严重及时输血，低蛋白血症、低钾血症及时补充蛋白、补钾）
重点医嘱	长期医嘱	护理医嘱	□ 按小儿外科术后护理常规 □ 一级护理	□ 按小儿外科术后护理常规 □ 一级护理	
		处置医嘱	□ 抬高患肢 □ 更换切口引流袋并记录引流量		
		膳食医嘱	□ 饮食医嘱（普食/半流食/流食/低盐、低脂饮食）		
		药物医嘱	□ 抗生素	□ 抗生素	□ 抗生素
	临时医嘱	检查检验	□ 复查血常规、C 反应蛋白、IL-6、红细胞沉降率、生化检验项目		□ 复查血常规、C 反应蛋白、IL-6、红细胞沉降率、生化检验项目
		药物医嘱	□ 镇吐 □ 补钾（必要时） □ 补白蛋白（必要时） □ 输血（必要时）	□ 镇痛（必要时） □ 补钾（必要时） □ 补白蛋白（必要时） □ 输血（必要时）	□ 镇痛（必要时） □ 补钾（必要时） □ 补白蛋白（必要时） □ 输血（必要时）
		手术医嘱			
		处置医嘱	□ 大换药（必要时） □ 拔除切口引流管（必要时） □ 拔除导尿管（必要时）	□ 大换药（必要时）	□ 大换药（必要时） □ 功能锻炼

主要护理工作	健康宣教	□ 告知患儿护理风险 □ 进行褥疮预防知识宣教	□ 褥疮预防知识宣教 □ 跌倒预防知识宣教	
	护理处置	□ 按一级护理要求完成基础护理项目 □ 监测生命体征 □ 留取标本 □ 观察伤口疼痛情况,检测镇痛泵运转情况 □ 观察静脉输液情况 □ 观察留置尿管引流情况 □ 妥善固定各类管道 □ 观察伤口引流情况,并记录引流液的量及性状 □ 观察伤口敷料,有渗出时立即报告医师处理 □ 术后心理护理与生活护理	□ 按护理等级完成基础护理项目 □ 监测生命体征 □ 观察伤口疼痛情况,检测镇痛泵运转情况 □ 观察静脉输液情况 □ 妥善固定各类管道 □ 观察伤口敷料,有渗出时立即报告医师处理并观察患儿情况 □ 提供基础护理服务 □ 术后心理护理与生活护理	□ 按护理等级完成基础护理项目 □ 根据排便情况采取通便措施 □ 留取标本 □ 观察伤口敷料,有渗出时立即报告医师处理 □ 观察静脉输液情况,停用镇痛泵 □ 术后心理护理与生活护理
	护理评估	□ 评估患肢感觉、运动情况,有异常时立即报告医师处理 □ 评估褥疮风险	□ 评估患肢感觉、运动情况,有异常时立即报告医师处理 □ 评估跌倒风险 □ 评估褥疮风险	□ 评估褥疮风险
	专科护理	□ 指导患儿术后体位摆放及功能锻炼 □ 指导患儿正确使用抗血栓压力带 □ 指导患儿进行自主排尿训练 □ 指导患儿进行床上翻身 □ 进行防褥疮护理	□ 指导患儿术后体位摆放及功能锻炼 □ 指导患儿进行自主排尿训练 □ 指导患儿进行床上翻身 □ 防褥疮护理	□ 防褥疮护理 □ 防跌倒护理
	饮食指导	□ 根据医嘱通知配餐员准备膳食 □ 协助患儿进餐	□ 协助患儿进餐	□ 协助患儿进餐
	活动体位			
病情变异记录		□ 无　　□ 有,原因: □ 患儿　□ 疾病　□ 医疗 □ 护理　□ 保障　□ 管理	□ 无　　□ 有,原因: □ 患儿　□ 疾病　□ 医疗 □ 护理　□ 保障　□ 管理	□ 无　　□ 有,原因: □ 患儿　□ 疾病　□ 医疗 □ 护理　□ 保障　□ 管理
护士签名		白班　小夜班　大夜班	白班　小夜班　大夜班	白班　小夜班　大夜班
医师签名				

（续 表）

时间			住院第 7 天（术后第 4 天）	住院第 8 天（出院日）
主要诊疗工作		制度落实	□ 上级医师查房（主管医师查房，每日 1 次） □ 专科会诊（必要时）	□ 上级医师查房（主管医师、主诊医师查房）进行手术及伤口评估，确定有无手术并发症和伤口愈合不良情况，明确是否出院
		病情评估		
		病历书写	□ 出院前一天有上级医师指示出院的病程记录	□ 出院后 24 小时内完成出院记录 □ 出院后 24 小时内完成病案首页 □ 开具出院介绍信 □ 开具诊断证明书
		知情同意		□ 向患儿交代出院后的注意事项（复诊的时间、地点，发生紧急情况时的处理等）
		手术治疗		
		其他	□ 观察伤口情况，是否存在渗出、红肿等情况 □ 根据患儿情况，如贫血严重及时输血，低蛋白血症、低钾血症及时补充蛋白、补钾	□ 复查血常规、C 反应蛋白、IL-6、红细胞沉降率、生化检验项目 □ 出院带药 □ 嘱患儿拆线、换药（根据出院时间决定） □ 门诊复查 □ 如有不适，随时来诊
重点医嘱	长期医嘱	护理医嘱		
		处置医嘱		
		膳食医嘱		
		药物医嘱	□ 抗生素	
	临时医嘱	检查检验		□ 复查血常规、C 反应蛋白、IL-6、红细胞沉降率、生化检验项目
		药物医嘱	□ 镇痛（必要时） □ 补钾（必要时） □ 补白蛋白（必要时） □ 输血（必要时）	
		手术医嘱		
		处置医嘱	□ 大换药（必要时）	□ 大换药 □ 出院
主要护理工作		健康宣教		□ 告知患儿必须在他人的协助下方可下床活动
		护理处置	□ 按护理等级完成基础护理项目 □ 根据排便情况采取通便措施 □ 观察伤口敷料，有渗出时立即报告医师处理 □ 术后心理护理与生活护理	□ 按护理等级完成基础护理项目 □ 观察伤口敷料，有渗出时立即报告医师处理 □ 观察患儿情况 □ 协助患儿家属办理出院手续 □ 指导并监督患儿活动 □ 整理床单位

（续　表）

主要护理工作	风险评估	□ 评估跌倒风险 □ 评估褥疮风险	□ 评估患儿生命体征,有异常时立即报告医师处理 □ 评估跌倒风险 □ 评估褥疮风险
	专科护理	□ 指导患儿术后如何在门诊复查 □ 防褥疮护理 □ 防跌倒护理	□ 告知患儿出院后注意事项并附书面出院指导 1 份
	饮食指导		
	活动体位		
病情变异记录		□ 无　　□ 有,原因: □ 患儿　□ 疾病　□ 医疗 □ 护理　□ 保障　□ 管理	□ 无　　□ 有,原因: □ 患儿　□ 疾病　□ 医疗 □ 护理　□ 保障　□ 管理
护士签名		白班　　小夜班　　大夜班	白班　　小夜班　　大夜班
医师签名			

肝母细胞瘤行肝部分切除术临床路径

一、肝母细胞瘤行肝部分切除术临床路径标准住院流程

（一）适用对象

第一诊断为肝母细胞瘤(ICD-10:C22.201)行肝部分切除术(ICD-9-CM-3:50.2201)的患儿。

（二）诊断依据

根据《临床诊疗指南——小儿外科学分册》(中华医学会编著,人民卫生出版社),《临床技术操作规范——小儿外科学分册》(中华医学会编著,人民军医出版社)。

典型的症状:上腹部无痛性包块。

（三）治疗方案的选择

根据《临床诊疗指南——小儿外科学分册》(中华医学会编著,人民卫生出版社)和《临床技术操作规范——小儿外科学分册》(中华医学会编著,人民军医出版社),行肝部分切除术。

（四）标准住院日为 14 天

（五）进入路径标准

1. 第一诊断必须符合肝母细胞瘤(ICD-10:C22.201)行肝部分切除术(ICD-9-CM-3:50.2201)。

2. 无须超声引导下穿刺活检、开放活检或术前化疗的患儿,可以进入路径。

3. 已排除其他畸形或综合征,可进行手术的患儿进入路径。

4. 当患儿同时具有其他疾病诊断,但在住院期间不需要特殊处理也不影响第一诊断的临床路径实施时,可以进入路径。

(六)术前准备为 2 天

1. 必须检查的项目

(1)实验室检查:血型、血常规、尿常规、粪常规、普通生化检验项目、凝血功能、感染性疾病筛查。

(2)心电图、X 线胸片(正位)检查。

(3)超声检查。

2. 根据病情选择的项目

(1)超声心动图(心电图异常者)。

(2)静脉肾盂造影。

(3)CT。

(4)MRI。

3. 术前评估 术前 24 小时内完成术前病情评估,完成必要的检查,做出术前小结、术前讨论。

4. 营养评估 根据《解放军总医院新入院患儿营养风险筛查表(NRS-2002)》为新入院患儿进行营养评估,评分≥3 分者给予处置,必要时申请营养科医师会诊。

5. 心理评估 根据新入院患儿情况申请心理科医师会诊。

6. 疼痛评估 根据《VAS 评分》实施疼痛评估,评分>7 分者给予处置,必要时请疼痛科医师会诊。

7. 康复评估 根据《入院患儿康复筛查和评估表》,在新入院患儿入院后 24 小时内进行康复筛查和评估。任何一项结果为"是",则申请康复科医师会诊。

(七)预防性抗菌药物选择与使用时机

抗菌药物使用:按照《抗菌药物临床应用指导原则(2015 年版)》执行,并结合患儿的病情决定抗菌药物的选择与使用时间。

(八)手术日为住院第 3 天

1. 麻醉方式 全身麻醉。

2. 手术方式 肝部分切除术。

3. 术中用药 麻醉常规用药。

4. 输血 通常需输血。

(九)术后住院恢复 11 天

1. 术后需要复查的项目 根据患儿病情决定。

2. 术后用药 抗菌药物使用按照《抗菌药物临床应用指导原则(2015 年版)》执行,并结合患儿的病情决定抗菌药物的选择与使用时间。

(十)出院标准

1. 患儿一般情况良好。

2. 没有需要住院处理的并发症。

(十一)变异及原因分析

1. 住院治疗期间,发现术前检查结果有手术禁忌证的患儿,进入其他路径。

2. 围术期并发症等造成住院日延长和费用增加。

3. 术后有淋巴瘘等并发症者,进入其他路径。

二、肝母细胞瘤行肝部分切除术临床路径表单

适用对象	□ 第一诊断为肝母细胞瘤（ICD-10：C22.201）行肝部分切除术（ICD-9-CM-3：50.2201）的患儿	
患儿基本信息	姓名：____ 性别：____ 年龄：____ 门诊号：____ 住院号：_____ 过敏史：_____ 住院日期：___年___月___日 出院日期：___年___月___日	标准住院日：14 天

时间		住院第 1 天	住院第 2 天（术前日）	住院第 3 天（手术日）
主要诊疗工作	制度落实	□ 入院 2 小时内经治医师或值班医师完成接诊 □ 入院 24 小时内主管医师完成检诊 □ 专科会诊（必要时） □ 完成术前准备 □ 组织术前讨论 □ 手术部位标识	□ 经治医师查房（早、晚各 1 次） □ 主诊医师查房 □ 完成术前检查 □ 组织术前讨论 □ 手术部位标识	□ 手术安全核查
	病情评估	□ 经治医师询问病史与体格检查 □ 康复评估 □ 营养评估 □ 心理评估 □ 疼痛评估		
	病历书写	□ 入院 8 小时内完成首次病程记录 □ 入院 24 小时内完成入院记录 □ 完成主管医师查房记录 □ 完成术前讨论、术前小结	□ 完成主诊医师查房记录 □ 完成今日病程记录	□ 术者或第一助手术后 24 小时内完成手术记录（术者签字） □ 术后即刻完成术后首次病程记录
	知情同意	□ 患儿或其家属在入院记录单上签字 □ 术前谈话，告知患儿及其家属病情和围术期注意事项并签署《手术知情同意书》《授权委托书》（患儿本人不能签字时）、《自费用品协议书》（必要时）、《军人目录外耗材审批单》（必要时）	□ 术者术前谈话，告知患儿及其家属病情和围术期注意事项，签署《手术知情同意书》《授权委托书》《自费用品协议书》（必要时）、《军人目录外耗材审批单》（必要时）、《输血同意书》等	□ 告知患儿及其家属手术过程概况及术后注意事项
	手术治疗		□ 预约手术	□ 实施手术（手术安全核查记录、手术清点记录）
	其他	□ 及时通知上级医师检诊 □ 经治医师检查、整理病历资料	□ 术前排除手术禁忌 □ 核对患儿诊疗费用	□ 术后病情交接 □ 观察手术切口及周围情况

（续　表）

重点医嘱	长期医嘱	护理医嘱	□ 按小儿外科护理常规 □ 一级护理	□ 按小儿外科护理常规 □ 一级护理	□ 按小儿外科术后护理常规 □ 一级护理
		处置医嘱	□ 静脉抽血		□ 持续心电、血压、呼吸、血氧饱和度监测 □ 留置导尿管并记录尿量 □ 留置腹腔引流管并记录引流量 □ 持续低流量吸氧
		膳食医嘱	□ 普食	□ 禁食、水（夜间 24 时以后）	□ 禁食、水
		药物医嘱	□ 自带药（必要时）		□ 抗生素
	临时医嘱	检查检验	□ 血常规 □ 尿常规 □ 粪常规 □ 血型 □ 凝血四项 □ 普通生化检验项目 □ 血清术前八项 □ 胸部正位 X 线片 □ 心电图检查（多导心电图） □ IVP		
		药物医嘱		□ 抗生素（视病情）	□ 抗生素（视病情）
		手术医嘱		□ 常规准备明日在全身麻醉下行肝部分切除术	□ 输血（视病情） □ 补液（视病情）
		处置医嘱	□ 静脉抽血	□ 备皮（>30cm²） □ 备血	□ 大换药（必要时）
主要护理工作	健康宣教		□ 入院宣教（住院环境、规章制度） □ 进行护理安全指导 □ 进行等级护理、活动范围指导 □ 进行饮食指导 □ 进行关于疾病知识的宣教 □ 检查、检验项目的目的和意义	□ 术前宣教 □ 指导术后康复训练 □ 指导术后注意事项	□ 术后宣教 □ 术后心理疏导 □ 指导术后注意事项

（续　表）

主要护理工作	护理处置	□ 患儿身份核对 □ 佩戴腕带 □ 建立入院病历,通知医师 □ 入院介绍:介绍责任护士,病区环境、设施、规章制度、基础护理服务项目 □ 询问病史,填写护理记录单首页 □ 观察病情 □ 测量基本生命体征 □ 抽血、留取标本 □ 心理护理与生活护理 □ 根据评估结果采取相应的护理措施 □ 通知检查项目及注意事项	□ 术前患儿准备(手术前沐浴、更衣、备皮) □ 检查术前物品准备 □ 与手术室护士交接 □ 心理护理与生活护理 □ 指导并监督患儿治疗与康复训练 □ 遵医嘱用药 □ 根据评估结果采取相应的护理措施 □ 完成护理记录 □ 备血、皮试	□ 晨起测量生命体征并记录,确认有无体温升高、咳嗽等症状 □ 与手术室护士交接病历、影像资料、术中带药等 □ 术前补液(必要时) □ 嘱患儿入手术室前排空膀胱 □ 与手术室护士交接 □ 术后测量生命体征 □ 术后心电监护 □ 术后管道护理 □ 术后心理护理和生活护理
	护理评估	□ 一般评估:生命体征、神志、皮肤、药物过敏史等 □ 专科评估:生活自理能力 □ 风险评估:评估有无跌倒、坠床、褥疮风险	□ 观察患儿情况 □ 评估患儿心理状态 □ 术前生活护理 □ 夜间巡视	□ 评估意识情况 □ 评估伤口疼痛情况 □ 评估术侧足背动脉、肢体皮肤颜色、温度变化,肢体感觉运动情况,并采取相应的护理措施 □ 风险评估:评估有无跌倒、坠床、褥疮、导管滑脱、液体外渗的风险
	专科护理		□ 指导患儿掌握床上翻身的方法	□ 与手术室护士共同评估皮肤、伤口敷料、输液及引流情况
	饮食指导	□ 根据医嘱通知配餐员准备膳食 □ 协助患儿进餐		□ 禁食、水,患儿口干时协助其湿润口唇 □ 患儿排气后,指导其间断、少量饮用温开水
	活动体位	□ 根据护理等级指导活动		□ 根据护理等级指导活动 □ 根据手术及麻醉方式,安置患儿取合适体位 □ 指导患儿掌握床上翻身的方法
	洗浴要求	□ 协助患儿洗澡、更换病号服		
病情变异记录		□ 无　　□ 有,原因: □ 患儿　□ 疾病　□ 医疗 □ 护理　□ 保障　□ 管理	□ 无　　□ 有,原因: □ 患儿　□ 疾病　□ 医疗 □ 护理　□ 保障　□ 管理	□ 无　　□ 有,原因: □ 患儿　□ 疾病　□ 医疗 □ 护理　□ 保障　□ 管理
护士签名		白班　小夜班　大夜班	白班　小夜班　大夜班	白班　小夜班　大夜班

		住院第 4 天（术后第 1 天）	住院第 5 天（术后第 2 天）	住院第 6 天（术后第 3 天）
医师签名				
时间		住院第 4 天（术后第 1 天）	住院第 5 天（术后第 2 天）	住院第 6 天（术后第 3 天）
主要诊疗工作	制度落实	□ 手术医师查房 □ 专科会诊（必要时）	□ 三级医师查房制度	□ 三级医师查房制度
	病情评估			
	病历书写	□ 术后首日病程记录	□ 完成今日病程记录	□ 完成今日病程记录
	知情同意			
	手术治疗			
	其他	□ 观察切口情况，是否存在渗出、红肿等情况 □ 观察生命体征等 □ 复查血常规、C 反应蛋白、IL-6、红细胞沉降率、生化检验项目	□ 观察切口情况、是否存在渗出、红肿等情况 □ 观察病情变化，及时对症处理 □ 核对患儿医疗费用	□ 观察切口情况，是否存在渗出、红肿等情况 □ 观察生命体征等 □ 复查血常规、C 反应蛋白、IL-6、红细胞沉降率、生化检验项目
重点医嘱	长期医嘱 护理医嘱	□ 按小儿外科术后护理常规 □ 一级护理	□ 按小儿外科术后护理常规 □ 一级护理	
	长期医嘱 处置医嘱	□ 持续心电、血压、呼吸、血氧饱和度监测 □ 留置导尿管并记录尿量 □ 留置腹腔引流管并记录引流量	□ 持续心电、血压、呼吸、血氧饱和度监测 □ 留置导尿管并记录尿量 □ 留置腹腔引流管并记录引流量	□ 持续心电、血压、呼吸、血氧饱和度监测 □ 留置腹腔引流管并记录引流量
	长期医嘱 膳食医嘱	□ 流食	□ 半流食	□ 普食
	长期医嘱 药物医嘱			
	临时医嘱 检查检验	□ 血常规 □ 凝血四项 □ 普通生化检验项目		
	临时医嘱 药物医嘱	□ 抗生素（视病情） □ 补钾（必要时） □ 补白蛋白（必要时） □ 输血（必要时）	□ 抗生素（视病情） □ 补钾（必要时） □ 补白蛋白（必要时） □ 输血（必要时）	□ 抗生素（视病情） □ 补钾（必要时） □ 补白蛋白（必要时） □ 输血（必要时）
	临时医嘱 手术医嘱			
	临时医嘱 处置医嘱	□ 大换药（必要时）	□ 大换药（必要时）	□ 大换药（必要时） □ 拔除导尿管

主要护理工作	健康宣教	□ 告知患儿护理风险 □ 进行褥疮预防知识宣教	□ 告知患儿护理风险 □ 进行褥疮预防知识宣教	□ 告知患儿护理风险 □ 进行褥疮预防知识宣教
	护理处置	□ 按一级护理要求完成基础护理项目 □ 监测生命体征 □ 留取标本 □ 观察伤口疼痛情况,检测镇痛泵运转情况 □ 观察静脉输液情况 □ 观察留置尿管引流情况 □ 妥善固定各类管道 □ 观察伤口敷料,有渗出时及时报告医师处理 □ 术后心理护理与生活护理	□ 按一级护理要求完成基础护理项目 □ 监测生命体征 □ 留取标本 □ 观察伤口疼痛情况,检测镇痛泵运转情况 □ 观察静脉输液情况 □ 观察留置尿管引流情况 □ 妥善固定各类管道 □ 观察伤口敷料,有渗出时及时报告医师处理 □ 术后心理护理与生活护理	□ 按一级护理要求完成基础护理项目 □ 监测生命体征 □ 留取标本 □ 观察伤口疼痛情况,检测镇痛泵运转情况 □ 观察静脉输液情况 □ 观察留置尿管引流情况 □ 妥善固定各类管道 □ 观察伤口敷料,有渗出时及时报告医师处理 □ 术后心理护理与生活护理
	护理评估	□ 评估患儿感觉、运动情况,有异常时立即报告医师处理 □ 评估褥疮风险	□ 观察患儿情况 □ 评估患儿心理状态 □ 夜间巡视	□ 评估意识情况 □ 评估伤口疼痛情况 □ 评估术侧足背动脉、肢体皮肤颜色、温度变化,肢体感觉运动情况,并采取相应的护理措施 □ 风险评估:评估有无跌倒、坠床、褥疮、导管滑脱、液体外渗的风险
	专科护理	□ 指导患儿术后体位摆放及功能锻炼 □ 指导患儿进行自主排尿训练 □ 指导患儿进行床上翻身 □ 进行防褥疮护理	□ 指导患儿术后体位摆放及功能锻炼 □ 指导患儿进行自主排尿训练 □ 指导患儿进行床上翻身 □ 进行防褥疮护理	□ 指导患儿术后体位摆放及功能锻炼 □ 指导患儿进行床上翻身 □ 进行防褥疮护理
	饮食指导	□ 根据医嘱通知配餐员准备膳食 □ 协助患儿进餐	□ 协助患儿进餐	□ 协助患儿进餐
	活动体位	□ 根据护理等级指导活动	□ 根据护理等级指导活动	□ 根据护理等级指导活动
	洗浴要求	□ 协助患儿洗澡、更换病号服	□ 协助患儿洗澡、更换病号服	□ 协助患儿洗澡、更换病号服
病情变异记录		□ 无　　□ 有,原因: □ 患儿　□ 疾病　□ 医疗 □ 护理　□ 保障　□ 管理	□ 无　　□ 有,原因: □ 患儿　□ 疾病　□ 医疗 □ 护理　□ 保障　□ 管理	□ 无　　□ 有,原因: □ 患儿　□ 疾病　□ 医疗 □ 护理　□ 保障　□ 管理
护士签名		白班　小夜班　大夜班	白班　小夜班　大夜班	白班　小夜班　大夜班
医师签名				

（续 表）

时间			住院第 7 天（术后第 4 天）	住院第 8 天（术后第 5 天）	住院第 9 天（术后第 6 天）
主要诊疗工作	制度落实		□ 三级医师查房制度 □ 专科会诊（必要时）	□ 三级医师查房制度	□ 三级医师查房制度
	病情评估				
	病历书写		□ 完成今日病程记录	□ 完成今日病程记录	□ 完成今日病程记录
	知情同意				
	手术治疗				
	其他		□ 观察切口情况，是否存在渗出、红肿等情况 □ 观察生命体征等	□ 观察切口情况，是否存在渗出、红肿等情况 □ 观察病情变化，及时对症处理 □ 核对患儿医疗费用 □ 复查血常规、C 反应蛋白、IL-6、红细胞沉降率、生化检验项目	□ 观察切口情况，是否存在渗出、红肿等情况 □ 观察生命体征等
重点医嘱	长期医嘱	护理医嘱	□ 按小儿外科术后护理常规 □ 一级护理	□ 按小儿外科术后护理常规 □ 一级护理	
		处置医嘱	□ 持续心电、血压、呼吸、血氧饱和度监测 □ 留置腹腔引流管并记录引流量	□ 持续心电、血压、呼吸、血氧饱和度监测 □ 留置腹腔引流管并记录引流量	□ 持续心电、血压、呼吸、血氧饱和度监测 □ 留置腹腔引流管并记录引流量
		膳食医嘱	□ 普食	□ 普食	□ 普食
		药物医嘱			
	临时医嘱	检查检验		□ 血常规 □ 凝血四项 □ 普通生化检验项目	
		药物医嘱	□ 抗生素（视病情） □ 补钾（必要时） □ 补白蛋白（必要时） □ 输血（必要时）	□ 抗生素（视病情） □ 补钾（必要时） □ 补白蛋白（必要时） □ 输血（必要时）	□ 抗生素（视病情）
		手术医嘱			
		处置医嘱		大换药（必要时）	

（续　表）

主要护理工作	健康宣教	□ 告知患儿护理风险 □ 进行褥疮预防知识宣教	□ 告知患儿护理风险 □ 进行褥疮预防知识宣教	□ 告知患儿护理风险 □ 进行褥疮预防知识宣教
	护理处置	□ 按一级护理要求完成基础护理项目 □ 监测生命体征 □ 留取标本 □ 观察伤口疼痛情况，检测镇痛泵运转情况 □ 观察静脉输液情况 □ 妥善固定各类管道 □ 观察伤口敷料，有渗出时及时报告医师处理 □ 术后心理护理与生活护理	□ 按一级护理要求完成基础护理项目 □ 监测生命体征 □ 留取标本 □ 观察伤口疼痛情况，检测镇痛泵运转情况 □ 观察静脉输液情况 □ 观察留置尿管引流情况 □ 妥善固定各类管道 □ 观察伤口敷料，有渗出时及时报告医师处理 □ 术后心理护理与生活护理	□ 按一级护理要求完成基础护理项目 □ 监测生命体征 □ 留取标本 □ 观察伤口疼痛情况，检测镇痛泵运转情况 □ 观察静脉输液情况 □ 妥善固定各类管道 □ 观察伤口敷料，有渗出时及时报告医师处理 □ 术后心理护理与生活护理
	护理评估	□ 评估患儿感觉、运动情况、有异常时立即报告医师处理 □ 评估褥疮风险	□ 观察患儿情况 □ 评估患儿心理状态 □ 夜间巡视	□ 评估意识情况 □ 评估伤口疼痛情况 □ 评估术侧足背动脉、肢体皮肤颜色、温度变化，肢体感觉运动情况，并采取相应的护理措施 □ 风险评估：评估有无跌倒、坠床、褥疮、导管滑脱、液体外渗的风险
	专科护理	□ 指导患儿术后体位摆放及功能锻炼 □ 指导患儿进行自主排尿训练 □ 指导患儿进行床上翻身 □ 进行防褥疮护理	□ 指导患儿术后体位摆放及功能锻炼 □ 指导患儿进行自主排尿训练 □ 指导患儿进行床上翻身 □ 进行防褥疮护理	□ 指导患儿下床活动
	饮食指导	□ 根据医嘱通知配餐员准备膳食 □ 协助患儿进餐	□ 协助患儿进餐	□ 协助患儿进餐
	活动体位	□ 根据护理等级指导活动	□ 根据护理等级指导活动	□ 根据护理等级指导活动
	洗浴要求	□ 协助患儿洗澡、更换病号服	□ 协助患儿洗澡、更换病号服	□ 协助患儿洗澡、更换病号服
病情变异记录		□ 无　　□ 有,原因： □ 患儿 □ 疾病 □ 医疗 □ 护理 □ 保障 □ 管理	□ 无　　□ 有,原因： □ 患儿 □ 疾病 □ 医疗 □ 护理 □ 保障 □ 管理	□ 无　　□ 有,原因： □ 患儿 □ 疾病 □ 医疗 □ 护理 □ 保障 □ 管理

护士签名	白班	小夜班	大夜班	白班	小夜班	大夜班	白班	小夜班	大夜班
医师签名									

（续　表）

时间			住院第 10 天(术后第 7 天)	住院第 11 天(术后第 8 天)	住院第 12 天(术后第 9 天)
主要诊疗工作	制度落实		☐ 三级医师查房制度 ☐ 专科会诊(必要时)	☐ 三级医师查房制度	☐ 三级医师查房制度
	病情评估				
	病历书写		☐ 完成今日病程记录	☐ 完成今日病程记录	☐ 完成今日病程记录
	知情同意				
	手术治疗				
	其他		☐ 观察切口情况,是否存在渗出、红肿等情况 ☐ 观察生命体征等	☐ 观察切口情况,是否存在渗出、红肿等情况 ☐ 观察病情变化,及时对症处理 ☐ 核对患儿医疗费用	☐ 观察切口情况,是否存在渗出、红肿等情况 ☐ 观察生命体征等
重点医嘱	长期医嘱	护理医嘱	☐ 按小儿外科术后护理常规 ☐ 一级护理	☐ 按小儿外科术后护理常规 ☐ 一级护理	☐ 按小儿外科术后护理常规 ☐ 一级护理
		处置医嘱	☐ 持续心电、血压、呼吸、血氧饱和度监测 ☐ 留置腹腔引流管并记录引流量	☐ 留置腹腔引流管并记录引流量	☐ 留置腹腔引流管并记录引流量
		膳食医嘱	☐ 普食	☐ 普食	☐ 普食
		药物医嘱			
	临时医嘱	检查检验		☐ 血常规 ☐ 凝血四项 ☐ 普通生化检验项目	
		药物医嘱			
		手术医嘱			
		处置医嘱		☐ 拆线 ☐ 大换药(必要时)	
主要护理工作	健康宣教			☐ 告知患儿护理风险	☐ 告知患儿护理风险
	护理处置		☐ 按一级护理要求完成基础护理项目 ☐ 监测生命体征 ☐ 留取标本 ☐ 观察伤口疼痛情况,检测镇痛泵运转情况 ☐ 观察静脉输液情况 ☐ 观察引流情况 ☐ 妥善固定各类管道 ☐ 观察伤口敷料,有渗出时及时报告医师处理 ☐ 术后心理护理与生活护理	☐ 按一级护理要求完成基础护理项目 ☐ 监测生命体征 ☐ 留取标本 ☐ 观察伤口疼痛情况,检测镇痛泵运转情况 ☐ 观察静脉输液情况 ☐ 观察引流情况 ☐ 妥善固定各类管道 ☐ 观察伤口敷料,有渗出时及时报告医师处理 ☐ 术后心理护理与生活护理	☐ 按一级护理要求完成基础护理项目 ☐ 监测生命体征 ☐ 留取标本 ☐ 观察伤口疼痛情况,检测镇痛泵运转情况 ☐ 观察静脉输液情况 ☐ 观察引流情况 ☐ 妥善固定各类管道 ☐ 观察伤口敷料,有渗出时及时报告医师处理 ☐ 术后心理护理与生活护理

(续　表)

主要护理工作	护理评估	□ 评估患儿感觉、运动情况,有异常时立即报告医师处理	□ 评估患儿心理状态 □ 评估患儿感觉、运动情况,有异常时立即报告医师处理	□ 评估患儿感觉、运动情况,有异常时立即报告医师处理
	专科护理	□ 指导患儿下床活动	□ 指导患儿下床活动	□ 指导患儿下床活动
	饮食指导			
	活动体位	□ 根据护理等级指导活动	□ 根据护理等级指导活动	□ 根据护理等级指导活动
	洗浴要求			
病情变异记录		□ 无　　□ 有,原因: □ 患儿　□ 疾病　□ 医疗 □ 护理　□ 保障　□ 管理	□ 无　　□ 有,原因: □ 患儿　□ 疾病　□ 医疗 □ 护理　□ 保障　□ 管理	□ 无　　□ 有,原因: □ 患儿　□ 疾病　□ 医疗 □ 护理　□ 保障　□ 管理
护士签名		白班　小夜班　大夜班	白班　小夜班　大夜班	白班　小夜班　大夜班
医师签名				

时间		住院第 13 天(术后第 10 天)	住院第 14 天(出院日)
主要诊疗工作	制度落实	□ 三级医师查房制度 □ 专科会诊(必要时)	□ 三级医师查房制度 □ 上级医师查房(主管医师、主诊医师查房)进行手术及伤口评估,确定有无手术并发症和伤口愈合不良情况,明确是否出院
	病情评估		
	病历书写	□ 完成今日病程记录	□ 出院后 24 小时内完成出院记录 □ 出院后 24 小时内完成病案首页 □ 开具出院介绍信 □ 开具诊断证明书
	知情同意		□ 向患儿交代出院后的注意事项(复诊的时间、地点,紧急情况时的处理等)
	手术治疗		
	其他	□ 观察切口情况,是否存在渗出、红肿等情况 □ 观察生命体征等 □ 复查血常规、C 反应蛋白、IL-6、红细胞沉降率、生化检验项目	□ 出院带药 □ 门诊复查 □ 随诊

重点医嘱	长期医嘱	护理医嘱	□ 按小儿外科术后护理常规 □ 一级护理	
		处置医嘱		
		膳食医嘱	□ 普食	□ 普食
		药物医嘱		
	临时医嘱	检查检验	□ 血常规 □ 凝血四项 □ 普通生化检验项目	
		药物医嘱		
		手术医嘱		
		处置医嘱	□ 拔除腹腔引流管 □ 拆线 □ 大换药	□ 大换药
主要护理工作	健康宣教			□ 告知患儿避免剧烈活动
	护理处置		□ 按一级护理要求完成基础护理项目 □ 监测生命体征 □ 术后心理护理与生活护理	□ 护理等级完成基础护理项目 □ 观察伤口敷料,有渗出时及时报告医师处理 □ 观察患儿情况 □ 协助患儿家属办理出院手续 □ 指导并监督患儿活动 □ 整理床单位
	护理评估		□ 评估患儿心理状态 □ 评估患儿感觉、运动情况,有异常时立即报告医师处理	□ 评估患儿生命体征,有异常时立即报告医师处理
	专科护理		□ 指导患儿下床活动	□ 告知患儿出院后注意事项并附书面出院指导 1 份
	饮食指导			
	活动体位		□ 根据护理等级指导活动	□ 根据护理等级指导活动
	洗浴要求			
病情变异记录			□ 无　　□ 有,原因: □ 患儿　□ 疾病　□ 医疗 □ 护理　□ 保障　□ 管理	□ 无　　□ 有,原因: □ 患儿　□ 疾病　□ 医疗 □ 护理　□ 保障　□ 管理
护士签名		白班	小夜班	大夜班
		白班	小夜班	大夜班
医师签名				

胰母细胞瘤行胰母细胞瘤切除术临床路径

一、胰母细胞瘤行胰母细胞瘤切除术临床路径标准住院流程

(一)适用对象

第一诊断为胰母细胞瘤(ICD-10:C25,M89710/3),行胰母细胞瘤切除术(ICD-9-CM-3:52.2202)的患儿。

(二)诊断依据

根据《临床诊疗指南——小儿外科学分册》(中华医学会编著,人民卫生出版社)和《临床技术操作规范——小儿外科学分册》(中华医学会编著,人民军医出版社)。

典型的症状:上腹部无痛性包块。

(三)治疗方案的选择

根据《临床诊疗指南——小儿外科学分册》(中华医学会编著,人民卫生出版社)和《临床技术操作规范——小儿外科学分册》(中华医学会编著,人民军医出版社),行胰母细胞瘤切除术。

(四)标准住院日为 8 天

(五)进入路径标准

1. 第一诊断必须符合胰母细胞瘤(ICD-10:C25,M89710/3)行胰母细胞瘤切除术(ICD-9-CM-3:52.2202)。

2. 无须超声引导下穿刺活检、开放活检或术前化疗的患儿,可以进入路径。

3. 已排除其他畸形或综合征,可进行手术的患儿,进入路径。

4. 当患儿同时具有其他疾病诊断,但在住院期间不需要特殊处理也不影响第一诊断的临床路径实施时,可以进入路径。

(六)术前准备为 2 天

1. 必须检查的项目

(1)实验室检查:血型、血常规、尿常规、粪常规、普通生化检验项目、凝血功能、感染性疾病筛查。

(2)心电图、X 线胸片(正位)检查。

(3)超声检查。

2. 根据病情选择的项目

(1)超声心动图(心电图异常者)。

(2)CT。

(3)MRI。

3. 术前评估 术前 24 小时内完成术前病情评估,完成必要的检查,做出术前小结、术前讨论。

4. 营养评估 根据《解放军总医院新入院患儿营养风险筛查表(NRS-2002)》为新入院患儿进行营养评估,评分≥3 分者给予处置,必要时申请营养科医师会诊。

5. 心理评估 根据新入院患儿情况申请心理科医师会诊。

6. 疼痛评估　根据《VAS 评分》实施疼痛评估,评分＞7 分者给予处置,必要时请疼痛科医师会诊。

7. 康复评估　根据《入院患儿康复筛查和评估表》,在新入院患儿入院后 24 小时内进行康复筛查和评估。任何一项结果为"是",则申请康复科医师会诊。

(七)预防性抗菌药物选择与使用时机

抗菌药物使用:按照《抗菌药物临床应用指导原则(2015 年版)》执行,并结合患儿的病情决定抗菌药物的选择与使用时间。

(八)手术日为住院第 3 天

1. 麻醉方式　全身麻醉。

2. 手术方式　胰母细胞瘤切除术。

3. 术中用药　麻醉常规用药。

4. 输血　通常需输血。

(九)术后住院恢复 4～5 天

1. 术后需要复查的项目　根据患儿病情决定。

2. 术后用药　抗菌药物使用按照《抗菌药物临床应用指导原则(2015 年版)》执行,并结合患儿的病情决定抗菌药物的选择与使用时间。

(十)出院标准

1. 患儿一般情况良好。

2. 没有需要住院处理的并发症。

(十一)变异及原因分析

1. 住院治疗期间,发现术前检查结果有手术禁忌证的患儿,进入其他路径。

2. 围术期并发症等造成住院日延长和费用增加。

3. 术后有淋巴瘘等并发症,进入其他路径。

二、胰母细胞瘤行胰母细胞瘤切除术临床路径表单

适用对象	第一诊断为胰母细胞瘤(ICD-10:C25,M89710/3)行胰母细胞瘤切除术(ICD-9-CM-3:52.2202)的患儿	
患儿基本信息	姓名:____　性别:____　年龄:____　门诊号:____ 住院号:_____　过敏史:_____ 住院日期:____年____月____日 出院日期:____年____月____日	标准住院日:8 天
时间	住院第 1 天	住院第 2 天(术前日)	住院第 3 天(手术日)
主要诊疗工作 / 制度落实	□ 入院 2 小时内经治医师或值班医师完成接诊 □ 入院后 24 小时内主管医师完成检诊 □ 专科会诊(必要时)	□ 经治医师查房(早、晚各 1 次) □ 主诊医师查房 □ 完成术前准备 □ 组织术前讨论 □ 手术部位标识	□ 手术安全核查

主要诊疗工作	病情评估	□ 经治医师询问病史及体格检查 □ 营养评估 □ 心理评估		
	病历书写	□ 入院 8 小时内完成首次病程记录 □ 入院 24 小时内完成入院记录	□ 完成主诊医师查房记录 □ 完成术前讨论、术前小结	□ 术者或第一助手手术后24 小时内完成手术记录（术者签字） □ 术后即刻完成术后首次病程记录
	知情同意	□ 病情告知 □ 患儿及其家属签署《授权委托书》 □ 患儿或其家属在入院记录单上签字	□ 术者术前谈话,告知患儿及其家属病情和围术期注意事项,签署《手术知情同意书》《授权委托书》《自费用品协议书》（必要时）、《军人目录外耗材审批单》（必要时）、《输血同意书》等	□ 告知患儿及其家属手术过程概况及术后注意事项
	手术治疗		□ 预约手术	□ 实施手术（手术安全核查记录、手术清点记录）
	其他	□ 及时通知上级医师检诊 □ 经治医师检查、整理病历资料	□ 核对患儿诊疗费用	□ 术后病情交接 □ 观察手术切口及周围情况
重点医嘱 **长期医嘱**	护理医嘱	□ 按小儿外科护理常规 □ 一级护理	□ 按小儿外科护理常规 □ 一级护理	□ 按小儿外科术后护理常规 □ 一级护理
	处置医嘱			□ 持续心电、血压、呼吸、血氧饱和度监测 □ 留置导尿管并记录尿量 □ 留置切口引流管并记录引流量 □ 持续低流量吸氧
	膳食医嘱	□ 普食	□ 禁食、水（夜间 24 时以后）	
	药物医嘱	□ 自带药（必要时）		□ 镇痛 □ 消肿 □ 镇吐、保胃 □ 抗生素

（续 表）

重点医嘱	临时医嘱	检查检验	□ 血常规（含 C 反应蛋白＋IL-6） □ 尿常规 □ 粪常规 □ 凝血四项 □ 血清术前八项 □ 红细胞沉降率 □ 血型 □ 胸部正位 X 线片 □ 心电图检查（多导心电图） □ 超声心动图（必要时）		
		药物医嘱		□ 抗生素（视病情）	
		手术医嘱		□ 常规准备明日在全身麻醉下行胰母细胞瘤切除术	
		处置医嘱	□ 静脉抽血	□ 备血 □ 备皮（＞30cm²）	□ 输血（视病情） □ 补液（视病情） □ 拔除导尿管（必要时）
主要护理工作		健康宣教	□ 入院宣教（住院环境、规章制度） □ 进行护理安全指导 □ 进行等级护理、活动范围指导 □ 进行饮食指导 □ 进行关于疾病知识的宣教 □ 检查、检验项目的目的和意义	□ 术前宣教	□ 术后宣教 □ 术后心理疏导 □ 指导术后注意事项
		护理处置	□ 患儿身份核对 □ 佩戴腕带 □ 建立入院病历，通知医师 □ 入院介绍：介绍责任护士，病区环境、设施、规章制度、基础护理服务项目 □ 询问病史，填写护理记录单首页 □ 观察病情 □ 测量基本生命体征 □ 抽血、留取标本 □ 心理护理与生活护理 □ 根据评估结果采取相应的护理措施 □ 通知检查项目及检查注意事项	□ 术前患儿准备（手术前沐浴、更衣、备皮） □ 检查术前物品准备 □ 指导患儿准备手术后所需用品，贵重物品交由家属保管 □ 指导患儿进行肠道准备并检查准备效果 □ 测量基本生命体征 □ 备血、皮试	□ 晨起测量生命体征并记录 □ 确认无感冒症状 □ 与手术室护士交接病历、影像资料、术中带药等 □ 术前补液（必要时） □ 嘱患儿入手术室前排空膀胱 □ 与手术室护士交接 □ 术后测量生命体征 □ 术后心电监护 □ 各类管道护理 □ 术后心理护理与生活护理

（续　表）

主要护理工作	风险评估	□ 一般评估：生命体征、神志、皮肤、药物过敏史等 □ 风险评估：评估有无跌倒、坠床、褥疮风险 □ 心理评估 □ 营养评估	□ 评估患儿心理状态	□ 评估意识情况 □ 评估伤口疼痛情况 □ 风险评估：评估有无跌倒、坠床、褥疮、导管滑脱、液体外渗的风险
	专科护理	□ 向患儿介绍科室环境 □ 介绍经治医师、主管医师及主诊医师的情况	□ 指导患儿掌握床上翻身的方法 □ 指导患儿掌握床上排尿、排便的方法	□ 与手术室护士共同评估皮肤、伤口敷料、输液及引流情况
	饮食指导	□ 根据医嘱通知配餐员准备膳食 □ 协助患儿进餐	□ 通知患儿夜间 24 时以后禁食、水	□ 禁食、水，患儿口干时协助其湿润口唇 □ 患儿排气后，指导其间断、少量饮用温开水
	活动体位	□ 根据护理等级指导活动		□ 根据手术及麻醉方式，安置患儿取合适体位 □ 指导患儿掌握床上翻身的方法
	洗浴要求	□ 协助患儿洗澡、更换病号服	□ 协助患儿晨、晚间护理	
病情变异记录		□ 无　　□ 有，原因： □ 患儿　□ 疾病　□ 医疗 □ 护理　□ 保障　□ 管理	□ 无　　□ 有，原因： □ 患儿　□ 疾病　□ 医疗 □ 护理　□ 保障　□ 管理	□ 无　　□ 有，原因： □ 患儿　□ 疾病　□ 医疗 □ 护理　□ 保障　□ 管理
护士签名		白班　　小夜班　　大夜班	白班　　小夜班　　大夜班	白班　　小夜班　　大夜班
医师签名				
时间		住院第 4 天（术后第 1 天）	住院第 5 天（术后第 2 天）	住院第 6 天（术后第 3 天）
主要诊疗工作	制度落实	□ 手术医师查房 □ 专科会诊（必要时）		□ 主诊医师查房
	病情评估			
	病历书写	□ 术后首日病程记录	□ 术后第 2 天病程记录	□ 术后第 3 天病程记录
	知情同意			
	手术治疗			
	其他	□ 根据引流量拔除引流管 □ 观察伤口情况，是否存在渗出、红肿等情况 □ 观察体温、血压等 □ 复查血常规、C 反应蛋白、IL-6、红细胞沉降率、生化检验项目	□ 观察伤口情况，是否存在渗出、红肿等情况 □ 根据患儿情况，如贫血严重及时输血，低蛋白血症、低钾血症及时补充蛋白、补钾	□ 观察伤口情况，是否存在渗出、红肿等情况 □ 复查血常规、C 反应蛋白、IL-6、红细胞沉降率、生化检验项目（如贫血严重及时输血，低蛋白血症、低钾血症及时补充蛋白、补钾）

（续　表）

重点医嘱	长期医嘱	护理医嘱	□ 按小儿外科术后护理常规 □ 一级护理	□ 按小儿外科术后护理常规 □ 一级护理	□ 按小儿外科术后护理常规 □ 一级护理
		处置医嘱	□ 更换切口引流袋并记录引流量		
		膳食医嘱	□ 饮食医嘱（普食/半流食/流食/低盐低脂饮食）		
		药物医嘱	□ 抗生素	□ 抗生素	□ 抗生素
	临时医嘱	检查检验	□ 复查血常规、C反应蛋白、IL-6、红细胞沉降率、生化检验项目		□ 复查血常规、C反应蛋白、IL-6、红细胞沉降率、生化检验项目
		药物医嘱	□ 镇吐 □ 补钾（必要时） □ 补白蛋白（必要时） □ 输血（必要时）	□ 镇痛（必要时） □ 补钾（必要时） □ 补白蛋白（必要时） □ 输血（必要时）	□ 镇痛（必要时） □ 补钾（必要时） □ 补白蛋白（必要时） □ 输血（必要时）
		手术医嘱			
		处置医嘱	□ 大换药（必要时） □ 拔除切口引流管（必要时） □ 拔除导尿管（必要时）	□ 大换药（必要时）	□ 大换药（必要时） □ 功能锻炼
主要护理工作		健康宣教	□ 告知患儿护理风险 □ 进行褥疮预防知识宣教	□ 褥疮预防知识宣教 □ 跌倒预防知识宣教	
		护理处置	□ 按一级护理要求完成基础护理项目 □ 监测生命体征 □ 留取标本 □ 观察伤口疼痛情况，检测镇痛泵运转情况 □ 观察静脉输液情况 □ 观察留置尿管引流情况 □ 妥善固定各类管道 □ 观察伤口引流情况，并记录引流液的量及性状 □ 观察伤口敷料，有渗出时立即报告医师处理 □ 术后心理护理与生活护理	□ 按护理等级完成基础护理项目 □ 监测生命体征 □ 观察伤口疼痛情况，检测镇痛泵运转情况 □ 观察静脉输液情况 □ 妥善固定各类管道 □ 观察伤口敷料，有渗出时立即报告医师处理并观察患儿情况 □ 提供基础护理服务 □ 术后心理护理与生活护理	□ 按护理等级完成基础护理项目 □ 根据排便情况采取通便措施 □ 留取标本 □ 观察伤口敷料，有渗出时立即报告医师处理 □ 观察静脉输液情况，停用镇痛泵 □ 术后心理护理与生活护理
		护理评估	□ 评估褥疮风险	□ 评估跌倒风险 □ 评估褥疮风险	□ 评估褥疮风险

主要护理工作	专科护理	□ 指导患儿术后体位摆放及功能锻炼 □ 指导患儿正确使用抗血栓压力带 □ 指导患儿进行自主排尿训练 □ 指导患儿进行床上翻身 □ 进行防褥疮护理	□ 指导患儿术后体位摆放及功能锻炼 □ 指导患儿进行自主排尿训练 □ 指导患儿进行床上翻身 □ 防褥疮护理	□ 防褥疮护理 □ 防跌倒护理
	饮食指导	□ 根据医嘱通知配餐员准备膳食 □ 协助患儿进餐	□ 协助患儿进餐	□ 协助患儿进餐
	活动体位			
病情变异记录		□ 无　　□ 有,原因: □ 患儿　□ 疾病　□ 医疗 □ 护理　□ 保障　□ 管理	□ 无　　□ 有,原因: □ 患儿　□ 疾病　□ 医疗 □ 护理　□ 保障　□ 管理	□ 无　　□ 有,原因: □ 患儿　□ 疾病　□ 医疗 □ 护理　□ 保障　□ 管理
护士签名		白班　小夜班　大夜班	白班　小夜班　大夜班	白班　小夜班　大夜班
医师签名				

时间		住院第 7 天(术后第 4 天)	住院第 8 天(出院日)
主要诊疗工作	核心制度落实	□ 上级医师查房(主管医师查房,每天 1 次) □ 专科会诊(必要时)	□ 上级医师查房(主管医师、主诊医师查房)进行手术及伤口评估,确定有无手术并发症和伤口愈合不良情况,明确是否出院
	病情评估		
主要诊疗工作	病历书写	□ 出院前一天有上级医师指示出院的病程记录	□ 出院后 24 小时内完成出院记录 □ 出院后 24 小时内完成病案首页 □ 开具出院介绍信 □ 开具诊断证明书
	知情同意		□ 向患儿交代出院后的注意事项(复诊的时间、地点,发生紧急情况时的处理等)
	手术治疗		
	其他	□ 观察伤口情况,是否存在渗出、红肿等情况 □ 根据患儿情况,如贫血严重及时输血,低蛋白血症、低钾血症及时补充蛋白、补钾	□ 复查血常规、C 反应蛋白、IL-6、红细胞沉降率、生化检验项目 □ 出院带药 □ 嘱患儿拆线、换药(根据出院时间决定) □ 门诊复查 □ 如有不适,随时来诊

重点医嘱	长期医嘱	护理医嘱		
		处置医嘱		
		膳食医嘱		
		药物医嘱	□ 抗生素	
	临时医嘱	检查检验		□ 复查血常规、C 反应蛋白、IL-6、红细胞沉降率、生化检验项目
		药物医嘱	□ 镇痛(必要时) □ 补钾(必要时) □ 补白蛋白(必要时) □ 输血(必要时)	
		手术医嘱		
		处置医嘱	□ 大换药(必要时)	□ 大换药 □ 出院
主要护理工作		健康宣教		□ 告知患儿必须在他人的协助下方可下床活动
		护理处置	□ 按护理等级完成基础护理项目 □ 根据排便情况采取通便措施 □ 观察伤口敷料,有渗出时立即报告医师处理 □ 术后心理护理与生活护理	□ 按护理等级完成基础护理项目 □ 观察伤口敷料,有渗出时立即报告医师处理 □ 观察患儿情况 □ 协助患儿家属办理出院手续 □ 指导并监督患儿活动 □ 整理床单位
		风险评估	□ 评估跌倒风险 □ 评估褥疮风险	□ 评估患儿生命体征,有异常时立即报告医师处理 □ 评估跌倒风险 □ 评估褥疮风险
		专科护理	□ 指导患儿术后如何在门诊复查□防褥疮护理 □ 防跌倒护理	□ 告知患儿出院后注意事项并附书面出院指导 1 份
		饮食指导		
		活动体位		
病情变异记录			□ 无　　□ 有,原因: □ 患儿　□ 疾病　□ 医疗 □ 护理　□ 保障　□ 管理	□ 无　　□ 有,原因: □ 患儿　□ 疾病　□ 医疗 □ 护理　□ 保障　□ 管理
护士签名			白班　　　小夜班　　　大夜班	白班　　　小夜班　　　大夜班
医师签名				

胆道横纹肌肉瘤行肉瘤切除术临床路径

一、胆道横纹肌肉瘤行肉瘤切除术临床路径标准住院流程

(一)适用对象

第一诊断为胆道横纹肌肉瘤(ICD-10:C24,M89000/3)行肉瘤切除术(ICD-9-CM-3:51.6905)的患儿。

(二)诊断依据

根据《临床诊疗指南——小儿外科学分册》(中华医学会编著,人民卫生出版社),《临床技术操作规范——小儿外科学分册》(中华医学会编著,人民军医出版社)。

典型的症状:黄疸。

(三)治疗方案的选择

根据《临床诊疗指南——小儿外科学分册》(中华医学会编著,人民卫生出版社)和《临床技术操作规范——小儿外科学分册》(中华医学会编著,人民军医出版社),行肉瘤切除术。

(四)标准住院日为 14 天

(五)进入路径标准

1. 第一诊断必须符合为胆道横纹肌肉瘤(ICD-10:C24,M89000/3)行肉瘤切除术(ICD-9-CM-3:51.6905)。

2. 无须超声引导下穿刺活检、开放活检或术前化疗的患儿,可以进入路径。

3. 已排除其他畸形或综合征,可进行手术的患儿,进入路径。

4. 当患儿同时具有其他疾病诊断,但在住院期间不需要特殊处理也不影响第一诊断的临床路径实施时,可以进入路径。

(六)术前准备为 2 天

1. 必须检查的项目

(1)实验室检查:血型、血常规、尿常规、粪常规、普通生化检验项目、凝血功能、感染性疾病筛查。

(2)心电图、X 线胸片(正位)检查。

(3)超声检查。

2. 根据病情选择的项目

(1)超声心动图(心电图异常者)。

(2)经内镜逆行性胰胆管造影术(ERCP)。

(3)CT。

(4)MRI。

3. 术前评估　术前 24 小时内完成术前病情评估,完成必要的检查,做出术前小结、术前讨论。

4．营养评估　根据《解放军总医院新入院患儿营养风险筛查表(NRS-2002)》为新入院患儿进行营养评估，评分≥3分者给予处置，必要时申请营养科医师会诊。

5．心理评估　根据新入院患儿情况申请心理科医师会诊。

6．疼痛评估　根据《VAS评分》实施疼痛评估，评分＞7分者给予处置，必要时请疼痛科医师会诊。

7．康复评估　根据《入院患儿康复筛查和评估表》，在新入院患儿入院后24小时内进行康复筛查和评估。任何一项结果为"是"，则申请康复科医师会诊。

(七)预防性抗菌药物选择与使用时机

抗菌药物使用：按照《抗菌药物临床应用指导原则(2015年版)》执行，并结合患儿的病情决定抗菌药物的选择与使用时间。

(八)手术日为住院第3天

1．麻醉方式　全身麻醉。

2．手术方式　肉瘤切除术。

3．术中用药　麻醉常规用药。

4．输血　通常需输血。

(九)术后住院恢复11天

1．术后需要复查的项目　根据患儿病情决定。

2．术后用药　抗菌药物使用按照《抗菌药物临床应用指导原则(2015年版)》执行，并结合患儿的病情决定抗菌药物的选择与使用时间。

(十)出院标准

1．患儿一般情况良好。

2．没有需要住院处理的并发症。

(十一)变异及原因分析

1．住院治疗期间，发现术前检查结果有手术禁忌证的患儿，进入其他路径。

2．围术期并发症等造成住院日延长和费用增加。

3．术后有淋巴瘘等并发症者，进入其他路径。

二、胆道横纹肌肉瘤行肉瘤切除术临床路径表单

适用对象	第一诊断为胆道横纹肌肉瘤（ICD-10：C24，M89000/3）行肉瘤切除术（ICD-9-CM-3：51.6905）的患儿	
患儿基本信息	姓名：____ 性别：____ 年龄：____ 门诊号：____ 住院号：_____ 过敏史：_____ 住院日期：____年____月____日 出院日期：____年____月____日	标准住院日：14 天
时间	住院第 1 天	住院第 2 天	住院第 3 天（手术日）
主要诊疗工作 / 制度落实	□ 入院 2 小时内经治医师或值班医师完成接诊 □ 入院 24 小时内主管医师完成检诊 □ 专科会诊（必要时） □ 完成术前准备 □ 组织术前讨论 □ 手术部位标识	□ 经治医师查房（早、晚各 1 次） □ 主诊医师查房 □ 完成术前检查 □ 组织术前讨论 □ 手术部位标识	□ 手术安全核查
病情评估	□ 经治医师询问病史与体格检查 □ 康复评估 □ 营养评估 □ 心理评估 □ 疼痛评估		
病历书写	□ 入院 8 小时内完成首次病程记录 □ 入院 24 小时内完成入院记录 □ 完成主管医师查房记录 □ 完成术前讨论、术前小结	□ 完成主诊医师查房记录 □ 完成今日病程记录	□ 术者或第一助手术后 24 小时内完成手术记录（术者签字） □ 术后即刻完成术后首次病程记录
知情同意	□ 患儿或其家属在入院记录单上签字 □ 术前谈话，告知患儿及其家属病情和围术期注意事项并签署《手术知情同意书》《授权委托书》（患儿本人不能签字时）、《自费用品协议书》（必要时）、《军人目录外耗材审批单》（必要时）	□ 术者术前谈话，告知患儿及其家属病情和围术期注意事项，签署《手术知情同意书》《授权委托书》《自费用品协议书》（必要时）、《军人目录外耗材审批单》（必要时）、《输血同意书》等	□ 告知患儿及其家属手术过程概况及术后注意事项
手术治疗		□ 预约手术	□ 实施手术（手术安全核查记录、手术清点记录）
其他	□ 及时通知上级医师检诊 □ 经治医师检查、整理病历资料	□ 术前排除手术禁忌 □ 核对患儿诊疗费用	□ 术后病情交接 □ 观察手术切口及周围情况

重点医嘱	长期医嘱	护理医嘱	□ 按小儿外科护理常规 □ 一级护理	□ 按小儿外科护理常规 □ 一级护理	□ 按小儿外科术后护理常规 □ 一级护理
		处置医嘱	□ 静脉抽血		□ 持续心电、血压、呼吸、血氧饱和度监测 □ 持续低流量吸氧
		膳食医嘱	□ 普食 □ 糖尿病饮食 □ 低盐低脂饮食 □ 低盐低脂糖尿病饮食	□ 禁食、水（夜间 24 时以后）	□ 禁食、水
		药物医嘱	□ 自带药（必要时）		□ 抗生素
	临时医嘱	检查检验	□ 血常规 □ 尿常规 □ 粪常规 □ 血型 □ 凝血四项 □ 普通生化检验项目 □ 血清术前八项 □ 胸部正位 X 线片 □ 心电图检查（多导心电图）		
		药物医嘱		□ 抗生素（视病情）	□ 抗生素（视病情）
		手术医嘱		□ 常规准备明日在全身麻醉下行肉瘤切除术	□ 输血（视病情） □ 补液（视病情）
		处置医嘱	□ 静脉抽血	□ 备皮（>30cm²） □ 备血	□ 大换药（必要时）
主要护理工作		健康宣教	□ 入院宣教（住院环境、规章制度） □ 进行护理安全指导 □ 进行等级护理、活动范围指导 □ 进行饮食指导 □ 进行关于疾病知识的宣教 □ 检查、检验项目的目的和意义	□ 术前宣教 □ 指导术后康复训练 □ 指导术后注意事项	□ 术后宣教 □ 术后心理疏导 □ 指导术后注意事项

（续　表）

主要护理工作	护理处置	□ 患儿身份核对 □ 佩戴腕带 □ 建立入院病历,通知医师 □ 入院介绍:介绍责任护士、病区环境、设施、规章制度、基础护理服务项目 □ 询问病史,填写护理记录单首页 □ 观察病情 □ 测量基本生命体征 □ 抽血、留取标本 □ 心理护理与生活护理 □ 根据评估结果采取相应的护理措施 □ 通知检查项目及注意事项	□ 术前患儿准备（手术前沐浴、更衣、备皮） □ 检查术前物品准备 □ 与手术室护士交接 □ 心理护理与生活护理 □ 指导并监督患儿治疗与康复训练 □ 遵医嘱用药 □ 根据评估结果采取相应的护理措施 □ 完成护理记录 □ 备血、皮试	□ 晨起测量生命体征并记录,确认有无体温升高、咳嗽等症状 □ 与手术室护士交接病历、影像资料、术中带药等 □ 术前补液（必要时） □ 嘱患儿入手术室前排空膀胱 □ 与手术室护士交接 □ 术后测量生命体征 □ 术后心电监护 □ 术后管道护理 □ 术后心理护理和生活护理
	护理评估	□ 一般评估:生命体征、神志、皮肤、药物过敏史等 □ 专科评估:生活自理能力 □ 风险评估:评估有无跌倒、坠床、褥疮风险	□ 观察患儿情况 □ 评估患儿心理状态 □ 术前生活护理 □ 夜间巡视	□ 评估意识情况 □ 评估伤口疼痛情况 □ 评估术侧肢体皮肤颜色、温度变化,肢体感觉运动情况,并采取相应的护理措施 □ 风险评估:评估有无跌倒、坠床、褥疮、导管滑脱、液体外渗的风险
	专科护理		□ 指导患儿掌握床上翻身的方法	□ 与手术室护士共同评估皮肤、伤口敷料、输液及引流情况
	饮食指导	□ 根据医嘱通知配餐员准备膳食 □ 协助患儿进餐		□ 禁食、水,患儿口干时协助其湿润口唇 □ 患儿排气后,指导其间断、少量饮用温开水
	活动体位	□ 根据护理等级指导活动		□ 根据护理等级指导活动 □ 根据手术及麻醉方式,安置患儿取合适体位 □ 指导患儿掌握床上翻身的方法
	洗浴要求	□ 协助患儿洗澡、更换病号服		
病情变异记录		□ 无　　□ 有,原因: □ 患儿　□ 疾病　□ 医疗 □ 护理　□ 保障　□ 管理	□ 无　　□ 有,原因: □ 患儿　□ 疾病　□ 医疗 □ 护理　□ 保障　□ 管理	□ 无　　□ 有,原因: □ 患儿　□ 疾病　□ 医疗 □ 护理　□ 保障　□ 管理
护士签名		白班　小夜班　大夜班	白班　小夜班　大夜班	白班　小夜班　大夜班
医师签名				

（续　表）

时间			住院第 4 天（术后第 1 天）	住院第 5 天（术后第 2 天）	住院第 6 天（术后第 3 天）
主要诊疗工作	制度落实		□ 手术医师查房 □ 专科会诊（必要时）	□ 三级医师查房制度	□ 三级医师查房制度
	病情评估				
	病历书写		□ 术后首日病程记录	□ 完成今日病程记录	□ 完成今日病程记录
	知情同意				
	手术治疗				
	其他		□ 观察切口情况，是否存在渗出、红肿等情况 □ 观察生命体征等 □ 复查血常规、C 反应蛋白、IL-6、红细胞沉降率、生化检验项目	□ 观察切口情况，是否存在渗出、红肿等情况 □ 观察病情变化，及时对症处理 □ 核对患儿治疗费用	□ 观察切口情况，是否存在渗出、红肿等情况 □ 观察生命体征等 □ 复查血常规、C 反应蛋白、IL-6、红细胞沉降率、生化检验项目
重点医嘱	长期医嘱	护理医嘱	□ 按小儿外科术后护理常规 □ 一级护理	□ 按小儿外科术后护理常规 □ 一级护理	□ 按小儿外科术后护理常规 □ 一级护理
		处置医嘱	□ 持续心电、血压、呼吸、血氧饱和度监测	□ 持续心电、血压、呼吸、血氧饱和度监测	□ 持续心电、血压、呼吸、血氧饱和度监测
		膳食医嘱	□ 流食	□ 半流食	□ 半流食
		药物医嘱			
	临时医嘱	检查检验	□ 血常规 □ 凝血四项 □ 普通生化检验项目		
		药物医嘱	□ 抗生素（视病情） □ 补钾（必要时） □ 补白蛋白（必要时） □ 输血（必要时）	□ 抗生素（视病情） □ 补钾（必要时） □ 补白蛋白（必要时） □ 输血（必要时）	□ 抗生素（视病情） □ 补钾（必要时） □ 补白蛋白（必要时） □ 输血（必要时）
		手术医嘱			
		处置医嘱	□ 大换药（必要时）	□ 大换药（必要时）	□ 大换药（必要时）
主要护理工作	健康宣教		□ 告知患儿护理风险 □ 进行褥疮预防知识宣教	□ 告知患儿护理风险 □ 进行褥疮预防知识宣教	□ 告知患儿护理风险 □ 进行褥疮预防知识宣教
	护理处置		□ 按一级护理要求完成基础护理项目 □ 监测生命体征 □ 留取标本 □ 观察伤口疼痛情况，检测镇痛泵运转情况 □ 观察静脉输液情况 □ 妥善固定各类管道 □ 观察伤口敷料，有渗出时立即报告医师处理 □ 术后心理护理与生活护理	□ 按一级护理要求完成基础护理项目 □ 监测生命体征 □ 留取标本 □ 观察伤口疼痛情况，检测镇痛泵运转情况 □ 观察静脉输液情况 □ 妥善固定各类管道 □ 观察伤口敷料，有渗出时立即报告医师处理 □ 术后心理护理与生活护理	□ 按一级护理要求完成基础护理项目 □ 监测生命体征 □ 留取标本 □ 观察伤口疼痛情况，检测镇痛泵运转情况 □ 观察静脉输液情况 □ 妥善固定各类管道 □ 观察伤口敷料，有渗出时立即报告医师处理 □ 术后心理护理与生活护理

（续　表）

主要护理工作	护理评估	□ 评估患儿感觉、运动情况，有异常时立即报告医师处理 □ 评估褥疮风险	□ 观察患儿情况 □ 评估患儿心理状态 □ 夜间巡视	□ 评估意识情况 □ 评估伤口疼痛情况 □ 评估术侧足背动脉、肢体皮肤颜色、温度变化，肢体感觉运动情况，并采取相应的护理措施 □ 风险评估：评估有无跌倒、坠床、褥疮、导管滑脱、液体外渗的风险
	专科护理	□ 指导患儿术后体位摆放及功能锻炼 □ 指导患儿进行自主排尿训练 □ 指导患儿进行床上翻身 □ 进行防褥疮护理	□ 指导患儿术后体位摆放及功能锻炼 □ 指导患儿进行自主排尿训练 □ 指导患儿进行床上翻身 □ 进行防褥疮护理	□ 指导患儿术后体位摆放及功能锻炼 □ 指导患儿进行床上翻身 □ 进行防褥疮护理
	饮食指导	□ 根据医嘱通知配餐员准备膳食 □ 协助患儿进餐	□ 协助患儿进餐	□ 协助患儿进餐
	活动体位	□ 根据护理等级指导活动	□ 根据护理等级指导活动	□ 根据护理等级指导活动
	洗浴要求	□ 协助患儿洗澡、更换病号服	□ 协助患儿洗澡、更换病号服	□ 协助患儿洗澡、更换病号服
病情变异记录		□ 无　　□ 有,原因： □ 患儿　□ 疾病　□ 医疗 □ 护理　□ 保障　□ 管理	□ 无　　□ 有,原因： □ 患儿　□ 疾病　□ 医疗 □ 护理　□ 保障　□ 管理	□ 无　　□ 有,原因： □ 患儿　□ 疾病　□ 医疗 □ 护理　□ 保障　□ 管理
护士签名		白班　小夜班　大夜班	白班　小夜班　大夜班	白班　小夜班　大夜班
医师签名				
时间		住院第7天(术后第4天)	住院第8天(术后第5天)	住院第9天(术后第6天)
主要诊疗工作	制度落实	□ 三级医师查房制度 □ 专科会诊(必要时)	□ 三级医师查房制度	□ 三级医师查房制度
	病情评估			
	病历书写	□ 完成今日病程记录	□ 完成今日病程记录	□ 完成今日病程记录
	知情同意			
	手术治疗			
	其他	□ 观察切口情况,是否存在渗出、红肿等情况 □ 观察生命体征等	□ 观察切口情况,是否存在渗出、红肿等情况 □ 观察病情变化,及时对症处理 □ 核对患儿治疗费用 □ 复查血常规、C反应蛋白、IL-6、红细胞沉降率、生化检验项目	□ 观察切口情况,是否存在渗出、红肿等情况 □ 观察生命体征等

（续　表）

重点医嘱	长期医嘱	护理医嘱	☐ 按小儿外科术后护理常规 ☐ 一级护理	☐ 按小儿外科术后护理常规 ☐ 一级护理	
		处置医嘱	☐ 持续心电、血压、呼吸、血氧饱和度监测	☐ 持续心电、血压、呼吸、血氧饱和度监测	☐ 持续心电、血压、呼吸、血氧饱和度监测
		膳食医嘱	☐ 普食	☐ 普食	☐ 普食
		药物医嘱			
	临时医嘱	检查检验		☐ 血常规 ☐ 凝血四项 ☐ 普通生化检验项目	
		药物医嘱	☐ 抗生素（视病情） ☐ 补钾（必要时） ☐ 补白蛋白（必要时） ☐ 输血（必要时）	☐ 抗生素（视病情） ☐ 补钾（必要时） ☐ 补白蛋白（必要时） ☐ 输血（必要时）	☐ 抗生素（视病情）
		手术医嘱			
		处置医嘱		☐ 大换药（必要时）	
主要护理工作		健康宣教	☐ 告知患儿护理风险 ☐ 进行褥疮预防知识宣教	☐ 告知患儿护理风险 ☐ 进行褥疮预防知识宣教	☐ 告知患儿护理风险 ☐ 进行褥疮预防知识宣教
		护理处置	☐ 按一级护理要求完成基础护理项目 ☐ 监测生命体征 ☐ 留取标本 ☐ 观察伤口疼痛情况，检测镇痛泵运转情况 ☐ 观察静脉输液情况 ☐ 妥善固定各类管道 ☐ 观察伤口敷料，有渗出时立即报告医师处理 ☐ 术后心理护理与生活护理	☐ 按一级护理要求完成基础护理项目 ☐ 监测生命体征 ☐ 留取标本 ☐ 观察伤口疼痛情况，检测镇痛泵运转情况 ☐ 观察静脉输液情况 ☐ 妥善固定各类管道 ☐ 观察伤口敷料，有渗出时立即报告医师处理 ☐ 术后心理护理与生活护理	☐ 按一级护理要求完成基础护理项目 ☐ 监测生命体征 ☐ 留取标本 ☐ 观察伤口疼痛情况，检测镇痛泵运转情况 ☐ 观察静脉输液情况 ☐ 妥善固定各类管道 ☐ 观察伤口敷料，有渗出时立即报告医师处理 ☐ 术后心理护理与生活护理
		护理评估	☐ 评估患儿感觉、运动情况，有异常时立即报告医师处理 ☐ 评估褥疮风险	☐ 观察患儿情况 ☐ 评估患儿心理状态 ☐ 夜间巡视	☐ 评估意识情况 ☐ 评估伤口疼痛情况 ☐ 评估术侧足背动脉、肢体皮肤颜色、温度变化，肢体感觉运动情况，并采取相应的护理措施 ☐ 风险评估：评估有无跌倒、坠床、褥疮、导管滑脱、液体外渗的风险

主要护理工作	专科护理	□ 指导患儿术后体位摆放及功能锻炼 □ 指导患儿进行自主排尿训练 □ 指导患儿进行床上翻身 □ 进行防褥疮护理	□ 指导患儿术后体位摆放及功能锻炼 □ 指导患儿进行自主排尿训练 □ 指导患儿进行床上翻身 □ 进行防褥疮护理	□ 指导患儿下床活动
	饮食指导	□ 根据医嘱通知配餐员准备膳食 □ 协助患儿进餐	□ 协助患儿进餐	□ 协助患儿进餐
	活动体位	□ 根据护理等级指导活动	□ 根据护理等级指导活动	□ 根据护理等级指导活动
	洗浴要求	□ 协助患儿洗澡、更换病号服	□ 协助患儿洗澡、更换病号服	□ 协助患儿洗澡、更换病号服
病情变异记录		□ 无　　□ 有，原因： □ 患儿　□ 疾病　□ 医疗 □ 护理　□ 保障　□ 管理	□ 无　　□ 有，原因： □ 患儿　□ 疾病　□ 医疗 □ 护理　□ 保障　□ 管理	□ 无　　□ 有，原因： □ 患儿　□ 疾病　□ 医疗 □ 护理　□ 保障　□ 管理
护士签名		白班　　小夜班　　大夜班	白班　　小夜班　　大夜班	白班　　小夜班　　大夜班
医师签名				
时间		住院第 10 天（术后第 7 天）	住院第 11 天（术后第 8 天）	住院第 12 天（术后第 9 天）
主要诊疗工作	制度落实	□ 三级医师查房制度 □ 专科会诊（必要时）	□ 三级医师查房制度	□ 三级医师查房制度
	病情评估			
	病历书写	□ 完成今日病程记录	□ 完成今日病程记录	□ 完成今日病程记录
	知情同意			
	手术治疗			
	其他	□ 观察切口情况，是否存在渗出、红肿等情况 □ 观察生命体征等	□ 观察切口情况，是否存在渗出、红肿等情况 □ 观察病情变化，及时对症处理 □ 核对患儿治疗费用	□ 观察切口情况，是否存在渗出、红肿等情况 □ 观察生命体征等
重点医嘱	长期医嘱　护理医嘱	□ 按小儿外科术后护理常规 □ 一级护理	□ 按小儿外科术后护理常规 □ 一级护理	□ 按小儿外科术后护理常规 □ 一级护理
	处置医嘱			
	膳食医嘱	□ 普食	□ 普食	□ 普食
	药物医嘱			
	临时医嘱　检查检验		□ 血常规 □ 凝血四项 □ 普通生化检验项目	
	药物医嘱			
	手术医嘱			
	处置医嘱		□ 拆线 □ 大换药（必要时）	

主要护理工作	健康宣教		☐ 告知患儿护理风险	☐ 告知患儿护理风险
	护理处置	☐ 按一级护理要求完成基础护理项目 ☐ 监测生命体征 ☐ 留取标本 ☐ 观察伤口疼痛情况,检测镇痛泵运转情况 ☐ 观察静脉输液情况 ☐ 妥善固定各类管道 ☐ 观察伤口敷料,有渗出时立即报告医师处理	☐ 按一级护理要求完成基础护理项目 ☐ 监测生命体征 ☐ 留取标本 ☐ 观察伤口疼痛情况,检测镇痛泵运转情况 ☐ 观察静脉输液情况 ☐ 妥善固定各类管道 ☐ 观察伤口敷料,有渗出时立即报告医师处理 ☐ 术后心理护理与生活护理	☐ 按一级护理要求完成基础护理项目 ☐ 监测生命体征 ☐ 留取标本 ☐ 观察伤口疼痛情况,检测镇痛泵运转情况 ☐ 观察静脉输液情况 ☐ 妥善固定各类管道 ☐ 观察伤口敷料,有渗出时立即报告医师处理 ☐ 术后心理护理与生活护理
	护理评估	☐ 评估患儿感觉、运动情况,有异常时立即报告医师处理	☐ 评估患儿心理状态 ☐ 评估患儿感觉、运动情况,有异常时立即报告医师处理	☐ 评估患儿感觉、运动情况,有异常时立即报告医师处理
	专科护理	☐ 指导患儿下床活动	☐ 指导患儿下床活动	☐ 指导患儿下床活动
	饮食指导			
	活动体位	☐ 根据护理等级指导活动	☐ 根据护理等级指导活动	☐ 根据护理等级指导活动
	洗浴要求			
病情变异记录		☐ 无　☐ 有,原因: ☐ 患儿　☐ 疾病　☐ 医疗 ☐ 护理　☐ 保障　☐ 管理	☐ 无　☐ 有,原因: ☐ 患儿　☐ 疾病　☐ 医疗 ☐ 护理　☐ 保障　☐ 管理	☐ 无　☐ 有,原因: ☐ 患儿　☐ 疾病　☐ 医疗 ☐ 护理　☐ 保障　☐ 管理
护士签名		白班　小夜班　大夜班	白班　小夜班　大夜班	白班　小夜班　大夜班
医师签名				

时间		住院第 13 天(术后第 10 天)	住院第 14 天(出院日)
主要诊疗工作	制度落实	☐ 三级医师查房制度 ☐ 专科会诊(必要时)	☐ 三级医师查房制度 ☐ 上级医师查房(主管医师、主诊医师查房)进行手术及伤口评估,确定有无手术并发症和伤口愈合不良情况,明确是否出院
	病情评估		
	病历书写	☐ 完成今日病程记录	☐ 出院后 24 小时内完成出院记录 ☐ 出院后 24 小时内完成病案首页 ☐ 开具出院介绍信 ☐ 开具诊断证明书
	知情同意		☐ 向患儿交代出院后的注意事项(复诊的时间、地点,紧急情况时的处理等)
	手术治疗		

（续　表）

主要诊疗工作	其他	□ 观察切口情况，是否存在渗出、红肿等情况 □ 观察生命体征等 □ 复查血常规、C反应蛋白、IL-6、红细胞沉降率、生化检验项目	□ 出院带药 □ 门诊复查 □ 随诊
重点医嘱	长期医嘱 护理医嘱	□ 按小儿外科术后护理常规 □ 一级护理	
	长期医嘱 处置医嘱		
	长期医嘱 膳食医嘱	□ 普食	□ 普食
	长期医嘱 药物医嘱		
	临时医嘱 检查检验	□ 血常规 □ 凝血四项 □ 普通生化检验项目	
	临时医嘱 药物医嘱		
	临时医嘱 手术医嘱		
	临时医嘱 处置医嘱	□ 大换药（必要时） □ 拆线	□ 大换药
主要护理工作	健康宣教		□ 告知患儿避免剧烈活动
	护理处置	□ 按一级护理要求完成基础护理项目 □ 监测生命体征 □ 术后心理护理与生活护理	□ 根据护理等级完成基础护理项目 □ 观察伤口敷料，有渗出时立即报告医师处理 □ 观察患儿情况 □ 协助患儿家属办理出院手续 □ 指导并监督患儿活动 □ 整理床单位
	护理评估	□ 评估患儿心理状态 □ 评估患儿感觉、运动情况，有异常时立即报告医师处理	□ 评估患儿生命体征，有异常时立即报告医师处理
	专科护理	□ 指导患儿下床活动	□ 告知患儿出院后注意事项并附书面出院指导1份
	饮食指导		
	活动体位	□ 根据护理等级指导活动	□ 根据护理等级指导活动
	洗浴要求		
病情变异记录		□ 无　　□ 有，原因： □ 患儿　□ 疾病　□ 医疗 □ 护理　□ 保障　□ 管理	□ 无　　□ 有，原因： □ 患儿　□ 疾病　□ 医疗 □ 护理　□ 保障　□ 管理
护士签名		白班　　小夜班　　大夜班	白班　　小夜班　　大夜班
医师签名			

神经母细胞瘤行神经母细胞瘤切除术和
腹膜后淋巴结清扫术临床路径

一、神经母细胞瘤行神经母细胞瘤切除术和腹膜后
淋巴结清扫术临床路径标准住院流程

(一)适用对象

第一诊断为神经母细胞瘤(ICD-10:M95000/3),行神经母细胞瘤切除术及腹膜后淋巴结清扫术(ICD-9-CM-3:54.4 04/54.4 15)的患儿。

(二)诊断依据

根据《临床诊疗指南——小儿外科学分册》(中华医学会编著,人民卫生出版社)和《临床技术操作规范——小儿外科学分册》(中华医学会编著,人民军医出版社)。

典型的症状:上腹部无痛性包块。

(三)治疗方案的选择

根据《临床诊疗指南——小儿外科学分册》(中华医学会编著,人民卫生出版社)和《临床技术操作规范——小儿外科学分册》(中华医学会编著,人民军医出版社),行神经母细胞瘤切除术及腹膜后淋巴结清扫术。

(四)标准住院日为 8 天

(五)进入路径标准

1. 第一诊断必须符合神经母细胞瘤(ICD-10:M95000/3)行神经母细胞瘤切除术和腹膜后淋巴结清扫术(ICD-9-CM-3:54.4 04/54.4 15)。

2. 无须超声引导下穿刺活检、开放活检或术前化疗的患儿,可以进入路径。

3. 已排除其他畸形或综合征,可进行手术的患儿,进入路径。

4. 当患儿同时具有其他疾病诊断,但在住院期间不需要特殊处理也不影响第一诊断的临床路径实施时,可以进入路径。

(六)术前准备为 1～2 天

1. 必须检查的项目

(1)实验室检查:血型、血常规、尿常规、粪常规、普通生化检验项目、凝血功能、感染性疾病筛查。

(2)心电图、X 线胸片(正位)检查。

(3)超声检查。

2. 根据病情选择的项目

(1)超声心动图(心电图异常者)。

(2)CT。

(3)MRI。

3. 术前评估　术前 24 小时内完成术前病情评估,完成必要的检查,做出术前小结、术前讨论。

4. 营养评估　根据《解放军总医院新入院患儿营养风险筛查表(NRS-2002)》为新入院患儿进行营养评估,评分≥3分者给予处置,必要时申请营养科医师会诊。

5. 心理评估　根据新入院患儿情况申请心理科医师会诊。

6. 疼痛评估　根据《VAS评分》实施疼痛评估,评分＞7分者给予处置,必要时请疼痛科医师会诊。

7. 康复评估　根据《入院患儿康复筛查和评估表》,在新入院患儿入院后24小时内进行康复筛查和评估。任何一项结果为"是",则申请康复科医师会诊。

(七)预防性抗菌药物选择与使用时机

抗菌药物使用:按照《抗菌药物临床应用指导原则(2015年版)》执行,并结合患儿的病情决定抗菌药物的选择与使用时间。

(八)手术日为住院第3天

1. 麻醉方式　全身麻醉。

2. 手术方式　神经母细胞瘤切除术及腹膜后淋巴结清扫术。

3. 术中用药　麻醉常规用药。

4. 输血　通常需输血。

(九)术后住院恢复5天

1. 术后需要复查的项目　根据患儿病情决定。

2. 术后用药　抗菌药物使用按照《抗菌药物临床应用指导原则(2015年版)》执行,并结合患儿的病情决定抗菌药物的选择与使用时间。

(十)出院标准

1. 患儿一般情况良好。

2. 没有需要住院处理的并发症。

(十一)变异及原因分析

1. 住院治疗期间,发现术前检查结果有手术禁忌证的患儿,进入其他路径。

2. 围术期并发症等造成住院日延长和费用增加。

3. 术后有淋巴瘘等并发症,影响出院时,进入其他路径。

二、神经母细胞瘤行神经母细胞瘤切除术和腹膜后淋巴结清扫术临床路径表单

适用对象	第一诊断为神经母细胞瘤（ICD-10：M95000/3），行神经母细胞瘤切除术和腹膜后淋巴结清扫术（ICD-9-CM-3：54.4 04/54.4 15）的患儿		
患儿基本信息	姓名：____ 性别：____ 年龄：____ 门诊号：____ 住院号：_____ 过敏史：_____ 住院日期：____年____月____日 出院日期：____年____月____日		标准住院日：8天

时间		住院第1天	住院第2天（术前日）	住院第3天（手术日）
主要诊疗工作	制度落实	☐ 入院2小时内经治医师或值班医师完成接诊 ☐ 入院后24小时内主管医师完成检诊 ☐ 专科会诊（必要时）	☐ 经治医师查房（早、晚各1次） ☐ 主诊医师查房 ☐ 完成术前准备 ☐ 组织术前讨论 ☐ 手术部位标识	☐ 手术安全核查
	病情评估	☐ 经治医师询问病史及体格检查 ☐ 营养评估 ☐ 心理评估		
	病历书写	☐ 入院8小时内完成首次病程记录 ☐ 入院24小时内完成入院记录	☐ 完成主诊医师查房记录 ☐ 完成术前讨论、术前小结	☐ 术者或第一助手术后24小时内完成手术记录（术者签字） ☐ 术后即刻完成术后首次病程记录
	知情同意	☐ 病情告知 ☐ 患儿及其家属签署《授权委托书》 ☐ 患儿或其家属在入院记录单上签字	☐ 术者术前谈话，告知患儿及其家属病情和围术期注意事项，签署《手术知情同意书》《授权委托书》《自费用品协议书》（必要时）、《军人目录外耗材审批单》（必要时）、《输血同意书》等	☐ 告知患儿及其家属手术过程概况及术后注意事项
	手术治疗		☐ 预约手术	☐ 实施手术（手术安全核查记录、手术清点记录）
	其他	☐ 及时通知上级医师检诊 ☐ 经治医师检查、整理病历资料	☐ 核对患儿诊疗费用	☐ 术后病情交接 ☐ 观察手术切口及周围情况

（续　表）

重点医嘱	长期医嘱	护理医嘱	□ 按小儿外科护理常规 □ 一级护理	□ 按小儿外科护理常规 □ 一级护理	□ 按小儿外科术后护理常规 □ 一级护理
		处置医嘱			□ 持续心电、血压、呼吸、血氧饱和度监测 □ 留置导尿管并记录尿量 □ 留置切口引流管并记录引流量 □ 持续低流量吸氧
		膳食医嘱	□ 普食	□ 禁食、水（夜间 24 时以后）	
		药物医嘱	□ 自带药（必要时）		□ 镇痛 □ 消肿 □ 镇吐、保胃 □ 抗生素
	临时医嘱	检查检验	□ 血常规（含 C 反应蛋白＋IL-6） □ 尿常规 □ 粪常规 □ 凝血四项 □ 血清术前八项 □ 红细胞沉降率 □ 血型 □ 胸部正位 X 线片 □ 心电图检查（多导心电图） □ 超声心动图（必要时）		
		药物医嘱		□ 抗生素（视病情）	
		手术医嘱		□ 常规准备明日在全身麻醉下行神经母细胞瘤切除术和腹膜后淋巴结清扫术	
		处置医嘱	□ 静脉抽血	□ 备血 □ 备皮（>30cm²）	□ 输血（视病情） □ 补液（视病情） □ 拔除导尿管（必要时）
主要护理工作		健康宣教	□ 入院宣教（住院环境、规章制度） □ 进行护理安全指导 □ 进行等级护理、活动范围指导 □ 进行饮食指导 □ 进行关于疾病知识的宣教 □ 检查、检验项目的目的和意义	□ 术前宣教	□ 术后宣教 □ 术后心理疏导 □ 指导术后注意事项

（续　表）

主要护理工作	护理处置	□ 患儿身份核对 □ 佩戴腕带 □ 建立入院病历,通知医师 □ 入院介绍:介绍责任护士,病区环境、设施、规章制度、基础护理服务项目 □ 询问病史,填写护理记录单首页 □ 观察病情 □ 测量基本生命体征 □ 抽血、留取标本 □ 心理护理与生活护理 □ 根据评估结果采取相应的护理措施 □ 通知检查项目及检查注意事项	□ 术前患儿准备(手术前沐浴、更衣、备皮) □ 检查术前物品准备 □ 指导患儿准备手术后所需用品、贵重物品交由家属保管 □ 指导患儿进行肠道准备并检查准备效果 □ 测量基本生命体征 □ 备血、皮试	□ 晨起测量生命体征并记录 □ 确认无感冒症状 □ 与手术室护士交接病历、影像资料、术中带药等 □ 术前补液(必要时) □ 嘱患儿入手术室前排空膀胱 □ 与手术室护士交接 □ 术后测量生命体征 □ 术后心电监护 □ 各类管道护理 □ 术后心理护理与生活护理
	风险评估	□ 一般评估:生命体征、神志、皮肤、药物过敏史等 □ 风险评估:评估有无跌倒、坠床、褥疮风险 □ 心理评估 □ 营养评估	□ 评估患儿心理状态	□ 评估意识情况 □ 评估伤口疼痛情况 □ 风险评估:评估有无跌倒、坠床、褥疮、导管滑脱、液体外渗的风险
	专科护理	□ 向患儿介绍科室环境 □ 介绍经治医师、主管医师及主诊医师的情况	□ 指导患儿掌握床上翻身的方法 □ 指导患儿掌握床上排尿、排便的方法	□ 与手术室护士共同评估皮肤、伤口敷料、输液及引流情况
	饮食指导	□ 根据医嘱通知配餐员准备膳食 □ 协助患儿进餐	通知患儿夜间 24 时以后禁食、水	□ 禁食、水,患儿口干时协助其湿润口唇 □ 患儿排气后,指导其间断、少量饮用温开水
	活动体位	□ 根据护理等级指导活动		□ 根据手术及麻醉方式,安置患儿取合适体位 □ 指导患儿掌握床上翻身的方法
	洗浴要求	□ 协助患儿洗澡、更换病号服	□ 协助患儿晨、晚间护理	
病情变异记录		□ 无　　□ 有,原因: □ 患儿　□ 疾病　□ 医疗 □ 护理　□ 保障　□ 管理	□ 无　　□ 有,原因: □ 患儿　□ 疾病　□ 医疗 □ 护理　□ 保障　□ 管理	□ 无　　□ 有,原因: □ 患儿　□ 疾病　□ 医疗 □ 护理　□ 保障　□ 管理

护士签名	白班	小夜班	大夜班	白班	小夜班	大夜班	白班	小夜班	大夜班
医师签名									

（续　表）

时间			住院第 4 天（术后第 1 天）	住院第 5 天（术后第 2 天）	住院第 6 天（术后第 3 天）
主要诊疗工作		制度落实	□ 手术医师查房 □ 专科会诊（必要时）		□ 主诊医师查房
		病情评估			
		病历书写	□ 术后首日病程记录	□ 术后第 2 天病程记录	□ 术后第 3 天病程记录
		知情同意			
		手术治疗			
		其他	□ 根据引流量拔除引流管 □ 观察伤口情况，是否存在渗出、红肿等情况 □ 观察体温、血压等 □ 复查血常规、C 反应蛋白、IL-6、生化检验项目	□ 观察伤口情况，是否存在渗出、红肿等情况 □ 根据患儿情况，如贫血严重及时输血，低蛋白血症、低钾血症及时补充蛋白、补钾	□ 观察伤口情况，是否存在渗出、红肿等情况 □ 复查血常规、C 反应蛋白、IL-6、生化检验项目（如贫血严重及时输血，低蛋白血症、低钾血症及时补充蛋白、补钾）
重点医嘱	长期医嘱	护理医嘱	□ 按小儿外科术后护理常规 □ 一级护理	□ 按小儿外科术后护理常规 □ 一级护理	□ 按小儿外科术后护理常规 □ 一级护理
		处置医嘱	□ 更换切口引流袋并记录引流量		
		膳食医嘱	□ 饮食医嘱（普食/半流食/流食/低盐低脂饮食）		
		药物医嘱	□ 抗生素	□ 抗生素	□ 抗生素
	临时医嘱	检查检验	□ 复查血常规、C 反应蛋白、IL-6、生化检验项目		□ 复查血常规、C 反应蛋白、IL-6、生化检验项目
		药物医嘱	□ 镇吐 □ 补钾（必要时） □ 补白蛋白（必要时） □ 输血（必要时）	□ 镇痛（必要时） □ 补钾（必要时） □ 补白蛋白（必要时） □ 输血（必要时）	□ 镇痛（必要时） □ 补钾（必要时） □ 补白蛋白（必要时） □ 输血（必要时）
		手术医嘱			
		处置医嘱	□ 大换药（必要时） □ 拔除切口引流管（必要时） □ 拔除导尿管（必要时）	□ 大换药（必要时）	□ 大换药（必要时） □ 功能锻炼

（续 表）

主要护理工作	健康宣教	☐ 告知患儿护理风险 ☐ 进行褥疮预防知识宣教	☐ 褥疮预防知识宣教 ☐ 跌倒预防知识宣教	
	护理处置	☐ 按一级护理要求完成基础护理项目 ☐ 监测生命体征 ☐ 留取标本 ☐ 观察伤口疼痛情况，检测镇痛泵运转情况 ☐ 观察静脉输液情况 ☐ 观察留置尿管引流情况 ☐ 妥善固定各类管道 ☐ 观察伤口引流情况，并记录引流液的量及性状 ☐ 观察伤口敷料，有渗出时立即报告医师处理 ☐ 术后心理护理与生活护理	☐ 按护理等级完成基础护理项目 ☐ 监测生命体征 ☐ 观察伤口疼痛情况，检测镇痛泵运转情况 ☐ 观察静脉输液情况 ☐ 妥善固定各类管道 ☐ 观察伤口敷料，有渗出时立即报告医师处理并观察患儿情况 ☐ 提供基础护理服务 ☐ 术后心理护理与生活护理	☐ 按护理等级完成基础护理项目 ☐ 根据排便情况采取通便措施 ☐ 留取标本 ☐ 观察伤口敷料，有渗出时立即报告医师处理 ☐ 观察静脉输液情况，停用镇痛泵 ☐ 术后心理护理与生活护理
	护理评估	☐ 评估褥疮风险	☐ 评估跌倒风险 ☐ 评估褥疮风险	☐ 评估褥疮风险
	专科护理	☐ 指导患儿术后体位摆放及功能锻炼 ☐ 指导患儿正确使用抗血栓压力带 ☐ 指导患儿进行自主排尿训练 ☐ 指导患儿进行床上翻身 ☐ 进行防褥疮护理	☐ 指导患儿术后体位摆放及功能锻炼 ☐ 指导患儿进行自主排尿训练 ☐ 指导患儿进行床上翻身 ☐ 防褥疮护理	☐ 防褥疮护理 ☐ 防跌倒护理
	饮食指导	☐ 根据医嘱通知配餐员准备膳食 ☐ 协助患儿进餐	☐ 协助患儿进餐	☐ 协助患儿进餐
	活动体位			
病情变异记录		☐ 无 ☐ 有，原因： ☐ 患儿 ☐ 疾病 ☐ 医疗 ☐ 护理 ☐ 保障 ☐ 管理	☐ 无 ☐ 有，原因： ☐ 患儿 ☐ 疾病 ☐ 医疗 ☐ 护理 ☐ 保障 ☐ 管理	☐ 无 ☐ 有，原因： ☐ 患儿 ☐ 疾病 ☐ 医疗 ☐ 护理 ☐ 保障 ☐ 管理
护士签名		白班 小夜班 大夜班	白班 小夜班 大夜班	白班 小夜班 大夜班
医师签名				

（续　表）

时间			住院第7天（术后第4天）	住院第8天（出院日）
主要诊疗工作	制度落实		□ 上级医师查房（主管医师查房，每日1次） □ 专科会诊（必要时）	□ 上级医师查房（主管医师、主诊医师查房）进行手术及伤口评估，确定有无手术并发症和伤口愈合不良情况，明确是否出院
	病情评估			
	病历书写		□ 出院前一天有上级医师指示出院的病程记录	□ 出院后24小时内完成出院记录 □ 出院后24小时内完成病案首页 □ 开具出院介绍信 □ 开具诊断证明书
	知情同意			□ 向患儿交代出院后的注意事项（复诊的时间、地点，发生紧急情况时的处理等）
	手术治疗			
	其他		□ 观察伤口情况，是否存在渗出、红肿等情况 □ 根据患儿情况，如贫血严重及时输血，低蛋白血症、低钾血症及时补充蛋白、补钾	□ 复查血常规、C反应蛋白、IL-6、生化检验项目 □ 出院带药 □ 嘱患儿拆线、换药（根据出院时间决定） □ 门诊复查 □ 如有不适，随时来诊
重点医嘱	长期医嘱	护理医嘱		
		处置医嘱		
		膳食医嘱		
		药物医嘱	□ 抗生素	
	临时医嘱	检查检验		□ 复查血常规、C反应蛋白、IL-6、红细胞沉降率、生化检验项目
		药物医嘱	□ 镇痛（必要时） □ 补钾（必要时） □ 补白蛋白（必要时） □ 输血（必要时）	
		手术医嘱		
		处置医嘱	□ 大换药（必要时）	□ 大换药 □ 出院

（续　表）

			告知患儿必须在他人的协助下方可下床活动
主要护理工作	健康宣教		□ 告知患儿必须在他人的协助下方可下床活动
	护理处置	□ 按护理等级完成基础护理项目 □ 根据排便情况采取通便措施 □ 观察伤口敷料,有渗出时立即报告医师处理 □ 术后心理护理与生活护理	□ 按护理等级完成基础护理项目 □ 观察伤口敷料,有渗出时立即报告医师处理 □ 观察患儿情况 □ 协助患儿家属办理出院手续 □ 指导并监督患儿活动 □ 整理床单位
	风险评估	□ 评估跌倒风险 □ 评估褥疮风险	□ 评估患儿生命体征,有异常时立即报告医师处理 □ 评估跌倒风险 □ 评估褥疮风险
	专科护理	□ 指导患儿术后如何在门诊复查 □ 防褥疮护理 □ 防跌倒护理	□ 告知患儿出院后注意事项并附书面出院指导 1 份
	饮食指导		
	活动体位		
病情变异记录		□ 无　　□ 有,原因: □ 患儿　□ 疾病　□ 医疗 □ 护理　□ 保障　□ 管理	□ 无　　□ 有,原因: □ 患儿　□ 疾病　□ 医疗 □ 护理　□ 保障　□ 管理
护士签名		白班　　小夜班　　大夜班	白班　　小夜班　　大夜班
医师签名			

嗜铬细胞瘤行嗜铬细胞瘤切除术临床路径

一、嗜铬细胞瘤行嗜铬细胞瘤切除术临床路径标准住院流程

（一）适用对象

第一诊断为嗜铬细胞瘤（ICD-10:D35.001,M87000/0）,行嗜铬细胞瘤切除术（ICD-9-CM-3:07.2101）的患儿。

（二）诊断依据

根据《临床诊疗指南——小儿外科学分册》（中华医学会编著,人民卫生出版社）和《临床技术操作规范——小儿外科学分册》（中华医学会编著,人民军医出版社）。

典型的症状:头痛、血压高。

（三）治疗方案的选择

根据《临床诊疗指南——小儿外科学分册》（中华医学会编著,人民卫生出版社）和《临床技术操作规范——小儿外科学分册》（中华医学会编著,人民军医出版社）,行嗜铬细胞瘤切除术。

(四)标准住院日为 **8 天**

(五)进入路径标准

1. 第一诊断必须符合嗜铬细胞瘤(ICD-10：D35.001，M87000/0)行嗜铬细胞瘤切除术(ICD-9-CM-3：07.2101)。

2. 无须超声引导下穿刺活检、开放活检或者术前化疗的患儿，可以进入路径。

3. 已排除其他畸形或综合征，可进行手术的患儿，进入路径。

4. 当患儿同时具有其他疾病诊断，但在住院期间不需要特殊处理也不影响第一诊断的临床路径实施时，可以进入路径。

(六)术前准备为 **1～2 天**(可以在门诊或小儿内科进行)

1. 必须检查的项目

(1)实验室检查：血型、血常规、尿常规、粪常规、普通生化检验项目、凝血功能、感染性疾病筛查。

(2)心电图、X 线胸片(正位)检查。

(3)超声检查。

2. 根据病情选择的项目

(1)超声心动图(心电图异常者)。

(2)CT。

(3)MRI。

3. 术前评估　术前 24 小时内完成术前病情评估，完成必要的检查，做出术前小结、术前讨论。

4. 营养评估　根据《解放军总医院新入院患儿营养风险筛查表(NRS-2002)》为新入院患儿进行营养评估，评分≥3 分者给予处置，必要时申请营养科医师会诊。

5. 心理评估　根据新入院患儿情况申请心理科医师会诊。

6. 疼痛评估　根据《VAS 评分》实施疼痛评估，评分＞7 分者给予处置，必要时请疼痛科医师会诊。

7. 康复评估　根据《入院患儿康复筛查和评估表》，在新入院患儿入院后 24 小时内进行康复筛查和评估。任何一项结果为"是"，则申请康复科医师会诊。

(七)预防性抗菌药物选择与使用时机

抗菌药物使用：按照《抗菌药物临床应用指导原则(2015 年版)》执行，并结合患儿的病情决定抗菌药物的选择与使用时间。

(八)手术日为住院第 **3 天**

1. 麻醉方式　全身麻醉。

2. 手术方式　嗜铬细胞瘤切除术。

3. 术中用药　麻醉常规用药。

4. 输血　通常需输血。

(九)术后住院恢复 **4～5 天**

1. 术后需要复查的项目　根据患儿病情决定。

2. 术后用药　抗菌药物使用按照《抗菌药物临床应用指导原则(2015 年版)》执行，并结合患儿的病情决定抗菌药物的选择与使用时间。

(十)出院标准

1. 患儿一般情况良好。

2. 没有需要住院处理的并发症。

(十一)变异及原因分析

1. 住院治疗期间，发现术前检查结果有手术禁忌证的患儿，进入其他路径。

2. 围术期并发症等造成住院日延长和费用增加。

3. 术后有淋巴瘘等并发症，进入其他路径。

二、嗜铬细胞瘤行嗜铬细胞瘤切除术临床路径表单

适用对象	第一诊断为嗜铬细胞瘤(ICD-10:D35.001,M87000/0)行嗜铬细胞瘤切除术(ICD-9-CM-3:07.2101)的患儿		
患儿基本信息	姓名:＿＿＿　性别:＿＿＿　年龄:＿＿＿　门诊号:＿＿＿ 住院号:＿＿＿＿＿　过敏史:＿＿＿＿＿ 住院日期:＿＿＿年＿＿＿月＿＿＿日 出院日期:＿＿＿年＿＿＿月＿＿＿日		标准住院日:8 天
时间	住院第 1 天	住院第 2 天(术前日)	住院第 3 天(手术日)
主要诊疗工作			
制度落实	□ 入院 2 小时内经治医师或值班医师完成接诊 □ 入院后 24 小时内主管医师完成检诊 □ 专科会诊(必要时)	□ 经治医师查房(早、晚各 1 次) □ 主诊医师查房 □ 完成术前准备 □ 组织术前讨论 □ 手术部位标识	□ 手术安全核查
病情评估	□ 经治医师询问病史及体格检查 □ 营养评估 □ 心理评估		
病历书写	□ 入院 8 小时内完成首次病程记录 □ 入院 24 小时内完成入院记录	□ 完成主诊医师查房记录 □ 完成术前讨论、术前小结	□ 术者或第一助手术后 24 小时内完成手术记录(术者签字) □ 术后即刻完成术后首次病程记录
知情同意	□ 病情告知 □ 患儿及其家属签署《授权委托书》 □ 患儿或其家属在入院记录单上签字	□ 术者术前谈话,告知患儿及其家属病情和围术期注意事项,签署《手术知情同意书》《授权委托书》《自费用品协议书》(必要时)、《军人目录外耗材审批单》(必要时)、《输血同意书》等	□ 告知患儿及其家属手术过程概况及术后注意事项
手术治疗		□ 预约手术	□ 实施手术(手术安全核查记录、手术清点记录)
其他	□ 及时通知上级医师检诊 □ 经治医师检查、整理病历资料	□ 核对患儿诊疗费用	□ 术后病情交接 □ 观察手术切口及周围情况

（续　表）

重点医嘱	长期医嘱	护理医嘱	□ 按小儿外科护理常规 □ 一级护理	□ 按小儿外科护理常规 □ 一级护理	□ 按小儿外科术后护理常规 □ 一级护理
		处置医嘱			□ 持续心电、血压、呼吸、血氧饱和度监测 □ 留置导尿管并记录尿量 □ 留置切口引流管并记录引流量 □ 持续低流量吸氧
		膳食医嘱	□ 普食	□ 禁食、水（夜间 24 时以后）	
		药物医嘱	□ 自带药（必要时）		□ 镇痛 □ 消肿 □ 镇吐、保胃 □ 抗生素
	临时医嘱	检查检验	□ 血常规（含 C 反应蛋白＋IL-6） □ 尿常规 □ 粪常规 □ 凝血四项 □ 血清术前八项 □ 红细胞沉降率 □ 血型 □ 胸部正位 X 线片 □ 心电图检查（多导心电图） □ 超声心动图（必要时）		
		药物医嘱		□ 抗生素（视病情）	
		手术医嘱		□ 常规准备明日在全身麻醉下行嗜铬细胞瘤切除术	
		处置医嘱	□ 静脉抽血	□ 备血 □ 备皮（＞30cm²）	□ 输血（视病情） □ 补液（视病情） □ 拔除导尿管（必要时）
主要护理工作	健康宣教		□ 入院宣教（住院环境、规章制度） □ 进行护理安全指导 □ 进行等级护理、活动范围指导 □ 进行饮食指导 □ 进行关于疾病知识的宣教 □ 检查、检验项目的目的和意义	□ 术前宣教	□ 术后宣教 □ 术后心理疏导 □ 指导术后注意事项

（续　表）

主要护理工作	护理处置	□ 患儿身份核对 □ 佩戴腕带 □ 建立入院病历,通知医师 □ 入院介绍:介绍责任护士,病区环境、设施、规章制度、基础护理服务项目 □ 询问病史,填写护理记录单首页 □ 观察病情 □ 测量基本生命体征 □ 抽血、留取标本 □ 心理护理与生活护理 □ 根据评估结果采取相应的护理措施 □ 通知检查项目及检查注意事项	□ 术前患儿准备(手术前沐浴、更衣、备皮) □ 检查术前物品准备 □ 指导患儿准备手术后所需用品,贵重物品交由家属保管 □ 指导患儿进行肠道准备并检查准备效果 □ 测量基本生命体征 □ 备血、皮试	□ 晨起测量生命体征并记录 □ 确认无感冒症状 □ 与手术室护士交接病历、影像资料、术中带药等 □ 术前补液(必要时) □ 嘱患儿入手术室前排空膀胱 □ 与手术室护士交接 □ 术后测量生命体征 □ 术后心电监护 □ 各类管道护理 □ 术后心理护理与生活护理
	风险评估	□ 一般评估:生命体征、神志、皮肤、药物过敏史等 □ 风险评估:评估有无跌倒、坠床、褥疮风险 □ 心理评估 □ 营养评估	□ 评估患儿心理状态	□ 评估意识情况 □ 评估伤口疼痛情况 □ 风险评估:评估有无跌倒、坠床、褥疮、导管滑脱、液体外渗的风险
	专科护理	□ 向患儿介绍科室环境 □ 介绍经治医师、主管医师及主诊医师的情况	□ 指导患儿掌握床上翻身的方法 □ 指导患儿掌握床上排尿、排便的方法	□ 与手术室护士共同评估皮肤、伤口敷料、输液及引流情况
	饮食指导	□ 根据医嘱通知配餐员准备膳食 □ 协助患儿进餐	□ 通知患儿夜间24时以后禁食、水	□ 禁食、水,患儿口干时协助其湿润口唇 □ 患儿排气后,指导其间断、少量饮用温开水
	活动体位	□ 根据护理等级指导活动		□ 根据手术及麻醉方式,安置患儿取合适体位 □ 指导患儿掌握床上翻身的方法
	洗浴要求	□ 协助患儿洗澡、更换病号服	□ 协助患儿晨、晚间护理	
病情变异记录		□ 无　　□ 有,原因: □ 患儿　□ 疾病　□ 医疗 □ 护理　□ 保障　□ 管理	□ 无　　□ 有,原因: □ 患儿　□ 疾病　□ 医疗 □ 护理　□ 保障　□ 管理	□ 无　　□ 有,原因: □ 患儿　□ 疾病　□ 医疗 □ 护理　□ 保障　□ 管理
护士签名		白班　小夜班　大夜班	白班　小夜班　大夜班	白班　小夜班　大夜班
医师签名				

（续　表）

时间			住院第 4 天（术后第 1 天）	住院第 5 天（术后第 2 天）	住院第 6 天（术后第 3 天）
主要诊疗工作	制度落实		□ 手术医师查房 □ 专科会诊（必要时）		□ 主诊医师查房
	病情评估				
	病历书写		□ 术后首日病程记录	□ 术后第 2 天病程记录	□ 术后第 3 天病程记录
	知情同意				
	手术治疗				
	其他		□ 根据引流量拔除引流管 □ 观察伤口情况，是否存在渗出、红肿等情况 □ 观察体温、血压等 □ 复查血常规、C 反应蛋白、IL-6、红细胞沉降率、生化检验项目	□ 观察伤口情况，是否存在渗出、红肿等情况 □ 根据患儿情况，如贫血严重及时输血，低蛋白血症、低钾血症及时补充蛋白、补钾	□ 观察伤口情况，是否存在渗出、红肿等情况 □ 复查血常规、C 反应蛋白、IL-6、红细胞沉降率、生化检验项目（如贫血严重及时输血，低蛋白血症、低钾血症及时补充蛋白、补钾）
重点医嘱	长期医嘱	护理医嘱	□ 按小儿外科术后护理常规 □ 一级护理	□ 按小儿外科术后护理常规 □ 一级护理	□ 按小儿外科术后护理常规 □ 一级护理
		处置医嘱	□ 更换切口引流袋并记录引流量		
		膳食医嘱	□ 饮食医嘱（普食/半流食/流食/低盐、低脂饮食）		
		药物医嘱	□ 抗生素	□ 抗生素	□ 抗生素
	临时医嘱	检查检验	□ 复查血常规、C 反应蛋白、IL-6、红细胞沉降率、生化检验项目		□ 复查血常规、C 反应蛋白、IL-6、红细胞沉降率、生化检验项目
		药物医嘱	□ 镇吐 □ 补钾（必要时） □ 补白蛋白（必要时） □ 输血（必要时）	□ 镇痛（必要时） □ 补钾（必要时） □ 补白蛋白（必要时） □ 输血（必要时）	□ 镇痛（必要时） □ 补钾（必要时） □ 补白蛋白（必要时） □ 输血（必要时）
		手术医嘱			
		处置医嘱	□ 大换药（必要时） □ 拔除切口引流管（必要时） □ 拔除导尿管（必要时）	□ 大换药（必要时）	□ 大换药（必要时） □ 功能锻炼

（续 表）

主要护理工作	健康宣教	□ 告知患儿护理风险 □ 进行褥疮预防知识宣教	□ 褥疮预防知识宣教 □ 跌倒预防知识宣教	
	护理处置	□ 按一级护理要求完成基础护理项目 □ 监测生命体征 □ 留取标本 □ 观察伤口疼痛情况,检测镇痛泵运转情况 □ 观察静脉输液情况 □ 观察留置尿管引流情况 □ 妥善固定各类管道 □ 观察伤口引流情况,并记录引流液的量及性状 □ 观察伤口敷料,有渗出时立即报告医师处理 □ 术后心理护理与生活护理	□ 按护理等级完成基础护理项目 □ 监测生命体征 □ 观察伤口疼痛情况,检测镇痛泵运转情况 □ 观察静脉输液情况 □ 妥善固定各类管道 □ 观察伤口敷料,有渗出时立即报告医师处理并观察患儿情况 □ 提供基础护理服务 □ 术后心理护理与生活护理	□ 按护理等级完成基础护理项目 □ 根据排便情况采取通便措施 □ 留取标本 □ 观察伤口敷料,有渗出时立即报告医师处理 □ 观察静脉输液情况,停用镇痛泵 □ 术后心理护理与生活护理
	护理评估	□ 评估褥疮风险	□ 评估跌倒风险 □ 评估褥疮风险	□ 评估褥疮风险
	专科护理	□ 指导患儿术后体位摆放及功能锻炼 □ 指导患儿正确使用抗血栓压力带 □ 指导患儿进行自主排尿训练 □ 指导患儿进行床上翻身 □ 进行防褥疮护理	□ 指导患儿术后体位摆放及功能锻炼 □ 指导患儿进行自主排尿训练 □ 指导患儿进行床上翻身 □ 防褥疮护理	□ 防褥疮护理 □ 防跌倒护理
	饮食指导	□ 根据医嘱通知配餐员准备膳食 □ 协助患儿进餐	□ 协助患儿进餐	□ 协助患儿进餐
	活动体位			
病情变异记录		□ 无　　□ 有,原因: □ 患儿　□ 疾病　□ 医疗 □ 护理　□ 保障　□ 管理	□ 无　　□ 有,原因: □ 患儿　□ 疾病　□ 医疗 □ 护理　□ 保障　□ 管理	□ 无　　□ 有,原因: □ 患儿　□ 疾病　□ 医疗 □ 护理　□ 保障　□ 管理
护士签名		白班　小夜班　大夜班	白班　小夜班　大夜班	白班　小夜班　大夜班
医师签名				

（续　表）

时间			住院第7天（术后第4天）	住院第8天（出院日）
主要诊疗工作		制度落实	□ 上级医师查房（主管医师查房，每天1次） □ 专科会诊（必要时）	□ 上级医师查房（主管医师、主诊医师查房）进行手术及伤口评估，确定有无手术并发症和伤口愈合不良情况，明确是否出院
		病情评估		
		病历书写	□ 出院前一天有上级医师指示出院的病程记录	□ 出院后24小时内完成出院记录 □ 出院后24小时内完成病案首页 □ 开具出院介绍信 □ 开具诊断证明书
		知情同意		□ 向患儿交代出院后的注意事项（复诊的时间、地点，发生紧急情况时的处理等）
		手术治疗		
		其他	□ 观察伤口情况，是否存在渗出、红肿等情况 □ 根据患儿情况，如贫血严重及时输血，低蛋白血症、低钾血症及时补充蛋白、补钾	□ 复查血常规、C反应蛋白、IL-6、红细胞沉降率、生化检验项目 □ 出院带药 □ 嘱患儿拆线、换药（根据出院时间决定） □ 门诊复查 □ 如有不适，随时来诊
重点医嘱	长期医嘱	护理医嘱		
		处置医嘱		
		膳食医嘱		
		药物医嘱	□ 抗生素	
	临时医嘱	检查检验		□ 复查血常规、C反应蛋白、IL-6、红细胞沉降率、生化检验项目
		药物医嘱	□ 镇痛（必要时） □ 补钾（必要时） □ 补白蛋白（必要时） □ 输血（必要时）	
		手术医嘱		
		处置医嘱	□ 大换药（必要时）	□ 大换药 □ 出院
主要护理工作		健康宣教		□ 告知患儿必须在他人的协助下方可下床活动
		护理处置	□ 按护理等级完成基础护理项目 □ 根据排便情况采取通便措施 □ 观察伤口敷料，有渗出时立即报告医师处理 □ 术后心理护理与生活护理	□ 按护理等级完成基础护理项目 □ 观察伤口敷料，有渗出时立即报告医师处理 □ 观察患儿情况 □ 协助患儿家属办理出院手续 □ 指导并监督患儿活动 □ 整理床单位

（续　表）

主要护理工作	风险评估	□ 评估跌倒风险 □ 评估褥疮风险	□ 评估患儿生命体征,有异常时立即报告医师处理 □ 评估跌倒风险 □ 评估褥疮风险
	专科护理	□ 指导患儿术后如何在门诊复查 □ 防褥疮护理 □ 防跌倒护理	□ 告知患儿出院后注意事项并附书面出院指导 1 份
	饮食指导		
	活动体位		
病情变异记录		□ 无　　□ 有,原因: □ 患儿　□ 疾病　□ 医疗 □ 护理　□ 保障　□ 管理	□ 无　　□ 有,原因: □ 患儿　□ 疾病　□ 医疗 □ 护理　□ 保障　□ 管理
护士签名		白班　　小夜班　　大夜班	白班　　小夜班　　大夜班
医师签名			

肾母细胞瘤行肾切除术和腹膜后淋巴结清扫术临床路径

一、肾母细胞瘤行肾切除术和腹膜后淋巴结清扫术临床路径标准住院流程

（一）适用对象

第一诊断为肾母细胞瘤（ICD-10：C64　01，M89600/3），行单肾切除术（ICD-9-CM-3：55.5103）和腹膜后淋巴结清扫术（ICD-9-CM-3：40.2908）的患儿。

（二）诊断依据

根据《临床诊疗指南——小儿外科学分册》（中华医学会编著,人民卫生出版社）,《临床技术操作规范——小儿外科学分册》（中华医学会编著,人民军医出版社）。

典型的症状：上腹部无痛性包块,有或无血尿病史。

（三）治疗方案的选择

根据《临床诊疗指南——小儿外科学分册》（中华医学会编著,人民卫生出版社）和《临床技术操作规范——小儿外科学分册》（中华医学会编著,人民军医出版社）,行肾切除术及腹膜后淋巴结清扫术。

（四）标准住院日为 8 天

（五）进入路径标准

1. 第一诊断必须符合肾母细胞瘤（ICD-10：C64　01，M89600/3）行单肾切除术（ICD-9-CM-3：55.5103）及腹膜后淋巴结清扫术（ICD-9-CM-3：40.2908）。

2. 无须超声引导下穿刺活检、开放活检或术前化疗的患儿,可以进入路径。

3. 已排除其他畸形或综合征,可进行手术的患儿,进入路径。

4. 当患儿同时具有其他疾病诊断,但在住院期间不需要特殊处理也不影响第一诊断的临床路径实施时,可以进入路径。

(六)术前准备为 1～2 天

1. 必须检查的项目

(1)实验室检查:血型、血常规、尿常规、粪常规、普通生化检验项目、凝血功能、感染性疾病筛查。

(2)心电图、X 线胸片(正位)检查。

(3)超声检查。

2. 根据病情选择的项目

(1)超声心动图(心电图异常者)。

(2)静脉肾盂造影。

(3)CT。

(4)MRI。

3. 术前评估　术前 24 小时内完成术前病情评估,完成必要的检查,做出术前小结、术前讨论。

4. 营养评估　根据《解放军总医院新入院患儿营养风险筛查表(NRS-2002)》为新入院患儿进行营养评估,评分≥3 分者给予处置,必要时申请营养科医师会诊。

5. 心理评估　根据新入院患儿情况申请心理科医师会诊。

6. 疼痛评估　根据《VAS 评分》实施疼痛评估,评分＞7 分者给予处置,必要时请疼痛科医师会诊。

7. 康复评估　根据《入院患儿康复筛查和评估表》,在新入院患儿入院后 24 小时内进行康复筛查和评估。任何一项结果为"是",则申请康复科医师会诊。

(七)预防性抗菌药物选择与使用时机

抗菌药物使用:按照《抗菌药物临床应用指导原则(2015 年版)》执行,并结合患儿的病情决定抗菌药物的选择与使用时间。

(八)手术日为住院第 3 天

1. 麻醉方式　全身麻醉。

2. 手术方式　肾切除术及腹膜后淋巴结清扫术。

3. 术中用药　麻醉常规用药。

4. 输血　通常无须输血。若肿瘤巨大,伴有下腔静脉或肾静脉瘤栓时,需要输血。

(九)术后住院恢复 5 天

1. 术后需要复查的项目　根据患儿病情决定。

2. 术后用药　抗菌药物使用按照《抗菌药物临床应用指导原则(2015 年版)》执行,并结合患儿的病情决定抗菌药物的选择与使用时间。

(十)出院标准

1. 患儿一般情况良好。

2. 没有需要住院处理的并发症。

(十一)变异及原因分析

1. 住院治疗期间,发现术前检查结果有手术禁忌证的患儿,进入其他路径。

2. 围术期并发症等造成住院日延长和费用增加。

3. 术后有淋巴瘘等并发症,进入其他路径。

二、肾母细胞瘤行肾切除术和腹膜后淋巴结清扫术临床路径表单

适用对象	第一诊断为肾母细胞瘤(ICD-10:C64 01,M89600/3),行单肾切除术(ICD-9-CM-3:55.5103)和腹膜后淋巴结清扫(ICD-9-CM-3:40.2908)的患儿	
患儿基本信息	姓名:____ 性别:____ 年龄:____ 门诊号:____ 住院号:_____ 过敏史:_____ 住院日期:____年____月____日 出院日期:____年____月____日	标准住院日:8天
时间	住院第1天	住院第2天(术前日)	住院第3天(手术日)
主要诊疗工作 制度落实	□ 入院2小时内经治医师或值班医师完成接诊 □ 入院后24小时内主管医师完成检诊 □ 专科会诊(必要时)	□ 经治医师查房(早、晚各1次) □ 主诊医师查房 □ 完成术前准备 □ 组织术前讨论 □ 手术部位标识	□ 手术安全核查
病情评估	□ 经治医师询问病史及体格检查 □ 营养评估 □ 心理评估		
病历书写	□ 入院8小时内完成首次病程记录 □ 入院24小时内完成入院记录	□ 完成主诊医师查房记录 □ 完成术前讨论、术前小结	□ 术者或第一助手术后24小时内完成手术记录(术者签字) □ 术后即刻完成术后首次病程记录
知情同意	□ 病情告知 □ 患儿及其家属签署《授权委托书》 □ 患儿或其家属在入院记录单上签字	□ 术者术前谈话,告知患儿及其家属病情和围术期注意事项,签署《手术知情同意书》《授权委托书》《自费用品协议书》(必要时)、《军人目录外耗材审批单》(必要时)、《输血同意书》等	□ 告知患儿及其家属手术过程概况及术后注意事项
手术治疗		□ 预约手术	□ 实施手术(手术安全核查记录、手术清点记录)
其他	□ 及时通知上级医师检诊 □ 经治医师检查、整理病历资料	□ 核对患儿诊疗费用	□ 术后病情交接 □ 观察手术切口及周围情况

重点医嘱	长期医嘱	护理医嘱	□ 按小儿外科护理常规 □ 一级护理	□ 按小儿外科护理常规 □ 一级护理	□ 按小儿外科术后护理常规 □ 一级护理
		处置医嘱			□ 持续心电、血压、呼吸、血氧饱和度监测 □ 留置导尿管并记录尿量 □ 留置切口引流管并记录引流量 □ 持续低流量吸氧
		膳食医嘱	□ 普食	□ 禁食、水（夜间 24 时以后）	
		药物医嘱	□ 自带药（必要时）		□ 镇痛 □ 消肿 □ 镇吐、保胃 □ 抗生素
	临时医嘱	检查检验	□ 血常规（含 C 反应蛋白＋IL-6） □ 尿常规 □ 粪常规 □ 凝血四项 □ 血清术前八项 □ 红细胞沉降率 □ 血型 □ 胸部正位 X 线片 □ 心电图检查（多导心电图） □ 超声心动图（必要时） □ CT □ 静脉肾盂造影		
		药物医嘱		□ 抗生素（视病情）	
		手术医嘱		□ 常规准备明日在全身麻醉下行肾切除术和腹膜后淋巴结清扫术	
		处置医嘱	□ 静脉抽血	□ 备血 □ 备皮（＞30cm²）	□ 输血（视病情） □ 补液（视病情） □ 拔除导尿管（必要时）
主要护理工作		健康宣教	□ 入院宣教（住院环境、规章制度） □ 进行护理安全指导 □ 进行等级护理、活动范围指导 □ 进行饮食指导 □ 进行关于疾病知识的宣教 □ 检查、检验项目的目的和意义	□ 术前宣教	□ 术后宣教 □ 术后心理疏导 □ 指导术后注意事项

（续　表）

主要护理工作	护理处置	□ 患儿身份核对 □ 佩戴腕带 □ 建立入院病历,通知医师 □ 入院介绍:介绍责任护士,病区环境、设施、规章制度、基础护理服务项目 □ 询问病史,填写护理记录单首页 □ 观察病情 □ 测量基本生命体征 □ 抽血、留取标本 □ 心理护理与生活护理 □ 根据评估结果采取相应的护理措施 □ 通知检查项目及检查注意事项	□ 术前患儿准备(手术前沐浴、更衣、备皮) □ 检查术前物品准备 □ 指导患儿准备手术后所需用品,贵重物品交由家属保管 □ 指导患儿进行肠道准备并检查准备效果 □ 测量基本生命体征 □ 备血、皮试	□ 晨起测量生命体征并记录 □ 确认无感冒症状 □ 与手术室护士交接病历、影像资料、术中带药等 □ 术前补液(必要时) □ 嘱患儿入手术室前排空膀胱 □ 与手术室护士交接 □ 术后测量生命体征 □ 术后心电监护 □ 各类管道护理 □ 术后心理护理与生活护理
	风险评估	□ 一般评估:生命体征、神志、皮肤、药物过敏史等 □ 风险评估:评估有无跌倒、坠床、褥疮风险 □ 心理评估 □ 营养评估	□ 评估患儿心理状态	□ 评估意识情况 □ 评估伤口疼痛情况 □ 风险评估:评估有无跌倒、坠床、褥疮、导管滑脱、液体外渗的风险
	专科护理	□ 向患儿介绍科室环境 □ 介绍经治医师、主管医师及主诊医师的情况	□ 指导患儿掌握床上翻身的方法 □ 指导患儿掌握床上排尿、排便的方法	□ 与手术室护士共同评估皮肤、伤口敷料、输液及引流情况
	饮食指导	□ 根据医嘱通知配餐员准备膳食 □ 协助患儿进餐	□ 通知患儿夜间 24 时以后禁食、水	□ 禁食、水,患儿口干时协助其湿润口唇 □ 患儿排气后,指导其间断、少量饮用温开水
	活动体位	□ 根据护理等级指导活动		□ 根据手术及麻醉方式,安置患儿取合适体位 □ 指导患儿掌握床上翻身的方法
	洗浴要求	□ 协助患儿洗澡、更换病号服	□ 协助患儿晨、晚间护理	
病情变异记录		□ 无　　□ 有,原因: □ 患儿　□ 疾病　□ 医疗 □ 护理　□ 保障　□ 管理	□ 无　　□ 有,原因: □ 患儿　□ 疾病　□ 医疗 □ 护理　□ 保障　□ 管理	□ 无　　□ 有,原因: □ 患儿　□ 疾病　□ 医疗 □ 护理　□ 保障　□ 管理
护士签名		白班　小夜班　大夜班	白班　小夜班　大夜班	白班　小夜班　大夜班
医师签名				

（续　表）

时间			住院第 4 天（术后第 1 天）	住院第 5 天（术后第 2 天）	住院第 6 天（术后第 3 天）
主要诊疗工作	制度落实		□ 手术医师查房 □ 专科会诊（必要时）		□ 主诊医师查房
	病情评估				
	病历书写		□ 术后首日病程记录	□ 术后第 2 天病程记录	□ 术后第 3 天病程记录
	知情同意				
	手术治疗				
	其他		□ 根据引流量拔除引流管 □ 观察伤口情况，是否存在渗出、红肿等情况 □ 观察体温、血压等 □ 复查血常规、C 反应蛋白、IL-6、红细胞沉降率、生化检验项目	□ 观察伤口情况，是否存在渗出、红肿等情况 □ 根据患儿情况，如贫血严重及时输血，低蛋白血症、低钾血症及时补充蛋白、补钾	□ 观察伤口情况，是否存在渗出、红肿等情况 □ 复查血常规、C 反应蛋白、IL-6、红细胞沉降率、生化检验项目（如贫血严重及时输血，低蛋白血症、低钾血症及时补充蛋白、补钾）
重点医嘱	长期医嘱	护理医嘱	□ 按小儿外科术后护理常规 □ 一级护理	□ 按小儿外科术后护理常规 □ 一级护理	□ 按小儿外科术后护理常规 □ 一级护理
		处置医嘱	□ 更换切口引流袋并记录引流量		
		膳食医嘱	□ 饮食医嘱（普食/半流食/流食/低盐、低脂饮食）		
		药物医嘱	□ 抗生素	□ 抗生素	□ 抗生素
	临时医嘱	检查检验	□ 复查血常规、C 反应蛋白、IL-6、红细胞沉降率、生化检验项目		□ 复查血常规、C 反应蛋白、IL-6、红细胞沉降率、生化检验项目
		药物医嘱	□ 镇吐 □ 补钾（必要时） □ 补白蛋白（必要时） □ 输血（必要时）	□ 镇痛（必要时） □ 补钾（必要时） □ 补白蛋白（必要时） □ 输血（必要时）	□ 镇痛（必要时） □ 补钾（必要时） □ 补白蛋白（必要时） □ 输血（必要时）
		手术医嘱			
		处置医嘱	□ 大换药（必要时） □ 拔除切口引流管（必要时） □ 拔除导尿管（必要时）	□ 大换药（必要时）	□ 大换药（必要时） □ 功能锻炼

主要护理工作	健康宣教	☐ 告知患儿护理风险 ☐ 进行褥疮预防知识宣教	☐ 褥疮预防知识宣教 ☐ 跌倒预防知识宣教	
	护理处置	☐ 按一级护理要求完成基础护理项目 ☐ 监测生命体征 ☐ 留取标本 ☐ 观察伤口疼痛情况,检测镇痛泵运转情况 ☐ 观察静脉输液情况 ☐ 观察留置尿管引流情况 ☐ 妥善固定各类管道 ☐ 观察伤口引流情况,并记录引流液的量及性状 ☐ 观察伤口敷料,有渗出时立即报告医师处理 ☐ 术后心理护理与生活护理	☐ 按护理等级完成基础护理项目 ☐ 监测生命体征 ☐ 观察伤口疼痛情况,检测镇痛泵运转情况 ☐ 观察静脉输液情况 ☐ 妥善固定各类管道 ☐ 观察伤口敷料,有渗出时立即报告医师处理并观察患儿情况 ☐ 提供基础护理服务 ☐ 术后心理护理与生活护理	☐ 按护理等级完成基础护理项目 ☐ 根据排便情况采取通便措施 ☐ 留取标本 ☐ 观察伤口敷料,有渗出时立即报告医师处理 ☐ 观察静脉输液情况,停用镇痛泵 ☐ 术后心理护理与生活护理
	护理评估	☐ 评估褥疮风险	☐ 评估跌倒风险 ☐ 评估褥疮风险	☐ 评估褥疮风险
	专科护理	☐ 指导患儿术后体位摆放及功能锻炼 ☐ 指导患儿正确使用抗血栓压力带 ☐ 指导患儿进行自主排尿训练 ☐ 指导患儿进行床上翻身 ☐ 进行防褥疮护理	☐ 指导患儿术后体位摆放及功能锻炼 ☐ 指导患儿进行自主排尿训练 ☐ 指导患儿进行床上翻身 ☐ 防褥疮护理	☐ 防褥疮护理 ☐ 防跌倒护理
	饮食指导	☐ 根据医嘱通知配餐员准备膳食 ☐ 协助患儿进餐	☐ 协助患儿进餐	☐ 协助患儿进餐
	活动体位			
病情变异记录		☐ 无 ☐ 有,原因: ☐ 患儿 ☐ 疾病 ☐ 医疗 ☐ 护理 ☐ 保障 ☐ 管理	☐ 无 ☐ 有,原因: ☐ 患儿 ☐ 疾病 ☐ 医疗 ☐ 护理 ☐ 保障 ☐ 管理	☐ 无 ☐ 有,原因: ☐ 患儿 ☐ 疾病 ☐ 医疗 ☐ 护理 ☐ 保障 ☐ 管理
护士签名		白班 | 小夜班 | 大夜班	白班 | 小夜班 | 大夜班	白班 | 小夜班 | 大夜班
医师签名				

(续　表)

时间		住院第7天（术后第4天）	住院第8天（出院日）
主要诊疗工作	制度落实	□ 上级医师查房（主管医师查房，每日1次） □ 专科会诊（必要时）	□ 上级医师查房（主管医师、主诊医师查房）进行手术及伤口评估，确定有无手术并发症和伤口愈合不良情况，明确是否出院
	病情评估		
	病历书写	□ 出院前一天有上级医师指示出院的病程记录	□ 出院后24小时内完成出院记录 □ 出院后24小时内完成病案首页 □ 开具出院介绍信 □ 开具诊断证明书
	知情同意		□ 向患儿交代出院后的注意事项（复诊的时间、地点，发生紧急情况时的处理等）
	手术治疗		
	其他	□ 观察伤口情况，是否存在渗出、红肿等情况 □ 根据患儿情况，如贫血严重及时输血，低蛋白血症、低钾血症及时补充蛋白、补钾	□ 复查血常规、C反应蛋白、IL-6、红细胞沉降率、生化检验项目 □ 出院带药 □ 嘱患儿拆线、换药（根据出院时间决定） □ 门诊复查 □ 如有不适，随时来诊
重点医嘱	长期医嘱 护理医嘱		
	处置医嘱		
	膳食医嘱		
	药物医嘱	□ 抗生素	
	临时医嘱 检查检验		□ 复查血常规、C反应蛋白、IL-6、红细胞沉降率、生化检验项目
	药物医嘱	□ 镇痛（必要时） □ 补钾（必要时） □ 补白蛋白（必要时） □ 输血（必要时）	
	手术医嘱		
	处置医嘱	□ 大换药（必要时）	□ 大换药 □ 出院
主要护理工作	健康宣教		□ 告知患儿必须在他人的协助下方可下床活动
	护理处置	□ 按护理等级完成基础护理项目 □ 根据排便情况采取通便措施 □ 观察伤口敷料，有渗出时立即报告医师处理 □ 术后心理护理与生活护理	□ 按护理等级完成基础护理项目 □ 观察伤口敷料，有渗出时立即报告医师处理 □ 观察患儿情况 □ 协助患儿家属办理出院手续 □ 指导并监督患儿活动 □ 整理床单位

（续 表）

主要护理工作	风险评估	□ 评估跌倒风险 □ 评估褥疮风险		□ 评估患儿生命体征,有异常时立即报告医师处理 □ 评估跌倒风险 □ 评估褥疮风险		
	专科护理	□ 指导患儿术后如何在门诊复查 □ 防褥疮护理 □ 防跌倒护理		□ 告知患儿出院后注意事项并附书面出院指导 1 份		
	饮食指导					
	活动体位					
病情变异记录		□ 无　　□ 有,原因: □ 患儿 □ 疾病 □ 医疗 □ 护理 □ 保障 □ 管理		□ 无　　□ 有,原因: □ 患儿 □ 疾病 □ 医疗 □ 护理 □ 保障 □ 管理		
护士签名		白班	小夜班	大夜班	白班	小夜班

护士签名行的第二组表头：白班 | 小夜班 | 大夜班

护士签名		白班	小夜班	大夜班	白班	小夜班	大夜班
医师签名							

泌尿系统横纹肌肉瘤行肉瘤切除术临床路径

一、泌尿系统横纹肌肉瘤行肉瘤切除术
临床路径标准住院流程

(一)适用对象

第一诊断为泌尿系统横纹肌肉瘤(ICD-10:C64-C68,M89000/3)行肉瘤切除术(ICD-9-CM-3:55-58)的患儿。

(二)诊断依据

根据《临床诊疗指南——小儿外科学分册》(中华医学会编著,人民卫生出版社),《临床技术操作规范——小儿外科学分册》(中华医学会编著,人民军医出版社)。

典型的症状:腹部无痛性包块。

(三)治疗方案的选择

根据《临床诊疗指南——小儿外科学分册》(中华医学会编著,人民卫生出版社)和《临床技术操作规范——小儿外科学分册》(中华医学会编著,人民军医出版社),行肉瘤切除术。

(四)标准住院日为 14 天

(五)进入路径标准

1. 第一诊断必须符合泌尿系统横纹肌肉瘤(ICD-10:C64-C68,M89000/3)行肉瘤切除术(ICD-9-CM-3:55-58)。

2. 无须超声引导下穿刺活检、开放活检或术前化疗的患儿,可以进入路径。

3. 已排除其他畸形或综合征,可进行手术的患儿进入路径。

4. 当患儿同时具有其他疾病诊断,但在住院期间不需要特殊处理也不影响第一诊断的临

床路径实施时,可以进入路径。

(六)术前准备为 2 天

1. 必须检查的项目

(1)实验室检查:血型、血常规、尿常规、粪常规、普通生化检验项目、凝血功能、感染性疾病筛查。

(2)心电图、X 线胸片(正位)检查。

(3)超声检查。

2. 根据病情选择的项目

(1)超声心动图(心电图异常者)。

(2)静脉肾盂造影。

(3)CT。

(4)MRI。

3. 术前评估　术前 24 小时内完成术前病情评估,完成必要的检查,做出术前小结、术前讨论。

4. 营养评估　根据《解放军总医院新入院患儿营养风险筛查表(NRS-2002)》为新入院患儿进行营养评估,评分≥3 分者给予处置,必要时申请营养科医师会诊。

5. 心理评估　根据新入院患儿情况申请心理科医师会诊。

6. 疼痛评估　根据《VAS 评分》实施疼痛评估,评分>7 分者给予处置,必要时请疼痛科医师会诊。

7. 康复评估　根据《入院患儿康复筛查和评估表》,在新入院患儿入院后 24 小时内进行康复筛查和评估。任何一项结果为"是",则申请康复科医师会诊。

(七)预防性抗菌药物选择与使用时机

抗菌药物使用:按照《抗菌药物临床应用指导原则(2015 年版)》执行,并结合患儿的病情决定抗菌药物的选择与使用时间。

(八)手术日为住院第 3 天

1. 麻醉方式　全身麻醉。

2. 手术方式　肉瘤切除术。

3. 术中用药　麻醉常规用药。

4. 输血　通常需输血。

(九)术后住院恢复 11 天

1. 术后需要复查的项目　根据患儿病情决定。

2. 术后用药　抗菌药物使用按照《抗菌药物临床应用指导原则(2015 年版)》执行,并结合患儿的病情决定抗菌药物的选择与使用时间。

(十)出院标准

1. 患儿一般情况良好。

2. 没有需要住院处理的并发症。

(十一)变异及原因分析

1. 住院治疗期间,发现术前检查结果有手术禁忌证的患儿,进入其他路径。

2. 围术期并发症等造成住院日延长和费用增加。

3. 术后有淋巴瘘等并发症者,进入其他路径。

二、泌尿系统横纹肌肉瘤行肉瘤切除术临床路径表单

适用对象	第一诊断为泌尿系统横纹肌肉瘤(ICD-10:C64-C68,M89000/3)行肉瘤切除术(ICD-9-CM-3:55-58)的患儿		
患儿基本信息	姓名:____　性别:____　年龄:____　门诊号:____ 住院号:_____　过敏史:_____ 住院日期:____年____月____日 出院日期:____年____月____日		标准住院日:14 天
时间		住院第 1 天	住院第 2 天	住院第 3 天(手术日)

		住院第 1 天	住院第 2 天	住院第 3 天(手术日)
主要诊疗工作	制度落实	□ 入院 2 小时内经治医师或值班医师完成接诊 □ 入院 24 小时内主管医师完成检诊 □ 专科会诊(必要时) □ 完成术前准备 □ 组织术前讨论 □ 手术部位标识	□ 经治医师查房(早、晚各 1 次) □ 主诊医师查房 □ 完成术前检查 □ 组织术前讨论 □ 手术部位标识	□ 手术安全核查
	病情评估	□ 经治医师询问病史与体格检查 □ 康复评估 □ 营养评估 □ 心理评估 □ 疼痛评估		
	病历书写	□ 入院 8 小时内完成首次病程记录 □ 入院 24 小时内完成入院记录 □ 完成主管医师查房记录 □ 完成术前讨论、术前小结	□ 完成主诊医师查房记录 □ 完成今日病程记录	□ 术者或第一助手术后 24 小时内完成手术记录(术者签字) □ 术后即刻完成术后首次病程记录
	知情同意	□ 患儿或其家属在入院记录单上签字 □ 术前谈话,告知患儿及其家属病情和围术期注意事项并签署《手术知情同意书》《授权委托书》(患儿本人不能签字时)、《自费用品协议书》(必要时)、《军人目录外耗材审批单》(必要时)	□ 术者术前谈话,告知患儿及其家属病情和围术期注意事项,签署《手术知情同意书》《授权委托书》《自费用品协议书》(必要时)、《军人目录外耗材审批单》(必要时)、《输血同意书》等	□ 告知患儿及其家属手术过程概况及术后注意事项
	手术治疗		□ 预约手术	□ 实施手术(手术安全核查记录、手术清点记录)
	其他	□ 及时通知上级医师检诊 □ 经治医师检查、整理病历资料	□ 术前排除手术禁忌 □ 核对患儿诊疗费用	□ 术后病情交接 □ 观察手术切口及周围情况

（续　表）

重点医嘱	长期医嘱	护理医嘱	□ 按小儿外科护理常规 □ 一级护理	□ 按小儿外科护理常规 □ 一级护理	□ 按小儿外科术后护理常规 □ 一级护理
		处置医嘱	□ 静脉抽血		□ 持续心电、血压、呼吸、血氧饱和度监测 □ 持续低流量吸氧 □ 留置腹腔引流管并记录引流量 □ 留置尿管并记录尿量
		膳食医嘱	□ 普食 □ 糖尿病饮食 □ 低盐低脂饮食 □ 低盐低脂糖尿病饮食	□ 禁食、水（夜间 24 时以后）	□ 禁食、水
		药物医嘱	□ 自带药（必要时）		□ 抗生素
	临时医嘱	检查检验	□ 血常规 □ 尿常规 □ 粪常规 □ 血型 □ 凝血四项 □ 普通生化检验项目 □ 血清术前八项 □ 胸部正位 X 线片 □ 心电图检查（多导心电图） □ IVP		
		药物医嘱		□ 抗生素（视病情）	□ 抗生素（视病情）
		手术医嘱		□ 常规准备明日在全身麻醉下行横纹肌肉瘤切除术	□ 输血（视病情） □ 补液（视病情）
		处置医嘱	□ 静脉抽血	□ 备皮（>30cm²） □ 备血	□ 大换药（必要时）
主要护理工作	健康宣教		□ 入院宣教（住院环境、规章制度） □ 进行护理安全指导 □ 进行等级护理、活动范围指导 □ 进行饮食指导 □ 进行关于疾病知识的宣教 □ 检查、检验项目的目的和意义	□ 术前宣教 □ 指导术后康复训练 □ 指导术后注意事项	□ 术后宣教 □ 术后心理疏导 □ 指导术后注意事项

（续 表）

主要护理工作	护理处置	□ 患儿身份核对 □ 佩戴腕带 □ 建立入院病历,通知医师 □ 入院介绍:介绍责任护士,病区环境、设施、规章制度、基础护理服务项目 □ 询问病史,填写护理记录单首页 □ 观察病情 □ 测量基本生命体征 □ 抽血、留取标本 □ 心理护理与生活护理 □ 根据评估结果采取相应的护理措施 □ 通知检查项目及注意事项	□ 术前患儿准备(手术前沐浴、更衣、备皮) □ 检查术前物品准备 □ 与手术室护士交接 □ 心理护理与生活护理 □ 指导并监督患儿治疗与康复训练 □ 遵医嘱用药 □ 根据评估结果采取相应的护理措施 □ 完成护理记录 □ 备血、皮试	□ 晨起测量生命体征并记录,确认有无体温升高、咳嗽等症状 □ 与手术室护士交接病历、影像资料、术中带药等 □ 术前补液(必要时) □ 嘱患儿入手术室前排空膀胱 □ 与手术室护士交接 □ 术后测量生命体征 □ 术后心电监护 □ 术后管道护理 □ 术后心理护理和生活护理
	护理评估	□ 一般评估:生命体征、神志、皮肤、药物过敏史等 □ 专科评估:生活自理能力、 □ 风险评估:评估有无跌倒、坠床、褥疮风险	□ 观察患儿情况 □ 评估患儿心理状态 □ 术前生活护理 □ 夜间巡视	□ 评估意识情况 □ 评估伤口疼痛情况 □ 评估术侧肢体皮肤颜色、温度变化,肢体感觉运动情况,并采取相应的护理措施 □ 风险评估:评估有无跌倒、坠床、褥疮、导管滑脱、液体外渗的风险
	专科护理		□ 指导患儿掌握床上翻身的方法	□ 与手术室护士共同评估皮肤、伤口敷料、输液及引流情况
	饮食指导	□ 根据医嘱通知配餐员准备膳食 □ 协助患儿进餐		□ 禁食、水,患儿口干时协助其湿润口唇 □ 患儿排气后,指导其间断、少量饮用温开水
	活动体位	□ 根据护理等级指导活动		□ 根据护理等级指导活动 □ 根据手术及麻醉方式,安置患儿取合适体位 □ 指导患儿掌握床上翻身的方法
	洗浴要求	□ 协助患儿洗澡、更换病号服		
病情变异记录		□ 无　　□ 有,原因: □ 患儿　□ 疾病　□ 医疗 □ 护理　□ 保障　□ 管理	□ 无　　□ 有,原因: □ 患儿　□ 疾病　□ 医疗 □ 护理　□ 保障　□ 管理	□ 无　　□ 有,原因: □ 患儿　□ 疾病　□ 医疗 □ 护理　□ 保障　□ 管理
护士签名		白班　小夜班　大夜班	白班　小夜班　大夜班	白班　小夜班　大夜班

（续 表）

		时间	住院第 4 天（术后第 1 天）	住院第 5 天（术后第 2 天）	住院第 6 天（术后第 3 天）
		医师签名			
主要诊疗工作		制度落实	□ 手术医师查房 □ 专科会诊（必要时）	□ 三级医师查房制度	□ 三级医师查房制度
		病情评估			
		病历书写	□ 术后首日病程记录	□ 完成今日病程记录	□ 完成今日病程记录
		知情同意			
		手术治疗			
		其他	□ 观察切口情况，是否存在渗出、红肿等情况 □ 观察生命体征等 □ 复查血常规、C 反应蛋白、IL-6、红细胞沉降率、生化检验项目	□ 观察切口情况，是否存在渗出、红肿等情况 □ 观察病情变化，及时对症处理 □ 核对患儿治疗费用	□ 观察切口情况，是否存在渗出、红肿等情况 □ 观察生命体征等 □ 复查血常规、C 反应蛋白、IL-6、红细胞沉降率、生化检验项目
重点医嘱	长期医嘱	护理医嘱	□ 按小儿外科术后护理常规 □ 一级护理	□ 按小儿外科术后护理常规 □ 一级护理	□ 按小儿外科术后护理常规 □ 一级护理
		处置医嘱	□ 持续心电、血压、呼吸、血氧饱和度监测 □ 留置导尿管并记录尿量 □ 留置腹腔引流管并记录引流量	□ 持续心电、血压、呼吸、血氧饱和度监测 □ 留置导尿管并记录尿量 □ 留置腹腔引流管并记录引流量	□ 持续心电、血压、呼吸、血氧饱和度监测 □ 留置腹腔引流管并记录引流量
		膳食医嘱	□ 流食	□ 半流食	□ 半流食
		药物医嘱			
	临时医嘱	检查检验	□ 血常规 □ 凝血四项 □ 普通生化检验项目		
		药物医嘱	□ 抗生素（视病情） □ 补钾（必要时） □ 补白蛋白（必要时） □ 输血（必要时）	□ 抗生素（视病情） □ 补钾（必要时） □ 补白蛋白（必要时） □ 输血（必要时）	□ 抗生素（视病情） □ 补钾（必要时） □ 补白蛋白（必要时） □ 输血（必要时）
		手术医嘱			
		处置医嘱	□ 大换药（必要时）	□ 大换药（必要时）	□ 大换药（必要时） □ 拔除尿管

（续 表）

主要护理工作	健康宣教	☐ 告知患儿护理风险 ☐ 进行褥疮预防知识宣教	☐ 告知患儿护理风险 ☐ 进行褥疮预防知识宣教	☐ 告知患儿护理风险 ☐ 进行褥疮预防知识宣教
	护理处置	☐ 按一级护理要求完成基础护理项目 ☐ 监测生命体征 ☐ 留取标本 ☐ 观察伤口疼痛情况,检测镇痛泵运转情况 ☐ 观察静脉输液情况 ☐ 观察留置尿管引流情况 ☐ 观察引流情况 ☐ 妥善固定各类管道 ☐ 观察伤口敷料,有渗出时立即报告医师处理 ☐ 术后心理护理与生活护理	☐ 按一级护理要求完成基础护理项目 ☐ 监测生命体征 ☐ 留取标本 ☐ 观察伤口疼痛情况,检测镇痛泵运转情况 ☐ 观察静脉输液情况 ☐ 观察留置尿管引流情况 ☐ 观察引流情况 ☐ 妥善固定各类管道 ☐ 观察伤口敷料,有渗出时立即报告医师处理 ☐ 术后心理护理与生活护理	☐ 按一级护理要求完成基础护理项目 ☐ 监测生命体征 ☐ 留取标本 ☐ 观察伤口疼痛情况,检测镇痛泵运转情况 ☐ 观察静脉输液情况 ☐ 观察留置尿管引流情况 ☐ 观察引流情况 ☐ 妥善固定各类管道 ☐ 观察伤口敷料,有渗出时立即报告医师处理 ☐ 术后心理护理与生活护理
	护理评估	☐ 评估患儿感觉、运动情况,有异常时立即报告医师处理 ☐ 评估褥疮风险	☐ 观察患儿情况 ☐ 评估患儿心理状态 ☐ 夜间巡视	☐ 评估意识情况 ☐ 评估伤口疼痛情况 ☐ 评估术侧足背动脉、肢体皮肤颜色、温度变化,肢体感觉运动情况,并采取相应的护理措施 ☐ 风险评估:评估有无跌倒、坠床、褥疮、导管滑脱、液体外渗的风险
	专科护理	☐ 指导患儿术后体位摆放及功能锻炼 ☐ 指导患儿进行自主排尿训练 ☐ 指导患儿进行床上翻身 ☐ 进行防褥疮护理	☐ 指导患儿术后体位摆放及功能锻炼 ☐ 指导患儿进行自主排尿训练 ☐ 指导患儿进行床上翻身 ☐ 进行防褥疮护理	☐ 指导患儿术后体位摆放及功能锻炼 ☐ 指导患儿进行床上翻身 ☐ 进行防褥疮护理
	饮食指导	☐ 根据医嘱通知配餐员准备膳食 ☐ 协助患儿进餐	☐ 协助患儿进餐	☐ 协助患儿进餐
	活动体位	☐ 根据护理等级指导活动	☐ 根据护理等级指导活动	☐ 根据护理等级指导活动
	洗浴要求	☐ 协助患儿洗澡、更换病号服	☐ 协助患儿洗澡、更换病号服	☐ 协助患儿洗澡、更换病号服
病情变异记录		☐ 无 ☐ 有,原因: ☐ 患儿 ☐ 疾病 ☐ 医疗 ☐ 护理 ☐ 保障 ☐ 管理	☐ 无 ☐ 有,原因: ☐ 患儿 ☐ 疾病 ☐ 医疗 ☐ 护理 ☐ 保障 ☐ 管理	☐ 无 ☐ 有,原因: ☐ 患儿 ☐ 疾病 ☐ 医疗 ☐ 护理 ☐ 保障 ☐ 管理
护士签名		白班　小夜班　大夜班	白班　小夜班　大夜班	白班　小夜班　大夜班
医师签名				

（续　表）

时间			住院第7天（术后第4天）	住院第8天（术后第5天）	住院第9天（术后第6天）
主要诊疗工作	制度落实		□ 三级医师查房制度 □ 专科会诊（必要时）	□ 三级医师查房制度	□ 三级医师查房制度
	病情评估				
	病历书写		□ 完成今日病程记录	□ 完成今日病程记录	□ 完成今日病程记录
	知情同意				
	手术治疗				
	其他		□ 观察切口情况，是否存在渗出、红肿等情况 □ 观察生命体征等	□ 观察切口情况，是否存在渗出、红肿等情况 □ 观察病情变化，及时对症处理 □ 复查血常规、C反应蛋白、IL-6、红细胞沉降率、生化检验项目	□ 观察切口情况，是否存在渗出、红肿等情况 □ 观察生命体征等
重点医嘱	长期医嘱	护理医嘱	□ 按小儿外科术后护理常规 □ 一级护理	□ 按小儿外科术后护理常规 □ 一级护理	
		处置医嘱	□ 持续心电、血压、呼吸、血氧饱和度监测 □ 持续腹腔引流管并记录引流量	□ 持续心电、血压、呼吸、血氧饱和度监测 □ 持续腹腔引流管并记录引流量	
		膳食医嘱	□ 普食	□ 普食	□ 普食
		药物医嘱			
	临时医嘱	检查检验		□ 血常规 □ 凝血四项 □ 普通生化检验项目	
		药物医嘱	□ 抗生素（视病情） □ 补钾（必要时） □ 补白蛋白（必要时） □ 输血（必要时）	□ 抗生素（视病情） □ 补钾（必要时） □ 补白蛋白（必要时） □ 输血（必要时）	□ 抗生素（视病情）
		手术医嘱			
		处置医嘱		□ 大换药（必要时）	

（续 表）

主要护理工作	健康宣教	□ 告知患儿护理风险 □ 进行褥疮预防知识宣教	□ 告知患儿护理风险 □ 进行褥疮预防知识宣教	□ 告知患儿护理风险 □ 进行褥疮预防知识宣教
	护理处置	□ 按一级护理要求完成基础护理项目 □ 监测生命体征 □ 留取标本 □ 观察伤口疼痛情况,检测镇痛泵运转情况 □ 观察静脉输液情况 □ 观察引流情况 □ 妥善固定各类管道 □ 观察伤口敷料,有渗出时立即报告医师处理 □ 术后心理护理与生活护理	□ 按一级护理要求完成基础护理项目 □ 监测生命体征 □ 留取标本 □ 观察伤口疼痛情况,检测镇痛泵运转情况 □ 观察静脉输液情况 □ 观察引流情况 □ 妥善固定各类管道 □ 观察伤口敷料,有渗出时立即报告医师处理 □ 术后心理护理与生活护理	□ 按一级护理要求完成基础护理项目 □ 监测生命体征 □ 留取标本 □ 观察伤口疼痛情况,检测镇痛泵运转情况 □ 观察静脉输液情况 □ 观察引流情况 □ 妥善固定各类管道 □ 观察伤口敷料,有渗出时立即报告医师处理 □ 术后心理护理与生活护理
	护理评估	□ 评估患儿感觉、运动情况,有异常时立即报告医师处理 □ 评估褥疮风险	□ 观察患儿情况 □ 评估患儿心理状态 □ 夜间巡视	□ 评估意识情况 □ 评估伤口疼痛情况 □ 评估术侧足背动脉、肢体皮肤颜色、温度变化,肢体感觉运动情况,并采取相应的护理措施 □ 风险评估:评估有无跌倒、坠床、褥疮、导管滑脱、液体外渗的风险
	专科护理	□ 指导患儿术后体位摆放及功能锻炼 □ 指导患儿进行自主排尿训练 □ 指导患儿进行床上翻身 □ 进行防褥疮护理	□ 指导患儿术后体位摆放及功能锻炼 □ 指导患儿进行自主排尿训练 □ 指导患儿进行床上翻身 □ 进行防褥疮护理	□ 指导患儿下床活动
	饮食指导	□ 根据医嘱通知配餐员准备膳食 □ 协助患儿进餐	□ 协助患儿进餐	□ 协助患儿进餐
	活动体位	□ 根据护理等级指导活动	□ 根据护理等级指导活动	□ 根据护理等级指导活动
	洗浴要求	□ 协助患儿洗澡、更换病号服	□ 协助患儿洗澡、更换病号服	□ 协助患儿洗澡、更换病号服
病情变异记录		□ 无　　□ 有,原因: □ 患儿　□ 疾病　□ 医疗 □ 护理　□ 保障　□ 管理	□ 无　　□ 有,原因: □ 患儿　□ 疾病　□ 医疗 □ 护理　□ 保障　□ 管理	□ 无　　□ 有,原因: □ 患儿　□ 疾病　□ 医疗 □ 护理　□ 保障　□ 管理
护士签名		白班　　小夜班　　大夜班	白班　　小夜班　　大夜班	白班　　小夜班　　大夜班

			住院第 10 天（术后第 7 天）	住院第 11 天（术后第 8 天）	住院第 12 日（术后第 9 天）
	医师签名				
	时间		住院第 10 天（术后第 7 天）	住院第 11 天（术后第 8 天）	住院第 12 日（术后第 9 天）
主要诊疗工作	制度落实		□ 三级医师查房制度 □ 专科会诊（必要时）	□ 三级医师查房制度	□ 三级医师查房制度
	病情评估				
	病历书写		□ 完成今日病程记录	□ 完成今日病程记录	□ 完成今日病程记录
	知情同意				
	手术治疗				
	其他		□ 观察切口情况，是否存在渗出、红肿等情况 □ 观察生命体征等	□ 观察切口情况，是否存在渗出、红肿等情况 □ 观察病情变化，及时对症处理 □ 核对患儿治疗费用	□ 观察切口情况，是否存在渗出、红肿等情况 □ 观察生命体征等
重点医嘱	长期医嘱	护理医嘱	□ 按小儿外科术后护理常规 □ 一级护理	□ 按小儿外科术后护理常规 □ 一级护理	□ 按小儿外科术后护理常规 □ 一级护理
		处置医嘱	□ 留置腹腔引流管并记录引流量	□ 留置腹腔引流管并记录引流量	□ 留置腹腔引流管并记录引流量
		膳食医嘱	□ 普食	□ 普食	□ 普食
		药物医嘱			
	临时医嘱	检查检验		□ 血常规 □ 凝血四项 □ 普通生化检验项目	
		药物医嘱			
		手术医嘱			
		处置医嘱		□ 拆线 □ 拔除导尿管 □ 大换药（必要时）	
主要护理工作	健康宣教			□ 告知患儿护理风险	□ 告知患儿护理风险
	护理处置		□ 按一级护理要求完成基础护理项目 □ 监测生命体征 □ 留取标本 □ 观察伤口疼痛情况，检测镇痛泵运转情况 □ 观察静脉输液情况 □ 妥善固定各类管道 □ 观察伤口敷料，有渗出时立即报告医师处理 □ 术后心理护理与生活护理	□ 按一级护理要求完成基础护理项目 □ 监测生命体征 □ 留取标本 □ 观察伤口疼痛情况，检测镇痛泵运转情况 □ 观察静脉输液情况 □ 妥善固定各类管道 □ 观察伤口敷料，有渗出时立即报告医师处理 □ 术后心理护理与生活护理	□ 按一级护理要求完成基础护理项目 □ 监测生命体征 □ 留取标本 □ 观察伤口疼痛情况，检测镇痛泵运转情况 □ 观察静脉输液情况 □ 妥善固定各类管道 □ 观察伤口敷料，有渗出时立即报告医师处理 □ 术后心理护理与生活护理

（续　表）

主要护理工作	护理评估	□ 评估患儿感觉、运动情况，有异常时立即报告医师处理	□ 评估患儿心理状态 □ 评估患儿感觉、运动情况，有异常时立即报告医师处理	□ 评估患儿感觉、运动情况，有异常时立即报告医师处理
	专科护理	□ 指导患儿下床活动	□ 指导患儿下床活动	□ 指导患儿下床活动
	饮食指导			
	活动体位	□ 根据护理等级指导活动	□ 根据护理等级指导活动	□ 根据护理等级指导活动
	洗浴要求			
病情变异记录		□ 无　　□ 有,原因: □ 患儿　□ 疾病　□ 医疗 □ 护理　□ 保障　□ 管理	□ 无　　□ 有,原因: □ 患儿　□ 疾病　□ 医疗 □ 护理　□ 保障　□ 管理	□ 无　　□ 有,原因: □ 患儿　□ 疾病　□ 医疗 □ 护理　□ 保障　□ 管理
护士签名		白班　小夜班　大夜班	白班　小夜班　大夜班	白班　小夜班　大夜班
医师签名				

时间		住院第 13 天(术后第 10 天)	住院第 14 天(出院日)
主要诊疗工作	制度落实	□ 三级医师查房制度 □ 专科会诊(必要时)	□ 三级医师查房制度 □ 上级医师查房(主管医师、主诊医师查房)进行手术及伤口评估,确定有无手术并发症和伤口愈合不良情况,明确是否出院
	病情评估		
	病历书写	□ 完成今日病程记录	□ 出院后 24 小时内完成出院记录 □ 出院后 24 小时内完成病案首页 □ 开具出院介绍信 □ 开具诊断证明书
	知情同意		□ 向患儿交代出院后的注意事项(复诊的时间、地点,紧急情况时的处理等)
	手术治疗		
	其他	□ 观察切口情况,是否存在渗出、红肿等情况 □ 观察生命体征等 □ 复查血常规、C 反应蛋白、IL-6、红细胞沉降率、生化检验项目	□ 出院带药 □ 门诊复查 □ 随诊

(续　表)

重点医嘱	长期医嘱	护理医嘱	☐ 按小儿外科术后护理常规 ☐ 一级护理	
		处置医嘱		
		膳食医嘱	☐ 普食	☐ 普食
		药物医嘱		
	临时医嘱	检查检验	☐ 血常规 ☐ 凝血四项 ☐ 普通生化检验项目	
		药物医嘱		
		手术医嘱		
		处置医嘱	☐ 大换药(必要时) ☐ 拆线 ☐ 拔除引流管	☐ 大换药
主要护理工作		健康宣教		☐ 告知患儿避免剧烈活动
		护理处置	☐ 按一级护理要求完成基础护理项目 ☐ 监测生命体征 ☐ 术后心理护理与生活护理	☐ 根据护理等级完成基础护理项目 ☐ 观察伤口敷料,有渗出时立即报告医师处理 ☐ 观察患儿情况 ☐ 协助患儿家属办理出院手续 ☐ 指导并监督患儿活动 ☐ 整理床单位
		护理评估	☐ 评估患儿心理状态 ☐ 评估患儿感觉、运动情况,有异常时立即报告医师处理	☐ 评估患儿生命体征,有异常时立即报告医师处理
		专科护理	☐ 指导患儿下床活动	☐ 告知患儿出院后注意事项并附书面出院指导 1 份
		饮食指导		
		活动体位	☐ 根据护理等级指导活动	☐ 根据护理等级指导活动
		洗浴要求		
病情变异记录			☐ 无　　☐ 有,原因: ☐ 患儿　☐ 疾病　☐ 医疗 ☐ 护理　☐ 保障　☐ 管理	☐ 无　　☐ 有,原因: ☐ 患儿　☐ 疾病　☐ 医疗 ☐ 护理　☐ 保障　☐ 管理
护士签名			白班　　小夜班　　大夜班	白班　　小夜班　　大夜班
医师签名				

睾丸良性肿瘤行睾丸良性肿瘤切除术临床路径

一、睾丸良性肿瘤行睾丸良性肿瘤切除术
临床路径标准住院流程

(一)适用对象

第一诊断为睾丸良性肿瘤(ICD-10:D29.201)行睾丸良性肿瘤切除术(ICD-9-CM-3:62.2 01)的患儿。

(二)诊断依据

根据《临床诊疗指南——小儿外科学分册》(中华医学会编著,人民卫生出版社),《临床技术操作规范——小儿外科学分册》(中华医学会编著,人民军医出版社)。

(三)治疗方案的选择

根据《临床诊疗指南——小儿外科学分册》(中华医学会编著,人民卫生出版社)和《临床技术操作规范——小儿外科学分册》(中华医学会编著,人民军医出版社),行睾丸良性肿瘤切除术。

(四)标准住院日为 14 天

(五)进入路径标准

1. 第一诊断必须符合睾丸良性肿瘤(ICD-10:D29.201)行睾丸良性肿瘤切除术(ICD-9-CM-3:62.2 01)。

2. 无须超声引导下穿刺活检、开放活检或术前化疗的患儿,可以进入路径。

3. 已排除其他畸形或综合征,可进行手术的患儿进入路径。

4. 当患儿同时具有其他疾病诊断,但在住院期间不需要特殊处理也不影响第一诊断的临床路径实施时,可以进入路径。

(六)术前准备为 2 天

1. 必须检查的项目

(1)实验室检查:血型、血常规、尿常规、粪常规、普通生化检验项目、凝血功能、感染性疾病筛查。

(2)心电图、X 线胸片(正位)检查。

(3)超声检查。

2. 根据病情选择的项目

(1)超声心动图(心电图异常者)。

(2)静脉肾盂造影。

(3)CT。

(4)MRI。

3. 术前评估 术前 24 小时内完成术前病情评估,完成必要的检查,做出术前小结、术前讨论。

4. 营养评估　根据《解放军总医院新入院患儿营养风险筛查表(NRS-2002)》为新入院患儿进行营养评估,评分≥3分者给予处置,必要时申请营养科医师会诊。

5. 心理评估　根据新入院患儿情况申请心理科医师会诊。

6. 疼痛评估　根据《VAS评分》实施疼痛评估,评分＞7分者给予处置,必要时请疼痛科医师会诊。

7. 康复评估　根据《入院患儿康复筛查和评估表》,在新入院患儿入院后24小时内进行康复筛查和评估。任何一项结果为"是",则申请康复科医师会诊。

(七)预防性抗菌药物选择与使用时机

抗菌药物使用:按照《抗菌药物临床应用指导原则(2015年版)》执行,并结合患儿的病情决定抗菌药物的选择与使用时间。

(八)手术日为住院第3天

1. 麻醉方式　全身麻醉。

2. 手术方式　睾丸良性肿瘤切除术。

3. 术中用药　麻醉常规用药。

4. 输血　通常不需输血。

(九)术后住院恢复11天

1. 术后需要复查的项目　根据患儿病情决定。

2. 术后用药　抗菌药物使用按照《抗菌药物临床应用指导原则(2015年版)》执行,并结合患儿的病情决定抗菌药物的选择与使用时间。

(十)出院标准

1. 患儿一般情况良好。

2. 没有需要住院处理的并发症。

(十一)变异及原因分析

1. 住院治疗期间,发现术前检查结果有手术禁忌证的患儿,进入其他路径。

2. 围术期并发症等造成住院日延长和费用增加。

3. 术后有淋巴瘘等并发症者,进入其他路径。

二、睾丸良性肿瘤行睾丸良性肿瘤切除术临床路径表单

适用对象	第一诊断为睾丸良性肿瘤（ICD-10：D29.201）行睾丸良性肿瘤切除术（ICD-9-CM-3：62.2 01）的患儿		
患儿基本信息	姓名：____ 性别：____ 年龄：____ 门诊号：____ 住院号：_____ 过敏史：_____ 住院日期：___年___月___日 出院日期：___年___月___日		标准住院日：14 天
时间		住院第 1 天	住院第 2 天	住院第 3 天（手术日）

		住院第 1 天	住院第 2 天	住院第 3 天（手术日）
主要诊疗工作	制度落实	□ 入院 2 小时内经治医师或值班医师完成接诊 □ 入院 24 小时内主管医师完成检诊 □ 专科会诊（必要时） □ 完成术前准备 □ 组织术前讨论 □ 手术部位标识	□ 经治医师查房（早、晚各 1 次） □ 主诊医师查房 □ 完成术前检查 □ 组织术前讨论 □ 手术部位标识	□ 手术安全核查
	病情评估	□ 经治医师询问病史与体格检查 □ 康复评估 □ 营养评估 □ 心理评估 □ 疼痛评估		
	病历书写	□ 入院 8 小时内完成首次病程记录 □ 入院 24 小时内完成入院记录 □ 完成主管医师查房记录 □ 完成术前讨论、术前小结	□ 入完成主诊医师查房记录 □ 完成今日病程记录	□ 术者或第一助手术后 24 小时内完成手术记录（术者签字） □ 术后即刻完成术后首次病程记录
	知情同意	□ 患儿或其家属在入院记录单上签字 □ 术前谈话，告知患儿及其家属病情和围术期注意事项并签署《手术知情同意书》《授权委托书》（患儿本人不能签字时）、《自费用品协议书》（必要时）、《军人目录外耗材审批单》（必要时）	□ 术者术前谈话，告知患儿及其家属病情和围术期注意事项，签署《手术知情同意书》《授权委托书》《自费用品协议书》（必要时）、《军人目录外耗材审批单》（必要时）、《输血同意书》等	□ 告知患儿及其家属手术过程概况及术后注意事项
	手术治疗		□ 预约手术	□ 实施手术（手术安全核查记录、手术清点记录）
	其他	□ 及时通知上级医师检诊 □ 经治医师检查、整理病历资料	□ 术前排除手术禁忌 □ 核对患儿诊疗费用	□ 术后病情交接 □ 观察手术切口及周围情况

（续　表）

重点医嘱	长期医嘱	护理医嘱	□ 按小儿外科护理常规 □ 一级护理	□ 按小儿外科护理常规 □ 一级护理	□ 按小儿外科术后护理常规 □ 一级护理
		处置医嘱	□ 静脉抽血		□ 持续心电、血压、呼吸、血氧饱和度监测 □ 持续低流量吸氧 □ 留置导尿管并记录尿量
		膳食医嘱	□ 普食 □ 糖尿病饮食 □ 低盐低脂饮食 □ 低盐低脂糖尿病饮食	□ 禁食、水（夜间 24 时以后）	□ 禁食、水
		药物医嘱	□ 自带药（必要时）		□ 抗生素
	临时医嘱	检查检验	□ 血常规 □ 尿常规 □ 粪常规 □ 血型 □ 凝血四项 □ 普通生化检验项目 □ 血清术前八项 □ 胸部正位 X 线片 □ 心电图检查（多导心电图）		
		药物医嘱		□ 抗生素（视病情）	□ 抗生素（视病情）
		手术医嘱		□ 常规准备明日在全身麻醉下行睾丸良性肿瘤切除术	□ 输血（视病情） □ 补液（视病情）
		处置医嘱	□ 静脉抽血	□ 备皮（>30cm²） □ 备血	□ 大换药（必要时）
主要护理工作	健康宣教		□ 入院宣教（住院环境、规章制度） □ 进行护理安全指导 □ 进行等级护理、活动范围指导 □ 进行饮食指导 □ 进行关于疾病知识的宣教 □ 检查、检验项目的目的和意义	□ 术前宣教 □ 指导术后康复训练 □ 指导术后注意事项	□ 术后宣教 □ 术后心理疏导 □ 指导术后注意事项

主要护理工作	护理处置	☐ 患儿身份核对 ☐ 佩戴腕带 ☐ 建立入院病历,通知医师 ☐ 入院介绍:介绍责任护士,病区环境、设施、规章制度、基础护理服务项目 ☐ 询问病史,填写护理记录单首页 ☐ 观察病情 ☐ 测量基本生命体征 ☐ 抽血、留取标本 ☐ 心理护理与生活护理 ☐ 根据评估结果采取相应的护理措施 ☐ 通知检查项目及注意事项	☐ 术前患儿准备（手术前沐浴、更衣、备皮） ☐ 检查术前物品准备 ☐ 与手术室护士交接 ☐ 心理护理与生活护理 ☐ 指导并监督患儿治疗与康复训练 ☐ 遵医嘱用药 ☐ 根据评估结果采取相应的护理措施 ☐ 完成护理记录 ☐ 备血、皮试	☐ 晨起测量生命体征并记录,确认有无体温升高、咳嗽等症状 ☐ 与手术室护士交接病历、影像资料、术中带药等 ☐ 术前补液（必要时） ☐ 嘱患儿入手术室前排空膀胱 ☐ 与手术室护士交接 ☐ 术后测量生命体征 ☐ 术后心电监护 ☐ 术后管道护理 ☐ 术后心理护理和生活护理
	护理评估	☐ 一般评估:生命体征、神志、皮肤、药物过敏史等 ☐ 专科评估:生活自理能力、 ☐ 风险评估:评估有无跌倒、坠床、褥疮风险	☐ 观察患儿情况 ☐ 评估患儿心理状态 ☐ 术前生活护理 ☐ 夜间巡视	☐ 评估意识情况 ☐ 评估伤口疼痛情况 ☐ 评估术侧足背动脉、肢体皮肤颜色、温度变化,肢体感觉运动情况,并采取相应的护理措施 ☐ 风险评估:评估有无跌倒、坠床、褥疮、导管滑脱、液体外渗的风险
	专科护理		☐ 指导患儿掌握床上翻身的方法	☐ 与手术室护士共同评估皮肤、伤口敷料、输液及引流情况
	饮食指导	☐ 根据医嘱通知配餐员准备膳食 ☐ 协助患儿进餐		☐ 禁食、水,患儿口干时协助其湿润口唇 ☐ 患儿排气后,指导其间断、少量饮用温开水
	活动体位	☐ 根据护理等级指导活动		☐ 根据护理等级指导活动 ☐ 根据手术及麻醉方式,安置患儿取合适体位 ☐ 指导患儿掌握床上翻身的方法
	洗浴要求	☐ 协助患儿洗澡、更换病号服		
	病情变异记录	☐ 无　　☐ 有,原因: ☐ 患儿　☐ 疾病　☐ 医疗 ☐ 护理　☐ 保障　☐ 管理	☐ 无　　☐ 有,原因: ☐ 患儿　☐ 疾病　☐ 医疗 ☐ 护理　☐ 保障　☐ 管理	☐ 无　　☐ 有,原因: ☐ 患儿　☐ 疾病　☐ 医疗 ☐ 护理　☐ 保障　☐ 管理
	护士签名	白班　小夜班　大夜班	白班　小夜班　大夜班	白班　小夜班　大夜班

（续　表）

		时间	住院第 4 天（术后第 1 天）	住院第 5 天（术后第 2 天）	住院第 6 天（术后第 3 天）
		医师签名			
主要诊疗工作		制度落实	☐ 手术医师查房 ☐ 专科会诊（必要时）	☐ 三级医师查房制度	☐ 三级医师查房制度
		病情评估			
		病历书写	☐ 术后首日病程记录	☐ 完成今日病程记录	☐ 完成今日病程记录
		知情同意			
		手术治疗			
		其他	☐ 观察切口情况，是否存在渗出、红肿等情况 ☐ 观察生命体征等 ☐ 复查血常规、C 反应蛋白、IL-6、红细胞沉降率、生化检验项目	☐ 观察切口情况、是否存在渗出、红肿等情况 ☐ 观察病情变化，及时对症处理 ☐ 核对患儿治疗费用	☐ 观察切口情况，是否存在渗出、红肿等情况 ☐ 观察生命体征等 ☐ 复查血常规、C 反应蛋白、IL-6、红细胞沉降率、生化检验项目
重点医嘱	长期医嘱	护理医嘱	☐ 按小儿外科术后护理常规 ☐ 一级护理	☐ 按小儿外科术后护理常规 ☐ 一级护理	☐ 按小儿外科术后护理常规 ☐ 一级护理
		处置医嘱	☐ 持续心电、血压、呼吸、血氧饱和度监测 ☐ 留置尿管并记录尿量		
		膳食医嘱	☐ 流食	☐ 半流食	☐ 半流食
		药物医嘱			
	临时医嘱	检查检验	☐ 血常规 ☐ 凝血四项 ☐ 普通生化检验项目		
		药物医嘱	☐ 抗生素（视病情） ☐ 补钾（必要时） ☐ 补白蛋白（必要时） ☐ 输血（必要时）	☐ 抗生素（视病情） ☐ 补钾（必要时） ☐ 补白蛋白（必要时） ☐ 输血（必要时）	☐ 抗生素（视病情） ☐ 补钾（必要时） ☐ 补白蛋白（必要时） ☐ 输血（必要时）
		手术医嘱			
		处置医嘱	☐ 大换药（必要时）	☐ 大换药（必要时）	☐ 大换药（必要时）

主要护理工作	健康宣教	□ 告知患儿护理风险 □ 进行褥疮预防知识宣教	□ 告知患儿护理风险 □ 进行褥疮预防知识宣教	□ 告知患儿护理风险 □ 进行褥疮预防知识宣教
	护理处置	□ 按一级护理要求完成基础护理项目 □ 监测生命体征 □ 留取标本 □ 观察伤口疼痛情况,检测镇痛泵运转情况 □ 观察静脉输液情况 □ 妥善固定各类管道 □ 观察伤口敷料,有渗出时及时报告医师处理 □ 术后心理护理与生活护理	□ 按一级护理要求完成基础护理项目 □ 监测生命体征 □ 留取标本 □ 观察伤口疼痛情况,检测镇痛泵运转情况 □ 观察静脉输液情况 □ 观察留置尿管引流情况 □ 妥善固定各类管道 □ 观察伤口敷料,有渗出时立即报告医师处理 □ 术后心理护理与生活护理	□ 按一级护理要求完成基础护理项目 □ 监测生命体征 □ 留取标本 □ 观察伤口疼痛情况,检测镇痛泵运转情况 □ 观察静脉输液情况 □ 观察留置尿管引流情况 □ 妥善固定各类管道 □ 观察伤口敷料,有渗出时立即报告医师处理 □ 术后心理护理与生活护理
	护理评估	□ 评估患儿感觉、运动情况,有异常时立即报告医师处理 □ 评估褥疮风险	□ 观察患儿情况 □ 评估患儿心理状态 □ 夜间巡视	□ 评估意识情况 □ 评估伤口疼痛情况 □ 评估术侧足背动脉、肢体皮肤颜色、温度变化,肢体感觉运动情况,并采取相应的护理措施 □ 风险评估:评估有无跌倒、坠床、褥疮、导管滑脱、液体外渗的风险
	专科护理	□ 指导患儿术后体位摆放及功能锻炼 □ 指导患儿进行自主排尿训练 □ 指导患儿进行床上翻身 □ 进行防褥疮护理	□ 指导患儿术后体位摆放及功能锻炼 □ 指导患儿进行自主排尿训练 □ 指导患儿进行床上翻身 □ 进行防褥疮护理	□ 指导患儿术后体位摆放及功能锻炼 □ 指导患儿进行床上翻身 □ 进行防褥疮护理
	饮食指导	□ 根据医嘱通知配餐员准备膳食 □ 协助患儿进餐	□ 协助患儿进餐	□ 协助患儿进餐
	活动体位	□ 根据护理等级指导活动	□ 根据护理等级指导活动	□ 根据护理等级指导活动
	洗浴要求	□ 协助患儿洗澡、更换病号服	□ 协助患儿洗澡、更换病号服	□ 协助患儿洗澡、更换病号服
病情变异记录		□ 无　　□ 有,原因: □ 患儿　□ 疾病　□ 医疗 □ 护理　□ 保障　□ 管理	□ 无　　□ 有,原因: □ 患儿　□ 疾病　□ 医疗 □ 护理　□ 保障　□ 管理	□ 无　　□ 有,原因: □ 患儿　□ 疾病　□ 医疗 □ 护理　□ 保障　□ 管理
护士签名		白班　小夜班　大夜班	白班　小夜班　大夜班	白班　小夜班　大夜班
医师签名				

（续　表）

时间			住院第 7 天（术后第 4 天）	住院第 8 天（术后第 5 天）	住院第 9 天（术后第 6 天）
主要诊疗工作		制度落实	□ 三级医师查房制度 □ 专科会诊（必要时）	□ 三级医师查房制度	□ 三级医师查房制度
		病情评估			
		病历书写	□ 完成今日病程记录	□ 完成今日病程记录	□ 完成今日病程记录
		知情同意			
		手术治疗			
		其他	□ 观察切口情况，是否存在渗出、红肿等情况 □ 观察生命体征等	□ 观察切口情况，是否存在渗出、红肿等情况 □ 观察病情变化，及时对症处理 □ 核对患儿治疗费用 □ 复查血常规、C 反应蛋白、IL-6、红细胞沉降率、生化检验项目	□ 观察切口情况，是否存在渗出、红肿等情况 □ 观察生命体征等
重点医嘱	长期医嘱	护理医嘱	□ 按小儿外科术后护理常规 □ 一级护理	□ 按小儿外科术后护理常规 □ 一级护理	
		处置医嘱	持续心电、血压、呼吸、血氧饱和度监测		
		膳食医嘱	□ 普食	□ 普食	□ 普食
		药物医嘱			
	临时医嘱	检查检验		□ 血常规 □ 凝血四项 □ 普通生化检验项目	
		药物医嘱	□ 抗生素（视病情） □ 补钾（必要时） □ 补白蛋白（必要时） □ 输血（必要时）	□ 抗生素（视病情） □ 补钾（必要时） □ 补白蛋白（必要时） □ 输血（必要时）	□ 抗生素（视病情）
		手术医嘱			
		处置医嘱		□ 大换药（必要时）	

（续　表）

主要护理工作	健康宣教	□ 告知患儿护理风险 □ 进行褥疮预防知识宣教	□ 告知患儿护理风险 □ 进行褥疮预防知识宣教	□ 告知患儿护理风险 □ 进行褥疮预防知识宣教
	护理处置	□ 按一级护理要求完成基础护理项目 □ 监测生命体征 □ 留取标本 □ 观察伤口疼痛情况,检测镇痛泵运转情况 □ 观察静脉输液情况 □ 妥善固定各类管道 □ 观察伤口敷料,有渗出立即报告医师处理 □ 术后心理护理与生活护理	□ 按一级护理要求完成基础护理项目 □ 监测生命体征 □ 留取标本 □ 观察伤口疼痛情况,检测镇痛泵运转情况 □ 观察静脉输液情况 □ 妥善固定各类管道 □ 观察伤口敷料,有渗出时立即报告医师处理 □ 术后心理护理与生活护理	□ 按一级护理要求完成基础护理项目 □ 监测生命体征 □ 留取标本 □ 观察伤口疼痛情况,检测镇痛泵运转情况 □ 观察静脉输液情况 □ 妥善固定各类管道 □ 观察伤口敷料,有渗出时立即报告医师处理 □ 术后心理护理与生活护理
	护理评估	□ 评估患儿感觉、运动情况,有异常时立即报告医师处理 □ 评估褥疮风险	□ 观察患儿情况 □ 评估患儿心理状态 □ 夜间巡视	□ 评估意识情况 □ 评估伤口疼痛情况 □ 评估术侧足背动脉、肢体皮肤颜色、温度变化,肢体感觉运动情况,并采取相应的护理措施 □ 风险评估:评估有无跌倒、坠床、褥疮、导管滑脱、液体外渗的风险
	专科护理	□ 指导患儿术后体位摆放及功能锻炼 □ 指导患儿进行自主排尿训练 □ 指导患儿进行床上翻身 □ 进行防褥疮护理	□ 指导患儿术后体位摆放及功能锻炼 □ 指导患儿进行自主排尿训练 □ 指导患儿进行床上翻身 □ 进行防褥疮护理	□ 指导患儿下床活动
	饮食指导	□ 根据医嘱通知配餐员准备膳食 □ 协助患儿进餐	□ 协助患儿进餐	□ 协助患儿进餐
	活动体位	□ 根据护理等级指导活动	□ 根据护理等级指导活动	□ 根据护理等级指导活动
	洗浴要求	□ 协助患儿洗澡、更换病号服	□ 协助患儿洗澡、更换病号服	□ 协助患儿洗澡、更换病号服
病情变异记录		□ 无　　□ 有,原因: □ 患儿　□ 疾病　□ 医疗 □ 护理　□ 保障　□ 管理	□ 无　　□ 有,原因: □ 患儿　□ 疾病　□ 医疗 □ 护理　□ 保障　□ 管理	□ 无　　□ 有,原因: □ 患儿　□ 疾病　□ 医疗 □ 护理　□ 保障　□ 管理
护士签名		白班　小夜班　大夜班	白班　小夜班　大夜班	白班　小夜班　大夜班
医师签名				

（续　表）

时间			住院第 10 天(术后第 7 天)	住院第 11 天(术后第 8 天)	住院第 12 天(术后第 9 天)
主要诊疗工作		制度落实	□ 三级医师查房制度 □ 专科会诊(必要时)	□ 三级医师查房制度	□ 三级医师查房制度
		病情评估			
		病历书写	□ 完成今日病程记录	□ 完成今日病程记录	□ 完成今日病程记录
		知情同意			
		手术治疗			
		其他	□ 观察切口情况,是否存在渗出、红肿等情况 □ 观察生命体征等	□ 观察切口情况,是否存在渗出、红肿等情况 □ 观察病情变化,及时对症处理 □ 核对患儿治疗费用	□ 观察切口情况,是否存在渗出、红肿等情况 □ 观察生命体征等
重点医嘱	长期医嘱	护理医嘱	□ 按小儿外科术后护理常规 □ 一级护理	□ 按小儿外科术后护理常规 □ 一级护理	□ 按小儿外科术后护理常规 □ 一级护理
		处置医嘱			
		膳食医嘱	□ 普食	□ 普食	□ 普食
		药物医嘱			
	临时医嘱	检查检验		□ 血常规 □ 凝血四项 □ 普通生化检验项目	
		药物医嘱			
		手术医嘱			
		处置医嘱		□ 拆线 □ 大换药(必要时)	
主要护理工作		健康宣教		□ 告知患儿护理风险	□ 告知患儿护理风险
		护理处置	□ 按一级护理要求完成基础护理项目 □ 监测生命体征 □ 留取标本 □ 观察伤口疼痛情况,检测镇痛泵运转情况 □ 观察静脉输液情况 □ 妥善固定各类管道 □ 观察伤口敷料,有渗出时立即报告医师处理 □ 术后心理护理与生活护理	□ 按一级护理要求完成基础护理项目 □ 监测生命体征 □ 留取标本 □ 观察伤口疼痛情况,检测镇痛泵运转情况 □ 观察静脉输液情况 □ 妥善固定各类管道 □ 观察伤口敷料,有渗出时立即报告医师处理 □ 术后心理护理与生活护理	□ 按一级护理要求完成基础护理项目 □ 监测生命体征 □ 留取标本 □ 观察伤口疼痛情况,检测镇痛泵运转情况 □ 观察静脉输液情况 □ 妥善固定各类管道 □ 观察伤口敷料,有渗出时立即报告医师处理 □ 术后心理护理与生活护理

（续　表）

主要护理工作	护理评估	□ 评估患儿感觉、运动情况，有异常时立即报告医师处理	□ 评估患儿心理状态 □ 评估患儿感觉、运动情况，有异常时立即报告医师处理	□ 评估患儿感觉、运动情况，有异常时立即报告医师处理
	专科护理	□ 指导患儿下床活动	□ 指导患儿下床活动	□ 指导患儿下床活动
	饮食指导			
	活动体位	□ 根据护理等级指导活动	□ 根据护理等级指导活动	□ 根据护理等级指导活动
	洗浴要求			
病情变异记录		□ 无　　□ 有，原因： □ 患儿　□ 疾病　□ 医疗 □ 护理　□ 保障　□ 管理	□ 无　　□ 有，原因： □ 患儿　□ 疾病　□ 医疗 □ 护理　□ 保障　□ 管理	□ 无　　□ 有，原因： □ 患儿　□ 疾病　□ 医疗 □ 护理　□ 保障　□ 管理
护士签名		白班　　小夜班　　大夜班	白班　　小夜班　　大夜班	白班　　小夜班　　大夜班
医师签名				

时间		住院第 13 天（术后第 10 天）	住院第 14 天（出院日）
主要诊疗工作	制度落实	□ 三级医师查房制度 □ 专科会诊（必要时）	□ 三级医师查房制度 □ 上级医师查房（主管医师、主诊医师查房）进行手术及伤口评估，确定有无手术并发症和伤口愈合不良情况，明确是否出院
	病情评估		
	病历书写	□ 完成今日病程记录	□ 出院后 24 小时内完成出院记录 □ 出院后 24 小时内完成病案首页 □ 开具出院介绍信 □ 开具诊断证明书
	知情同意		□ 向患儿交代出院后的注意事项（复诊的时间、地点，紧急情况时的处理等）
	手术治疗		
	其他	□ 观察切口情况，是否存在渗出、红肿等情况 □ 观察生命体征等 □ 复查血常规、C 反应蛋白、IL-6、红细胞沉降率、生化检验项目	□ 出院带药 □ 门诊复查 □ 随诊

（续　表）

重点医嘱	长期医嘱	护理医嘱	☐ 按小儿外科术后护理常规 ☐ 一级护理	
		处置医嘱		
		膳食医嘱	☐ 普食	☐ 普食
		药物医嘱		
	临时医嘱	检查检验	☐ 血常规 ☐ 凝血四项 ☐ 普通生化检验项目	
		药物医嘱		
		手术医嘱		
		处置医嘱	☐ 大换药（必要时）	☐ 大换药
主要护理工作		健康宣教		☐ 告知患儿避免剧烈活动
		护理处置	☐ 按一级护理要求完成基础护理项目 ☐ 监测生命体征 ☐ 术后心理护理与生活护理	☐ 根据护理等级完成基础护理项目 ☐ 观察伤口敷料，有渗出时立即报告医师处理 ☐ 观察患儿情况 ☐ 协助患儿家属办理出院手续 ☐ 指导并监督患儿活动 ☐ 整理床单位
		护理评估	☐ 评估患儿心理状态 ☐ 评估患儿感觉、运动情况，有异常时立即报告医师处理	☐ 评估患儿生命体征，有异常时立即报告医师处理
		专科护理	☐ 指导患儿下床活动	☐ 告知患儿出院后注意事项并附书面出院指导1份
		饮食指导		
		活动体位	☐ 根据护理等级指导活动	☐ 根据护理等级指导活动
		洗浴要求		
病情变异记录			☐ 无　　☐ 有，原因： ☐ 患儿　☐ 疾病　☐ 医疗 ☐ 护理　☐ 保障　☐ 管理	☐ 无　　☐ 有，原因： ☐ 患儿　☐ 疾病　☐ 医疗 ☐ 护理　☐ 保障　☐ 管理

护士签名	白班	小夜班	大夜班	白班	小夜班	大夜班

| 医师签名 | | | | | | |

畸胎瘤切除术临床路径

一、畸胎瘤切除术临床路径标准住院流程

(一)适用对象

第一诊断为畸胎瘤(ICD-10:M90800)行畸胎瘤切除术(ICD-9-CM-3:54.4)的患儿。

(二)诊断依据

根据《临床诊疗指南——小儿外科学分册》(中华医学会编著,人民卫生出版社)和《临床技术操作规范——小儿外科学分册》(中华医学会编著,人民军医出版社)。

1. 骶尾部、卵巢或睾丸、腹膜后无痛性肿物。

2. B超或CT检查示囊性或囊实性肿物,可有钙化或骨骼影。

3. 甲胎蛋白(AFP)正常一般为成熟性畸胎瘤,升高者为不成熟畸胎瘤或其他恶性生殖细胞瘤。

4. X线胸片或CT检查有无肺转移,腹部B超或CT检查有无肝和腹膜后淋巴结转移。

(三)治疗方案的选择

根据《小儿外科学(第4版)》(施诚仁. 人民卫生出版社),肿瘤良性或局限、无远处转移的恶性肿瘤选择手术切除。良性、睾丸及卵巢不成熟畸胎瘤1期者不化疗。估计不能完全切除的恶性肿瘤,先化疗3~6个疗程再手术,术后继续化疗。

(四)标准住院日为 10 天

若住院前已完成部分术前准备,住院日可适当缩短。

(五)进入路径标准

1. 第一诊断必须符合畸胎瘤(ICD-10:M90800)行畸胎瘤切除术(ICD-9-CM-3:54.4)。

2. 当患儿同时具有其他疾病诊断,但在住院期间不需要特殊处理也不影响第一诊断的临床路径实施时,可以进入路径。

(六)术前准备为 2 天

1. 必须检查的项目

(1)实验室检查:血常规、尿常规、粪常规、血型、肝肾功能、AFP、电解质、凝血功能、感染性疾病筛查(乙型病毒性肝炎、丙型病毒性肝炎、梅毒、艾滋病等)。

(2)心电图、X线胸片(正位)检查。

2. 根据患儿病情可选择的检查项目　CT检查等。

3. 术前评估　术前24小时内完成术前病情评估,完成必要的检查,做出术前小结、术前讨论。

4. 营养评估　根据《解放军总医院新入院患儿营养风险筛查表(NRS-2002)》为新入院患儿进行营养评估,评分≥3分者给予处置,必要时申请营养科医师会诊。

5. 心理评估　根据新入院患儿情况申请心理科医师会诊。

6. 疼痛评估　根据《VAS评分》实施疼痛评估,评分>7分者给予处置,必要时请疼痛科医师会诊。

7. 康复评估　根据《入院患儿康复筛查和评估表》,在新入院患儿入院后24小时内进行

康复筛查和评估。任何一项结果为"是",则申请康复科医师会诊。

（七）预防性抗菌药物选择与使用时机

抗菌药物使用：按照《抗菌药物临床应用指导原则（2015 年版）》执行，并结合患儿的病情决定抗菌药物的选择与使用时间。

（八）手术日为住院第 3 天

1．麻醉方式　气管插管全身麻醉。

2．手术方式　睾丸或卵巢良性肿瘤，仅行肿瘤剔除；恶性肿瘤则切除睾丸或卵巢及其滋养血管。其他部位肿瘤行肿瘤切除术。

3．输血　视术中和术后情况而定。

（九）术后住院恢复 7 天

1．术后必须复查的检查项目　血常规、AFP、肝功能、肾功能、电解质。

2．术后用药　抗菌药物使用按照《抗菌药物临床应用指导原则（2015 年版）》执行。

（十）出院标准

1．患儿一般情况良好。

2．伤口愈合良好。

3．无其他需要住院处理的并发症。

（十一）变异及原因分析

围术期并发症等造成住院时间延长和费用增加。

二、畸胎瘤行畸胎瘤切除术临床路径表单

适用对象	第一诊断为畸胎瘤（ICD-10：M90800）行畸胎瘤切除术（ICD-9-CM-3：54.4）的患儿	
患儿基本信息	姓名：____　性别：____　年龄：____　门诊号：____ 住院号：_____　过敏史：_____ 住院日期：____年____月____日 出院日期：____年____月____日	标准住院日：10 天
时间	住院第 1 天	住院第 2 天（术前日）	住院第 3 天（手术日）
主要诊疗工作｜制度落实	□ 入院 2 小时内经治医师或值班医师完成接诊 □ 入院后 24 小时内主管医师完成检诊 □ 专科会诊（必要时）	□ 经治医师查房（早、晚各 1 次） □ 主诊医师查房 □ 完成术前准备 □ 组织术前讨论 □ 手术部位标识	□ 手术安全核查
病情评估	□ 经治医师询问病史及体格检查 □ 营养评估 □ 心理评估	□ 症状、体征有无变化 □ 各项术前常规检查，有无手术禁忌证 □ 是否需要其他科室会诊 □ 是否需要备血	□ 症状、体征有无变化（有无发热等需要临时停手术的情况）

（续　表）

主要诊疗工作	病历书写	□ 入院 8 小时内完成首次病程记录 □ 入院 24 小时内完成入院记录	□ 完成主诊医师查房记录 □ 完成术前讨论、术前小结	□ 术者或第一助手术后 24 小时内完成手术记录（术者签字） □ 术后即刻完成术后首次病程记录	
	知情同意	□ 病情告知 □ 患儿及其家属签署《授权委托书》 □ 患儿或其家属在入院记录单上签字	□ 术者术前谈话，告知患儿及其家属病情和围术期注意事项，签署《手术知情同意书》《授权委托书》《自费用品协议书》（必要时）、《军人目录外耗材审批单》（必要时）、《输血同意书》等	□ 告知患儿及其家属手术过程概况及术后注意事项	
	手术治疗		□ 预约手术	□ 实施手术（手术安全核查记录、手术清点记录）	
	其他	□ 及时通知上级医师检诊 □ 经治医师检查、整理病历资料	□ 核对患儿诊疗费用	□ 术后病情交接 □ 观察手术切口及周围情况	
重点医嘱	长期医嘱	护理医嘱	□ 按小儿外科护理常规 □ 一级护理	□ 按小儿外科护理常规 □ 一级护理	□ 按小儿外科术后护理常规 □ 一级护理
		处置医嘱	□ 雾化吸入 □ 应用输液泵 □ 留置针穿刺		□ 持续心电、血压、呼吸、血氧饱和度监测 □ 应用输液泵 □ 留置导尿管并记录尿量 □ 雾化吸入
		膳食医嘱	□ 普食	□ 禁食、水（夜间 24 时以后）	□ 禁食、水
		药物医嘱			□ 镇痛 □ 抗生素
	临时医嘱	检查检验	□ 血常规 □ 尿常规 □ 粪常规 □ 凝血四项 □ 血清术前八项 □ 生化检验项目 □ 血型 □ 胸部正位 X 线片 □ 心电图检查（多导心电图） □ 超声心动图（必要时） □ 腹部立、卧位 X 线片		

（续　表）

重点医嘱	临时医嘱	药物医嘱	□ 周围静脉营养或中心静脉营养（必要时）	□ 抗生素（视病情） □ 硫酸阿托品注射液，术前应用 □ 维生素 K_1（新生儿需要）	□ 周围静脉营养或中心静脉营养 □ 维生素 K_1（新生儿需要）
		手术医嘱		□ 常规准备明日在全身麻醉下行畸胎瘤切除术	
		处置医嘱	□ 静脉抽血	□ 备血 □ 备皮（>30cm²） □ 抗生素皮试	□ 输血（视病情） □ 补液
主要护理工作		健康宣教	□ 入院宣教（住院环境、规章制度） □ 进行护理安全指导 □ 进行等级护理、活动范围指导 □ 进行饮食指导 □ 进行关于疾病知识的宣教 □ 检查、检验项目的目的和意义	□ 术前宣教	□ 术后宣教 □ 术后心理疏导 □ 指导术后注意事项
		护理处置	□ 患儿身份核对 □ 佩戴腕带 □ 建立入院病历，通知医师 □ 入院介绍：介绍责任护士，病区环境、设施、规章制度、基础护理服务项目 □ 询问病史，填写护理记录单首页 □ 观察病情 □ 测量基本生命体征 □ 抽血、留取标本 □ 心理护理与生活护理 □ 根据评估结果采取相应的护理措施 □ 通知检查项目及检查注意事项	□ 术前患儿准备（手术前沐浴、更衣、备皮） □ 检查术前物品准备 □ 指导患儿准备手术后所需用品、贵重物品交由家属保管 □ 指导患儿进行肠道准备并检查准备效果 □ 测量基本生命体征 □ 备血、皮试	□ 晨起测量生命体征并记录 □ 确认无感冒症状 □ 与手术室护士交接病历、影像资料、术中带药等 □ 术前补液（必要时） □ 嘱患儿入手术室前排空膀胱 □ 与手术室护士交接 □ 术后测量生命体征 □ 术后心电监护 □ 各类管道护理 □ 术后心理护理与生活护理
		风险评估	□ 一般评估：生命体征、神志、皮肤、药物过敏史等 □ 风险评估：评估有无跌倒、坠床、褥疮风险 □ 心理评估 □ 营养评估	□ 评估患儿心理状态	□ 评估意识情况 □ 评估伤口疼痛情况 □ 风险评估：评估有无跌倒、坠床、褥疮、导管滑脱、液体外渗的风险

主要护理工作	专科护理	☐ 向患儿及其家属介绍科室环境 ☐ 介绍经治医师、主管医师及主诊医师的情况	☐ 指导患儿掌握床上翻身的方法 ☐ 指导患儿掌握床上排尿、排便的方法	☐ 与手术室护士共同评估皮肤、伤口敷料、输液及引流情况
	饮食指导	☐ 根据医嘱通知配餐员准备膳食 ☐ 协助患儿进餐	通知患儿夜间24时以后禁食、水	☐ 禁食、水，患儿口干时协助其湿润口唇 ☐ 患儿排气后，指导其间断、少量饮用温开水
	活动体位	☐ 根据护理等级指导活动		☐ 根据手术及麻醉方式，安置患儿取合适体位 ☐ 指导患儿掌握床上翻身的方法
	洗浴要求	☐ 协助患儿洗澡、更换病号服	☐ 协助患儿晨、晚间护理	
病情变异记录		☐ 无 　☐ 有，原因： ☐ 患儿 ☐ 疾病 ☐ 医疗 ☐ 护理 ☐ 保障 ☐ 管理	☐ 无 　☐ 有，原因： ☐ 患儿 ☐ 疾病 ☐ 医疗 ☐ 护理 ☐ 保障 ☐ 管理	☐ 无 　☐ 有，原因： ☐ 患儿 ☐ 疾病 ☐ 医疗 ☐ 护理 ☐ 保障 ☐ 管理

护士签名		白班	小夜班	大夜班	白班	小夜班	大夜班	白班	小夜班	大夜班

医师签名				

时间		住院第4天（术后第1天）	住院第5天（术后第2天）	住院第6天（术后第3天）
主要诊疗工作	制度落实	☐ 手术医师查房 ☐ 专科会诊（必要时）		☐ 主诊医师查房
	病情评估	☐ 生命体征是否平稳 ☐ 心、肺情况 ☐ 有无腹胀，切口敷料有无渗出 ☐ 观察引流管内引流液的颜色、性状及量	☐ 生命体征是否平稳 ☐ 心、肺情况 ☐ 有无排气，有无腹胀，切口敷料有无渗出 ☐ 观察引流管内引流液的颜色、性状及量	☐ 生命体征是否平稳 ☐ 心、肺情况 ☐ 有无排气，有无腹胀，切口敷料有无渗出 ☐ 观察引流管内引流液的颜色、性状及量
	病历书写	☐ 术后第1天病程记录	☐ 术后第2天病程记录	☐ 术后第3天病程记录
	知情同意			
	手术治疗			
	其他	☐ 观察切口情况，是否存在渗出、红肿等情况 ☐ 观察体温、血压等 ☐ 复查血常规、生化检验项目	☐ 观察切口情况，是否存在渗出、红肿等情况 ☐ 根据患儿情况，如贫血严重及时输血，低蛋白血症、低钾血症及时补充蛋白、钾等电解质	☐ 观察伤口情况，是否存在渗出、红肿等情况 ☐ 复查血常规、生化检验项目（如贫血严重及时输血，低蛋白血症、低钾血症及时补充蛋白、钾等电解质） ☐ 切口换药 ☐ 是否可以拔除引流管

（续　表）

重点医嘱	长期医嘱	护理医嘱	☐ 按小儿外科术后护理常规 ☐ 一级护理 ☐ 陪伴	☐ 按小儿外科术后护理常规 ☐ 一级护理 ☐ 陪伴	☐ 按小儿外科术后护理常规 ☐ 一级护理 ☐ 陪伴
		处置医嘱	☐ 雾化吸入 ☐ 留置导尿管并记录尿量 ☐ 多功能重症监护仪 ☐ 应用输液泵	☐ 雾化吸入 ☐ 留置导尿管并记录尿量 ☐ 多功能重症监护仪 ☐ 应用输液泵	☐ 雾化吸入 ☐ 留置导尿管并记录尿量 ☐ 多功能重症监护仪 ☐ 应用输液泵
		膳食医嘱	☐ 禁食、水	☐ 禁食、水	☐ 禁食、水
		药物医嘱	☐ 抗生素	☐ 抗生素	☐ 抗生素
	临时医嘱	检查检验	☐ 复查血常规、生化检验项目		☐ 复查血常规、生化检验项目
		药物医嘱	☐ 补钾（必要时） ☐ 补白蛋白（必要时） ☐ 输血（必要时） ☐ 维生素 K_1	☐ 镇痛（必要时） ☐ 补钾（必要时） ☐ 补白蛋白（必要时） ☐ 输血（必要时）	☐ 镇痛（必要时） ☐ 补钾（必要时） ☐ 补白蛋白（必要时） ☐ 输血（必要时）
		手术医嘱			
		处置医嘱	☐ 大换药（必要时）	☐ 大换药（必要时）	☐ 大换药（必要时） ☐ 拔除导尿管（必要时）
主要护理工作		健康宣教	☐ 告知患儿护理风险 ☐ 进行褥疮预防知识宣教	☐ 褥疮预防知识宣教 ☐ 跌倒预防知识宣教	
		护理处置	☐ 按一级护理要求完成基础护理项目 ☐ 监测生命体征 ☐ 留取标本 ☐ 观察伤口疼痛情况，检测镇痛泵运转情况 ☐ 观察静脉输液情况 ☐ 观察留置尿管引流情况 ☐ 妥善固定各类管道 ☐ 观察伤口引流情况，并记录引流液的量及性状 ☐ 观察伤口敷料，有渗出时立即报告医师处理 ☐ 术后心理护理与生活护理	☐ 按护理等级完成基础护理项目 ☐ 监测生命体征 ☐ 观察伤口疼痛情况，检测镇痛泵运转情况 ☐ 观察静脉输液情况 ☐ 妥善固定各类管道 ☐ 观察伤口敷料，有渗出时立即报告医师处理观察患儿情况 ☐ 提供基础护理服务 ☐ 术后心理护理与生活护理	☐ 按护理等级完成基础护理项目 ☐ 根据排便情况采取通便措施 ☐ 留取标本 ☐ 观察伤口敷料，有渗出时立即报告医师处理 ☐ 观察静脉输液情况，停用镇痛泵 ☐ 术后心理护理与生活护理
		护理评估	☐ 评估褥疮风险	☐ 评估跌倒风险 ☐ 评估褥疮风险	☐ 评估褥疮风险
		专科护理	☐ 指导患儿进行自主排尿训练 ☐ 指导患儿进行床上翻身 ☐ 进行防褥疮护理	☐ 指导患儿进行自主排尿训练 ☐ 指导患儿进行床上翻身 ☐ 防褥疮护理	☐ 防褥疮护理 ☐ 防跌倒护理

（续　表）

主要护理工作	饮食指导	□ 根据医嘱通知配餐员准备膳食 □ 协助患儿进餐	□ 协助患儿进餐	□ 协助患儿进餐
	活动体位			
病情变异记录		□ 无　　□ 有,原因： □ 患儿　□ 疾病　□ 医疗 □ 护理　□ 保障　□ 管理	□ 无　　□ 有,原因： □ 患儿　□ 疾病　□ 医疗 □ 护理　□ 保障　□ 管理	□ 无　　□ 有,原因： □ 患儿　□ 疾病　□ 医疗 □ 护理　□ 保障　□ 管理
护士签名		白班　　小夜班　　大夜班	白班　　小夜班　　大夜班	白班　　小夜班　　大夜班
医师签名				

时间			住院第 7 天（术后第 4 天）	住院第 8 天（术后第 5 天）
主要诊疗工作		制度落实	□ 上级医师查房（主管医师查房,每天 1 次） □ 专科会诊（必要时）	□ 上级医师查房（主管医师、主诊医师查房）进行手术及伤口评估,确定有无手术并发症和伤口愈合不良情况
		病情评估	□ 生命体征是否平稳 □ 心、肺情况 □ 有无腹胀,切口敷料有无渗出 □ 是否可以拔除尿管,试饮水 □ 是否可以拔除引流管	□ 生命体征是否平稳 □ 心、肺情况 □ 有无腹胀,切口敷料有无渗出 □ 是否可以进流食或奶 □ 是否可以拔除引流管
		病历书写	□ 主管医师查房记录	□ 主诊医师查房记录
		知情同意		
		手术治疗		
		其他	□ 观察伤口情况,是否存在渗出、红肿等情况 □ 根据患儿情况,如贫血严重及时输血,低蛋白血症、低钾血症及时补充蛋白、补钾	□ 复查血常规、生化检验项目
重点医嘱	长期医嘱	护理医嘱	□ 按小儿外科术后护理常规 □ 一级护理 □ 禁食 □ 可饮水 □ 陪伴	□ 按小儿外科术后护理常规 □ 一级护理 □ 流食或奶 □ 陪伴
		处置医嘱		
		膳食医嘱	□ 可饮水	□ 流食或奶
		药物医嘱	□ 抗生素	□ 抗生素（必要时）
	临时医嘱	检查检验		□ 复查血常规、生化检验项目
		药物医嘱	□ 镇痛（必要时） □ 补钾（必要时） □ 补白蛋白（必要时） □ 输血（必要时）	
		手术医嘱		
		处置医嘱	□ 大换药（必要时）	□ 大换药

（续　表）

主要护理工作	健康宣教		
	护理处置	□ 按护理等级完成基础护理项目 □ 根据排便情况采取通便措施 □ 观察伤口敷料,有渗出时立即报告医师处理 □ 术后心理护理与生活护理	□ 按护理等级完成基础护理项目 □ 观察伤口敷料,有渗出时立即报告医师处理 □ 观察患儿情况
	风险评估	□ 评估跌倒风险 □ 评估褥疮风险	□ 评估患儿生命体征,有异常时立即报告医师处理 □ 评估跌倒风险 □ 评估褥疮风险
	专科护理	□ 防跌倒护理	
	饮食指导		
	活动体位		
病情变异记录		□ 无　　　□ 有,原因: □ 患儿　□ 疾病　□ 医疗 □ 护理　□ 保障　□ 管理	□ 无　　　□ 有,原因: □ 患儿　□ 疾病　□ 医疗 □ 护理　□ 保障　□ 管理

护士签名	白班	小夜班	大夜班	白班	小夜班	大夜班

医师签名		

时间	住院第 9 天(术后第 6 天)	住院第 10 天(出院日)

主要诊疗工作	制度落实	□ 上级医师查房(主管医师查房,每日 1 次) □ 专科会诊(必要时)	□ 上级医师查房(主管医师、主诊医师查房)进行手术及伤口评估,确定有无手术并发症和伤口愈合不良情况,明确是否出院
	病情评估	□ 生命体征是否平稳 □ 心、肺情况 □ 进食后有无腹胀,切口敷料有无渗出	□ 生命体征是否平稳 □ 心、肺情况 □ 进食后有无腹胀,切口敷料有无渗出
	病历书写	□ 主管医师查房记录 □ 出院前一天有上级医师指示出院的病程记录	□ 出院后 24 小时内完成出院记录 □ 出院后 24 小时内完成病案首页 □ 开具出院介绍信 □ 开具诊断证明书
	知情同意		□ 向患儿交代出院后的注意事项(复诊的时间、地点,发生紧急情况时处理等)
	手术治疗		
	其他	□ 观察伤口情况,是否存在渗出、红肿等情况 □ 根据患儿情况,如贫血严重及时输血,低蛋白血症、低钾血症及时补充蛋白、补钾	□ 复查血常规、生化检验项目 □ 出院带药 □ 嘱患儿拆除切口敷料(根据出院时间决定) □ 门诊复查 □ 如有不适,随时来诊

重点医嘱	长期医嘱	护理医嘱		
		处置医嘱		
		膳食医嘱		
		药物医嘱	□ 抗生素	
	临时医嘱	检查检验		□ 复查血常规、生化检验项目
		药物医嘱	□ 补钾（必要时） □ 补白蛋白（必要时） □ 输血（必要时）	
		手术医嘱		
		处置医嘱	□ 大换药（必要时）	□ 大换药 □ 出院
主要护理工作	健康宣教			
	护理处置		□ 按护理等级完成基础护理项目 □ 根据排便情况采取通便措施 □ 观察伤口敷料，有渗出时立即报告医师处理 □ 术后心理护理与生活护理	□ 按护理等级完成基础护理项目 □ 观察伤口敷料，有渗出时立即报告医师处理 □ 观察患儿情况 □ 协助患儿家属办理出院手续 □ 指导并监督患儿活动 □ 整理床单位
	风险评估		□ 评估跌倒风险 □ 评估褥疮风险	□ 评估患儿生命体征，有异常时立即报告医师处理 □ 评估跌倒风险 □ 评估褥疮风险
	专科护理		□ 指导患儿术后如何在门诊复查防褥疮护理 □ 防跌倒护理	□ 告知患儿出院后注意事项并附书面出院指导 1 份
	饮食指导			
	活动体位			
病情变异记录			□ 无　　□ 有，原因： □ 患儿　□ 疾病　□ 医疗 □ 护理　□ 保障　□ 管理	□ 无　　□ 有，原因： □ 患儿　□ 疾病　□ 医疗 □ 护理　□ 保障　□ 管理
护士签名		白班　｜　小夜班　｜　大夜班		白班　｜　小夜班　｜　大夜班
医师签名				

骶尾部畸胎瘤行骶尾部畸胎瘤切除术临床路径

一、骶尾部畸胎瘤行骶尾部畸胎瘤切除术临床路径标准住院流程

(一)适用对象

第一诊断为骶尾部畸胎瘤(ICD-10:C76.302,M90800/3 或 D36.708,M90800/0)行骶尾部畸胎瘤切除术(ICD-9-CM-3:54.4 13)的患儿。

(二)诊断依据

根据《临床诊疗指南——小儿外科学分册》(中华医学会编著,人民卫生出版社),《临床技术操作规范——小儿外科学分册》(中华医学会编著,人民军医出版社)。

典型的症状:腹部无痛性包块。

(三)治疗方案的选择

根据《临床诊疗指南——小儿外科学分册》(中华医学会编著,人民卫生出版社)和《临床技术操作规范——小儿外科学分册》(中华医学会编著,人民军医出版社),行骶尾部畸胎瘤切除术。

(四)标准住院日为 8 天

(五)进入路径标准

1. 第一诊断必须符合骶尾部畸胎瘤(ICD-10:C76.302,M90800/3 或 D36.708,M90800/0)行骶尾部畸胎瘤切除术(ICD-9-CM-3:54.4 13)。

2. 无须超声引导下穿刺活检、开放活检或术前化疗的患儿,可以进入路径。

3. 已排除其他畸形或综合征,可进行手术的患儿进入路径。

4. 当患儿同时具有其他疾病诊断,但在住院期间不需要特殊处理也不影响第一诊断的临床路径实施时,可以进入路径。

(六)术前准备为 1~2 天

1. 必须检查的项目

(1)实验室检查:血型、血常规、尿常规、粪常规、普通生化检验项目、凝血功能、感染性疾病筛查。

(2)心电图、X 线胸片(正位)检查。

(3)超声检查。

2. 根据病情选择的项目

(1)超声心动图(心电图异常者)。

(2)静脉肾盂造影。

(3)CT。

(4)MRI。

3. 术前评估 术前 24 小时内完成术前病情评估,完成必要的检查,做出术前小结、术前讨论。

4. 营养评估　根据《解放军总医院新入院患儿营养风险筛查表（NRS-2002）》为新入院患儿进行营养评估，评分≥3分者给予处置，必要时申请营养科医师会诊。

5. 心理评估　根据新入院患儿情况申请心理科医师会诊。

6. 疼痛评估　根据《VAS评分》实施疼痛评估，评分＞7分者给予处置，必要时请疼痛科医师会诊。

7. 康复评估　根据《入院患儿康复筛查和评估表》，在新入院患儿入院后24小时内进行康复筛查和评估。任何一项结果为"是"，则申请康复科科医师会诊。

（七）预防性抗菌药物选择与使用时机

抗菌药物使用：按照《抗菌药物临床应用指导原则（2015年版）》执行，并结合患儿的病情决定抗菌药物的选择与使用时间。

（八）手术日为住院第3天

1. 麻醉方式　全身麻醉。

2. 手术方式　骶尾部畸胎瘤切除术。

3. 术中用药　麻醉常规用药。

4. 输血　通常需输血。

（九）术后住院恢复5天

1. 术后需要复查的项目　根据患儿病情决定。

2. 术后用药　抗菌药物使用按照《抗菌药物临床应用指导原则（2015年版）》执行，并结合患儿的病情决定抗菌药物的选择与使用时间。

（十）出院标准

1. 患儿一般情况良好。

2. 没有需要住院处理的并发症。

（十一）变异及原因分析

1. 住院治疗期间，发现术前检查结果有手术禁忌证的患儿，进入其他路径。

2. 围术期并发症等造成住院日延长和费用增加。

3. 术后有淋巴瘘等并发症者，进入其他路径。

二、骶尾部畸胎瘤行骶尾部畸胎瘤切除术临床路径表单

适用对象	第一诊断为骶尾部畸胎瘤（ICD-10：C76.302，M90800/3 或 D36.708，M90800/0）行骶尾部畸胎瘤切除术（ICD-9-CM-3：54.4 13）的患儿	
患儿基本信息	姓名：___ 性别：___ 年龄：___ 门诊号：___ 住院号：___ 过敏史：___ 住院日期：___年___月___日 出院日期：___年___月___日	标准住院日：8 天

时间		入院第 1 天	住院第 2 天（术前日）	住院第 3 天（手术日）
主要诊疗工作	制度落实	□ 入院 2 小时内经治医师或值班医师完成接诊 □ 入院 24 小时内主管医师完成检诊 □ 专科会诊（必要时） □ 完成术前准备 □ 组织术前讨论 □ 手术部位标识	□ 经治医师查房（早、晚各 1 次） □ 主诊医师查房 □ 完成术前检查 □ 组织术前讨论 □ 手术部位标识	□ 手术安全核查
	病情评估	□ 经治医师询问病史与体格检查 □ 康复评估 □ 营养评估 □ 心理评估 □ 疼痛评估		
	病历书写	□ 入院 8 小时内完成首次病程记录 □ 入院 24 小时内完成入院记录 □ 完成主管医师查房记录 □ 完成术前讨论、术前小结	□ 完成主诊医师查房记录 □ 完成今日病程记录	□ 术者或第一助手术后 24 小时内完成手术记录（术者签字） □ 术后即刻完成术后首次病程记录
	知情同意	□ 患儿或其家属在入院记录单上签字 □ 术前谈话，告知患儿及其家属病情和围术期注意事项并签署《手术知情同意书》《授权委托书》（患儿本人不能签字时）、《自费用品协议书》（必要时）、《军人目录外耗材审批单》（必要时）	□ 术者术前谈话，告知患儿及其家属病情和围术期注意事项，签署《手术知情同意书》《授权委托书》《自费用品协议书》（必要时）、《军人目录外耗材审批单》（必要时）、《输血同意书》等	□ 告知患儿及其家属手术过程概况及术后注意事项
	手术治疗		□ 预约手术	□ 实施手术（手术安全核查记录、手术清点记录）
	其他	□ 及时通知上级医师检诊 □ 经治医师检查、整理病历资料	□ 术前排除手术禁忌 □ 核对患儿诊疗费用	□ 术后病情交接 □ 观察手术切口及周围情况

重点医嘱	长期医嘱	护理医嘱	□ 按小儿外科护理常规 □ 一级护理	□ 按小儿外科护理常规 □ 一级护理	□ 按小儿外科术后护理常规 □ 一级护理
		处置医嘱	□ 静脉抽血		□ 持续心电、血压、呼吸、血氧饱和度监测 □ 留置引流管并记录引流量
		膳食医嘱	□ 普食	□ 禁食、水（夜间 24 时以后）	□ 禁食、水
		药物医嘱	□ 自带药（必要时）		□ 抗生素
	临时医嘱	检查检验	□ 血常规 □ 尿常规 □ 粪常规 □ 血型 □ 凝血四项 □ 普通生化检验项目 □ 血清术前八项 □ 胸部正位 X 线片 □ 心电图检查（多导心电图）		
		药物医嘱		□ 抗生素（视病情）	□ 抗生素（视病情）
		手术医嘱		□ 常规准备明日在全身麻醉下行骶尾部畸胎瘤切除术	□ 输血（视病情） □ 补液（视病情）
		处置医嘱	□ 静脉抽血	□ 备皮（>30cm²） □ 备血	□ 大换药,必要时
主要护理工作		健康宣教	□ 入院宣教（住院环境、规章制度） □ 进行护理安全指导 □ 进行等级护理、活动范围指导 □ 进行饮食指导 □ 进行关于疾病知识的宣教 □ 检查、检验项目的目的和意义	□ 术前宣教 □ 指导术后康复训练 □ 指导术后注意事项	□ 术后宣教 □ 术后心理疏导 □ 指导术后注意事项

（续　表）

主要护理工作	护理处置	□ 患儿身份核对 □ 佩戴腕带 □ 建立入院病历,通知医师 □ 入院介绍:介绍责任护士、病区环境、设施、规章制度、基础护理服务项目 □ 询问病史,填写护理记录单首页 □ 观察病情 □ 测量基本生命体征 □ 抽血、留取标本 □ 心理护理与生活护理 □ 根据评估结果采取相应的护理措施 □ 通知检查项目及注意事项	□ 术前患儿准备（手术前沐浴、更衣、备皮） □ 检查术前物品准备 □ 与手术室护士交接 □ 心理护理与生活护理 □ 指导并监督患儿治疗与康复训练 □ 遵医嘱用药 □ 根据评估结果采取相应的护理措施 □ 完成护理记录 □ 备血、皮试	□ 晨起测量生命体征并记录,确认有无体温升高、咳嗽等症状 □ 与手术室护士交接病历、影像资料、术中带药等 □ 术前补液（必要时） □ 嘱患儿入手术室前排空膀胱 □ 与手术室护士交接 □ 术后测量生命体征 □ 术后心电监护 □ 术后管道护理 □ 术后心理护理和生活护理
	护理评估	□ 一般评估:生命体征、神志、皮肤、药物过敏史等 □ 专科评估:生活自理能力 □ 风险评估:评估有无跌倒、坠床、褥疮风险	□ 观察患儿情况 □ 评估患儿心理状态 □ 术前生活护理 □ 夜间巡视	□ 评估意识情况 □ 评估伤口疼痛情况 □ 评估术侧足背动脉、肢体皮肤颜色、温度变化,肢体感觉运动情况,并采取相应的护理措施 □ 风险评估:评估有无跌倒、坠床、褥疮、导管滑脱、液体外渗的风险
	专科护理		□ 指导患儿掌握床上翻身的方法	□ 与手术室护士共同评估皮肤、伤口敷料、输液及引流情况
	饮食指导	□ 根据医嘱通知配餐员准备膳食 □ 协助患儿进餐		□ 禁食、水,患儿口干时协助其湿润口唇 □ 患儿排气后,指导其间断、少量饮用温开水
	活动体位	□ 根据护理等级指导活动		□ 根据护理等级指导活动 □ 根据手术及麻醉方式,安置患儿取合适体位 □ 指导患儿掌握床上翻身的方法
	洗浴要求	□ 协助患儿洗澡、更换病号服		
病情变异记录		□ 无　　□ 有,原因: □ 患儿　□ 疾病　□ 医疗 □ 护理　□ 保障　□ 管理	□ 无　　□ 有,原因: □ 患儿 □ 疾病 □ 医疗 □ 护理 □ 保障 □ 管理	□ 无　　□ 有,原因: □ 患儿　□ 疾病　□ 医疗 □ 护理　□ 保障　□ 管理
护士签名		白班 / 小夜班 / 大夜班	白班 / 小夜班 / 大夜班	白班 / 小夜班 / 大夜班

		住院第 4 天（术后第 1 天）	住院第 5 天（术后第 2 天）	住院第 6 天（术后第 3 天）
医师签名				
时间		住院第 4 天（术后第 1 天）	住院第 5 天（术后第 2 天）	住院第 6 天（术后第 3 天）
主要诊疗工作	制度落实	□ 手术医师查房 □ 专科会诊（必要时）	□ 三级医师查房制度	□ 三级医师查房制度
	病情评估			
	病历书写	□ 术后首日病程记录	□ 完成今日病程记录	□ 完成今日病程记录
	知情同意			
	手术治疗			
	其他	□ 观察切口情况，是否存在渗出、红肿等情况 □ 观察生命体征等 □ 复查血常规、C 反应蛋白、IL-6、红细胞沉降率、生化检验项目	□ 观察切口情况，是否存在渗出、红肿等情况 □ 观察病情变化，及时对症处理 □ 核对患儿治疗费用	□ 观察切口情况，是否存在渗出、红肿等情况 □ 观察生命体征等 □ 复查血常规、C 反应蛋白、IL-6、红细胞沉降率、生化检验项目
重点医嘱	长期医嘱　护理医嘱	□ 按小儿外科术后护理常规 □ 一级护理	□ 按小儿外科术后护理常规 □ 一级护理	□ 按小儿外科术后护理常规 □ 一级护理
	长期医嘱　处置医嘱	□ 持续心电、血压、呼吸、血氧饱和度监测 □ 持续引流管并记录引流量	□ 持续心电、血压、呼吸、血氧饱和度监测 □ 持续引流管并记录引流量	□ 持续心电、血压、呼吸、血氧饱和度监测 □ 持续引流管并记录引流量
	长期医嘱　膳食医嘱	□ 流食	□ 半流食	□ 半流食
	长期医嘱　药物医嘱			
	临时医嘱　检查检验	□ 血常规 □ 凝血四项 □ 普通生化检验项目		□ 血常规 □ 凝血四项 □ 普通生化检验项目
	临时医嘱　药物医嘱	□ 抗生素（视病情） □ 补钾（必要时） □ 补白蛋白（必要时） □ 输血（必要时）	□ 抗生素（视病情） □ 补钾（必要时） □ 补白蛋白（必要时） □ 输血（必要时）	□ 抗生素（视病情） □ 补钾（必要时） □ 补白蛋白（必要时） □ 输血（必要时）
	临时医嘱　手术医嘱			
	临时医嘱　处置医嘱	□ 大换药（必要时）	□ 大换药（必要时）	□ 大换药（必要时）

（续　表）

主要护理工作	健康宣教	☐ 告知患儿护理风险 ☐ 进行褥疮预防知识宣教	☐ 告知患儿护理风险 ☐ 进行褥疮预防知识宣教	☐ 告知患儿护理风险 ☐ 进行褥疮预防知识宣教
	护理处置	☐ 按一级护理要求完成基础护理项目 ☐ 监测生命体征 ☐ 留取标本 ☐ 观察伤口疼痛情况，检测镇痛泵运转情况 ☐ 观察静脉输液情况 ☐ 观察引流管情况 ☐ 妥善固定各类管道 ☐ 观察伤口敷料，有渗出时及时报告医师处理 ☐ 术后心理护理与生活护理	☐ 按一级护理要求完成基础护理项目 ☐ 监测生命体征 ☐ 留取标本 ☐ 观察伤口疼痛情况，检测镇痛泵运转情况 ☐ 观察静脉输液情况 ☐ 观察引流管情况 ☐ 妥善固定各类管道 ☐ 观察伤口敷料，有渗出时及时报告医师处理 ☐ 术后心理护理与生活护理	☐ 按一级护理要求完成基础护理项目 ☐ 监测生命体征 ☐ 留取标本 ☐ 观察伤口疼痛情况，检测镇痛泵运转情况 ☐ 观察静脉输液情况 ☐ 观察引流管情况 ☐ 妥善固定各类管道 ☐ 观察伤口敷料，有渗出时及时报告医师处理 ☐ 术后心理护理与生活护理
	护理评估	☐ 评估患儿感觉、运动情况，有异常时立即报告医师处理 ☐ 评估褥疮风险	☐ 观察患儿情况 ☐ 评估患儿心理状态 ☐ 夜间巡视	☐ 评估意识情况 ☐ 评估伤口疼痛情况 ☐ 评估术侧足背动脉、肢体皮肤颜色、温度变化，肢体感觉运动情况，并采取相应的护理措施 ☐ 风险评估：评估有无跌倒、坠床、褥疮、导管滑脱、液体外渗的风险
	专科护理	☐ 指导患儿术后体位摆放及功能锻炼 ☐ 指导患儿进行自主排尿训练 ☐ 指导患儿进行床上翻身 ☐ 进行防褥疮护理	☐ 指导患儿术后体位摆放及功能锻炼 ☐ 指导患儿进行自主排尿训练 ☐ 指导患儿进行床上翻身 ☐ 进行防褥疮护理	☐ 指导患儿术后体位摆放及功能锻炼 ☐ 指导患儿进行床上翻身 ☐ 进行防褥疮护理
	饮食指导	☐ 根据医嘱通知配餐员准备膳食 ☐ 协助患儿进餐	☐ 协助患儿进餐	☐ 协助患儿进餐
	活动体位	☐ 根据护理等级指导活动	☐ 根据护理等级指导活动	☐ 根据护理等级指导活动
	洗浴要求	☐ 协助患儿洗澡、更换病号服	☐ 协助患儿洗澡、更换病号服	☐ 协助患儿洗澡、更换病号服
病情变异记录		☐ 无　　☐ 有，原因： ☐ 患儿　☐ 疾病　☐ 医疗 ☐ 护理　☐ 保障　☐ 管理	☐ 无　　☐ 有，原因： ☐ 患儿　☐ 疾病　☐ 医疗 ☐ 护理　☐ 保障　☐ 管理	☐ 无　　☐ 有，原因： ☐ 患儿　☐ 疾病　☐ 医疗 ☐ 护理　☐ 保障　☐ 管理
护士签名		白班　小夜班　大夜班	白班　小夜班　大夜班	白班　小夜班　大夜班
医师签名				

（续　表）

时间		住院第 7 天（术后第 4 天）	住院第 8 天（出院日）
主要诊疗工作	制度落实	☐ 三级医师查房制度 ☐ 专科会诊（必要时）	☐ 三级医师查房制度 ☐ 上级医师查房（主管医师、主诊医师查房）进行手术及伤口评估，确定有无手术并发症和伤口愈合不良情况，明确是否出院
	病情评估		
	病历书写	☐ 完成今日病程记录	☐ 出院后 24 小时内完成出院记录 ☐ 出院后 24 小时内完成病案首页 ☐ 开具出院介绍信 ☐ 开具诊断证明书
	知情同意		☐ 向患儿交代出院后的注意事项（复诊的时间、地点，紧急情况时的处理等）
	手术治疗		
	其他	☐ 观察切口情况，是否存在渗出、红肿等情况 ☐ 观察生命体征等	☐ 出院带药 ☐ 门诊复查 ☐ 随诊
重点医嘱	长期医嘱 护理医嘱	☐ 按小儿外科术后护理常规 ☐ 一级护理	
	长期医嘱 处置医嘱		
	长期医嘱 膳食医嘱	☐ 普食	☐ 普食
	长期医嘱 药物医嘱		
	临时医嘱 检查检验		
	临时医嘱 药物医嘱	☐ 抗生素（视病情） ☐ 补钾（必要时） ☐ 补白蛋白（必要时） ☐ 输血（必要时）	
	临时医嘱 手术医嘱		
	临时医嘱 处置医嘱	☐ 拆线 ☐ 拔除引流管 ☐ 大换药	

（续　表）

主要护理工作	健康宣教	☐ 告知患儿护理风险 ☐ 进行褥疮预防知识宣教	☐ 告知患儿避免剧烈活动
	护理处置	☐ 按一级护理要求完成基础护理项目 ☐ 监测生命体征 ☐ 留取标本 ☐ 观察伤口疼痛情况,检测镇痛泵运转情况 ☐ 观察静脉输液情况 ☐ 观察引流情况 ☐ 观察伤口敷料,有渗出时及时报告医师处理 ☐ 术后心理护理与生活护理	☐ 根据护理等级完成基础护理项目 ☐ 观察伤口敷料,有渗出时及时报告医师处理 ☐ 观察患儿情况 ☐ 协助患儿家属办理出院手续 ☐ 指导并监督患儿活动 ☐ 整理床单位
	护理评估	☐ 评估患儿感觉、运动情况,有异常时立即报告医师处理 ☐ 评估褥疮风险	☐ 评估患儿生命体征,有异常时立即报告医师处理
	专科护理	☐ 指导患儿术后体位摆放及功能锻炼 ☐ 指导患儿进行自主排尿训练 ☐ 指导患儿进行床上翻身 ☐ 进行防褥疮护理	☐ 告知患儿出院后注意事项并附书面出院指导 1 份
	饮食指导	☐ 根据医嘱通知配餐员准备膳食 ☐ 协助患儿进餐	
	活动体位	☐ 根据护理等级指导活动	☐ 根据护理等级指导活动
	洗浴要求	☐ 协助患儿洗澡、更换病号服	
病情变异记录		☐ 无　　☐ 有,原因: ☐ 患儿　☐ 疾病　☐ 医疗 ☐ 护理　☐ 保障　☐ 管理	☐ 无　　☐ 有,原因: ☐ 患儿　☐ 疾病　☐ 医疗 ☐ 护理　☐ 保障　☐ 管理
护士签名		白班　　小夜班　　大夜班	白班　　小夜班　　大夜班
医师签名			

卵巢囊肿行卵巢囊肿切除术临床路径

一、卵巢囊肿行卵巢囊肿切除术临床路径标准住院流程

(一)适用对象

第一诊断为卵巢囊肿(ICD-10:N83.201),行卵巢囊肿切除术(ICD-9-CM-3:65.2907)的患儿。

(二)诊断依据

根据《临床诊疗指南——小儿外科学分册》(中华医学会编著,人民卫生出版社),《临床技术操作规范——小儿外科学分册》(中华医学会编著,人民军医出版社)。

(三)治疗方案的选择

根据《临床诊疗指南——小儿外科学分册》(中华医学会编著,人民卫生出版社)和《临床技术操作规范——小儿外科学分册》(中华医学会编著,人民军医出版社),行卵巢囊肿切除术。

(四)标准住院日为 8 天

(五)进入路径标准

1. 第一诊断必须符合卵巢囊肿(ICD-10：N83.201)行卵巢囊肿切除术(ICD-9-CM-3：65.2907)。

2. 无须超声引导下穿刺活检、开放活检或术前化疗的患儿,可以进入路径。

3. 已排除其他畸形或综合征,可进行手术的患儿,进入路径。

4. 当患儿同时具有其他疾病诊断,但在住院期间不需要特殊处理也不影响第一诊断的临床路径实施时,可以进入路径。

(六)术前准备为 1～2 天

1. 必须检查的项目

(1)实验室检查:血型、血常规、尿常规、粪常规、普通生化检验项目、凝血功能、感染性疾病筛查。

(2)心电图、X 线胸片(正位)检查。

(3)超声检查。

2. 根据病情选择的项目

(1)超声心动图(心电图异常者)。

(2)CT。

(3)MRI。

3. 术前评估　术前 24 小时内完成术前病情评估,完成必要的检查,做出术前小结、术前讨论。

4. 营养评估　根据《解放军总医院新入院患儿营养风险筛查表(NRS-2002)》为新入院患儿进行营养评估,评分≥3 分者给予处置,必要时申请营养科医师会诊。

5. 心理评估　根据新入院患儿情况申请心理科医师会诊。

6. 疼痛评估　根据《VAS 评分》实施疼痛评估,评分＞7 分者给予处置,必要时请疼痛科医师会诊。

7. 康复评估　根据《入院患儿康复筛查和评估表》,在新入院患儿入院后 24 小时内进行康复筛查和评估。任何一项结果为"是",则申请康复科医师会诊。

(七)预防性抗菌药物选择与使用时机

抗菌药物使用:按照《抗菌药物临床应用指导原则(2015 年版)》执行,并结合患儿的病情决定抗菌药物的选择与使用时间。

(八)手术日为住院第 3 天

1. 麻醉方式　全身麻醉。

2. 手术方式　卵巢囊肿切除术。

3. 术中用药　麻醉常规用药。

4. 输血　通常不需输血。

(九)术后住院恢复 5 天

1. 术后需要复查的项目　根据患儿病情决定。

2. 术后用药　抗菌药物使用按照《抗菌药物临床应用指导原则(2015 年版)》执行,并结合患儿的病情决定抗菌药物的选择与使用时间。

(十)出院标准

1. 患儿一般情况良好。

2. 没有需要住院处理的并发症。

(十一)变异及原因分析

1. 住院治疗期间,发现术前检查结果有手术禁忌证的患儿,进入其他路径。
2. 围术期并发症等造成住院日延长和费用增加。
3. 术后有淋巴瘘等并发症,进入其他路径。

二、卵巢囊肿行卵巢囊肿切除术临床路径表单

适用对象	第一诊断为卵巢囊肿(ICD-10:N83.201),行卵巢囊肿切除术(ICD-9-CM-3:65.2907)的患儿		
患儿基本信息	姓名:____ 性别:____ 年龄:____ 门诊号:____ 住院号:_____ 过敏史:_____ 住院日期:____年____月____日 出院日期:____年____月____日		标准住院日:8天
时间		住院第1天	住院第2天(术前日)	住院第3天(手术日)
---	---	---	---	---
主要诊疗工作	制度落实	□ 入院2小时内经治医师或值班医师完成接诊 □ 入院后24小时内主管医师完成检诊 □ 专科会诊(必要时)	□ 经治医师查房(早、晚各1次) □ 主诊医师查房 □ 完成术前准备 □ 组织术前讨论 □ 手术部位标识	□ 手术安全核查
	病情评估	□ 经治医师询问病史及体格检查 □ 营养评估 □ 心理评估		
	病历书写	□ 入院8小时内完成首次病程记录 □ 入院24小时内完成入院记录	□ 完成主诊医师查房记录 □ 完成术前讨论、术前小结	□ 术者或第一助手术后24小时内完成手术记录(术者签字) □ 术后即刻完成术后首次病程记录
	知情同意	□ 病情告知 □ 患儿及其家属签署《授权委托书》 □ 患儿或其家属在入院记录单上签字	□ 术者术前谈话,告知患儿及其家属病情和围术期注意事项,签署《手术知情同意书》《授权委托书》《自费用品协议书》(必要时)、《军人目录外耗材审批单》(必要时)、《输血同意书》等	□ 告知患儿及其家属手术过程概况及术后注意事项
	手术治疗		□ 预约手术	□ 实施手术(手术安全核查记录、手术清点记录)
	其他	□ 及时通知上级医师检诊 □ 经治医师检查、整理病历资料	□ 核对患儿诊疗费用	□ 术后病情交接 □ 观察手术切口及周围情况

重点医嘱	长期医嘱	护理医嘱	□ 按小儿外科护理常规 □ 一级护理	□ 按小儿外科护理常规 □ 一级护理	□ 按小儿外科术后护理常规 □ 一级护理
		处置医嘱			□ 持续心电、血压、呼吸、血氧饱和度监测 □ 留置导尿管并记录尿量 □ 留置切口引流管并记录引流量 □ 持续低流量吸氧
		膳食医嘱	□ 普食	□ 禁食、水（夜间 24 时以后）	
		药物医嘱	□ 自带药（必要时）		□ 镇痛 □ 消肿 □ 镇吐、保胃 □ 抗生素
	临时医嘱	检查检验	□ 血常规（含 C 反应蛋白＋IL-6） □ 尿常规 □ 粪常规 □ 凝血四项 □ 血清术前八项 □ 红细胞沉降率 □ 血型 □ 胸部正位 X 线片 □ 心电图检查（多导心电图） □ 超声心动图（必要时）		
		药物医嘱		□ 抗生素（视病情）	
		手术医嘱		□ 常规准备明日在全身麻醉下行卵巢囊肿切除术	
		处置医嘱	□ 静脉抽血	□ 备血 □ 备皮（>30cm^2）	□ 输血（视病情） □ 补液（视病情） □ 拔除导尿管（必要时）
主要护理工作		健康宣教	□ 入院宣教（住院环境、规章制度） □ 进行护理安全指导 □ 进行等级护理、活动范围指导 □ 进行饮食指导 □ 进行关于疾病知识的宣教 □ 检查、检验项目的目的和意义	□ 术前宣教	□ 术后宣教 □ 术后心理疏导 □ 指导术后注意事项

（续　表）

主要护理工作	护理处置	☐ 患儿身份核对 ☐ 佩戴腕带 ☐ 建立入院病历，通知医师 ☐ 入院介绍：介绍责任护士，病区环境、设施、规章制度、基础护理服务项目 ☐ 询问病史，填写护理记录单首页 ☐ 观察病情 ☐ 测量基本生命体征 ☐ 抽血、留取标本 ☐ 心理护理与生活护理 ☐ 根据评估结果采取相应的护理措施 ☐ 通知检查项目及检查注意事项	☐ 术前患儿准备（手术前沐浴、更衣、备皮） ☐ 检查术前物品准备 ☐ 指导患儿准备手术后所需用品，贵重物品交由家属保管 ☐ 指导患儿进行肠道准备并检查准备效果 ☐ 测量基本生命体征 ☐ 备血、皮试	☐ 晨起测量生命体征并记录 ☐ 确认无感冒症状 ☐ 与手术室护士交接病历、影像资料、术中带药等 ☐ 术前补液（必要时） ☐ 嘱患儿入手术室前排空膀胱 ☐ 与手术室护士交接 ☐ 术后测量生命体征 ☐ 术后心电监护 ☐ 各类管道护理 ☐ 术后心理护理与生活护理
	风险评估	☐ 一般评估：生命体征、神志、皮肤、药物过敏史等 ☐ 风险评估：评估有无跌倒、坠床、褥疮风险 ☐ 心理评估 ☐ 营养评估	☐ 评估患儿心理状态	☐ 评估意识情况 ☐ 评估伤口疼痛情况 ☐ 风险评估：评估有无跌倒、坠床、褥疮、导管滑脱、液体外渗的风险
	专科护理	☐ 向患儿介绍科室环境 ☐ 介绍经治医师、主管医师及主诊医师的情况	☐ 指导患儿掌握床上翻身的方法 ☐ 指导患儿掌握床上排尿、排便的方法	☐ 与手术室护士共同评估皮肤、伤口敷料、输液及引流情况
	饮食指导	☐ 根据医嘱通知配餐员准备膳食 ☐ 协助患儿进餐	☐ 通知患儿夜间24时以后禁食、水	☐ 禁食、水，患儿口干时协助其湿润口唇 ☐ 患儿排气后，指导其间断、少量饮用温开水
	活动体位	☐ 根据护理等级指导活动		☐ 根据手术及麻醉方式，安置患儿取合适体位 ☐ 指导患儿掌握床上翻身的方法
	洗浴要求	☐ 协助患儿洗澡、更换病号服	☐ 协助患儿晨、晚间护理	
病情变异记录		☐ 无　☐ 有，原因： ☐ 患儿 ☐ 疾病 ☐ 医疗 ☐ 护理 ☐ 保障 ☐ 管理	☐ 无　☐ 有，原因： ☐ 患儿 ☐ 疾病 ☐ 医疗 ☐ 护理 ☐ 保障 ☐ 管理	☐ 无　☐ 有，原因： ☐ 患儿 ☐ 疾病 ☐ 医疗 ☐ 护理 ☐ 保障 ☐ 管理
护士签名		白班　小夜班　大夜班	白班　小夜班　大夜班	白班　小夜班　大夜班
医师签名				

（续 表）

时间			住院第 4 天（术后第 1 天）	住院第 5 天（术后第 2 天）	住院第 6 天（术后第 3 天）
主要诊疗工作	制度落实		□ 手术医师查房 □ 专科会诊（必要时）		□ 主诊医师查房
	病情评估				
	病历书写		□ 术后首日病程记录	□ 术后第 2 天病程记录	□ 术后第 3 天病程记录
	知情同意				
	手术治疗				
	其他		□ 根据引流量拔除引流管 □ 观察伤口情况，是否存在渗出、红肿等情况 □ 观察体温、血压等 □ 复查血常规、C 反应蛋白、IL-6、红细胞沉降率、生化检验项目	□ 观察伤口情况，是否存在渗出、红肿等情况 □ 根据患儿情况，如贫血严重及时输血，低蛋白血症、低钾血症及时补充蛋白、补钾	□ 观察伤口情况，是否存在渗出、红肿等情况 □ 复查血常规、C 反应蛋白、IL-6、红细胞沉降率、生化检验项目（如贫血严重及时输血，低蛋白血症、低钾血症及时补充蛋白、补钾）
重点医嘱	长期医嘱	护理医嘱	□ 按小儿外科术后护理常规 □ 一级护理	□ 按小儿外科术后护理常规 □ 一级护理	□ 按小儿外科术后护理常规 □ 一级护理
		处置医嘱	□ 更换切口引流袋并记录引流量		
		膳食医嘱	□ 饮食医嘱（普食/半流食/流食/低盐、低脂饮食）		
		药物医嘱	□ 抗生素	□ 抗生素	□ 抗生素
	临时医嘱	检查检验	□ 复查血常规、C 反应蛋白、IL-6、红细胞沉降率、生化检验项目		□ 复查血常规、C 反应蛋白、IL-6、红细胞沉降率、生化检验项目
		药物医嘱	□ 镇吐 □ 补钾（必要时） □ 补白蛋白（必要时） □ 输血（必要时）	□ 镇痛（必要时） □ 补钾（必要时） □ 补白蛋白（必要时） □ 输血（必要时）	□ 镇痛（必要时） □ 补钾（必要时） □ 补白蛋白（必要时） □ 输血（必要时）
		手术医嘱			
		处置医嘱	□ 大换药（必要时） □ 拔除切口引流管（必要时） □ 拔除导尿管（必要时）	□ 大换药（必要时）	□ 大换药（必要时） □ 功能锻炼

（续　表）

主要护理工作	健康宣教	☐ 告知患儿护理风险 ☐ 进行褥疮预防知识宣教	☐ 褥疮预防知识宣教 ☐ 跌倒预防知识宣教	
	护理处置	☐ 按一级护理要求完成基础护理项目 ☐ 监测生命体征 ☐ 留取标本 ☐ 观察伤口疼痛情况,检测镇痛泵运转情况 ☐ 观察静脉输液情况 ☐ 观察留置尿管引流情况 ☐ 妥善固定各类管道 ☐ 观察伤口引流情况,并记录引流液的量及性状 ☐ 观察伤口敷料,有渗出时立即报告医师处理 ☐ 术后心理护理与生活护理	☐ 按护理等级完成基础护理项目 ☐ 监测生命体征 ☐ 观察伤口疼痛情况,检测镇痛泵运转情况 ☐ 观察静脉输液情况 ☐ 妥善固定各类管道 ☐ 观察伤口敷料,有渗出时立即报告医师处理观察患儿情况 ☐ 提供基础护理服务 ☐ 术后心理护理与生活护理	☐ 按护理等级完成基础护理项目 ☐ 根据排便情况采取通便措施 ☐ 留取标本 ☐ 观察伤口敷料,有渗出时立即报告医师处理 ☐ 观察静脉输液情况,停用镇痛泵 ☐ 术后心理护理与生活护理
	护理评估	☐ 评估褥疮风险	☐ 评估跌倒风险 ☐ 评估褥疮风险	☐ 评估褥疮风险
	专科护理	☐ 指导患儿术后体位摆放及功能锻炼 ☐ 指导患儿正确使用抗血栓压力带 ☐ 指导患儿进行自主排尿训练 ☐ 指导患儿进行床上翻身 ☐ 进行防褥疮护理	☐ 指导患儿术后体位摆放及功能锻炼 ☐ 指导患儿进行自主排尿训练 ☐ 指导患儿进行床上翻身 ☐ 防褥疮护理	☐ 防褥疮护理 ☐ 防跌倒护理
	饮食指导	☐ 根据医嘱通知配餐员准备膳食 ☐ 协助患儿进餐	☐ 协助患儿进餐	☐ 协助患儿进餐
	活动体位			
病情变异记录		☐ 无　　☐ 有,原因: ☐ 患儿 ☐ 疾病 ☐ 医疗 ☐ 护理 ☐ 保障 ☐ 管理	☐ 无　　☐ 有,原因: ☐ 患儿 ☐ 疾病 ☐ 医疗 ☐ 护理 ☐ 保障 ☐ 管理	☐ 无　　☐ 有,原因: ☐ 患儿 ☐ 疾病 ☐ 医疗 ☐ 护理 ☐ 保障 ☐ 管理
护士签名		白班　小夜班　大夜班	白班　小夜班　大夜班	白班　小夜班　大夜班
医师签名				

（续 表）

时间		住院第 7 天（术后第 4 天）	住院第 8 天（出院日）
主要诊疗工作	制度落实	□ 上级医师查房（主管医师查房，每日 1 次） □ 专科会诊（必要时）	□ 上级医师查房（主管医师、主诊医师查房）进行手术及伤口评估，确定有无手术并发症和伤口愈合不良情况，明确是否出院
	病情评估		
	病历书写	□ 出院前一天有上级医师指示出院的病程记录	□ 出院后 24 小时内完成出院记录 □ 出院后 24 小时内完成病案首页 □ 开具出院介绍信 □ 开具诊断证明书
	知情同意		□ 向患儿交代出院后的注意事项（复诊的时间、地点，发生紧急情况时及时处理等）
	手术治疗		
	其他	□ 观察伤口情况，是否存在渗出、红肿等情况 □ 根据患儿情况，如贫血严重及时输血，低蛋白血症、低钾血症及时补充蛋白、补钾	□ 复查血常规、C 反应蛋白、IL-6、红细胞沉降率、生化检验项目 □ 出院带药 □ 嘱患儿拆线、换药（根据出院时间决定） □ 门诊复查 □ 如有不适，随时来诊
重点医嘱	长期医嘱 护理医嘱		
	处置医嘱		
	膳食医嘱		
	药物医嘱	□ 抗生素	
	临时医嘱 检查检验		□ 复查血常规、C 反应蛋白、IL-6、红细胞沉降率、生化检验项目
	药物医嘱	□ 镇痛（必要时） □ 补钾（必要时） □ 补白蛋白（必要时） □ 输血（必要时）	
	手术医嘱		
	处置医嘱	□ 大换药（必要时）	□ 大换药 □ 出院

（续　表）

主要护理工作	健康宣教		☐ 告知患儿必须在他人的协助下方可下床活动
	护理处置	☐ 按护理等级完成基础护理项目 ☐ 根据排便情况采取通便措施 ☐ 观察伤口敷料,有渗出时立即报告医师处理 ☐ 术后心理护理与生活护理	☐ 按护理等级完成基础护理项目 ☐ 观察伤口敷料,有渗出时立即报告医师处理 ☐ 观察患儿情况 ☐ 协助患儿家属办理出院手续 ☐ 指导并监督患儿活动 ☐ 整理床单位
	风险评估	☐ 评估跌倒风险 ☐ 评估褥疮风险	☐ 评估患儿生命体征,有异常时立即报告医师处理 ☐ 评估跌倒风险 ☐ 评估褥疮风险
	专科护理	☐ 指导患儿术后如何在门诊复查 ☐ 防褥疮护理 ☐ 防跌倒护理	☐ 告知患儿出院后注意事项并附书面出院指导 1 份
	饮食指导		
	活动体位		
病情变异记录		☐ 无　　☐ 有,原因: ☐ 患儿　☐ 疾病　☐ 医疗 ☐ 护理　☐ 保障　☐ 管理	☐ 无　　☐ 有,原因: ☐ 患儿　☐ 疾病　☐ 医疗 ☐ 护理　☐ 保障　☐ 管理
护士签名		白班　　小夜班　　大夜班	白班　　小夜班　　大夜班
医师签名			

第三章 胃 肠

先天性肥大性幽门狭窄行幽门环肌切开术临床路径

一、先天性肥大性幽门狭窄行幽门环肌切开术临床路径标准住院流程

(一)适用对象

第一诊断为先天性肥大性幽门狭窄(ICD-10:Q40.001)行幽门环肌切开术(ICD-9-CM-3:44.2102)的患儿。

(二)诊断依据

根据《临床诊疗指南——小儿外科学分册》(中华医学会编著,人民卫生出版社)和《临床技术操作规范——小儿外科学分册》(中华医学会编著,人民军医出版社)。

典型的先天性肥大性幽门狭窄外观:重度营养不良,脱水貌,上腹部膨隆,可见胃肠形或蠕动波。

(三)治疗方案的选择

根据《临床诊疗指南——小儿外科学分册》(中华医学会编著,人民卫生出版社)和《临床技术操作规范——小儿外科学分册》(中华医学会编著,人民军医出版社),行幽门环肌切开术。

(四)标准住院日为 8 天

(五)进入路径标准

1. 第一诊断必须符合先天性肥大性幽门狭窄(ICD-10:Q40.001)行幽门环肌切开术(ICD-9-CM-3:44.2102)。

2. 不伴有其他疾病,并且术前检查正常的病例,可以进入路径。

3. 当患儿同时具有其他疾病诊断,但在住院期间不需要特殊处理也不影响第一诊断的临床路径实施时,可以进入路径。

(六)术前准备 2 天

1. 必须检查的项目

(1)实验室检查:血常规、尿常规、肝功能、肾功能、电解质、凝血功能、感染性疾病筛查。

(2)心电图、X 线胸片(正位)、超声、上消化道钡剂检查。

2. 根据病情选择的项目

(1)C 反应蛋白。

(2)心肌酶。

（3）超声心动图（心电图异常者）。

3. 术前评估　术前 24 小时内完成术前病情评估，完成必要的检查，做出术前小结、术前讨论。

4. 营养评估　根据《解放军总医院新入院患儿营养风险筛查表（NRS-2002）》为新入院患儿进行营养评估，评分≥3 分者给予处置，必要时申请营养科医师会诊。

5. 心理评估　根据新入院患儿情况申请心理科医师会诊。

6. 疼痛评估　根据《VAS 评分》实施疼痛评估，评分＞7 分者给予处置，必要时请疼痛科医师会诊。

7. 康复评估　根据《入院患儿康复筛查和评估表》在新入院患儿入院后 24 小时内进行康复筛查和评估。任何一项结果为"是"，则申请康复科医师会诊。

（七）预防性抗菌药物选择与使用时机

抗菌药物使用：按照《抗菌药物临床应用指导原则（2015 年版）》执行，并结合患儿的病情决定抗菌药物的选择与使用时间。

（八）手术日为住院第 3 天

1. 麻醉方式　全身麻醉。

2. 手术方式　幽门环肌切开术。

3. 术中用药　麻醉常规用药。

4. 输血　通常无须输血。

（九）术后住院恢复 5 天

1. 术后需要复查的项目　根据患儿病情决定。

2. 术后用药　抗菌药物使用按照《抗菌药物临床应用指导原则（2015 年版）》执行，并结合患儿的病情决定抗菌药物的选择与使用时间。

（十）出院标准

1. 患儿一般情况良好，吃奶好，无呕吐。

2. 没有需要住院处理的并发症。

（十一）变异及原因分析

1. 住院治疗期间，发现合并其他疾病，进入其他路径。

2. 围术期并发症等造成住院日延长和费用增加。术前因营养状态极差，脱水、酸中毒严重需补液营养者。

二、先天性肥厚性幽门梗阻行幽门环肌切开术临床路径表单

适用对象	第一诊断为先天性肥大性幽门狭窄(ICD-10:Q40.001)行幽门环肌切开术(ICD-9-CM-3:44.2102)的患儿	
患儿基本信息	姓名:_____　性别:____　年龄:____　门诊号:____ 住院号:_____　过敏史:_____ 住院日期:____年____月____日 出院日期:____年____月____日	标准住院日:8 天

时间		住院第 1 天	住院第 2 天(术前日)	住院第 3 天(手术日)
主要诊疗工作	制度落实	□ 入院 2 小时内经治医师或值班医师完成接诊 □ 入院后 24 小时内主管医师完成检诊 □ 专科会诊(必要时)	□ 经治医师查房(早、晚各 1 次) □ 主诊医师查房 □ 完成术前准备 □ 组织术前讨论 □ 手术部位标识	□ 手术安全核查
	病情评估	□ 经治医师询问病史及体格检查 □ 营养评估 □ 心理评估	□ 症状、体征有无变化 □ 各项术前常规检查,有无手术禁忌证 □ 是否需要其他科室会诊 □ 是否需要备血	□ 症状、体征有无变化(有无发热等需要临时停手术的情况)
	病历书写	□ 入院 8 小时内完成首次病程记录 □ 入院 24 小时内完成入院记录	□ 完成主诊医师查房记录 □ 完成术前讨论、术前小结	□ 术者或第一助手术后 24 小时内完成手术记录(术者签字) □ 术后即刻完成术后首次病程记录
	知情同意	□ 病情告知 □ 患儿及其家属签署《授权委托书》 □ 患儿或其家属在入院记录单上签字	□ 术者术前谈话,告知患儿及其家属病情和围术期注意事项,签署《手术知情同意书》《授权委托书》《自费用品协议书》(必要时)、《军人目录外耗材审批单》(必要时)等	□ 告知患儿及其家属手术过程概况及术后注意事项
	手术治疗		□ 预约手术	□ 实施手术(手术安全核查记录、手术清点记录)
	其他	□ 及时通知上级医师检诊 □ 经治医师检查、整理病历资料	□ 核对患儿诊疗费用	□ 术后病情交接 □ 观察手术切口及周围情况

长期医嘱	护理医嘱	□ 按小儿外科护理常规 □ 一级护理	□ 按小儿外科护理常规 □ 一级护理	□ 按小儿外科术后护理常规 □ 一级护理
	处置医嘱	□ 持续胃肠减压 □ 雾化吸入 □ 应用输液泵 □ 留置针穿刺		□ 持续心电、血压、呼吸、血氧饱和度监测 □ 应用输液泵 □ 留置导尿管并记录尿量 □ 持续胃肠减压并冲洗 □ 雾化吸入
	膳食医嘱	□ 禁食、水	□ 禁食、水	□ 禁食、水
	药物医嘱			□ 抗生素
重点医嘱 / **临时医嘱**	检查检验	□ 血常规（含 C 反应蛋白＋IL-6） □ 尿常规 □ 粪常规 □ 凝血四项 □ 血清术前八项 □ 生化检验项目 □ 血型 □ 胸部正位 X 线片 □ 心电图检查（多导心电图） □ 超声心动图（必要时）		
	药物医嘱	□ 周围静脉营养或中心静脉营养（必要时）	□ 抗生素（视病情） □ 硫酸阿托品注射液，术前应用	□ 周围静脉营养 □ 出现咖啡色胃液时临时应用冰盐水洗胃或抑制胃酸分泌的药物 □ 维生素 K_1
	手术医嘱		□ 常规准备明日在全身麻醉下行剖腹探查、幽门环肌切开术	
	处置医嘱	□ 静脉抽血	□ 备血 □ 备皮（＞30cm²） □ 抗生素皮试 □ 置胃管（术晨 7:30） □ 维生素 K_1	□ 输血（视病情） □ 补液 □ 维生素 K_1
主要护理工作	健康宣教	□ 入院宣教（住院环境、规章制度） □ 进行护理安全指导 □ 进行等级护理、活动范围指导 □ 进行饮食指导 □ 进行关于疾病知识的宣教 □ 检查、检验项目的目的和意义	□ 术前宣教	□ 术后宣教 □ 术后心理疏导 □ 指导术后注意事项

（续表）

主要护理工作	护理处置	☐ 患儿身份核对 ☐ 佩戴腕带 ☐ 建立入院病历,通知医师 ☐ 入院介绍:介绍责任护士,病区环境、设施、规章制度、基础护理服务项目 ☐ 询问病史,填写护理记录单首页 ☐ 观察病情 ☐ 测量基本生命体征 ☐ 抽血、留取标本 ☐ 心理护理与生活护理 ☐ 根据评估结果采取相应的护理措施 ☐ 通知检查项目及检查注意事项	☐ 术前患儿准备(手术前沐浴、更衣、备皮) ☐ 检查术前物品准备 ☐ 指导患儿准备手术后所需用品,贵重物品交由家属保管 ☐ 测量基本生命体征 ☐ 备血、皮试	☐ 晨起测量生命体征并记录 ☐ 确认无感冒症状 ☐ 与手术室护士交接病历、影像资料、术中带药等 ☐ 术前补液(必要时) ☐ 嘱患儿入手术室前排空膀胱 ☐ 与手术室护士交接 ☐ 术后测量生命体征 ☐ 术后心电监护 ☐ 各类管道护理 ☐ 术后心理护理与生活护理
	风险评估	☐ 一般评估:生命体征、神志、皮肤、药物过敏史等 ☐ 风险评估:评估有无跌倒、坠床、褥疮风险 ☐ 心理评估 ☐ 营养评估	☐ 评估患儿心理状态	☐ 评估意识情况 ☐ 评估伤口疼痛情况 ☐ 风险评估:评估有无跌倒、坠床、褥疮、导管滑脱、液体外渗的风险
	专科护理	☐ 向患儿及其家属介绍科室环境 ☐ 介绍经治医师、主管医师及主诊医师的情况	☐ 指导患儿掌握床上翻身的方法 ☐ 指导患儿掌握床上排尿、排便的方法	☐ 与手术室护士共同评估皮肤、伤口敷料、输液及引流情况
	饮食指导	☐ 禁食、水	☐ 禁食、水	☐ 禁食、水,患儿口干时协助其湿润口唇 ☐ 患儿排气后,指导其间断、少量饮用温开水
	活动体位	☐ 根据护理等级指导活动		☐ 根据手术及麻醉方式,安置患儿取合适体位 ☐ 指导患儿掌握床上翻身的方法
	洗浴要求	☐ 协助患儿洗澡、更换病号服	☐ 协助患儿晨、晚间护理	
病情变异记录		☐ 无　　☐ 有,原因: ☐ 患儿　☐ 疾病　☐ 医疗 ☐ 护理　☐ 保障　☐ 管理	☐ 无　　☐ 有,原因: ☐ 患儿　☐ 疾病　☐ 医疗 ☐ 护理　☐ 保障　☐ 管理	☐ 无　　☐ 有,原因: ☐ 患儿　☐ 疾病　☐ 医疗 ☐ 护理　☐ 保障　☐ 管理
护士签名		白班　小夜班　大夜班	白班　小夜班　大夜班	白班　小夜班　大夜班
医师签名				

（续　表）

时间			住院第4天（术后第1天）	住院第5天（术后第2天）	住院第6天（术后第3天）
主要诊疗工作	制度落实		☐ 手术医师查房 ☐ 专科会诊（必要时）		☐ 主诊医师查房
	病情评估		☐ 生命体征是否平稳 ☐ 心、肺情况 ☐ 有无腹胀，切口敷料有无渗出 ☐ 胃管及尿管内引流液的颜色及量	☐ 生命体征是否平稳 ☐ 心、肺情况 ☐ 有无排气，有无腹胀，切口敷料有无渗出 ☐ 是否可以试饮水或奶 ☐ 是否可以拔除胃管、尿管等	☐ 生命体征是否平稳 ☐ 心、肺情况 ☐ 饮水或奶后有无呕吐、腹胀等
	病历书写		☐ 术后第1天病程记录	☐ 术后第2天病程记录	☐ 术后第3天病程记录
	知情同意				
	手术治疗				
	其他		☐ 观察切口情况，是否存在渗出、红肿等情况 ☐ 观察体温、血压等 ☐ 复查血常规、生化检验项目	☐ 观察切口情况，是否存在渗出、红肿等情况 ☐ 根据患儿情况，如贫血严重及时输血，低蛋白血症、低钾血症及时补充蛋白、钾等电解质	☐ 观察伤口情况，是否存在渗出、红肿等情况 ☐ 复查血常规、生化检验项目（如贫血严重及时输血，低蛋白血症、低钾血症及时补充蛋白、钾等电解质） ☐ 切口换药
重点医嘱	长期医嘱	护理医嘱	☐ 按小儿外科术后护理常规 ☐ 一级护理 ☐ 陪伴	☐ 按小儿外科术后护理常规 ☐ 一级护理 ☐ 陪伴	☐ 按小儿外科术后护理常规 ☐ 一级护理 ☐ 陪伴
		处置医嘱	☐ 持续胃肠减压并冲洗 ☐ 雾化吸入 ☐ 留置导尿管并记录尿量 ☐ 多功能重症监护仪 ☐ 应用输液泵	☐ 应用输液泵	☐ 应用输液泵
		膳食医嘱	☐ 禁食、水	☐ 禁食，可饮水	☐ 母乳喂养
		药物医嘱	☐ 抗生素	☐ 抗生素	☐ 抗生素（必要时）
	临时医嘱	检查检验	☐ 复查血常规、生化检验项目		☐ 复查血常规、生化检验项目
		药物医嘱	☐ 补钾（必要时） ☐ 补白蛋白（必要时） ☐ 输血（必要时）	☐ 镇痛（必要时） ☐ 补钾（必要时） ☐ 补白蛋白（必要时） ☐ 输血（必要时）	☐ 镇痛（必要时） ☐ 补钾（必要时） ☐ 补白蛋白（必要时） ☐ 输血（必要时）
		手术医嘱			
		处置医嘱	☐ 大换药（必要时）	☐ 大换药（必要时） ☐ 拔除胃管、尿管（视病情）	☐ 大换药（必要时）

（续　表）

主要护理工作	健康宣教	□ 告知患儿护理风险 □ 进行褥疮预防知识宣教	□ 褥疮预防知识宣教 □ 跌倒预防知识宣教	
	护理处置	□ 按一级护理要求完成基础护理项目 □ 监测生命体征 □ 留取标本 □ 观察伤口疼痛情况，检测镇痛泵运转情况 □ 观察静脉输液情况 □ 观察留置尿管引流情况 □ 妥善固定各类管道 □ 观察伤口敷料，有渗出时立即报告医师处理 □ 术后心理护理与生活护理	□ 按护理等级完成基础护理项目 □ 监测生命体征 □ 观察伤口疼痛情况，检测镇痛泵运转情况 □ 观察静脉输液情况 □ 妥善固定各类管道 □ 观察伤口敷料，有渗出时立即报告医师处理并观察患儿情况 □ 提供基础护理服务 □ 术后心理护理与生活护理	□ 按护理等级完成基础护理项目 □ 根据排便情况采取通便措施 □ 留取标本 □ 观察伤口敷料，有渗出时立即报告医师处理 □ 观察静脉输液情况，停用镇痛泵 □ 术后心理护理与生活护理
	护理评估	□ 评估褥疮风险	□ 评估跌倒风险 □ 评估褥疮风险	□ 评估褥疮风险
	专科护理	□ 进行防褥疮护理	□ 防褥疮护理	□ 防褥疮护理 □ 防跌倒护理
	饮食指导	□ 禁食、水	□ 禁食，可饮水	□ 母乳喂养
	活动体位			
病情变异记录		□ 无　　□ 有，原因： □ 患儿　□ 疾病　□ 医疗 □ 护理　□ 保障　□ 管理	□ 无　　□ 有，原因： □ 患儿　□ 疾病　□ 医疗 □ 护理　□ 保障　□ 管理	□ 无　　□ 有，原因： □ 患儿　□ 疾病　□ 医疗 □ 护理　□ 保障　□ 管理

护士签名	白班	小夜班	大夜班	白班	小夜班	大夜班	白班	小夜班	大夜班

医师签名									

时间		住院第 7 天（术后第 4 天）	住院第 8 天（术后第 5 天）
主要诊疗工作	制度落实	□ 上级医师查房（主管医师查房，每天 1 次） □ 专科会诊（必要时）	□ 上级医师查房（主管医师、主诊医师查房）进行手术及伤口评估，确定有无手术并发症和伤口愈合不良情况，明确是否出院
	病情评估	□ 生命体征是否平稳 □ 心、肺情况 □ 进食后有无腹胀，切口敷料有无渗出	□ 生命体征是否平稳 □ 心、肺情况 □ 进食后有无腹胀，切口敷料有无渗出
	病历书写	□ 主管医师查房记录 □ 出院前一天有上级医师指示出院的病程记录	□ 出院后 24 小时内完成出院记录 □ 出院后 24 小时内完成病案首页 □ 开具出院介绍信 □ 开具诊断证明书

主要诊疗工作	知情同意			□ 向患儿交代出院后的注意事项（复诊的时间、地点，发生紧急情况时的处理等）
	手术治疗			
	其他		□ 观察伤口情况，是否存在渗出、红肿等情况 □ 根据患儿情况，如贫血严重及时输血，低蛋白血症、低钾血症及时补充蛋白、钾	□ 复查血常规、生化检验项目 □ 出院带药 □ 嘱患儿拆除切口敷料（根据出院时间决定） □ 门诊复查 □ 如有不适，随时来诊
重点医嘱	长期医嘱	护理医嘱		
		处置医嘱		
		膳食医嘱		
		药物医嘱		
	临时医嘱	检查检验		□ 复查血常规、生化检验项目
		药物医嘱	□ 补钾（必要时） □ 补白蛋白（必要时） □ 输血（必要时）	
		手术医嘱		
		处置医嘱	□ 大换药（必要时）	□ 大换药 □ 出院
主要护理工作	健康宣教			
	护理处置		□ 按护理等级完成基础护理项目 □ 根据排便情况采取通便措施 □ 观察伤口敷料，有渗出时立即报告医师处理 □ 术后心理护理与生活护理	□ 按护理等级完成基础护理项目 □ 观察伤口敷料，有渗出时立即报告医师处理 □ 观察患儿情况 □ 协助患儿家属办理出院手续 □ 指导并监督患儿活动 □ 整理床单位
	风险评估		□ 评估跌倒风险 □ 评估褥疮风险	□ 评估患儿生命体征，有异常时立即报告医师处理 □ 评估跌倒风险 □ 评估褥疮风险
	专科护理		□ 指导患儿术后如何在门诊复查 □ 防褥疮护理 □ 防跌倒护理	□ 告知患儿出院后注意事项并附书面出院指导 1 份
	饮食指导			
	活动体位			

（续　表）

病情变异记录	□ 无　　　□ 有,原因: □ 患儿　□ 疾病　　□ 医疗 □ 护理　□ 保障　　□ 管理			□ 无　　　□ 有,原因: □ 患儿　□ 疾病　　□ 医疗 □ 护理　□ 保障　　□ 管理		
护士签名	白班	小夜班	大夜班	白班	小夜班	大夜班
医师签名						

先天性肠旋转不良行 Ladd 手术临床路径

一、先天性肠旋转不良行 Ladd 手术临床路径标准住院流程

(一)适用对象

第一诊断为先天性肠旋转不良(ICD-10:Q43.301/ Q43.304),行 Ladd 手术(ICD-9-CM-3:45.6205/45.6206/45.7301/45.7604 伴 45.9103)的患儿。

(二)诊断依据

根据《临床诊疗指南——小儿外科学分册》(中华医学会编著,人民卫生出版社)和《临床技术操作规范——小儿外科学分册》(中华医学会编著,人民军医出版社)。

典型的先天性肠旋转不良外观:上腹胀,腹部不对称,呕吐物含有大量胆汁。

(三)治疗方案的选择

根据《临床诊疗指南——小儿外科学分册》(中华医学会编著,人民卫生出版社)和《临床技术操作规范——小儿外科学分册》(中华医学会编著,人民军医出版社),行 Ladd 手术。

(四)标准住院日为 10 天

(五)进入路径标准

1. 第一诊断必须符合先天性肠旋转不良(ICD-10:Q43.301/ Q43.304)行 Ladd 手术(ICD-9-CM-3:45.6205/45.6206/45.7301/45.7604 伴 45.9103)。

2. 不伴有其他疾病,并且术前检查正常的病例,可以进入路径。

3. 当患儿同时具有其他疾病诊断,但在住院期间不需要特殊处理也不影响第一诊断的临床路径实施时,可以进入路径。

(六)术前准备 2 天

1. 必须检查的项目

(1)实验室检查:血常规、尿常规、肝功能、肾功能、电解质、凝血功能、感染性疾病筛查。

(2)心电图、X 线胸片(正位)、钡剂灌肠、腹部立卧位 X 线片。

2. 根据病情选择的项目

(1)C 反应蛋白。

(2)心肌酶。

(3)超声心动图(心电图异常者)。

3. 术前评估　术前 24 小时内完成术前病情评估,完成必要的检查,做出术前小结、术前讨论。

4. 营养评估　根据《解放军总医院新入院患儿营养风险筛查表(NRS-2002)》为新入院患儿进行营养评估,评分≥3 分者给予处置,必要时申请营养科医师会诊。

5. 心理评估　根据新入院患儿情况申请心理科医师会诊。

6. 疼痛评估　根据《VAS 评分》实施疼痛评估,评分>7 分者给予处置,必要时请疼痛科医师会诊。

7. 康复评估　根据《入院患儿康复筛查和评估表》,在新入院患儿入院后 24 小时内进行康复筛查和评估。任何一项结果为"是",则申请康复科医师会诊。

(七)预防性抗菌药物选择与使用时机

抗菌药物使用:按照《抗菌药物临床应用指导原则(2015 年版)》执行,并结合患儿的病情决定抗菌药物的选择与使用时间。

(八)手术日为住院第 3 天

1. 麻醉方式　全身麻醉。

2. 手术方式　Ladd 手术。

3. 术中用药　麻醉常规用药。

4. 输血　通常无须输血。

(九)术后住院恢复 7 天

1. 术后需要复查的项目　根据患儿病情决定。

2. 术后用药　抗菌药物使用按照《抗菌药物临床应用指导原则(2015 年版)》执行,并结合患儿的病情决定抗菌药物的选择与使用时间。

(十)出院标准

1. 患儿一般情况良好,进奶后无腹胀及呕吐,切口愈合好。

2. 没有需要住院处理的并发症。

(十一)变异及原因分析

1. 住院治疗期间,发现合并其他疾病,进入其他路径。

2. 围术期并发症等造成住院日延长和费用增加。

3. 术后有呕吐、腹胀等并发症,进入其他路径。

二、先天性肠旋转不良行 Ladd 手术临床路径表单

适用对象	第一诊断为先天性肠旋转不良（ICD-10:Q43.301/ Q43.304）行 Ladd 手术（ICD-9-CM-3:45.6205/45.6206/45.7301/45.7604 伴 45.9103）的患儿	
患儿基本信息	姓名:____ 性别:____ 年龄:____ 门诊号:____ 住院号:_____ 过敏史:_____ 住院日期:____年____月____日 出院日期:____年____月____日	标准住院日:10 天

时间		住院第 1 天	住院第 2 天（术前日）	住院第 3 天（手术日）
主要诊疗工作	制度落实	□ 入院 2 小时内经治医师或值班医师完成接诊 □ 入院后 24 小时内主管医师完成检诊 □ 专科会诊（必要时）	□ 经治医师查房（早、晚各 1 次） □ 主诊医师查房 □ 完成术前准备 □ 组织术前讨论 □ 手术部位标识	□ 手术安全核查
	病情评估	□ 经治医师询问病史及体格检查 □ 营养评估 □ 心理评估	□ 症状、体征有无变化 □ 各项术前常规检查,有无手术禁忌证 □ 是否需要其他科室会诊 □ 是否需要备血	□ 症状、体征有无变化（有无发热等需要临时停手术的情况）
	病历书写	□ 入院 8 小时内完成首次病程记录 □ 入院 24 小时内完成入院记录	□ 完成主诊医师查房记录 □ 完成术前讨论、术前小结	□ 术者或第一助手术后 24 小时内完成手术记录（术者签字） □ 术后即刻完成术后首次病程记录
	知情同意	□ 病情告知 □ 患儿及其家属签署《授权委托书》 □ 患儿或其家属在入院记录单上签字	□ 术者术前谈话,告知患儿及其家属病情和围术期注意事项,签署《手术知情同意书》《授权委托书》《自费用品协议书》（必要时）、《军人目录外耗材审批单》（必要时）、《输血同意书》等	□ 告知患儿及其家属手术过程概况及术后注意事项
	手术治疗		□ 预约手术	□ 实施手术（手术安全核查记录、手术清点记录）
	其他	□ 及时通知上级医师检诊 □ 经治医师检查、整理病历资料	□ 核对患儿诊疗费用	□ 术后病情交接 □ 观察手术切口及周围情况

（续　表）

重点医嘱	长期医嘱	护理医嘱	□ 按小儿外科护理常规 □ 一级护理	□ 按小儿外科护理常规 □ 一级护理	□ 按小儿外科术后护理常规 □ 一级护理
		处置医嘱	□ 持续胃肠减压 □ 雾化吸入 □ 应用输液泵 □ 留置针穿刺		□ 持续心电、血压、呼吸、血氧饱和度监测 □ 应用输液泵 □ 留置导尿管并记录尿量 □ 持续胃肠减压并冲洗 □ 雾化吸入
		膳食医嘱	□ 禁食、水	□ 禁食、水	□ 禁食、水
		药物医嘱			□ 镇痛 □ 抗生素
	临时医嘱	检查检验	□ 血常规（含 C 反应蛋白＋IL-6） □ 尿常规 □ 粪常规 □ 凝血四项 □ 血清术前八项 □ 生化检验项目 □ 血型 □ 胸部正位 X 线片 □ 心电图检查（多导心电图） □ 超声心动图（必要时） □ 腹部立、卧位 X 线片 □ 钡剂灌肠（必要时,怀疑肠旋转不良的诊断）		
		药物医嘱	□ 周围静脉营养或中心静脉营养（必要时）	□ 抗生素（视病情） □ 硫酸阿托品注射液,术前应用 □ 维生素 K_1	□ 周围静脉营养或中心静脉营养 □ 出现咖啡色胃液时临时应用冰盐水洗胃或抑制胃酸分泌的药物 □ 维生素 K_1
		手术医嘱		□ 常规准备明日在全身麻醉下行剖腹探查、Ladd 手术	
		处置医嘱	□ 静脉抽血	□ 备血 □ 备皮（＞30cm²） □ 抗生素皮试 □ 置胃管（术晨 7:30）	□ 输血（视病情） □ 补液

主要护理工作	健康宣教	□ 入院宣教（住院环境、规章制度） □ 进行护理安全指导 □ 进行等级护理、活动范围指导 □ 进行饮食指导 □ 进行关于疾病知识的宣教 □ 检查、检验项目的目的和意义	□ 术前宣教	□ 术后宣教 □ 术后心理疏导 □ 指导术后注意事项
	护理处置	□ 患儿身份核对 □ 佩戴腕带 □ 建立入院病历，通知医师 □ 入院介绍：介绍责任护士，病区环境、设施、规章制度、基础护理服务项目 □ 询问病史，填写护理记录单首页 □ 观察病情 □ 测量基本生命体征 □ 抽血、留取标本 □ 心理护理与生活护理 □ 根据评估结果采取相应的护理措施 □ 通知检查项目及检查注意事项	□ 术前患儿准备（手术前沐浴、更衣、备皮） □ 检查术前物品准备 □ 指导患儿准备手术后所需用品、贵重物品交由家属保管 □ 指导患儿进行肠道准备并检查准备效果 □ 测量基本生命体征 □ 备血、皮试	□ 晨起测量生命体征并记录 □ 确认无感冒症状 □ 与手术室护士交接病历、影像资料、术中带药等 □ 术前补液（必要时） □ 嘱患儿入手术室前排空膀胱 □ 与手术室护士交接 □ 术后测量生命体征 □ 术后心电监护 □ 各类管道护理 □ 术后心理护理与生活护理
	风险评估	□ 一般评估：生命体征、神志、皮肤、药物过敏史等 □ 风险评估：评估有无跌倒、坠床、褥疮风险 □ 心理评估 □ 营养评估	□ 评估患儿心理状态	□ 评估意识情况 □ 评估伤口疼痛情况 □ 风险评估：评估有无跌倒、坠床、褥疮、导管滑脱、液体外渗的风险
	专科护理	□ 向患儿及其家长介绍科室环境 □ 介绍经治医师、主管医师及主诊医师的情况	□ 指导患儿掌握床上翻身的方法 □ 指导患儿掌握床上排尿、排便的方法	□ 与手术室护士共同评估皮肤、伤口敷料、输液及引流情况
	饮食指导	□ 禁食、水	□ 禁食、水	□ 禁食、水，患儿口干时协助其湿润口唇 □ 患儿排气后，指导其间断、少量饮用温开水
	活动体位	□ 根据护理等级指导活动		□ 根据手术及麻醉方式，安置患儿取合适体位 □ 指导患儿掌握床上翻身的方法
	洗浴要求	□ 协助患儿洗澡、更换病号服	□ 协助患儿晨、晚间护理	

（续　表）

病情变异记录			☐ 无　　☐ 有,原因: ☐ 患儿　☐ 疾病　☐ 医疗 ☐ 护理　☐ 保障　☐ 管理			☐ 无　　☐ 有,原因: ☐ 患儿　☐ 疾病　☐ 医疗 ☐ 护理　☐ 保障　☐ 管理			☐ 无　　☐ 有,原因: ☐ 患儿　☐ 疾病　☐ 医疗 ☐ 护理　☐ 保障　☐ 管理		
护士签名			白班	小夜班	大夜班	白班	小夜班	大夜班	白班	小夜班	大夜班
医师签名											
时间			住院第4天(术后第1天)			住院第5天(术后第2天)			住院第6天(术后第3天)		
主要诊疗工作		制度落实	☐ 手术医师查房 ☐ 专科会诊(必要时)						☐ 主诊医师查房		
		病情评估	☐ 生命体征是否平稳 ☐ 心、肺情况 ☐ 有无腹胀,切口敷料有无渗出 ☐ 胃管及尿管内引流液的颜色及量			☐ 生命体征是否平稳 ☐ 心、肺情况 ☐ 有无排气,有无腹胀,切口敷料有无渗出 ☐ 胃管及尿管内引流液的颜色及量			☐ 生命体征是否平稳 ☐ 心、肺情况 ☐ 有无排气,有无腹胀,切口敷料有无渗出 ☐ 胃管及尿管内引流液的颜色及量		
		病历书写	☐ 术后第1天病程记录			☐ 术后第2天病程记录			☐ 术后第3天病程记录		
		知情同意									
		手术治疗									
		其他	☐ 观察切口情况,是否存在渗出、红肿等情况 ☐ 观察体温、血压等 ☐ 复查血常规、生化检验项目			☐ 观察切口情况,是否存在渗出、红肿等情况 ☐ 根据患儿情况,如贫血严重及时输血,低蛋白血症、低钾血症及时补充蛋白、钾等电解质			☐ 观察伤口情况,是否存在渗出、红肿等情况 ☐ 复查血常规、生化检验项目(如贫血严重及时输血,低蛋白血症、低钾血症及时补充蛋白、钾等电解质) ☐ 切口换药		
重点医嘱	长期医嘱	护理医嘱	☐ 按小儿外科术后护理常规 ☐ 一级护理 ☐ 陪伴			☐ 按小儿外科术后护理常规 ☐ 一级护理 ☐ 陪伴			☐ 按小儿外科术后护理常规 ☐ 一级护理 ☐ 陪伴		
		处置医嘱	☐ 持续胃肠减压并冲洗 ☐ 雾化吸入 ☐ 留置导尿管并记录尿量 ☐ 多功能重症监护仪 ☐ 应用输液泵			☐ 持续胃肠减压并冲洗 ☐ 雾化吸入 ☐ 留置导尿管并记录尿量 ☐ 多功能重症监护仪 ☐ 应用输液泵			☐ 持续胃肠减压并冲洗 ☐ 雾化吸入 ☐ 留置导尿管并记录尿量 ☐ 多功能重症监护仪 ☐ 应用输液泵		
		膳食医嘱	☐ 禁食、水			☐ 禁食、水			☐ 禁食、水		
		药物医嘱	☐ 抗生素			☐ 抗生素			☐ 抗生素		

（续　表）

重点医嘱	**临时医嘱**	检查检验	☐ 复查血常规、生化检验项目		☐ 复查血常规、生化检验项目
		药物医嘱	☐ 补钾(必要时) ☐ 补白蛋白(必要时) ☐ 输血(必要时) ☐ 维生素 K_1	☐ 镇痛(必要时) ☐ 补钾(必要时) ☐ 补白蛋白(必要时) ☐ 输血(必要时)	☐ 镇痛(必要时) ☐ 补钾(必要时) ☐ 补白蛋白(必要时) ☐ 输血(必要时)
		手术医嘱			
		处置医嘱	☐ 大换药(必要时)	☐ 大换药(必要时)	☐ 大换药(必要时) ☐ 拔除导尿管(必要时)
主要护理工作		健康宣教	☐ 告知患儿护理风险 ☐ 进行褥疮预防知识宣教	☐ 褥疮预防知识宣教 ☐ 跌倒预防知识宣教	
		护理处置	☐ 按一级护理要求完成基础护理项目 ☐ 监测生命体征 ☐ 留取标本 ☐ 观察伤口疼痛情况,检测镇痛泵运转情况 ☐ 观察静脉输液情况 ☐ 观察留置尿管引流情况 ☐ 妥善固定各类管道 ☐ 观察伤口引流情况,并记录引流液的量及性状 ☐ 观察伤口敷料,有渗出时立即报告医师处理 ☐ 术后心理护理与生活护理	☐ 按护理等级完成基础护理项目 ☐ 监测生命体征 ☐ 观察伤口疼痛情况,检测镇痛泵运转情况 ☐ 观察静脉输液情况 ☐ 妥善固定各类管道 ☐ 观察伤口敷料,有渗出时立即报告医师处理并观察患儿情况 ☐ 提供基础护理服务 ☐ 术后心理护理与生活护理	☐ 按护理等级完成基础护理项目 ☐ 根据排便情况采取通便措施 ☐ 留取标本 ☐ 观察伤口敷料,有渗出时立即报告医师处理 ☐ 观察静脉输液情况,停用镇痛泵 ☐ 术后心理护理与生活护理
		护理评估	☐ 评估褥疮风险	☐ 评估跌倒风险 ☐ 评估褥疮风险	☐ 评估褥疮风险
		专科护理	☐ 指导患儿进行自主排尿训练 ☐ 指导患儿进行床上翻身 ☐ 进行防褥疮护理	☐ 指导患儿进行自主排尿训练 ☐ 指导患儿进行床上翻身 ☐ 防褥疮护理	☐ 防褥疮护理 ☐ 防跌倒护理
		饮食指导	☐ 根据医嘱通知配餐员准备膳食 ☐ 协助患儿进餐	☐ 协助患儿进餐	☐ 协助患儿进餐
		活动体位			
	病情变异记录		☐ 无　　☐ 有,原因: ☐ 患儿　☐ 疾病　☐ 医疗 ☐ 护理　☐ 保障　☐ 管理	☐ 无　　☐ 有,原因: ☐ 患儿　☐ 疾病　☐ 医疗 ☐ 护理　☐ 保障　☐ 管理	☐ 无　　☐ 有,原因: ☐ 患儿　☐ 疾病　☐ 医疗 ☐ 护理　☐ 保障　☐ 管理
	护士签名		白班　　小夜班　　大夜班	白班　　小夜班　　大夜班	白班　　小夜班　　大夜班
	医师签名				

时间		住院第 7 天（术后第 4 天）	住院第 8 天（术后第 5 天）
主要诊疗工作	制度落实	□ 上级医师查房（主管医师查房，每天 1 次） □ 专科会诊（必要时）	□ 上级医师查房（主管医师、主诊医师查房）进行手术及伤口评估，确定有无手术并发症和伤口愈合不良情况，明确是否出院
	病情评估	□ 生命体征是否平稳 □ 心、肺情况 □ 有无腹胀，切口敷料有无渗出 □ 是否可以拔除胃管、尿管，试饮水	□ 生命体征是否平稳 □ 心、肺情况 □ 有无腹胀，切口敷料有无渗出 □ 是否可以进流食或奶
	病历书写	□ 主管医师查房记录	□ 主诊医师查房记录
	知情同意		
	手术治疗		
	其他	□ 观察伤口情况，是否存在渗出、红肿等情况 □ 根据患儿情况，如贫血严重及时输血，低蛋白血症、低钾血症及时补充蛋白、补钾	□ 复查血常规、生化检验项目
重点医嘱	长期医嘱 护理医嘱	□ 按小儿外科术后护理常规 □ 一级护理 □ 禁食 □ 可饮水 □ 陪伴	□ 按小儿外科术后护理常规 □ 一级护理 □ 流食或奶 □ 陪伴
	处置医嘱		
	膳食医嘱	□ 可饮水	□ 流食或奶
	药物医嘱	□ 抗生素	□ 抗生素（必要时）
	临时医嘱 检查检验		□ 复查血常规、生化检验项目
	药物医嘱	□ 镇痛（必要时） □ 补钾（必要时） □ 补白蛋白（必要时） □ 输血（必要时）	
	手术医嘱		
	处置医嘱	□ 大换药（必要时）	□ 大换药

（续　表）

主要护理工作	健康宣教						
	护理处置	☐ 按护理等级完成基础护理项目 ☐ 根据排便情况采取通便措施 ☐ 观察伤口敷料，有渗出时立即报告医师处理 ☐ 术后心理护理与生活护理			☐ 按护理等级完成基础护理项目 ☐ 观察伤口敷料，有渗出时立即报告医师处理 ☐ 观察患儿情况		
	风险评估	☐ 评估跌倒风险 ☐ 评估褥疮风险			☐ 评估患儿生命体征，有异常时立即报告医师处理 ☐ 评估跌倒风险 ☐ 评估褥疮风险		
	专科护理	☐ 防跌倒护理					
	饮食指导						
	活动体位						
病情变异记录		☐ 无　　☐ 有，原因： ☐ 患儿　☐ 疾病　☐ 医疗 ☐ 护理　☐ 保障　☐ 管理			☐ 无　　☐ 有，原因： ☐ 患儿　☐ 疾病　☐ 医疗 ☐ 护理　☐ 保障　☐ 管理		
护士签名		白班	小夜班	大夜班	白班	小夜班	大夜班
医师签名							
时间		住院第 9 天（术后第 6 天）			住院第 10 天（出院日）		
主要诊疗工作	制度落实	☐ 上级医师查房（主管医师查房，每天 1 次） ☐ 专科会诊（必要时）			☐ 上级医师查房（主管医师、主诊医师查房）进行手术及伤口评估，确定有无手术并发症和伤口愈合不良情况，明确是否出院		
	病情评估	☐ 生命体征是否平稳 ☐ 心、肺情况 ☐ 进食后有无腹胀，切口敷料有无渗出			☐ 生命体征是否平稳 ☐ 心、肺情况 ☐ 进食后有无腹胀，切口敷料有无渗出		
	病历书写	☐ 主管医师查房记录 ☐ 出院前一天有上级医师指示出院的病程记录			☐ 出院后 24 小时内完成出院记录 ☐ 出院后 24 小时内完成病案首页 ☐ 开具出院介绍信 ☐ 开具诊断证明书		
	知情同意				☐ 向患儿交代出院后的注意事项（复诊的时间、地点，发生紧急情况时的处理等）		
	手术治疗						
	其他	☐ 观察伤口情况，是否存在渗出、红肿等情况 ☐ 根据患儿情况，如贫血严重及时输血，低蛋白血症、低钾血症及时补充蛋白、补钾			☐ 复查血常规、生化检验项目 ☐ 出院带药 ☐ 嘱患儿拆除切口敷料（根据出院时间决定） ☐ 门诊复查 ☐ 如有不适，随时来诊		

（续　表）

重点医嘱	长期医嘱	护理医嘱		
		处置医嘱		
		膳食医嘱		
		药物医嘱	□ 抗生素	
	临时医嘱	检查检验		□ 复查血常规、生化检验项目
		药物医嘱	□ 补钾（必要时） □ 补白蛋白（必要时） □ 输血（必要时）	
		手术医嘱		
		处置医嘱	□ 大换药（必要时）	□ 大换药 □ 出院
主要护理工作	健康宣教			
	护理处置		□ 按护理等级完成基础护理项目 □ 根据排便情况采取通便措施 □ 观察伤口敷料，有渗出时立即报告医师处理 □ 术后心理护理与生活护理	□ 按护理等级完成基础护理项目 □ 观察伤口敷料，有渗出时立即报告医师处理 □ 观察患儿情况 □ 协助患儿家属办理出院手续 □ 指导并监督患儿活动 □ 整理床单位
	风险评估		□ 评估跌倒风险 □ 评估褥疮风险	□ 评估患儿生命体征，有异常时立即报告医师处理 □ 评估跌倒风险 □ 评估褥疮风险
	专科护理		□ 指导患儿术后如何在门诊复查 □ 防褥疮护理 □ 防跌倒护理	□ 告知患儿出院后注意事项并附书面出院指导1份
	饮食指导			
	活动体位			
病情变异记录			□ 无　　□ 有，原因： □ 患儿　□ 疾病　□ 医疗 □ 护理　□ 保障　□ 管理	□ 无　　□ 有，原因： □ 患儿　□ 疾病　□ 医疗 □ 护理　□ 保障　□ 管理

护士签名	白班	小夜班	大夜班	白班	小夜班	大夜班
医师签名						

十二指肠梗阻行剖腹探查、十二指肠吻合术临床路径

一、十二指肠梗阻行剖腹探查、十二指肠吻合术
临床路径标准住院流程

(一)适用对象

第一诊断为十二指肠梗阻(ICD-10:K31.501),行剖腹探查、十二指肠吻合术(ICD-9-CM-3:45.9105)的患儿。

(二)诊断依据

根据《临床诊疗指南——小儿外科学分册》(中华医学会编著,人民卫生出版社)和《临床技术操作规范——小儿外科学分册》(中华医学会编著,人民军医出版社)。

典型的十二指肠梗阻外观:上腹部膨隆,腹部不对称,可见胃肠形或蠕动波。

(三)治疗方案的选择

根据《临床诊疗指南——小儿外科学分册》(中华医学会编著,人民卫生出版社)和《临床技术操作规范——小儿外科学分册》(中华医学会编著,人民军医出版社),行剖腹探查、十二指肠吻合术。

(四)标准住院日为 10 天

(五)进入路径标准

1. 第一诊断必须符合十二指肠梗阻(ICD-10:K31.501)。行剖腹探查、十二指肠吻合术(ICD-9-CM-3:45.9105)。

2. 不伴有其他疾病,并且术前检查正常的病例,可以进入路径。

3. 当患儿同时具有其他疾病诊断,但在住院期间不需要特殊处理也不影响第一诊断的临床路径实施时,可以进入路径。

(六)术前准备为 2 天

1. 必须检查的项目

(1)实验室检查:血常规、尿常规、肝功能、肾功能、电解质、凝血功能、感染性疾病筛查。

(2)心电图、X 线胸片(正位)、腹部立卧位 X 线片。

2. 根据病情选择的项目

(1)C 反应蛋白。

(2)心肌酶。

(3)超声心动图(心电图异常者)。

3. 术前评估　术前 24 小时内完成术前病情评估,完成必要的检查,做出术前小结、术前讨论。

4. 营养评估　根据《解放军总医院新入院患儿营养风险筛查表(NRS-2002)》为新入院患儿进行营养评估,评分≥3 分者给予处置,必要时申请营养科医师会诊。

5. 心理评估　根据新入院患儿情况申请心理科医师会诊。

6. 疼痛评估　根据《VAS 评分》实施疼痛评估,评分>7 分者给予处置,必要时请疼痛科医师会诊。

7. 康复评估　根据《入院患儿康复筛查和评估表》,在新入院患儿入院后 24 小时内进行

康复筛查和评估。任何一项结果为"是",则申请康复科医师会诊。

(七)预防性抗菌药物选择与使用时机

抗菌药物使用:按照《抗菌药物临床应用指导原则(2015年版)》执行,并结合患儿的病情决定抗菌药物的选择与使用时间。

(八)手术日为住院第3天

1. 麻醉方式　全身麻醉。

2. 手术方式　剖腹探查、十二指肠吻合术。

3. 术中用药　麻醉常规用药。

4. 输血　通常无须输血。

(九)术后住院恢复7天

1. 术后需要复查的项目　根据患儿病情决定。

2. 术后用药　抗菌药物使用按照《抗菌药物临床应用指导原则(2015年版)》执行,并结合患儿的病情决定抗菌药物的选择与使用时间。

(十)出院标准

1. 患儿一般情况良好,吃奶好,无呕吐。

2. 没有需要住院处理的并发症。

(十一)变异及原因分析

1. 住院治疗期间,发现合并其他疾病,进入其他路径。

2. 围术期并发症等造成住院日延长和费用增加。

二、十二指肠梗阻行剖腹探查、十二指肠吻合术临床路径表单

适用对象	第一诊断为十二指肠梗阻(ICD-10:K31.501),行剖腹探查、十二指肠吻合术(ICD-9-CM-3:45.9105)的患儿	
患儿基本信息	姓名:____　性别:____　年龄:____　门诊号:____ 住院号:_____　过敏史:_____ 住院日期:____年____月____日 出院日期:____年____月____日	标准住院日:10天
时间	住院第1天	住院第2天(术前日)	住院第3天(手术日)
	住院第1天	住院第2天(术前日)	住院第3天(手术日)

| 主要诊疗工作 | 制度落实 | □ 入院2小时内经治医师或值班医师完成接诊
□ 入院后24小时内主管医师完成检诊
□ 专科会诊(必要时) | □ 经治医师查房(早、晚各1次)
□ 主诊医师查房
□ 完成术前准备
□ 组织术前讨论
□ 手术部位标识 | □ 手术安全核查 |
| | 病情评估 | □ 经治医师询问病史及体格检查
□ 营养评估
□ 心理评估 | □ 症状、体征有无变化
□ 各项术前常规检查,有无手术禁忌证
□ 是否需要其他科室会诊
□ 是否需要备血 | □ 症状、体征有无变化(有无发热等需要临时停手术的情况) |

（续　表）

主要诊疗工作	病历书写	□ 入院 8 小时内完成首次病程记录 □ 入院 24 小时内完成入院记录	□ 完成主诊医师查房记录 □ 完成术前讨论、术前小结	□ 术者或第一助手术后 24 小时内完成手术记录（术者签字） □ 术后即刻完成术后首次病程记录
	知情同意	□ 病情告知 □ 患儿及其家属签署授权委托书 □ 患儿或其家属在入院记录单上签字	□ 术者术前谈话，告知患儿及其家属病情和围术期注意事项，签署《手术知情同意书》《授权委托书》《自费用品协议书》（必要时）、《军人目录外耗材审批单》（必要时）、《输血同意书》等	□ 告知患儿及其家属手术过程概况及术后注意事项
	手术治疗		□ 预约手术	□ 实施手术（手术安全核查记录、手术清点记录）
	其他	□ 及时通知上级医师检诊 □ 经治医师检查、整理病历资料	□ 核对患儿诊疗费用	□ 术后病情交接 □ 观察手术切口及周围情况
重点医嘱	长期医嘱　护理医嘱	□ 按小儿外科护理常规 □ 一级护理	□ 按小儿外科护理常规 □ 一级护理	□ 按小儿外科术后护理常规 □ 一级护理
	处置医嘱	□ 持续胃肠减压 □ 雾化吸入 □ 应用输液泵 □ 留置针穿刺		□ 持续心电、血压、呼吸、血氧饱和度监测 □ 应用输液泵 □ 留置导尿管并记录尿量 □ 持续胃肠减压并冲洗 □ 雾化吸入
	膳食医嘱	□ 禁食、水	□ 禁食、水	□ 禁食、水
	药物医嘱			□ 镇痛 □ 抗生素
	临时医嘱　检查检验	□ 血常规（含 C 反应蛋白＋IL-6） □ 尿常规 □ 粪常规 □ 凝血四项 □ 血清术前八项 □ 生化检验项目 □ 血型 □ 胸部正位 X 线片 □ 心电图检查（多导心电图） □ 超声心动图（必要时） □ 腹部立、卧位 X 线片 □ 钡剂灌肠（必要时，怀疑肠旋转不良的诊断）		

重点医嘱	临时医嘱	药物医嘱	□ 周围静脉营养或中心静脉营养（必要时）	□ 抗生素（视病情） □ 硫酸阿托品注射液,术前应用	□ 周围静脉营养或中心静脉营养 □ 出现咖啡色胃液时,临时应用冰盐水洗胃或抑制胃酸分泌的药物 □ 维生素 K_1
		手术医嘱		□ 常规准备明日在全身麻醉下行剖腹探查、十二指肠吻合术	
		处置医嘱	□ 静脉抽血	□ 备血 □ 备皮（$>30cm^2$） □ 抗生素皮试 □ 置胃管,术晨 7:30 □ 维生素 K_1	□ 输血（视病情） □ 补液 □ 维生素 K_1
主要护理工作		健康宣教	□ 入院宣教（住院环境、规章制度） □ 进行护理安全指导 □ 进行等级护理、活动范围指导 □ 进行饮食指导 □ 进行关于疾病知识的宣教 □ 检查、检验项目的目的和意义	□ 术前宣教	□ 术后宣教 □ 术后心理疏导 □ 指导术后注意事项
		护理处置	□ 患儿身份核对 □ 佩戴腕带 □ 建立入院病历,通知医师 □ 入院介绍:介绍责任护士、病区环境、设施、规章制度、基础护理服务项目 □ 询问病史,填写护理记录单首页 □ 观察病情 □ 测量基本生命体征 □ 抽血、留取标本 □ 心理护理与生活护理 □ 根据评估结果采取相应的护理措施 □ 通知检查项目及检查注意事项	□ 术前患儿准备（手术前沐浴、更衣、备皮） □ 检查术前物品准备 □ 指导患儿准备手术后所需用品,贵重物品交由家属保管 □ 指导患者进行肠道准备并检查准备效果 □ 测量基本生命体征 □ 备血、皮试	□ 晨起测量生命体征并记录 □ 确认无感冒症状 □ 与手术室护士交接病历、影像资料、术中带药等 □ 术前补液（必要时） □ 嘱患儿入手术室前排空膀胱 □ 与手术室护士交接 □ 术后测量生命体征 □ 术后心电监护 □ 各类管道护理 □ 术后心理护理与生活护理
		风险评估	□ 一般评估:生命体征、神志、皮肤、药物过敏史等 □ 风险评估:评估有无跌倒、坠床、褥疮风险 □ 心理评估 □ 营养评估	□ 评估患儿心理状态	□ 评估意识情况 □ 评估伤口疼痛情况 □ 风险评估:评估有无跌倒、坠床、褥疮、导管滑脱、液体外渗的风险

（续　表）

		住院第1天	住院第2天	住院第3天（术前第1天）
主要护理工作	专科护理	□ 向患儿及其家属介绍科室环境 □ 介绍经治医师、主管医师及主诊医师的情况	□ 指导患儿掌握床上翻身的方法 □ 指导患儿掌握床上排尿、排便的方法	□ 与手术室护士共同评估皮肤、伤口敷料、输液及引流情况
	饮食指导	□ 根据医嘱通知配餐员准备膳食 □ 协助患儿进餐	□ 通知患儿夜间24时以后禁食、水	□ 禁食、水，患儿口干时协助其湿润口唇 □ 患儿排气后，指导其间断、少量饮用温开水
	活动体位	□ 根据护理等级指导活动		□ 根据手术及麻醉方式，安置患儿取合适体位 □ 指导患儿掌握床上翻身的方法
	洗浴要求	□ 协助患儿洗澡、更换病号服	□ 协助患儿晨、晚间护理	
病情变异记录		□ 无　　□ 有，原因： □ 患儿　□ 疾病　□ 医疗 □ 护理　□ 保障　□ 管理	□ 无　　□ 有，原因： □ 患儿　□ 疾病　□ 医疗 □ 护理　□ 保障　□ 管理	□ 无　　□ 有，原因： □ 患儿　□ 疾病　□ 医疗 □ 护理　□ 保障　□ 管理
护士签名		白班　小夜班　大夜班	白班　小夜班　大夜班	白班　小夜班　大夜班
医师签名				
时间		住院第4天（术后第1天）	住院第5天（术后第2天）	住院第6天（术后第3天）
主要诊疗工作	制度落实	□ 手术医师查房 □ 专科会诊（必要时）		□ 主诊医师查房
	病情评估	□ 生命体征是否平稳 □ 心、肺情况 □ 有无腹胀，切口敷料有无渗出 □ 胃管及尿管内引流液的颜色及量	□ 生命体征是否平稳 □ 心、肺情况 □ 有无排气，有无腹胀，切口敷料有无渗出 □ 胃管及尿管内引流液的颜色及量	□ 生命体征是否平稳 □ 心、肺情况 □ 有无排气，有无腹胀，切口敷料有无渗出 □ 胃管及尿管内引流液的颜色及量
	病历书写	□ 术后第1天病程记录	□ 术后第2天病程记录	□ 术后第3天病程记录
	知情同意			
	手术治疗			
	其他	□ 观察切口情况，是否存在渗出、红肿等情况 □ 观察体温、血压等 □ 复查血常规、生化检验项目	□ 观察切口情况，是否存在渗出、红肿等情况 □ 根据患儿情况，如贫血严重及时输血，低蛋白血症、低钾血症及时补充蛋白、钾等电解质	□ 观察伤口情况，是否存在渗出、红肿等情况 □ 复查血常规、生化检验项目（如贫血严重及时输血，低蛋白血症、低钾血症及时补充蛋白、钾等电解质） □ 切口换药

(续　表)

重点医嘱	长期医嘱	护理医嘱	□ 按小儿外科术后护理常规 □ 一级护理 □ 陪伴	□ 按小儿外科术后护理常规 □ 一级护理 □ 陪伴	□ 按小儿外科术后护理常规 □ 一级护理 □ 陪伴
		处置医嘱	□ 持续胃肠减压并冲洗 □ 雾化吸入 □ 留置导尿管并记录尿量 □ 多功能重症监护仪 □ 应用输液泵	□ 持续胃肠减压并冲洗 □ 雾化吸入 □ 留置导尿管并记录尿量 □ 多功能重症监护仪 □ 应用输液泵	□ 持续胃肠减压并冲洗 □ 雾化吸入 □ 留置导尿管并记录尿量 □ 多功能重症监护仪 □ 应用输液泵
		膳食医嘱	□ 禁食、水	□ 禁食、水	□ 禁食、水
		药物医嘱	□ 抗生素	□ 抗生素	□ 抗生素
	临时医嘱	检查检验	□ 复查血常规、生化检验项目		□ 复查血常规、生化检验项目
		药物医嘱	□ 补钾(必要时) □ 补白蛋白(必要时) □ 输血(必要时)	□ 镇痛(必要时) □ 补钾(必要时) □ 补白蛋白(必要时) □ 输血(必要时)	□ 镇痛(必要时) □ 补钾(必要时) □ 补白蛋白(必要时) □ 输血(必要时)
		手术医嘱			
		处置医嘱	□ 大换药(必要时)	□ 大换药(必要时)	□ 大换药(必要时) □ 拔除导尿管(必要时)
主要护理工作		健康宣教	□ 告知患儿护理风险 □ 进行褥疮预防知识宣教	□ 褥疮预防知识宣教 □ 跌倒预防知识宣教	
		护理处置	□ 按一级护理要求完成基础护理项目 □ 监测生命体征 □ 留取标本 □ 观察伤口疼痛情况,检测镇痛泵运转情况 □ 观察静脉输液情况 □ 观察留置尿管引流情况 □ 妥善固定各类管道 □ 观察伤口引流情况,并记录引流液的量及性状 □ 观察伤口敷料,有渗出时立即报告医师处理 □ 术后心理护理与生活护理	□ 按护理等级完成基础护理项目 □ 监测生命体征 □ 观察伤口疼痛情况,检测镇痛泵运转情况 □ 观察静脉输液情况 □ 妥善固定各类管道 □ 观察伤口敷料,有渗出时立即报告医师处理观察患儿情况 □ 提供基础护理服务 □ 术后心理护理与生活护理	□ 按护理等级完成基础护理项目 □ 根据排便情况采取通便措施 □ 留取标本 □ 观察伤口敷料,有渗出时立即报告医师处理 □ 观察静脉输液情况,停用镇痛泵 □ 术后心理护理与生活护理
		护理评估	□ 评估褥疮风险	□ 评估跌倒风险 □ 评估褥疮风险	□ 评估褥疮风险

（续　表）

主要护理工作	专科护理	☐ 指导患儿进行自主排尿训练 ☐ 指导患儿进行床上翻身 ☐ 进行防褥疮护理	☐ 指导患儿进行自主排尿训练 ☐ 指导患儿进行床上翻身 ☐ 防褥疮护理	☐ 防褥疮护理 ☐ 防跌倒护理
	饮食指导	☐ 根据医嘱通知配餐员准备膳食 ☐ 协助患儿进餐	☐ 协助患儿进餐	☐ 协助患儿进餐
	活动体位			
病情变异记录		☐ 无　　☐ 有,原因: ☐ 患儿　☐ 疾病　☐ 医疗 ☐ 护理　☐ 保障　☐ 管理	☐ 无　　☐ 有,原因: ☐ 患儿　☐ 疾病　☐ 医疗 ☐ 护理　☐ 保障　☐ 管理	☐ 无　　☐ 有,原因: ☐ 患儿　☐ 疾病　☐ 医疗 ☐ 护理　☐ 保障　☐ 管理

护士签名	白班	小夜班	大夜班	白班	小夜班	大夜班	白班	小夜班	大夜班
医师签名									

时间			住院第 7 天(术后第 4 天)	住院第 8 天(术后第 5 天)
主要诊疗工作		制度落实	☐ 上级医师查房(主管医师查房,每天 1 次) ☐ 专科会诊(必要时)	☐ 上级医师查房(主管医师、主诊医师查房)进行手术及伤口评估,确定有无手术并发症和伤口愈合不良情况,明确是否出院
		病情评估	☐ 生命体征是否平稳 ☐ 心、肺情况 ☐ 有无腹胀,切口敷料有无渗出 ☐ 是否可以拔除胃管、尿管,试饮水	☐ 生命体征是否平稳 ☐ 心、肺情况 ☐ 有无腹胀,切口敷料有无渗出 ☐ 是否可以进流食或奶
		病历书写	☐ 主管医师查房记录	☐ 主诊医师查房记录
		知情同意		
		手术治疗		
		其他	☐ 观察伤口情况,是否存在渗出、红肿等情况 ☐ 根据患儿情况,如贫血严重及时输血,低蛋白血症、低钾血症及时补充蛋白、钾	☐ 复查血常规、生化检验项目
重点医嘱	长期医嘱	护理医嘱	☐ 按小儿外科术后护理常规 ☐ 一级护理 ☐ 禁食 ☐ 可饮水 ☐ 陪伴	☐ 按小儿外科术后护理常规 ☐ 一级护理 ☐ 流食或奶 ☐ 陪伴
		处置医嘱		
		膳食医嘱	☐ 可饮水	☐ 流食或奶
		药物医嘱	☐ 抗生素	☐ 抗生素(必要时)

（续　表）

重点医嘱	临时医嘱	检查检验		□ 复查血常规、生化检验项目
		药物医嘱	□ 镇痛（必要时） □ 补钾（必要时） □ 补白蛋白（必要时） □ 输血（必要时）	
		手术医嘱		
		处置医嘱	□ 大换药（必要时）	□ 大换药
主要护理工作	健康宣教			
	护理处置		□ 按护理等级完成基础护理项目 □ 根据排便情况采取通便措施 □ 观察伤口敷料，有渗出时立即报告医师处理 □ 术后心理护理与生活护理	□ 按护理等级完成基础护理项目 □ 观察伤口敷料，有渗出时立即报告医师处理 □ 观察患儿情况
	风险评估		□ 评估跌倒风险 □ 评估褥疮风险	□ 评估患儿生命体征，有异常时立即报告医师处理 □ 评估跌倒风险 □ 评估褥疮风险
	专科护理		□ 防跌倒护理	
	饮食指导			
	活动体位			
病情变异记录			□ 无　　□ 有，原因： □ 患儿　□ 疾病　□ 医疗 □ 护理　□ 保障　□ 管理	□ 无　　□ 有，原因： □ 患儿　□ 疾病　□ 医疗 □ 护理　□ 保障　□ 管理

护士签名	白班	小夜班	大夜班	白班	小夜班	大夜班

医师签名		

时间		住院第 9 天（术后第 6 天）	住院第 10 天（出院日）
主要诊疗工作	制度落实	□ 上级医师查房（主管医师查房，每天 1 次） □ 专科会诊（必要时）	□ 上级医师查房（主管医师、主诊医师查房）进行手术及伤口评估，确定有无手术并发症和伤口愈合不良情况，明确是否出院
	病情评估	□ 生命体征是否平稳 □ 心、肺情况 □ 进食后有无腹胀，切口敷料有无渗出	□ 生命体征是否平稳 □ 心、肺情况 □ 进食后有无腹胀，切口敷料有无渗出
	病历书写	□ 主管医师查房记录 □ 出院前一天有上级医师指示出院的病程记录	□ 出院后 24 小时内完成出院记录 □ 出院后 24 小时内完成病案首页 □ 开具出院介绍信 □ 开具诊断证明书
	知情同意		□ 向患儿交代出院后的注意事项（复诊的时间、地点，发生紧急情况时的处理等）

（续　表）

主要诊疗工作	手术治疗			
	其他	□ 观察伤口情况,是否存在渗出、红肿等情况 □ 根据患儿情况,如贫血严重及时输血,低蛋白血症、低钾血症及时补充蛋白、补钾		□ 复查血常规、生化检验项目 □ 出院带药 □ 嘱患儿拆除切口敷料(根据出院时间决定) □ 门诊复查 □ 如有不适,随时来诊
重点医嘱	长期医嘱	护理医嘱		
		处置医嘱		
		膳食医嘱		
		药物医嘱	□ 抗生素	
	临时医嘱	检查检验		□ 复查血常规、生化检验项目
		药物医嘱	□ 补钾(必要时) □ 补白蛋白(必要时) □ 输血(必要时)	
		手术医嘱		
		处置医嘱	□ 大换药(必要时)	□ 大换药 □ 出院
主要护理工作	健康宣教			
	护理处置		□ 按护理等级完成基础护理项目 □ 根据排便情况采取通便措施 □ 观察伤口敷料,有渗出时立即报告医师处理 □ 术后心理护理与生活护理	□ 按护理等级完成基础护理项目 □ 观察伤口敷料,有渗出时立即报告医师处理 □ 观察患儿情况 □ 协助患儿家属办理出院手续 □ 指导并监督患儿活动 □ 整理床单位
	风险评估		□ 评估跌倒风险 □ 评估褥疮风险	□ 评估患儿生命体征,有异常时立即报告医师处理 □ 评估跌倒风险 □ 评估褥疮风险
	专科护理		□ 指导患儿术后如何在门诊复查 □ 防褥疮护理 □ 防跌倒护理	□ 告知患儿出院后注意事项并附书面出院指导1份
	饮食指导			
	活动体位			
病情变异记录			□ 无　　□ 有,原因: □ 患儿　□ 疾病　□ 医疗 □ 护理　□ 保障　□ 管理	□ 无　　□ 有,原因: □ 患儿　□ 疾病　□ 医疗 □ 护理　□ 保障　□ 管理

护士签名	白班	小夜班	大夜班	白班	小夜班	大夜班

医师签名						

先天性巨结肠行巨结肠根治术临床路径

一、先天性巨结肠行巨结肠根治术临床路径标准住院流程

(一)适用对象

第一诊断为先天性巨结肠(ICD-10:Q43.101),行巨结肠根治术(结肠部分切除、直肠后结肠拖出、结肠直肠 Z 形吻合术)(ICD-9-CM-3:45.7904/45.7901/45.9403)的患儿。

(二)诊断依据

根据《临床诊疗指南——小儿外科学分册》(中华医学会编著,人民卫生出版社)和《临床技术操作规范——小儿外科学分册》(中华医学会编著,人民军医出版社)。

1. 病史　生后胎粪排出延迟,排便困难,需用开塞露或灌肠协助排便。

2. 体格检查　腹胀,肛诊直肠有裹手感。

3. 辅助检查　钡剂灌肠见结肠扩张,直肠测压无直肠肛门抑制反射。

(三)治疗方案的选择

根据《临床诊疗指南——小儿外科学分册》(中华医学会编著,人民卫生出版社)和《临床技术操作规范——小儿外科学分册》(中华医学会编著,人民军医出版社),近期无全身感染和局部感染者,行巨结肠根治术(结肠部分切除、直肠后结肠拖出、结肠直肠 Z 形吻合术)。

(四)标准住院日为 30 天

(五)进入路径标准

1. 第一诊断必须符合先天性巨结肠(ICD-10:Q43.101)行巨结肠根治术(结肠部分切除、直肠后结肠拖出、结肠直肠 Z 形吻合术)(ICD-9-CM-3:45.7904/45.7901/45.9403)。

2. 不伴有其他疾病,并且术前检查正常的病例,可以进入路径。

3. 当患儿同时具有其他疾病诊断,但在住院期间不需要特殊处理也不影响第一诊断的临床路径实施时,可以进入路径。

(六)术前准备为 21 天

1. 术前评估　术前 24 小时内完成术前病情评估,完成必要的检查,做出术前小结、术前讨论。

(1)必须检查的项目

①实验室检查:血常规、尿常规、肝功能、肾功能、电解质、凝血功能、感染性疾病筛查。

②心电图、X 线胸片(正位)。

③钡剂灌肠。

④直肠测压。

⑤必要时直肠活检。

(2)根据病情选择的项目

①C 反应蛋白。

②心肌酶。

③超声心动图(心电图异常者)。

④有相关疾病者及时请相关科室医师会诊。

(3)营养评估:根据《解放军总医院新入院患儿营养风险筛查表(NRS-2002)》为新入院患儿进行营养评估,评分≥3分者给予处置,必要时申请营养科医师会诊。

(4)心理评估:根据新入院患儿情况决定是否申请心理科医师会诊。

(5)疼痛评估:根据《VAS评分》实施疼痛评估,评分>7分者给予处置,必要时请疼痛科医师会诊。

(6)康复评估:根据《入院患儿康复筛查和评估表》在新入院患儿入院后24小时内进行康复筛查和评估。任何一项结果为"是",则申请康复科医师会诊。

2. 术前准备

(1)术前谈话:术者应在术前1天与患儿及其亲属谈话,告知手术方案、相关风险、术后转归和患儿及其亲属权益,并履行书面知情同意手续。

(2)通知手术室准备手术间、手术药品、手术物品及特殊耗材。

(3)护士做心理护理,交代注意事项,并进行术后康复宣教。

(4)手术部位标识:术者、第一助手或经治医师在术前1天应对手术部位做体表标识,标记过程应有责任护士、患儿及其亲属共同参与,并记入手术安排表。

(5)术前1天麻醉医师访视,制订麻醉计划、完成评估、确定麻醉方式,并记入《麻醉术前访视记录》,告知患儿及其家属麻醉适应证、麻醉目的、风险、可能出现的情况及其处理原则、替代方案等,签署《麻醉知情同意书》并归入病历。

(6)肠道准备需21天,以使扩张的肠管尽量恢复。

(七)预防性抗菌药物选择与使用时机

抗菌药物使用:按照《抗菌药物临床应用指导原则(2015年版)》执行,并结合患儿的病情决定抗菌药物的选择与使用时间。

(八)手术日为住院第22天

1. 麻醉方式　全身麻醉。

2. 手术方式　巨结肠根治术(结肠部分切除、直肠后结肠拖出、结肠直肠Z形吻合术)。

3. 术中用药　麻醉常规用药。

4. 输血　可能需要输血。

(九)术后住院恢复8天

1. 术后需要复查的项目:血常规,其他项目根据患儿病情决定。

2. 术后处理

(1)抗菌药物:抗菌药物使用按照《抗菌药物临床应用指导原则(2015年版)》执行,并结合患儿的病情决定抗菌药物的选择与使用时间。

(2)术后康复:及时更换切口敷料,如需要按时拆除切口缝线。

(3)必要时使用药物镇痛。

3. 术者在术后24小时内完成手术记录,特殊情况可由第一助手完成,术者签名确认并归入病历。

4. 上级医师在术后3天内至少查房1次,根据术中和术后情况修订术后治疗计划。

5. 麻醉医师术后 3 天内访视患儿,如有特殊情况应详细记录,及时与手术医师或重症监护室医师沟通并迅速处理。

6. 术后护理

(1)按照护理等级进行日常护理,监测患儿生命体征,观察伤口敷料有无渗出。

(2)注意术后排尿通畅,防止尿液污染敷料。

(十)出院标准

1. 患儿一般情况良好。

2. 没有需要住院处理的并发症。

3. 肛门排便通畅。

(十一)变异及原因分析

1. 住院治疗期间,发现合并其他疾病,进入其他路径。

2. 围术期并发症等造成住院日延长和费用增加。

3. 术后有腹部并发症,进入其他路径。

二、先天性巨结肠行巨结肠根治术临床路径表单

适用对象	第一诊断为先天性巨结肠(ICD-10:Q43.101)行巨结肠根治术(ICD-9-CM-3:45.7904/45.7901/45.9403)的患儿		
患儿基本信息	姓名:____ 性别:____ 年龄:____ 门诊号:____ 住院号:_____ 过敏史:_____ 住院日期:____年____月____日 出院日期:____年____月____日		标准住院日:30 天
时间	住院第 1 天	住院第 2 天	住院第 3 天
主要诊疗工作 — 制度落实	□ 入院 2 小时内经治医师或值班医师完成接诊 □ 入院后 24 小时内主管医师完成检诊 □ 专科会诊(必要时)	□ 经治医师查房(早、晚各 1 次) □ 主管医师查房	□ 经治医师查房(早、晚各 1 次) □ 主诊医师查房
病情评估	□ 经治医师询问病史及体格检查 □ 康复评估 □ 营养评估 □ 心理评估 □ 疼痛评估		
病历书写	□ 入院 8 小时内完成首次病程记录 □ 入院 24 小时内完成入院记录	□ 完成主管医师查房记录	□ 完成主诊医师查房记录

主要诊疗工作	知情同意	□ 病情告知 □ 患儿及其家属签署《授权委托书》(必要时) □ 患儿或其家属在入院记录单上签字		
	手术治疗			
	其他	□ 及时通知上级医师检诊 □ 经治医师检查、整理病历资料		
重点医嘱	长期医嘱	护理医嘱	□ 按小儿外科护理常规 □ 一(或)二级护理		
		处置医嘱		□ 结肠灌洗	□ 结肠灌洗
		膳食医嘱	□ 普食 □ 半流食 □ 婴儿辅食 □ 母乳喂养		
		药物医嘱	□ 自带药(必要时)		
	临时医嘱	检查检验	□ 血常规(含 C 反应蛋白+IL-6) □ 尿常规 □ 粪常规 □ 凝血四项 □ 血清术前八项 □ 血型 □ 胸部正位 X 线片 □ 心电图检查(多导心电图) □ 超声心动图(必要时)		
		药物医嘱			
		手术医嘱			
		处置医嘱	□ 静脉抽血		
主要护理工作	健康宣教		□ 入院宣教(住院环境、规章制度) □ 进行护理安全指导 □ 进行等级护理、活动范围指导 □ 进行饮食指导 □ 进行关于疾病知识的宣教 □ 检查、检验项目的目的和意义		

主要护理工作	护理处置	□ 患儿身份核对 □ 佩戴腕带 □ 建立入院病历,通知医师 □ 入院介绍:介绍责任护士,病区环境、设施、规章制度、基础护理服务项目 □ 询问病史,填写护理记录单首页 □ 观察病情 □ 测量基本生命体征 □ 抽血、留取标本 □ 心理护理与生活护理 □ 根据评估结果采取相应的护理措施 □ 通知检查项目及检查注意事项		
	风险评估	□ 一般评估:生命体征、神志、皮肤、药物过敏史等 □ 专科评估:腹股沟肿物情况 □ 风险评估 □ 心理评估 □ 营养评估 □ 疼痛评估 □ 康复评估		
	专科护理	□ 观察腹股沟区域情况 □ 指导功能锻炼		
	饮食指导	□ 根据医嘱通知配餐员准备膳食 □ 协助患儿进餐		
	活动体位	□ 根据护理等级指导活动		
	洗浴要求	□ 协助患儿洗澡、更换病号服		
病情变异记录		□ 无　　□ 有,原因: □ 患儿 □ 疾病 □ 医疗 □ 护理 □ 保障 □ 管理	□ 无　　□ 有,原因: □ 患儿 □ 疾病 □ 医疗 □ 护理 □ 保障 □ 管理	□ 无　　□ 有,原因: □ 患儿 □ 疾病 □ 医疗 □ 护理 □ 保障 □ 管理
护士签名		白班 / 小夜班 / 大夜班	白班 / 小夜班 / 大夜班	白班 / 小夜班 / 大夜班
医师签名				

时间			住院第 4 天	住院第 5 天	住院第 6 天
主要诊疗工作	制度落实		□ 经治医师查房（早、晚各 1 次）	□ 经治医师查房（早、晚各 1 次） □ 主管医师查房	□ 经治医师查房（早、晚各 1 次）
	病情评估				
	病历书写		□ 完成经治医师查房记录	□ 完成经治医师及主管医师查房记录	□ 完成经治医师查房记录
	知情同意				
	手术治疗				
	其他				
重点医嘱	长期医嘱	护理医嘱			
		处置医嘱	□ 结肠灌洗	□ 结肠灌洗	□ 结肠灌洗
		膳食医嘱			
		药物医嘱			
	临时医嘱	检查检验			
		药物医嘱			
		手术医嘱			
		处置医嘱			
主要护理工作	健康宣教				
	护理处置				
	风险评估				
	专科护理				
	饮食指导				
	活动体位				
	洗浴要求				
病情变异记录			□ 无　　□ 有,原因： □ 患儿　□ 疾病　□ 医疗 □ 护理　□ 保障　□ 管理	□ 无　　□ 有,原因： □ 患儿　□ 疾病　□ 医疗 □ 护理　□ 保障　□ 管理	□ 无　　□ 有,原因： □ 患儿　□ 疾病　□ 医疗 □ 护理　□ 保障　□ 管理
护士签名			白班　小夜班　大夜班	白班　小夜班　大夜班	白班　小夜班　大夜班
医师签名					

(续　表)

时间			住院第 7 天	住院第 8 天	住院第 9 天
主要诊疗工作	制度落实		□ 经治医师查房（早、晚各 1 次）	□ 经治医师查房（早、晚各 1 次） □ 主诊医师查房	□ 经治医师查房（早、晚各 1 次）
	病情评估				
	病历书写		□ 完成经治医师查房记录	□ 完成经治医师及主诊医师查房记录	□ 完成经治医师查房记录
	知情同意				
	手术治疗				
	其他				
重点医嘱	长期医嘱	护理医嘱			
		处置医嘱	□ 结肠灌洗	□ 结肠灌洗	□ 结肠灌洗
		膳食医嘱			
		药物医嘱			
	临时医嘱	检查检验			
		药物医嘱			
		手术医嘱			
		处置医嘱			
主要护理工作	健康宣教				
	护理处置				
	风险评估				
	专科护理				
	饮食指导				
	活动体位				
	洗浴要求				
病情变异记录			□ 无　　□ 有,原因: □ 患儿　□ 疾病　□ 医疗 □ 护理　□ 保障　□ 管理	□ 无　　□ 有,原因: □ 患儿　□ 疾病　□ 医疗 □ 护理　□ 保障　□ 管理	□ 无　　□ 有,原因: □ 患儿　□ 疾病　□ 医疗 □ 护理　□ 保障　□ 管理
护士签名			白班　小夜班　大夜班	白班　小夜班　大夜班	白班　小夜班　大夜班
医师签名					

时间			住院第 10 天	住院第 11 天	住院第 12 天
主要诊疗工作	制度落实		□ 经治医师查房(早、晚各 1 次)	□ 经治医师查房(早、晚 1 次) □ 主管医师查房	□ 经治医师查房(早、晚各 1 次)
	病情评估				
	病历书写		□ 完成经治医师查房记录	□ 完成经治医师及主管医师查房记录	□ 完成经治医师查房记录
	知情同意				
	手术治疗				
	其他				
重点医嘱	长期医嘱	护理医嘱			
		处置医嘱	□ 结肠灌洗	□ 结肠灌洗	□ 结肠灌洗
		膳食医嘱			
		药物医嘱			
	临时医嘱	检查检验			
		药物医嘱			
		手术医嘱			
		处置医嘱			
主要护理工作	健康宣教				
	护理处置				
	风险评估				
	专科护理				
	饮食指导				
	活动体位				
	洗浴要求				
病情变异记录			□ 无　　　□ 有,原因: □ 患儿　□ 疾病　□ 医疗 □ 护理　□ 保障　□ 管理	□ 无　　　□ 有,原因: □ 患儿　□ 疾病　□ 医疗 □ 护理　□ 保障　□ 管理	□ 无　　　□ 有,原因: □ 患儿　□ 疾病　□ 医疗 □ 护理　□ 保障　□ 管理
护士签名			白班　｜小夜班｜大夜班	白班　｜小夜班｜大夜班	白班　｜小夜班｜大夜班
医师签名					

（续　表）

时间		住院第 13 天	住院第 14 天	住院第 15 天
主要诊疗工作	制度落实	□ 经治医师查房（早、晚各 1 次）	□ 经治医师查房（早、晚各 1 次） □ 主诊医师查房	□ 经治医师查房（早、晚各 1 次）
	病情评估			
	病历书写	□ 完成经治医师查房记录	□ 完成经治医师及主诊医师查房记录	□ 完成经治医师查房记录
	知情同意			
	手术治疗			
	其他			
重点医嘱	长期医嘱 护理医嘱			
	处置医嘱	□ 结肠灌洗	□ 结肠灌洗	□ 结肠灌洗
	膳食医嘱			
	药物医嘱			
	临时医嘱 检查检验			
	药物医嘱			
	手术医嘱			
	处置医嘱			
主要护理工作	健康宣教			
	护理处置			
	风险评估			
	专科护理			
	饮食指导			
	活动体位			
	洗浴要求			
病情变异记录		□ 无　　□ 有,原因: □ 患儿　□ 疾病　□ 医疗 □ 护理　□ 保障　□ 管理	□ 无　　□ 有,原因: □ 患儿　□ 疾病　□ 医疗 □ 护理　□ 保障　□ 管理	□ 无　　□ 有,原因: □ 患儿　□ 疾病　□ 医疗 □ 护理　□ 保障　□ 管理
护士签名		白班　小夜班　大夜班	白班　小夜班　大夜班	白班　小夜班　大夜班
医师签名				

时间		住院第 16 天	住院第 17 天	住院第 18 天
主要诊疗工作	制度落实	□ 经治医师查房(早、晚各 1 次)	□ 经治医师查房(早、晚各 1 次) □ 主诊医师查房	□ 经治医师查房(早、晚各 1 次)
	病情评估			
	病历书写	□ 完成经治医师查房记录	□ 完成经治医师及主诊医师查房记录	□ 完成经治医师查房记录
	知情同意			
	手术治疗			
	其他			
重点医嘱	长期医嘱 护理医嘱			
	处置医嘱	□ 结肠灌洗	□ 结肠灌洗	□ 结肠灌洗
	膳食医嘱			
	药物医嘱			
	临时医嘱 检查检验			
	药物医嘱			
	手术医嘱			
	处置医嘱			
主要护理工作	健康宣教			
	护理处置			
	风险评估			
	专科护理			
	饮食指导			
	活动体位			
	洗浴要求			
病情变异记录		□ 无 □ 有,原因: □ 患儿 □ 疾病 □ 医疗 □ 护理 □ 保障 □ 管理	□ 无 □ 有,原因: □ 患儿 □ 疾病 □ 医疗 □ 护理 □ 保障 □ 管理	□ 无 □ 有,原因: □ 患儿 □ 疾病 □ 医疗 □ 护理 □ 保障 □ 管理
护士签名		白班 小夜班 大夜班	白班 小夜班 大夜班	白班 小夜班 大夜班
医师签名				

时间			住院第 19 天	住院第 20 天	住院第 21 天（术前日）
主要诊疗工作		制度落实	□ 经治医师查房（早、晚各 1 次）	□ 经治医师查房（早、晚各 1 次） □ 主诊医师查房 □ 完成术前准备 □ 组织术前讨论 □ 手术部位标识	□ 手术安全核查
		病情评估			
		病历书写	□ 完成经治医师查房记录	□ 完成主诊医师查房记录 □ 完成术前讨论、术前小结	
		知情同意		□ 术者术前谈话，告知患儿及其家属病情和围术期注意事项，签署《手术知情同意书》《授权委托书》《自费用品协议书》（必要时）、《军人目录外耗材审批单》（必要时）、《输血同意书》等	
		手术治疗		□ 预约手术	
		其他		□ 核对患儿治疗费用	
重点医嘱	长期医嘱	护理医嘱			
		处置医嘱	□ 结肠灌洗	□ 结肠灌洗	□ 结肠灌洗
		膳食医嘱			
		药物医嘱			
	临时医嘱	检查检验			
		药物医嘱	□ 庆大霉素片（1 万～2 万 U/kg）口服，每天 2 次 □ 甲硝唑片（15mg/kg）口服，每天 2 次	□ 同前日	□ 同前日
		手术医嘱			
		处置医嘱			□ 庆大霉素片保留灌肠（今晚、明晨） □ 甲硝唑片保留灌肠（今晚、明晨）

(续　表)

主要护理工作	健康宣教		□ 术前宣教	
	护理处置		□ 术前患儿准备（手术前沐浴、更衣、备皮） □ 检查术前物品准备 □ 指导患儿准备手术后所需用品，贵重物品交由家属保管 □ 指导患儿进行肠道准备并检查准备效果 □ 测量基本生命体征 □ 备血、皮试	
	风险评估		□ 评估患儿心理状态	
	专科护理		□ 指导患儿掌握床上翻身的方法 □ 指导患儿掌握床上排尿、排便的方法	
	饮食指导			□ 通知患儿 22:00 后禁食、水
	活动体位			
	洗浴要求			□ 协助患儿晨、晚间护理
病情变异记录		□ 无　　□ 有,原因: □ 患儿　□ 疾病　□ 医疗 □ 护理　□ 保障　□ 管理	□ 无　　□ 有,原因: □ 患儿　□ 疾病　□ 医疗 □ 护理　□ 保障　□ 管理	□ 无　　□ 有,原因: □ 患儿　□ 疾病　□ 医疗 □ 护理　□ 保障　□ 管理
护士签名		白班　小夜班　大夜班	白班　小夜班　大夜班	白班　小夜班　大夜班
医师签名				
时间		住院第 22 天（手术日）	住院第 23 天（术后第 1 天）	住院第 24 天（术后第 2 天）
主要诊疗工作	制度落实	□ 手术安全核查	□ 经治医师查房(早、晚各1次) □ 主管医师查房	□ 经治医师查房(早、晚各1次) □ 主管医师查房
	病情评估			
	病历书写	□ 术者或第一助手术后24小时内完成手术记录（术者签字） □ 术后即刻完成术后首次病程记录	□ 完成经治医师及主管医师查房记录	□ 完成经治医师及主管医师查房记录
	知情同意	□ 告知患儿及其家属手术过程概况及术后注意事项		
	手术治疗	□ 实施手术（手术安全核查记录、手术清点记录）		
	其他	□ 术后病情交接 □ 观察手术切口及周围情况	□ 注意引流管引流情况	□ 注意引流管引流情况

重点医嘱	长期医嘱	护理医嘱	□ 按小儿外科术后护理常规 □ 一级护理		
		处置医嘱	□ 必要时持续低流量吸氧		
		膳食医嘱			
		药物医嘱	□ 镇痛 □ 必要时抗生素		
	临时医嘱	检查检验		□ 复查血常规,血生化检验项目	
		药物医嘱			
		手术医嘱			
		处置医嘱	□ 补液（视病情）	□ 补液	□ 补液
主要护理工作	健康宣教		□ 术后宣教 □ 术后心理疏导 □ 指导术后康复训练 □ 指导术后注意事项		
	护理处置		□ 晨起测量生命体征并记录 □ 确认无感冒症状,青春期女患儿确认无月经来潮 □ 与手术室护士交接病历、影像资料、术中带药等 □ 术前补液（必要时） □ 嘱患儿入手术室前排空膀胱 □ 与手术室护士交接 □ 术后测量生命体征 □ 术后心电监护 □ 各类管道护理 □ 术后心理护理与生活护理		
	风险评估		□ 评估意识情况 □ 评估伤口疼痛情况		
	专科护理		□ 与手术室护士共同评估皮肤、伤口敷料、输液及引流情况 □ 指导患儿掌握床上排尿、排便的方法		
	饮食指导		□ 禁食、水,患儿口干时协助其湿润口唇 □ 患儿排气后,指导其间断、少量饮用温开水	□ 禁食、水	□ 禁食、水
	活动体位		□ 根据手术及麻醉方式,安置患儿取合适体位 □ 指导患儿掌握床上翻身的方法		
	洗浴要求				

（续　表）

病情变异记录		□ 无　　□ 有,原因: □ 患儿　□ 疾病　□ 医疗 □ 护理　□ 保障　□ 管理			□ 无　　□ 有,原因: □ 患儿　□ 疾病　□ 医疗 □ 护理　□ 保障　□ 管理			□ 无　　□ 有,原因: □ 患儿　□ 疾病　□ 医疗 □ 护理　□ 保障　□ 管理		
护士签名		白班	小夜班	大夜班	白班	小夜班	大夜班	白班	小夜班	大夜班
医师签名										
时间		住院第 25 天(术后第 3 天)			住院第 26 天(术后第 4 天)			住院第 27 天(术后第 5 日)		
主要诊疗工作	制度落实	□ 经治医师查房(早、晚各 1次) □ 主诊医师查房			□ 经治医师查房(早、晚各 1 次) □ 主管医师查房			□ 经治医师查房(早、晚各 1 次) □ 主管医师查房		
	病情评估									
	病历书写	□ 完成经治医师及主诊医师查房记录			□ 完成经治医师及主管医师查房记录			□ 完成经治医师及主管医师查房记录		
	知情同意									
	手术治疗									
	其他	□ 注意引流管引流情况			□ 注意引流管引流情况			□ 拔除引流管		
重点医嘱	长期医嘱 护理医嘱									
	长期医嘱 处置医嘱									
	长期医嘱 膳食医嘱									
	长期医嘱 药物医嘱									
	临时医嘱 检查检验									
	临时医嘱 药物医嘱									
	临时医嘱 手术医嘱									
	临时医嘱 处置医嘱	□ 补液								
主要护理工作	健康宣教									
	护理处置									
	风险评估									
	专科护理									
	饮食指导									
	活动体位									
	洗浴要求									
病情变异记录		□ 无　　□ 有,原因: □ 患儿　□ 疾病　□ 医疗 □ 护理　□ 保障　□ 管理			□ 无　　□ 有,原因: □ 患儿　□ 疾病　□ 医疗 □ 护理　□ 保障　□ 管理			□ 无　　□ 有,原因: □ 患儿　□ 疾病　□ 医疗 □ 护理　□ 保障　□ 管理		
护士签名		白班	小夜班	大夜班	白班	小夜班	大夜班	白班	小夜班	大夜班
医师签名										

（续　表）

时间		住院第28天（术后第6日）	住院第29天（术后第7日）	住院第30天（出院日）
主要诊疗工作	制度落实	□ 经治医师查房（早、晚各1次） □ 主诊医师查房	□ 经治医师查房（早、晚各1次） □ 主诊医师查房	□ 上级医师查房（主管医师、主诊医师查房）进行手术及伤口评估，确定有无手术并发症和伤口愈合不良情况，明确是否出院
	病情评估			
	病历书写	□ 完成经治医师及主诊医师查房记录	□ 完成主诊医师查房记录	□ 出院后24小时内完成出院记录 □ 出院后24小时内完成病案首页 □ 开具出院介绍信 □ 开具诊断证明书
	知情同意			□ 向患儿交代出院后的注意事项（复诊的时间、地点，发生紧急情况时的处理等）
	手术治疗			
	其他			□ 嘱患儿拆线、换药（根据出院时间决定） □ 门诊复查 □ 如有不适，随时来诊
重点医嘱	长期医嘱 护理医嘱			□ 按小儿外科术后护理常规 □ 一级护理
	长期医嘱 处置医嘱			□ 必要时持续低流量吸氧
	长期医嘱 膳食医嘱			
	长期医嘱 药物医嘱			□ 镇痛 □ 必要时应用抗生素
	临时医嘱 检查检验			
	临时医嘱 药物医嘱			
	临时医嘱 手术医嘱			
	临时医嘱 处置医嘱		□ 大换药 □ 出院	□ 补液（视病情）

（续　表）

主要护理工作	健康宣教						☐ 避免剧烈活动3个月		
	护理处置						☐ 按护理等级完成基础护理项目 ☐ 观察伤口敷料,有渗出时立即报告医师处理 ☐ 观察患儿情况 ☐ 协助患儿家属办理出院手续		
	风险评估			☐ 评估患儿心理状态					
	专科护理								
	饮食指导								
	活动体位								
	洗浴要求								
病情变异记录	☐ 无　　☐ 有,原因: ☐ 患儿　☐ 疾病　☐ 医疗 ☐ 护理　☐ 保障　☐ 管理			☐ 无　　☐ 有,原因: ☐ 患儿　☐ 疾病　☐ 医疗 ☐ 护理　☐ 保障　☐ 管理			☐ 无　　☐ 有,原因: ☐ 患儿　☐ 疾病　☐ 医疗 ☐ 护理　☐ 保障　☐ 管理		
护士签名	白班	小夜班	大夜班	白班	小夜班	大夜班	白班	小夜班	大夜班
医师签名									

先天性直肠肛门闭锁(中、低位)行后矢状入路直肠肛门成形术或后"人"字入路直肠肛门成形术临床路径

一、先天性直肠肛门闭锁(中、低位)行后矢状入路直肠肛门成形术或后"人"字入路直肠肛门成形术临床路径标准住院流程

(一)适用对象

第一诊断为先天性直肠肛门闭锁(中位或低位,有瘘)(ICD-10:Q42.201/Q42.302),行后矢状入路直肠肛门成形术或后"人"字入路直肠肛门成形(ICD-9-CM-3:49.7901)的患儿。

(二)诊断依据

根据《临床诊疗指南——小儿外科学分册》(中华医学会编著,人民卫生出版社)和《临床技术操作规范——小儿外科学分册》(中华医学会编著,人民军医出版社)。

1. 病史　生后无肛门,大便从会阴瘘、前庭瘘排出。

2. 体格检查　无肛门,可见瘘口。

3. 辅助检查　腹部倒立位X线片。

（三）治疗方案的选择

根据《临床诊疗指南——小儿外科学分册》（中华医学会编著，人民卫生出版社）和《临床技术操作规范——小儿外科学分册》（中华医学会编著，人民军医出版社），近期无全身感染和局部感染者，行后矢状入路直肠肛门成形术或后"人"字入路直肠肛门成形术。

（四）标准住院日为 11 天

（五）进入路径标准

1. 第一诊断必须符合先天性直肠肛门闭锁（中位或低位，有瘘）（ICD-10：Q42.201/Q42.302）行后矢状入路直肠肛门成形术或后"人"字入路直肠肛门成形术（ICD-9-CM-3：49.7901）。

2. 不伴有其他疾病，并且术前检查正常的病例，可以进入路径。

3. 当患儿同时具有其他疾病诊断，但在住院期间不需要特殊处理也不影响第一诊断的临床路径实施时，可以进入路径。

（六）术前准备 3 天

1. 术前评估　术前 24 小时内完成术前病情评估，完成必要的检查，做出术前小结、术前讨论。

（1）必须检查的项目

①实验室检查：血常规、凝血功能、血型、血生化检验项目（肝功能、肾功能、电解质）、血清四项筛查、尿常规、感染性疾病筛查。

②心电图、X 线胸片（正位）检查。

③腹部倒立侧位 X 线片或瘘管造影。

④腹部 B 超。

⑤磁共振检查了解盆腔、直肠盲端及瘘管情况。

（2）根据病情选择的项目

① C 反应蛋白。

②心肌酶。

③超声心动图（心电图异常者）。

④腹部立位和卧位 X 线片。

（3）肠道准备。

（4）营养评估：根据《解放军总医院新入院患儿营养风险筛查表（NRS-2002）》为新入院患儿进行营养评估，评分≥3 分者给予处置，必要时申请营养科医师医师会诊。

（5）心理评估：根据新入院患儿情况决定是否申请心理科医师会诊。

（6）疼痛评估：根据《VAS 评分》实施疼痛评估，评分＞7 分者给予处置，必要时请疼痛科医师会诊。

（7）康复评估：根据《入院患儿康复筛查和评估表》，在新入院患儿入院后 24 小时内进行康复筛查和评估。任何一项结果为"是"，则申请康复科医师会诊。

2. 术前准备

（1）术前谈话：术者应在术前 1 天与患儿及其亲属谈话，告知手术方案、相关风险、术后转归和患儿及其亲属权益，并履行书面知情同意手续。

（2）通知手术室准备手术间、手术药品、手术物品及特殊耗材。

（3）护士做心理护理，交代注意事项，并进行术后康复宣教。

（4）手术部位标识：术者、第一助手或经治医师在术前1天应对手术部位做体表标识，标记过程应有责任护士、患儿及其亲属共同参与，并记入手术安排表。

（5）术前1天麻醉医师访视，制订麻醉计划、完成评估、确定麻醉方式，并记入《麻醉术前访视记录》，告知患儿及其家属麻醉适应证、麻醉目的、麻醉风险、可能出现的情况及其处理原则、替代方案等，签署《麻醉知情同意书》并归入病历。

（七）预防性抗菌药物选择与使用时机

抗菌药物使用：按照《抗菌药物临床应用指导原则（2015年版）》执行，并结合患儿的病情决定抗菌药物的选择与使用时间。

（八）手术日为住院第4天

1. 麻醉方式　全身麻醉。

2. 手术方式　后矢状入路直肠肛门成形术或后"人"字入路直肠肛门成形术。

3. 术中用药　麻醉常规用药。

4. 输血　通常无须输血。

（九）术后住院恢复7天

1. 术后需要复查的项目：血常规，其他项目根据患儿病情决定。

2. 术后处理

（1）抗菌药物：抗菌药物使用按照《抗菌药物临床应用指导原则（2015年版）》执行，并结合患儿的病情决定抗菌药物的选择与使用时间。

（2）术后康复：及时更换切口敷料，如需要按时拆除切口缝线。

（3）必要时使用药物镇痛。

3. 术者在术后24小时内完成手术记录，特殊情况可由第一助手完成，术者签名确认并归入病历。

4. 上级医师在术后3天内至少查房1次，根据术中和术后情况修订术后治疗计划。

5. 麻醉医师术后3天内访视患儿，如有特殊情况应详细记录，及时与手术医师或重症监护室医师沟通并迅速处理。

6. 术后护理

（1）按照护理等级进行日常护理，监测患儿生命体征，观察伤口敷料有无渗出。

（2）注意术后排尿通畅，防止尿液污染敷料。

（十）出院标准

1. 患儿一般情况良好。

2. 没有需要住院处理的并发症。

3. 肛门排便通畅。

（十一）变异及原因分析

1. 住院治疗期间，发现合并其他疾病，进入其他路径。

2. 围术期并发症等造成住院日延长和费用增加。

3. 术后有腹部并发症，进入其他路径。

二、先天性直肠肛门闭锁（中、低位）行后矢状入路
直肠肛门成形术或后"人"字入路
直肠肛门成形术临床路径表单

适用对象	第一诊断为先天性直肠肛门闭锁（中、低位）（ICD-10：Q42.201/Q42.302）行后矢状入路直肠肛门成形术或后"人"字直肠肛门成形术（ICD-9-CM-3：49.7901）的患儿	
患儿基本信息	姓名：____ 性别：____ 年龄：____ 门诊号：____ 住院号：_____ 过敏史：_____ 住院日期：___年___月___日 出院日期：___年___月___日	标准住院日：11 天

时间		住院第 1 天	住院第 2 天	住院第 3 天（术前日）
主要诊疗工作	制度落实	□ 入院 2 小时内经治医师或值班医师完成接诊 □ 入院后 24 小时内主管医师完成检诊 □ 专科会诊（必要时）	□ 经治医师查房（早、晚各 1 次） □ 主管医师查房	□ 经治医师查房（早、晚各 1 次） □ 主诊医师查房 □ 完成术前准备 □ 组织术前讨论 □ 手术部位标识
	病情评估	□ 经治医师询问病史及体格检查 □ 康复评估 □ 营养评估 □ 心理评估 □ 疼痛评估		
	病历书写	□ 入院 8 小时内完成首次病程记录 □ 入院 24 小时内完成入院记录	□ 完成主管医师查房记录	□ 完成主诊医师查房记录 □ 完成术前讨论、术前小结
	知情同意	□ 病情告知 □ 患儿及其家属签署《授权委托书》（必要时） □ 患儿或其家属在入院记录单上签字		□ 术者术前谈话，告知患儿及其家属病情和围术期注意事项，签署《手术知情同意书》《授权委托书》《自费用品协议书》（必要时）、《军人目录外耗材审批单》（必要时）、《输血同意书》等
	手术治疗			□ 预约手术
	其他	□ 及时通知上级医师检诊 □ 经治医师检查、整理病历资料		□ 核对患儿诊疗费用

（续　表）

重点医嘱	长期医嘱	护理医嘱	☐ 按小儿外科护理常规 ☐ 一级护理		
		处置医嘱			☐ 结肠灌洗
		膳食医嘱	☐ 普食 ☐ 半流食 ☐ 婴儿辅食 ☐ 母乳喂养		
		药物医嘱	☐ 自带药（必要时）		
	临时医嘱	检查检验	☐ 血常规（含 C 反应蛋白＋IL-6） ☐ 尿常规 ☐ 粪常规 ☐ 凝血四项 ☐ 血清术前八项 ☐ 血型 ☐ 胸部正位 X 线片 ☐ 心电图检查（多导心电图） ☐ 超声心动图（必要时）		
		药物医嘱			
		手术医嘱			
		处置医嘱	☐ 静脉抽血		
主要护理工作		健康宣教	☐ 入院宣教（住院环境、规章制度） ☐ 进行护理安全指导 ☐ 进行等级护理、活动范围指导 ☐ 进行饮食指导 ☐ 进行关于疾病知识的宣教 ☐ 检查、检验项目的目的和意义		☐ 术前宣教

（续　表）

主要护理工作	护理处置	□ 患儿身份核对 □ 佩戴腕带 □ 建立入院病历,通知医师 □ 入院介绍:介绍责任护士,病区环境、设施、规章制度、基础护理服务项目 □ 询问病史,填写护理记录单首页 □ 观察病情 □ 测量基本生命体征 □ 抽血、留取标本 □ 心理护理与生活护理 □ 根据评估结果采取相应的护理措施 □ 通知检查项目及检查注意事项		□ 术前患儿准备(手术前沐浴、更衣、备皮) □ 检查术前物品准备 □ 指导患儿准备手术后所需用品,贵重物品交由家属保管 □ 指导患儿进行肠道准备并检查准备效果 □ 测量基本生命体征 □ 备血、皮试
	风险评估	□ 一般评估:生命体征、神志、皮肤、药物过敏史等 □ 风险评估 □ 心理评估 □ 营养评估 □ 疼痛评估 □ 康复评估		□ 评估患儿心理状态
	专科护理	□ 指导功能锻炼		□ 指导患儿掌握床上翻身的方法 □ 指导患儿掌握床上排尿、排便的方法
	饮食指导	□ 根据医嘱通知配餐员准备膳食 □ 协助患儿进餐		□ 通知患儿 22:00 后禁食、水
	活动体位	□ 根据护理等级指导活动		
	洗浴要求	□ 协助患儿洗澡、更换病号服		□ 协助患儿晨、晚间护理
病情变异记录		□ 无　　□ 有,原因: □ 患儿　□ 疾病　□ 医疗 □ 护理　□ 保障　□ 管理	□ 无　　□ 有,原因: □ 患儿　□ 疾病　□ 医疗 □ 护理　□ 保障　□ 管理	□ 无　　□ 有,原因: □ 患儿　□ 疾病　□ 医疗 □ 护理　□ 保障　□ 管理

护士签名	白班	小夜班	大夜班	白班	小夜班	大夜班	白班	小夜班	大夜班
医师签名									

（续　表）

时间			住院第 4 天（手术日）	住院第 5 天（术后第 1 天）	住院第 6 天（术后第 2 天）
主要诊疗工作	制度落实		□ 手术安全核查	□ 经治医师查房（早、晚各 1 次） □ 主管医师查房	□ 经治医师查房（早、晚各 1 次） □ 主管医师查房
	病情评估				
	病历书写		□ 术者或第一助手术后 24 小时内完成手术记录（术者签字） □ 术后即刻完成术后首次病程记录	□ 完成经治医师及主管医师查房记录	□ 完成经治医师及主管医师查房记录
	知情同意		□ 告知患儿及其家属手术过程概况及术后注意事项		
	手术治疗		□ 实施手术（手术安全核查记录、手术清点记录）		
	其他		□ 术后病情交接 □ 观察手术切口及周围情况	□ 注意引流管引流情况	□ 注意引流管引流情况
重点医嘱	长期医嘱	护理医嘱	□ 按小儿外科术后护理常规 □ 一级护理		
		处置医嘱	□ 必要时持续低流量吸氧		
		膳食医嘱			
		药物医嘱	□ 镇痛 □ 必要时抗生素		
	临时医嘱	检查检验		□ 复查血常规,血生化检验项目	
		药物医嘱			
		手术医嘱			
		处置医嘱	□ 补液（视病情）	□ 补液	□ 补液
主要护理工作	健康宣教		□ 术后宣教 □ 术后心理疏导 □ 指导术后康复训练 □ 指导术后注意事项		
	护理处置		□ 晨起测量生命体征并记录 □ 确认无感冒症状,青春期女患儿确认无月经来潮 □ 与手术室护士交接病历、影像资料、术中带药等 □ 术前补液（必要时） □ 嘱患儿入手术室前排空膀胱 □ 与手术室护士交接 □ 术后测量生命体征 □ 术后心电监护 □ 各类管道护理 □ 术后心理护理与生活护理		

（续　表）

	风险评估	□ 评估意识情况 □ 评估伤口疼痛情况		
主要护理工作	专科护理	□ 与手术室护士共同评估皮肤、伤口敷料、输液及引流情况 □ 指导患儿掌握床上排尿、排便的方法		
	饮食指导	□ 禁食、水,患儿口干时协助其湿润口唇 □ 患儿排气后,指导其间断、少量饮用温开水	□ 禁食、水	□ 禁食、水
	活动体位	□ 根据手术及麻醉方式,安置患儿取合适体位 □ 指导患儿掌握床上翻身的方法		
	洗浴要求			
病情变异记录		□ 无　　□ 有,原因： □ 患儿　□ 疾病　□ 医疗 □ 护理　□ 保障　□ 管理	□ 无　　□ 有,原因： □ 患儿　□ 疾病　□ 医疗 □ 护理　□ 保障　□ 管理	□ 无　　□ 有,原因： □ 患儿　□ 疾病　□ 医疗 □ 护理　□ 保障　□ 管理
护士签名		白班　　小夜班　　大夜班	白班　　小夜班　　大夜班	白班　　小夜班　　大夜班
医师签名				
时间		住院第 7 天（术后第 3 天）	住院第 8 天（术后第 4 天）	住院第 9 天（术后第 5 日）
主要诊疗工作	制度落实	□ 经治医师查房（早、晚各 1次） □ 主诊医师查房	□ 经治医师查房（早、晚各 1 次） □ 主管医师查房	□ 经治医师查房（早、晚各 1 次） □ 主管医师查房
	病情评估			
	病历书写	□ 完成经治医师及主诊医师查房记录	□ 完成经治医师及主管医师查房记录	□ 完成经治医师及主管医师查房记录
	知情同意			
	手术治疗			
	其他	□ 注意引流管引流情况	□ 注意引流管引流情况	□ 拔除引流管
重点医嘱	长期医嘱	护理医嘱		
		处置医嘱		
		膳食医嘱		
		药物医嘱		
	临时医嘱	检查检验		
		药物医嘱		
		手术医嘱		
		处置医嘱	□ 补液		

（续　表）

<table>
<tr><td rowspan="7">主要护理工作</td><td>健康宣教</td><td></td><td></td><td></td></tr>
<tr><td>护理处置</td><td></td><td></td><td></td></tr>
<tr><td>风险评估</td><td></td><td></td><td></td></tr>
<tr><td>专科护理</td><td></td><td></td><td></td></tr>
<tr><td>饮食指导</td><td></td><td></td><td></td></tr>
<tr><td>活动体位</td><td></td><td></td><td></td></tr>
<tr><td>洗浴要求</td><td></td><td></td><td></td></tr>
<tr><td colspan="2">病情变异记录</td><td>□ 无　　　□ 有,原因:
□ 患儿　□ 疾病　□ 医疗
□ 护理　□ 保障　□ 管理</td><td>□ 无　　　□ 有,原因:
□ 患儿　□ 疾病　□ 医疗
□ 护理　□ 保障　□ 管理</td><td>□ 无　　　□ 有,原因:
□ 患儿　□ 疾病　□ 医疗
□ 护理　□ 保障　□ 管理</td></tr>
<tr><td colspan="2">护士签名</td><td>白班　　小夜班　　大夜班</td><td>白班　　小夜班　　大夜班</td><td>白班　　小夜班　　大夜班</td></tr>
<tr><td colspan="2">医师签名</td><td></td><td></td><td></td></tr>
</table>

<table>
<tr><td colspan="2">时间</td><td>住院第 10 天(术后第 6 天)</td><td colspan="2">住院第 11 天(出院日)</td></tr>
<tr><td rowspan="6">主要诊疗工作</td><td>制度落实</td><td>□ 经治医师查房(早、晚各 1 次)
□ 主诊医师查房</td><td colspan="2">□ 上级医师查房(主管医师、主诊医师查房)进行手术及伤口评估,确定有无手术并发症和伤口愈合不良情况,明确是否出院</td></tr>
<tr><td>病情评估</td><td></td><td colspan="2"></td></tr>
<tr><td>病历书写</td><td>□ 完成经治医师及主诊医师查房记录</td><td colspan="2">□ 出院当天病程记录(有上级医师指示出院)
□ 出院后 24 小时内完成出院记录
□ 出院后 24 小时内完成病案首页
□ 开具出院介绍信
□ 开具诊断证明书</td></tr>
<tr><td>知情同意</td><td></td><td colspan="2">□ 向患儿交代出院后的注意事项(复诊的时间、地点,发生紧急情况时的处理等)</td></tr>
<tr><td>手术治疗</td><td></td><td colspan="2"></td></tr>
<tr><td>其他</td><td></td><td colspan="2">□ 嘱患儿拆线、换药(根据出院时间决定)
□ 门诊复查
□ 如有不适,随时来诊</td></tr>
</table>

（续　表）

重点医嘱	长期医嘱	护理医嘱		□ 按小儿外科术后护理常规 □ 一级护理
		处置医嘱		□ 必要时持续低流量吸氧
		膳食医嘱		
		药物医嘱		□ 镇痛 □ 必要时应用抗生素
	临时医嘱	检查检验		
		药物医嘱		
		手术医嘱		
		处置医嘱		□ 补液（视病情）
主要护理工作	健康宣教			□ 避免剧烈活动 3 个月
	护理处置			□ 按护理等级完成基础护理项目 □ 观察伤口敷料，有渗出时立即报告医师处理 □ 观察患儿情况 □ 协助患儿家属办理出院手续
	风险评估			
	专科护理			
	饮食指导			
	活动体位			
	洗浴要求			
病情变异记录		□ 无　　□ 有,原因： □ 患儿　□ 疾病　□ 医疗 □ 护理　□ 保障　□ 管理		□ 无　　□ 有,原因： □ 患儿　□ 疾病　□ 医疗 □ 护理　□ 保障　□ 管理

护士签名	白班	小夜班	大夜班	白班	小夜班	大夜班
医师签名						

先天性直肠肛门闭锁(高位,有瘘)行横结肠双腔造口术临床路径

一、先天性直肠肛门闭锁(高位,有瘘)行横结肠双腔造口术临床路径标准住院流程

(一)适用对象

第一诊断为先天性直肠肛门闭锁(高位,有瘘)(ICD-10:Q42.201)行横结肠双腔造口术(ICD-9-CM-3:46.1001)的患儿。

(二)诊断依据

根据《临床诊疗指南——小儿外科学分册》(中华医学会编著,人民卫生出版社)和《临床技术操作规范——小儿外科学分册》(中华医学会编著,人民军医出版社)。

1. 病史　出生后无肛门,大便不能排出。

2. 体格检查　无肛门,无瘘口。

3. 辅助检查　腹部倒立位 X 线片。

(三)治疗方案的选择

根据《临床诊疗指南——小儿外科学分册》(中华医学会编著,人民卫生出版社)和《临床技术操作规范——小儿外科学分册》(中华医学会编著,人民军医出版社),近期无全身感染和局部感染者,行横结肠双腔造口术。

(四)标准住院日为 11 天

(五)进入路径标准

1. 第一诊断必须符合先天性直肠肛门闭锁(高位,有瘘)(ICD-10:Q42.201)行横结肠双腔造口术(ICD-9-CM-3:46.1001)。

2. 不伴有其他疾病,并且术前检查正常的病例,可以进入路径。

3. 当患儿同时具有其他疾病诊断,但在住院期间不需要特殊处理也不影响第一诊断的临床路径实施时,可以进入路径。

(六)术前准备 3 天

1. 术前评估　术前 24 小时内完成术前病情评估,完成必要的检查,做出术前小结、术前讨论。

(1)必须检查的项目

①实验室检查:血常规、凝血功能、血型、血生化检验项目(肝功能、肾功能、电解质)、血清四项筛查、尿常规、感染性疾病筛查。

②心电图、X 线胸片(正位)检查。

③腹部倒立侧位 X 线片或瘘管造影。

④腹部 B 超。

⑤磁共振检查了解盆腔、直肠盲端及瘘管情况。

(2)根据病情选择的项目

① C 反应蛋白。

②心肌酶。

③超声心动图(心电图异常者)。

④腹部立位和卧位 X 线片。

(3)肠道准备。

(4)营养评估:根据《解放军总医院新入院患儿营养风险筛查表(NRS-2002)》为新入院患儿进行营养评估,评分≥3 分者给予处置,必要时申请营养科医师会诊。

(5)心理评估:根据新入院患儿情况决定是否申请心理科医师会诊。

(6)疼痛评估:根据《VAS 评分》实施疼痛评估,评分＞7 分者给予处置,必要时请疼痛科医师会诊。

(7)康复评估:根据《入院患儿康复筛查和评估表》,在新入院患儿入院后 24 小时内进行康复筛查和评估。任何一项结果为"是",则申请康复科医师会诊。

2. 术前准备

(1)术前谈话:术者应在术前 1 天与患儿及其亲属谈话,告知手术方案、相关风险、术后转归和患儿及其亲属的权益,并履行书面知情同意手续。

(2)通知手术室准备手术间、手术药品、手术物品及特殊耗材。

(3)护士做心理护理,交代注意事项,并进行术后康复宣教。

(4)手术部位标识:术者、第一助手或经治医师在术前 1 天应对手术部位做体表标识,标记过程应有责任护士、患儿及其亲属共同参与,并记入手术安排表。

(5)术前 1 天麻醉医师访视,制订麻醉计划、完成评估、确定麻醉方式,并记入《麻醉术前访视记录》,告知患儿及其家属麻醉适应证、麻醉目的、麻醉风险、可能出现的情况及其处理原则、替代方案等,签署《麻醉知情同意书》并归入病历。

(七)预防性抗菌药物选择与使用时机

抗菌药物使用:按照《抗菌药物临床应用指导原则(2015 年版)》执行,并结合患儿的病情决定抗菌药物的选择与使用时间。

(八)手术日为住院第 4 天

1. 麻醉方式　全身麻醉。

2. 手术方式　横结肠双腔造口术。

3. 术中用药　麻醉常规用药。

4. 输血　通常无须输血。

(九)术后住院恢复 7 天

1. 术后需要复查的项目:血常规,其他项目根据患儿病情决定。

2. 术后处理

(1)抗菌药物:抗菌药物使用按照《抗菌药物临床应用指导原则(2015 年版)》执行,并结合患儿的病情决定抗菌药物的选择与使用时间。

(2)术后康复:及时更换切口敷料,如需要按时拆除切口缝线。

(3)必要时使用药物镇痛。

3. 术者在术后 24 小时内完成手术记录,特殊情况可由第一助手完成,术者签名确认并归入病历。

4. 上级医师在术后 3 天内至少查房 1 次,根据术中和术后情况修订术后治疗计划。

5. 麻醉医师术后 3 天内访视患儿,如有特殊情况应详细记录,及时与手术医师或重症监护室医师沟通并迅速处理。

6. 术后护理

(1)按照护理等级进行日常护理,监测患儿生命体征,观察伤口敷料有无渗出。

(2)注意术后排尿通畅,防止尿液污染敷料。

(十)出院标准

1. 患儿一般情况良好。

2. 没有需要住院处理的并发症。

3. 结肠造口通畅。

(十一)变异及原因分析

1. 患儿住院治疗期间,发现合并其他疾病,进入其他路径。

2. 围术期并发症等造成住院日延长和费用增加。

3. 术后有腹部并发症,进入其他路径。

二、先天性直肠肛门闭锁(高位,有瘘)行横结肠双腔造口术临床路径表单

适用对象	第一诊断为先天性直肠肛门闭锁(高位,有瘘)(ICD-10:Q42.201)行横结肠双腔造口术(ICD-9-CM-3:46.1001)的患儿	
患儿基本信息	姓名:____ 性别:____ 年龄:____ 门诊号:____ 住院号:_____ 过敏史:_____ 住院日期:____年____月____日 出院日期:____年____月____日	标准住院日:11 天

时间		住院第 1 天	住院第 2 天	住院第 3 天(术前日)
主要诊疗工作	制度落实	□ 入院 2 小时内经治医师或值班医师完成接诊 □ 入院后 24 小时内主管医师完成检诊 □ 专科会诊(必要时)	□ 经治医师查房(早、晚各 1 次) □ 主管医师查房	□ 经治医师查房(早、晚各 1 次) □ 主诊医师查房 □ 完成术前准备 □ 组织术前讨论 □ 手术部位标识
	病情评估	□ 经治医师询问病史及体格检查 □ 康复评估 □ 营养评估 □ 心理评估 □ 疼痛评估		

（续　表）

主要诊疗工作	病历书写	□ 入院 8 小时内完成首次病程记录 □ 入院 24 小时内完成入院记录	□ 完成主管医师查房记录	□ 完成主诊医师查房记录 □ 完成术前讨论、术前小结
	知情同意	□ 病情告知 □ 患儿及其家属签署《授权委托书》（必要时） □ 患儿或其家属在入院记录单上签字		□ 术者术前谈话，告知患儿及其家属病情和围术期注意事项，签署《手术知情同意书》《授权委托书》《自费用品协议书》（必要时）、《军人目录外耗材审批单》（必要时）、《输血同意书》等
	手术治疗			□ 预约手术
	其他	□ 及时通知上级医师检诊 □ 经治医师检查、整理病历资料		
重点医嘱	长期医嘱	护理医嘱 □ 按小儿外科护理常规 □ 一级护理		
		处置医嘱		□ 结肠灌洗
		膳食医嘱 □ 普食 □ 半流食 □ 婴儿辅食 □ 母乳喂养		
		药物医嘱 □ 自带药（必要时）		
	临时医嘱	检查检验 □ 血常规（含 C 反应蛋白＋IL-6） □ 尿常规 □ 粪常规 □ 凝血四项 □ 血清术前八项 □ 血型 □ 胸部正位 X 线片 □ 心电图检查（多导心电图） □ 超声心动图（必要时）		
		药物医嘱		
		手术医嘱		
		处置医嘱 □ 静脉抽血		

（续　表）

主要护理工作	健康宣教	□ 入院宣教（住院环境、规章制度） □ 进行护理安全指导 □ 进行等级护理、活动范围指导 □ 进行饮食指导 □ 进行关于疾病知识的宣教 □ 检查、检验项目的目的和意义		□ 术前宣教
	护理处置	□ 患儿身份核对 □ 佩戴腕带 □ 建立入院病历，通知医师 □ 入院介绍：介绍责任护士，病区环境、设施、规章制度、基础护理服务项目 □ 询问病史，填写护理记录单首页 □ 观察病情 □ 测量基本生命体征 □ 抽血、留取标本 □ 心理护理与生活护理 □ 根据评估结果采取相应的护理措施 □ 通知检查项目及检查注意事项		□ 术前患儿准备（手术前沐浴、更衣、备皮） □ 检查术前物品准备 □ 指导患儿准备手术后所需用品，贵重物品交由家属保管 □ 指导患儿进行肠道准备并检查准备效果 □ 测量基本生命体征 □ 备血、皮试
	风险评估	□ 一般评估：生命体征、神志、皮肤、药物过敏史等 □ 风险评估 □ 心理评估 □ 营养评估 □ 疼痛评估 □ 康复评估		□ 评估患儿心理状态
	专科护理	□ 指导功能锻炼		□ 指导患儿掌握床上翻身的方法 □ 指导患儿掌握床上排尿、排便的方法
	饮食指导	□ 根据医嘱通知配餐员准备膳食 □ 协助患儿进餐		□ 通知患儿22时后禁食、水
	活动体位	□ 根据护理等级指导活动		
	洗浴要求	□ 协助患儿洗澡、更换病号服		□ 协助患儿晨、晚间护理

（续　表）

病情变异记录		□ 无　　　□ 有,原因： □ 患儿　□ 疾病　□ 医疗 □ 护理　□ 保障　□ 管理			□ 无　　　□ 有,原因： □ 患儿　□ 疾病　□ 医疗 □ 护理　□ 保障　□ 管理			□ 无　　　□ 有,原因： □ 患儿　□ 疾病　□ 医疗 □ 护理　□ 保障　□ 管理		
护士签名		白班	小夜班	大夜班	白班	小夜班	大夜班	白班	小夜班	大夜班
医师签名										
时间		住院第 4 天(手术日)			住院第 5 天(术后第 1 天)			住院第 6 天(术后第 2 天)		
主要诊疗工作	制度落实	□ 手术安全核查			□ 经治医师查房(早、晚各 1 次) □ 主管医师查房			□ 经治医师查房(早、晚各 1 次) □ 主管医师查房		
	病情评估									
	病历书写	□ 术者或第一助手手术后 24 小时内完成手术记录(术者签字) □ 术后即刻完成术后首次病程记录			□ 完成经治医师及主管医师查房记录			□ 完成经治医师及主管医师查房记录		
	知情同意	□ 告知患儿及其家属手术过程概况及术后注意事项								
	手术治疗	□ 实施手术(手术安全核查记录、手术清点记录)								
	其他	□ 术后病情交接 □ 观察手术切口及周围情况			□ 注意引流管引流情况			□ 注意引流管引流情况		
重点医嘱	长期医嘱 护理医嘱	□ 按小儿外科术后护理常规 □ 一级护理								
	处置医嘱	□ 必要时持续低流量吸氧								
	膳食医嘱									
	药物医嘱	□ 镇痛 □ 必要时应用抗生素								
	临时医嘱 检查检验				□ 复查血常规,血生化检验					
	药物医嘱									
	手术医嘱									
	处置医嘱	□ 补液(视病情)			□ 补液			□ 补液		

（续　表）

主要护理工作	健康宣教	□ 术后宣教 □ 术后心理疏导 □ 指导术后康复训练 □ 指导术后注意事项			
	护理处置	□ 晨起测量生命体征并记录 □ 确认无感冒症状,青春期女患儿确认无月经来潮 □ 与手术室护士交接病历、影像资料、术中带药等 □ 术前补液（必要时） □ 嘱患儿入手术室前排空膀胱 □ 与手术室护士交接 □ 术后测量生命体征 □ 术后心电监护 □ 各类管道护理 □ 术后心理护理与生活护理			
	风险评估	□ 评估意识情况 □ 评估伤口疼痛情况			
	专科护理	□ 与手术室护士共同评估皮肤、伤口敷料、输液及引流情况 □ 指导患儿掌握床上排尿、排便的方法			
	饮食指导	□ 禁食、水,患儿口干时协助其湿润口唇 □ 患儿排气后,指导其间断、少量饮用温开水	□ 禁食、水	□ 禁食、水	
	活动体位	□ 根据手术及麻醉方式,安置患儿取合适体位 □ 指导患儿掌握床上翻身的方法			
	洗浴要求				
病情变异记录		□ 无　　□ 有,原因: □ 患儿　□ 疾病　□ 医疗 □ 护理　□ 保障　□ 管理	□ 无　　□ 有,原因: □ 患儿　□ 疾病　□ 医疗 □ 护理　□ 保障　□ 管理	□ 无　　□ 有,原因: □ 患儿　□ 疾病　□ 医疗 □ 护理　□ 保障　□ 管理	

护士签名	白班	小夜班	大夜班	白班	小夜班	大夜班	白班	小夜班	大夜班
医师签名									

（续　表）

时间		住院第 7 天（术后第 3 天）	住院第 8 天（术后第 4 天）	住院第 9 天（术后第 5 日）
主要诊疗工作	制度落实	□ 经治医师查房（早、晚各 1 次） □ 主诊医师查房	□ 经治医师查房（早、晚各 1 次） □ 主管医师查房	□ 经治医师查房（早、晚各 1 次） □ 主管医师查房
	病情评估			
	病历书写	□ 完成经治医师及主诊医师查房记录	□ 完成经治医师及主管医师查房记录	□ 完成经治医师及主管医师查房记录
	知情同意			
	手术治疗			
	其他	□ 注意引流管引流情况	□ 注意引流管引流情况	□ 拔除引流管
重点医嘱	长期医嘱 护理医嘱			
	处置医嘱			
	膳食医嘱			
	药物医嘱			
	临时医嘱 检查检验			
	药物医嘱			
	手术医嘱			
	处置医嘱	□ 补液		
主要护理工作	健康宣教			
	护理处置			
	风险评估			
	专科护理			
	饮食指导			
	活动体位			
	洗浴要求			
病情变异记录		□ 无　　□ 有,原因： □ 患儿　□ 疾病　□ 医疗 □ 护理　□ 保障　□ 管理	□ 无　　□ 有,原因： □ 患儿　□ 疾病　□ 医疗 □ 护理　□ 保障　□ 管理	□ 无　　□ 有,原因： □ 患儿　□ 疾病　□ 医疗 □ 护理　□ 保障　□ 管理
护士签名		白班　小夜班　大夜班	白班　小夜班　大夜班	白班　小夜班　大夜班
医师签名				

（续 表）

时间		住院第 10 天（术后第 6 天）	住院第 11 天（出院日）
主要诊疗工作	制度落实	□ 经治医师查房（早、晚各 1 次） □ 主诊医师查房	□ 上级医师查房（主管医师、主诊医师查房）进行手术及伤口评估,确定有无手术并发症和伤口愈合不良情况,明确是否出院
	病情评估		
	病历书写	□ 完成经治医师及主诊医师查房记录	□ 出院当天病程记录（有上级医师指示出院） □ 出院后 24 小时内完成出院记录 □ 出院后 24 小时内完成病案首页 □ 开具出院介绍信 □ 开具诊断证明书
	知情同意		□ 向患儿交代出院后的注意事项（复诊的时间、地点,发生紧急情况时的处理等）
	手术治疗		
	其他		□ 嘱患儿拆线、换药（根据出院时间决定） □ 门诊复查 □ 如有不适,随时来诊
重点医嘱	长期医嘱 护理医嘱		□ 按小儿外科术后护理常规 □ 一级护理
	长期医嘱 处置医嘱		□ 必要时持续低流量吸氧
	长期医嘱 膳食医嘱		
	长期医嘱 药物医嘱		□ 镇痛 □ 必要时抗生素
	临时医嘱 检查检验		
	临时医嘱 药物医嘱		
	临时医嘱 手术医嘱		
	临时医嘱 处置医嘱		□ 补液（视病情）
主要护理工作	健康宣教		□ 避免剧烈活动 3 个月
	护理处置		□ 按护理等级完成基础护理项目 □ 观察伤口敷料,有渗出时立即报告医师处理 □ 观察患儿情况 □ 协助患儿家属办理出院手续
	风险评估		
	专科护理		
	饮食指导		
	活动体位		
	洗浴要求		

病情变异记录	□ 无　　□ 有,原因: □ 患儿　□ 疾病　□ 医疗 □ 护理　□ 保障　□ 管理			□ 无　　□ 有,原因: □ 患儿　□ 疾病　□ 医疗 □ 护理　□ 保障　□ 管理		
护士签名	白班	小夜班	大夜班	白班	小夜班	大夜班
医师签名						

腹股沟斜疝行疝囊高位结扎术临床路径

一、腹股沟斜疝行疝囊高位结扎术临床路径标准住院流程

(一)适用对象

第一诊断为腹股沟斜疝(ICD-10:K40.902),行疝囊高位结扎术(单侧)(ICD-9-CM-3:53.02/53.04)的患儿。

(二)诊断依据

根据《临床诊疗指南——小儿外科学分册》(中华医学会编著,人民卫生出版社)和《临床技术操作规范——小儿外科学分册》(中华医学会编著,人民军医出版社)。

1. 病史　典型的腹股沟斜疝外观:阴囊、大阴唇和(或)腹股沟可复性包块。

2. 体格检查　有明确体征:腹股沟可复性包块可还纳腹腔,压迫内环口不再出现。

3. 辅助检查　B超检查可协助诊断。

(三)治疗方案的选择

根据《临床诊疗指南——小儿外科学分册》(中华医学会编著,人民卫生出版社)和《临床技术操作规范——小儿外科学分册》(中华医学会编著,人民军医出版社)近期无全身感染和(或)局部感染者,行疝囊高位结扎术。

(四)标准住院日为 5 天

(五)进入路径标准

1. 第一诊断必须符合腹股沟斜疝(ICD-10:K40.902)行疝囊高位结扎术(单侧)(ICD-9-CM-3:53.02/53.04)。

2. 不伴有其他疾病,并且术前检查正常的病例,可以进入路径。

3. 当患儿同时具有其他疾病诊断,但在住院期间不需要特殊处理也不影响第一诊断的临床路径实施时,可以进入路径。

(六)术前准备 2 天

1. 术前评估　术前 24 小时内完成术前病情评估,完成必要的检查,做出术前小结、术前讨论。

(1)必须检查的项目

①实验室检查:血常规、尿常规、肝功能、肾功能、电解质、凝血功能、感染性疾病筛查。

②心电图、X 线胸片(正位)检查。

（2）根据病情选择的项目

①C反应蛋白。

②心肌酶。

③超声心动图（心电图异常者）。

④有相关疾病者及时请相关科室会诊。

（3）营养评估：根据《解放军总医院新入院患儿营养风险筛查表（NRS-2002）》为新入院患儿进行营养评估，评分≥3分者给予处置，必要时申请营养科医师会诊。

（4）心理评估：根据新入院患儿情况决定是否申请心理科医师会诊。

（5）疼痛评估：根据《VAS评分》实施疼痛评估，评分＞7分者给予处置，必要时请疼痛科医师会诊。

（6）康复评估：根据《入院患儿康复筛查和评估表》，在新入院患儿入院后24小时内进行康复筛查和评估。任何一项结果为"是"，则申请康复科医师会诊。

2．术前准备

（1）术前谈话：术者应在术前1天与患儿及其亲属谈话，告知手术方案、相关风险、术后转归和患儿及其亲属权益，并履行书面知情同意手续。

（2）通知手术室准备手术间、手术药品、手术物品及特殊耗材。

（3）护士做心理护理，交代注意事项，并进行术后康复宣教。

（4）手术部位标识：术者、第一助手或经治医师在术前1天应对手术部位做体表标识，标记过程应有责任护士、患儿及其亲属共同参与，并记入手术安排表。

（5）术前1天麻醉医师访视，制订麻醉计划、完成评估、确定麻醉方式，并记入《麻醉术前访视记录》，告知患儿及其家属麻醉适应证、麻醉目的、麻醉风险、可能出现的情况及其处理原则、替代方案等，签署《麻醉知情同意书》并归入病历。

（七）药品选择及使用时机

抗菌药物使用：按照《抗菌药物临床应用指导原则（2015年版）》执行，并结合患儿的病情决定抗菌药物的选择与使用时间。

（八）手术日为住院第3天

1．麻醉方式　基础麻醉或全身麻醉或椎管内麻醉。

2．手术方式　疝囊高位结扎术。

3．术中用药　麻醉常规用药。

4．输血　通常无须输血。

（九）术后住院恢复2天

1．术后需要复查的项目：血常规，其他项目根据患儿病情决定。

2．术后处理

（1）抗菌药物：抗菌药物使用按照《抗菌药物临床应用指导原则（2015年版）》执行，并结合患儿的病情决定抗菌药物的选择与使用时间。

（2）术后康复：及时更换切口敷料，如需要按时拆除切口缝线。

（3）必要时使用药物镇痛。

3．术者在术后24小时内完成手术记录，特殊情况可由第一助手完成，术者签名确认并归入病历。

4. 上级医师在术后 3 天内至少查房 1 次,根据术中和术后情况修订术后治疗计划。

5. 麻醉医师术后 3 天内访视患儿,如有特殊情况应详细记录,及时与手术医师或重症监护室医师沟通并迅速处理。

6. 术后护理

(1)按照护理等级进行日常护理,监测患儿生命体征,观察伤口敷料有无渗出。

(2)注意术后排尿通畅,防止尿液污染敷料。

(十)出院标准

1. 患儿一般情况良好。

2. 切口愈合良好。

3. 没有需要住院处理的并发症。

(十一)变异及原因分析

1. 住院治疗期间,发现合并其他疾病,进入其他路径。

2. 围术期并发症等造成住院日延长和费用增加。

3. 术后有阴囊肿胀、血肿或者复发等并发症,进入其他路径。

二、腹股沟斜疝行疝囊高位结扎术临床路径表单(医师版)

适用对象	第一诊断为腹股沟斜疝(ICD-10:K40.902)行疝囊高位结扎术(单侧)(ICD-9-CM-3:53.02/53.04)的患儿		
患儿基本信息	姓名:____ 性别:____ 年龄:____ 门诊号:____ 住院号:_____ 过敏史:_____ 住院日期:____年____月____日 出院日期:____年____月____日		标准住院日:5 天
时间	住院第 1 天	住院第 2 天(术前日)	住院第 3 天(手术日)
主要诊疗工作 制度落实	□ 入院 2 小时内经治医师或值班医师完成接诊 □ 入院后 24 小时内主管医师完成检诊 □ 专科会诊(必要时)	□ 经治医师查房(早、晚各 1 次) □ 主诊医师查房 □ 完成术前准备 □ 组织术前讨论 □ 手术部位标识	□ 手术安全核查
主要诊疗工作 病情评估	□ 经治医师询问病史及体格检查 □ 康复评估 □ 营养评估 □ 心理评估 □ 疼痛评估		
主要诊疗工作 病历书写	□ 入院 8 小时内完成首次病程记录 □ 入院 24 小时内完成入院记录	□ 完成主诊医师查房记录 □ 完成术前讨论、术前小结	□ 术者或第一助手术后 24 小时内完成手术记录(术者签字) □ 术后即刻完成术后首次病程记录

(续　表)

主要诊疗工作	知情同意	□ 病情告知 □ 患儿及其家属签署《授权委托书》(必要时) □ 患儿或其家属在入院记录单上签字	□ 术者术前谈话,告知患儿及其家属病情和围术期注意事项,签署《手术知情同意书》《授权委托书》《自费用品协议书》(必要时)、《军人目录外耗材审批单》(必要时)、《输血同意书》等	□ 告知患儿及其家属手术过程概况及术后注意事项
	手术治疗		□ 预约手术	□ 实施手术(手术安全核查记录、手术清点记录)
	其他	□ 及时通知上级医师检诊 □ 经治医师检查、整理病历资料	□ 核对患儿诊疗费用	□ 术后病情交接 □ 观察手术切口及周围情况
重点医嘱	长期医嘱 护理医嘱	□ 按小儿外科护理常规 □ 一级护理	□ 按小儿外科护理常规 □ 一级护理	□ 按小儿外科术后护理常规 □ 一级护理
	处置医嘱			□ 必要时持续低流量吸氧
	膳食医嘱	□ 普食 □ 半流食 □ 婴儿辅食 □ 母乳喂养	□ 禁食、水(夜间 24 时以后)	
	药物医嘱	□ 自带药(必要时)		□ 镇痛 □ 必要时应用抗生素
	临时医嘱 检查检验	□ 血常规(含 C 反应蛋白＋IL-6) □ 尿常规 □ 粪常规 □ 凝血四项 □ 血清术前八项 □ 血型 □ 胸部正位 X 线片 □ 心电图检查(多导心电图) □ 超声心动图(必要时)		
	药物医嘱		□ 抗生素(视病情)	
	手术医嘱		□ 常规准备明日在全身麻醉下行疝囊高位结扎术	
	处置医嘱	□ 静脉抽血	□ 备血 □ 备皮(＞30cm²)	□ 补液(视病情)

（续　表）

主要护理工作	健康宣教	☐ 入院宣教（住院环境、规章制度） ☐ 进行护理安全指导 ☐ 进行等级护理、活动范围指导 ☐ 进行饮食指导 ☐ 进行关于疾病知识的宣教 ☐ 检查、检验项目的目的和意义	☐ 术前宣教	☐ 术后宣教 ☐ 术后心理疏导 ☐ 指导术后康复训练 ☐ 指导术后注意事项
	护理处置	☐ 患儿身份核对 ☐ 佩戴腕带 ☐ 建立入院病历，通知医师 ☐ 入院介绍：介绍责任护士、病区环境、设施、规章制度、基础护理服务项目 ☐ 询问病史，填写护理记录单首页 ☐ 观察病情 ☐ 测量基本生命体征 ☐ 抽血、留取标本 ☐ 心理护理与生活护理 ☐ 根据评估结果采取相应的护理措施 ☐ 通知检查项目及检查注意事项	☐ 术前患儿准备（手术前沐浴、更衣、备皮） ☐ 检查术前物品准备 ☐ 指导患儿准备手术后所需用品，贵重物品交由家属保管 ☐ 指导患儿进行肠道准备并检查准备效果 ☐ 测量基本生命体征 ☐ 备血、皮试	☐ 晨起测量生命体征并记录 ☐ 确认无感冒症状，青春期女患儿确认无月经来潮 ☐ 与手术室护士交接病历、影像资料、术中带药等 ☐ 术前补液（必要时） ☐ 嘱患儿入手术室前排空膀胱 ☐ 与手术室护士交接 ☐ 术后测量生命体征 ☐ 术后心电监护 ☐ 各类管道护理 ☐ 术后心理护理与生活护理
	风险评估	☐ 一般评估：生命体征、神志、皮肤、药物过敏史等 ☐ 专科评估：腹股沟肿物情况 ☐ 风险评估 ☐ 心理评估 ☐ 营养评估 ☐ 疼痛评估 ☐ 康复评估	☐ 评估患儿心理状态	☐ 评估意识情况 ☐ 评估伤口疼痛情况
	专科护理	☐ 观察腹股沟区域情况 ☐ 指导功能锻炼	☐ 指导患儿掌握床上翻身的方法 ☐ 指导患儿掌握床上排尿、排便的方法	☐ 与手术室护士共同评估皮肤、伤口敷料、输液及引流情况 ☐ 指导患儿掌握床上排尿、排便的方法
	饮食指导	☐ 根据医嘱通知配餐员准备膳食 ☐ 协助患儿进餐	☐ 通知患儿22时后禁食、水	☐ 禁食、水，患儿口干时协助其湿润口唇 ☐ 患儿排气后，指导其间断、少量饮用温开水

（续 表）

主要护理工作	活动体位	☐ 根据护理等级指导活动		☐ 根据手术及麻醉方式，安置患儿取合适体位 ☐ 指导患儿掌握床上翻身的方法
	洗浴要求	☐ 协助患儿洗澡、更换病号服	☐ 协助患儿晨、晚间护理	
病情变异记录		☐ 无　☐ 有,原因: ☐ 患儿 ☐ 疾病 ☐ 医疗 ☐ 护理 ☐ 保障 ☐ 管理	☐ 无　☐ 有,原因: ☐ 患儿 ☐ 疾病 ☐ 医疗 ☐ 护理 ☐ 保障 ☐ 管理	☐ 无　☐ 有,原因: ☐ 患儿 ☐ 疾病 ☐ 医疗 ☐ 护理 ☐ 保障 ☐ 管理
护士签名		白班　小夜班　大夜班	白班　小夜班　大夜班	白班　小夜班　大夜班
医师签名				

时间		住院第4天(术后第1天)	住院第5天(术后第2天)
主要诊疗工作		☐ 上级医师查房,对手术进行评估 ☐ 注意有无术后并发症	☐ 上级医师查房,对手术进行评估 ☐ 注意有无手术后并发症 ☐ 向家长交代出院后注意事项,预约复诊日期 ☐ 完成出院小结
重点医嘱	长期医嘱	☐ 一级护理 ☐ 少渣半流食 ☐ 抗菌药物	☐ 一级护理 ☐ 少渣半流食 ☐ 抗菌药物
	临时医嘱	☐ 复查血常规、尿常规(必要时) ☐ 复查电解质(必要时)	
主要护理工作		☐ 观察患儿情况 ☐ 手术后生活护理	☐ 指导家属办理出院手续等事项 ☐ 出院宣教
病情变异记录		☐ 无　☐ 有,原因: ☐ 患儿 ☐ 疾病 ☐ 医疗 ☐ 护理 ☐ 保障 ☐ 管理	☐ 无　☐ 有,原因: ☐ 患儿 ☐ 疾病 ☐ 医疗 ☐ 护理 ☐ 保障 ☐ 管理
护士签名		白班　小夜班　大夜班	白班　小夜班　大夜班
医师签名			

新生儿胆道闭锁行剖腹探查、肝门空肠 Roux-Y 吻合术临床路径

一、新生儿胆道闭锁行剖腹探查、肝门空肠 Roux-Y 吻合术临床路径标准住院流程

（一）适用对象

第一诊断为新生儿胆道闭锁（ICD-10：Q44.201），行剖腹探查、肝门空肠 Roux-Y 吻合术（ICD-9-CM-3：51.3703 伴 45.9103）的患儿。

（二）诊断依据

根据《临床诊疗指南——小儿外科学分册》（中华医学会编著，人民卫生出版社）和《临床技术操作规范——小儿外科学分册》（中华医学会编著，人民军医出版社）。

典型的新生儿胆道闭锁外观：皮肤黏膜重度黄染，大便呈白陶土样，尿呈浓茶色，上腹部膨隆，右上腹触及肿大的肝。

（三）治疗方案的选择

根据《临床诊疗指南——小儿外科学分册》（中华医学会编著，人民卫生出版社）和《临床技术操作规范——小儿外科学分册》（中华医学会编著，人民军医出版社），病程在 3 个月之内的行剖腹探查、肝门空肠 Roux-Y 吻合术，超过 3 个月的，因肝硬化不可逆，只能选择肝移植。现选择病程 3 个月内的患儿进入临床路径。

（四）标准住院日为 10 天

（五）进入路径标准

1. 第一诊断必须符合新生儿胆道闭锁（ICD-10：Q44.201）行剖腹探查、肝门空肠 Roux-Y 吻合术（ICD-9-CM-3：51.3703 伴 45.9103）。

2. 不伴有其他疾病，并且术前检查正常的病例，可以进入路径。

3. 当患儿同时具有其他疾病诊断，但在住院期间不需要特殊处理也不影响第一诊断的临床路径实施时，可以进入路径。

（六）术前准备为 2 天

1. 必须检查的项目

（1）实验室检查：血常规、尿常规、肝功能、肾功能、电解质、凝血功能、感染性疾病筛查。

（2）心电图、X 线胸片（正位）、腹部超声、肝胆系统核素扫描。

2. 根据病情选择的项目

（1）C 反应蛋白。

（2）心肌酶。

（3）超声心动图（心电图异常者）。

3. 术前评估　术前 24 小时内完成术前病情评估，完成必要的检查，做出术前小结、术前讨论。

4. 营养评估　根据《解放军总医院新入院患儿营养风险筛查表（NRS-2002）》为新入院患儿进行营养评估，评分≥3 分者给予处置，必要时申请营养科医师会诊。

5. 心理评估　根据新入院患儿情况申请心理科医师会诊。

6. 疼痛评估　根据《VAS 评分》实施疼痛评估,评分＞7 分者给予处置,必要时请疼痛科医师会诊。

7. 康复评估　根据《入院患儿康复筛查和评估表》,在新入院患儿入院后 24 小时内进行康复筛查和评估。任何一项结果为"是",则申请康复科医师会诊。

(七)预防性抗菌药物选择与使用时机

抗菌药物使用:按照《抗菌药物临床应用指导原则(2015 年版)》执行,并结合患儿的病情决定抗菌药物的选择与使用时间。

(八)手术日为住院第 3 天

1. 麻醉方式　全身麻醉。

2. 手术方式　剖腹探查、肝门空肠 Roux-Y 吻合术。

3. 术中用药　麻醉常规用药。

4. 输血　通常无须输血。

(九)术后住院恢复 7 天

1. 术后需要复查的项目　根据患儿病情决定。

2. 术后用药　抗菌药物使用按照《抗菌药物临床应用指导原则(2015 年版)》执行,并结合患儿的病情决定抗菌药物的选择与使用时间。

(十)出院标准

1. 患儿一般情况良好,吃奶好,无呕吐,无发热,大便变黄,小便颜色变浅。

2. 没有需要住院处理的并发症。

(十一)变异及原因分析

1. 住院治疗期间,发现合并其他疾病,进入其他路径。

2. 围术期并发症如反流性胆管炎等造成住院日延长和费用增加。

二、新生儿胆道闭锁行剖腹探查、肝门空肠 Roux-Y 吻合术临床路径表单

适用对象	第一诊断为新生儿胆道闭锁(ICD-10:Q44.201),行剖腹探查、肝门空肠 Roux-Y 吻合术(ICD-9-CM-3:51.3703 伴 45.9103)的患儿		
患儿基本信息	姓名:____ 性别:____ 年龄:____ 门诊号:____ 住院号:_____ 过敏史:_____ 住院日期:____年____月____日 出院日期:____年____月____日		标准住院日:10 天
时间		住院第 1 天	住院第 2 天(术前日)	住院第 3 天(手术日)
主要诊疗工作	制度落实	□ 入院 2 小时内经治医师或值班医师完成接诊 □ 入院后 24 小时内主管医师完成检诊 □ 专科会诊(必要时)	□ 经治医师查房(早、晚各 1 次) □ 主诊医师查房 □ 完成术前准备 □ 组织术前讨论 □ 手术部位标识	□ 手术安全核查

(续　表)

主要诊疗工作	病情评估	□ 经治医师询问病史及体格检查 □ 营养评估 □ 心理评估	□ 症状、体征有无变化 □ 各项术前常规检查,有无手术禁忌证 □ 是否需要其他科室会诊 □ 是否需要备血	□ 症状、体征有无变化(有无发热等需要临时停手术的情况)
	病历书写	□ 入院 8 小时内完成首次病程记录 □ 入院 24 小时内完成入院记录	□ 完成主诊医师查房记录 □ 完成术前讨论、术前小结	□ 术者或第一助手术后 24 小时内完成手术记录(术者签字) □ 术后即刻完成术后首次病程记录
	知情同意	□ 病情告知 □ 患儿及其家属签署《授权委托书》 □ 患儿或其家属在入院记录单上签字	□ 术者术前谈话,告知患儿及其家属病情和围术期注意事项,签署《手术知情同意书》《授权委托书》《自费用品协议书》(必要时)、《军人目录外耗材审批单》(必要时)、《输血同意书》等	□ 告知患儿及其家属手术过程概况及术后注意事项
	手术治疗		□ 预约手术	□ 实施手术(手术安全核查记录、手术清点记录)
	其他	□ 及时通知上级医师检诊 □ 经治医师检查、整理病历资料	□ 核对患儿诊疗费用	□ 术后病情交接 □ 观察手术切口及周围情况
重点医嘱	长期医嘱　护理医嘱	□ 按小儿外科护理常规 □ 一级护理		□ 按小儿外科术后护理常规 □ 一级护理
	处置医嘱	□ 持续胃肠减压 □ 雾化吸入 □ 应用输液泵 □ 留置针穿刺		□ 持续心电、血压、呼吸、血氧饱和度监测 □ 应用输液泵 □ 留置导尿管并记录尿量 □ 持续胃肠减压并冲洗 □ 雾化吸入
	膳食医嘱		□ 禁食、水(夜间 24:00 以后)	□ 禁食、水
	药物医嘱	□ 维生素 K_1	□ 维生素 K_1	□ 镇痛 □ 抗生素 □ 维生素 K_1

（续　表）

重点医嘱	临时医嘱	检查检验	□ 血常规（含 C 反应蛋白＋IL-6） □ 尿常规 □ 粪常规 □ 凝血四项 □ 血清术前八项 □ 生化检验项目 □ 血型 □ 胸部正位 X 线片 □ 心电图检查（多导心电图） □ 超声心动图（必要时） □ 腹部立卧位 X 线片 □ 钡剂灌肠（必要时，怀疑肠旋转不良的诊断）		
		药物医嘱	□ 周围静脉营养或中心静脉营养（必要时）	□ 抗生素（视病情） □ 硫酸阿托品注射液，术前应用	□ 周围静脉营养或中心静脉营养 □ 出现咖啡色胃液时临时应用冰盐水洗胃或抑制胃酸分泌的药物
		手术医嘱		□ 常规准备明日在全身麻醉下行剖腹探查、肝门空肠 Roux-Y 吻合术	
		处置医嘱	□ 静脉抽血	□ 备血 □ 备皮（＞30cm²） □ 抗生素皮试 □ 置胃管（术晨 7：30）	□ 输血（视病情） □ 补液
主要护理工作		健康宣教	□ 入院宣教（住院环境、规章制度） □ 进行护理安全指导 □ 进行等级护理、活动范围指导 □ 进行饮食指导 □ 进行关于疾病知识的宣教 □ 检查、检验项目的目的和意义	□ 术前宣教	□ 术后宣教 □ 术后心理疏导 □ 指导术后注意事项

（续　表）

主要护理工作	护理处置	□ 患儿身份核对 □ 佩戴腕带 □ 建立入院病历,通知医师 □ 入院介绍:介绍责任护士,病区环境、设施、规章制度、基础护理服务项目 □ 询问病史,填写护理记录单首页 □ 观察病情 □ 测量基本生命体征 □ 抽血、留取标本 □ 心理护理与生活护理 □ 根据评估结果采取相应的护理措施 □ 通知检查项目及检查注意事项	□ 术前患儿准备(手术前沐浴、更衣、备皮) □ 检查术前物品准备 □ 指导患儿准备手术后所需用品,贵重物品交由家属保管 □ 指导患儿进行肠道准备并检查准备效果 □ 测量基本生命体征 □ 备血、皮试	□ 晨起测量生命体征并记录 □ 确认无感冒症状 □ 与手术室护士交接病历、影像资料、术中带药等 □ 术前补液(必要时) □ 嘱患儿入手术室前排空膀胱 □ 与手术室护士交接 □ 术后测量生命体征 □ 术后心电监护 □ 各类管道护理 □ 术后心理护理与生活护理
	风险评估	□ 一般评估:生命体征、神志、皮肤、药物过敏史等 □ 风险评估:评估有无坠床、褥疮风险 □ 心理评估 □ 营养评估	□ 评估患儿心理状态	□ 评估意识情况 □ 评估伤口疼痛情况 □ 风险评估:评估有无坠床、褥疮、导管滑脱、液体外渗的风险
	专科护理	□ 向患儿及其家属介绍科室环境 □ 介绍经治医师、主管医师及主诊医师的情况	□ 指导患儿掌握床上翻身的方法 □ 指导患儿掌握床上排尿、排便的方法	□ 与手术室护士共同评估皮肤、伤口敷料、输液及引流情况
	饮食指导	□ 根据医嘱通知配餐员准备膳食 □ 协助患儿进餐	□ 通知患儿夜间 24:00 以后禁食、水	□ 禁食、水,患儿口干时协助其湿润口唇 □ 患儿排气后,指导其间断、少量饮用温开水
	活动体位	□ 根据护理等级指导活动		□ 根据手术及麻醉方式,安置患儿取合适体位 □ 指导患儿掌握床上翻身的方法
	洗浴要求	□ 协助患儿洗澡、更换病号服	□ 协助患儿晨、晚间护理	
病情变异记录		□ 无　　□ 有,原因: □ 患儿　□ 疾病　□ 医疗 □ 护理　□ 保障　□ 管理	□ 无　　□ 有,原因: □ 患儿　□ 疾病　□ 医疗 □ 护理　□ 保障　□ 管理	□ 无　　□ 有,原因: □ 患儿　□ 疾病　□ 医疗 □ 护理　□ 保障　□ 管理
护士签名		白班　小夜班　大夜班	白班　小夜班　大夜班	白班　小夜班　大夜班
医师签名				

时间		住院第 4 天（术后第 1 天）	住院第 5 天（术后第 2 天）	住院第 6 天（术后第 3 天）
主要诊疗工作	制度落实	□ 手术医师查房 □ 专科会诊（必要时）		□ 主诊医师查房
	病情评估	□ 生命体征是否平稳 □ 心、肺情况 □ 有无腹胀，切口敷料有无渗出 □ 胃管及尿管内引流液的颜色及量	□ 生命体征是否平稳 □ 心、肺情况 □ 有无排气，有无腹胀，切口敷料有无渗出 □ 胃管及尿管内引流液的颜色及量	□ 生命体征是否平稳 □ 心、肺情况 □ 有无排气，有无腹胀，切口敷料有无渗出 □ 胃管及尿管内引流液的颜色及量
	病历书写	□ 术后第 1 天病程记录	□ 术后第 2 天病程记录	□ 术后第 3 天病程记录
	知情同意			
	手术治疗			
	其他	□ 观察切口情况，是否存在渗出、红肿等情况 □ 观察体温、血压等 □ 复查血常规、生化检验项目	□ 观察切口情况，是否存在渗出、红肿等情况 □ 根据患儿情况，如贫血严重及时输血，低蛋白血症、低钾血症及时补充蛋白、钾等电解质	□ 观察伤口情况，是否存在渗出、红肿等情况 □ 复查血常规、生化检验项目（如贫血严重及时输血，低蛋白血症、低钾血症及时补充蛋白、钾等电解质） □ 切口换药
重点医嘱	长期医嘱 护理医嘱	□ 按小儿外科术后护理常规 □ 一级护理 □ 陪伴	□ 按小儿外科术后护理常规 □ 一级护理 □ 陪伴	□ 按小儿外科术后护理常规 □ 一级护理 □ 陪伴
	长期医嘱 处置医嘱	□ 持续胃肠减压并冲洗 □ 雾化吸入 □ 留置导尿管并记录尿量 □ 多功能重症监护仪 □ 应用输液泵	□ 持续胃肠减压并冲洗 □ 雾化吸入 □ 留置导尿管并记录尿量 □ 多功能重症监护仪 □ 应用输液泵	□ 持续胃肠减压并冲洗 □ 雾化吸入 □ 留置导尿管并记录尿量 □ 多功能重症监护仪 □ 应用输液泵
	长期医嘱 膳食医嘱	□ 禁食、水	□ 禁食、水	□ 禁食、水
	长期医嘱 药物医嘱	□ 抗生素 □ 维生素 K_1	□ 抗生素 □ 维生素 K_1	□ 抗生素 □ 维生素 K_1
	临时医嘱 检查检验	□ 复查血常规、生化检验项目		□ 复查血常规、生化检验项目
	临时医嘱 药物医嘱	□ 补钾（必要时） □ 补白蛋白（必要时） □ 输血（必要时）	□ 镇痛（必要时） □ 补钾（必要时） □ 补白蛋白（必要时） □ 输血（必要时）	□ 镇痛（必要时） □ 补钾（必要时） □ 补白蛋白（必要时） □ 输血（必要时）
	临时医嘱 手术医嘱			
	临时医嘱 处置医嘱	□ 大换药（必要时）	□ 大换药（必要时）	□ 大换药（必要时） □ 拔除导尿管（必要时）

(续　表)

主要护理工作	健康宣教	☐ 告知患儿护理风险 ☐ 进行褥疮预防知识宣教	☐ 褥疮预防知识宣教	
	护理处置	☐ 按一级护理要求完成基础护理项目 ☐ 监测生命体征 ☐ 留取标本 ☐ 观察伤口疼痛情况，检测镇痛泵运转情况 ☐ 观察静脉输液情况 ☐ 观察留置尿管引流情况 ☐ 妥善固定各类管道 ☐ 观察伤口引流情况，并记录引流液的量及性状 ☐ 观察伤口敷料，有渗出时立即报告医师处理 ☐ 术后心理护理与生活护理	☐ 按护理等级完成基础护理项目 ☐ 监测生命体征 ☐ 观察伤口疼痛情况，检测镇痛泵运转情况 ☐ 观察静脉输液情况 ☐ 妥善固定各类管道 ☐ 观察伤口敷料，有渗出时立即报告医师处理并观察患儿情况 ☐ 提供基础护理服务 ☐ 术后心理护理与生活护理	☐ 按护理等级完成基础护理项目 ☐ 根据排便情况采取通便措施 ☐ 留取标本 ☐ 观察伤口敷料，有渗出时立即报告医师处理 ☐ 观察静脉输液情况，停用镇痛泵 ☐ 术后心理护理与生活护理
	护理评估	☐ 评估褥疮风险	☐ 评估褥疮风险	☐ 评估褥疮风险
	专科护理	☐ 指导患儿进行床上翻身 ☐ 进行防褥疮护理	☐ 指导患儿进行床上翻身 ☐ 防褥疮护理	☐ 防褥疮护理
	饮食指导	☐ 根据医嘱通知配餐员准备膳食 ☐ 协助患儿进餐	☐ 协助患儿进餐	☐ 协助患儿进餐
	活动体位			
病情变异记录		☐ 无　　☐ 有，原因： ☐ 患儿　☐ 疾病　☐ 医疗 ☐ 护理　☐ 保障　☐ 管理	☐ 无　　☐ 有，原因： ☐ 患儿　☐ 疾病　☐ 医疗 ☐ 护理　☐ 保障　☐ 管理	☐ 无　　☐ 有，原因： ☐ 患儿　☐ 疾病　☐ 医疗 ☐ 护理　☐ 保障　☐ 管理
护士签名		白班　　小夜班　　大夜班	白班　　小夜班　　大夜班	白班　　小夜班　　大夜班
医师签名				

时间		住院第7天（术后第4天）	住院第8天（术后第5天）
主要诊疗工作	制度落实	☐ 上级医师查房（主管医师查房，每日1次） ☐ 专科会诊（必要时）	☐ 上级医师查房（主管医师、主诊医师查房）进行手术及伤口评估，确定有无手术并发症和伤口愈合不良情况
	病情评估	☐ 生命体征是否平稳 ☐ 心、肺情况 ☐ 有无腹胀，切口敷料有无渗出 ☐ 是否可以拔除胃管、尿管，试饮水	☐ 生命体征是否平稳 ☐ 心、肺情况 ☐ 有无腹胀，切口敷料有无渗出 ☐ 是否可以进流食或奶
	病历书写	☐ 主管医师查房记录	☐ 主诊医师查房记录
	知情同意		
	手术治疗		

主要诊疗工作	其他	□ 观察伤口情况,是否存在渗出、红肿等情况 □ 根据患儿情况,如贫血严重及时输血,低蛋白血症、低钾血症及时补充蛋白、钾	□ 复查血常规、生化检验项目
重点医嘱	长期医嘱 — 护理医嘱	□ 按小儿外科术后护理常规 □ 一级护理 □ 禁食 □ 可饮水 □ 陪伴	□ 按小儿外科术后护理常规 □ 一级护理 □ 流食或奶 □ 陪伴
	长期医嘱 — 处置医嘱		
	长期医嘱 — 膳食医嘱	□ 可饮水	□ 流食或奶
	长期医嘱 — 药物医嘱	□ 抗生素	□ 抗生素(必要时)
	临时医嘱 — 检查检验		□ 复查血常规、生化检验项目
	临时医嘱 — 药物医嘱	□ 镇痛(必要时) □ 补钾(必要时) □ 补白蛋白(必要时) □ 输血(必要时)	
	临时医嘱 — 手术医嘱		
	临时医嘱 — 处置医嘱	□ 大换药(必要时)	□ 大换药
主要护理工作	健康宣教		
	护理处置	□ 按护理等级完成基础护理项目 □ 根据排便情况采取通便措施 □ 观察伤口敷料,有渗出时立即报告医师处理 □ 术后心理护理与生活护理	□ 按护理等级完成基础护理项目 □ 观察伤口敷料,有渗出时立即报告医师处理 □ 观察患儿情况
	风险评估	□ 评估褥疮风险	□ 评估患儿生命体征,有异常时立即报告医师处理 □ 评估褥疮风险
	专科护理		
	饮食指导		
	活动体位		
病情变异记录		□ 无　　□ 有,原因: □ 患儿　□ 疾病　□ 医疗 □ 护理　□ 保障　□ 管理	□ 无　　□ 有,原因: □ 患儿　□ 疾病　□ 医疗 □ 护理　□ 保障　□ 管理
护士签名		白班　　小夜班　　大夜班	白班　　小夜班　　大夜班
医师签名			

（续　表）

时间			住院第 9 天（术后第 6 天）	住院第 10 天（出院日）
主要诊疗工作		制度落实	□ 上级医师查房（主管医师查房，每日 1 次） □ 专科会诊（必要时）	□ 上级医师查房（主管医师、主诊医师查房）进行手术及伤口评估，确定有无手术并发症和伤口愈合不良情况，明确是否出院
		病情评估	□ 生命体征是否平稳 □ 心、肺情况 □ 进食后有无腹胀，切口敷料有无渗出	□ 生命体征是否平稳 □ 心、肺情况 □ 进食后有无腹胀，切口敷料有无渗出
		病历书写	□ 主管医师查房记录 □ 出院前一天有上级医师指示出院的病程记录	□ 出院后 24 小时内完成出院记录 □ 出院后 24 小时内完成病案首页 □ 开具出院介绍信 □ 开具诊断证明书
		知情同意		□ 向患儿交代出院后的注意事项（复诊的时间、地点，发生紧急情况时的处理等）
		手术治疗		
		其他	□ 观察伤口情况，是否存在渗出、红肿等情况 □ 根据患儿情况，如贫血严重及时输血，低蛋白血症、低钾血症及时补充蛋白、补钾	□ 复查血常规、生化检验项目 □ 出院带药 □ 嘱患儿拆除切口敷料（根据出院时间决定） □ 门诊复查 □ 如有不适，随时来诊
重点医嘱	长期医嘱	护理医嘱		
		处置医嘱		
		膳食医嘱		
		药物医嘱	□ 抗生素	
	临时医嘱	检查检验		□ 复查血常规、生化检验项目
		药物医嘱	□ 补钾（必要时） □ 补白蛋白（必要时） □ 输血（必要时）	
		手术医嘱		
		处置医嘱	□ 大换药（必要时）	□ 大换药 □ 出院
主要护理工作		健康宣教		
		护理处置	□ 按护理等级完成基础护理项目 □ 根据排便情况采取通便措施 □ 观察伤口敷料，有渗出时立即报告医师处理 □ 术后心理护理与生活护理	□ 按护理等级完成基础护理项目 □ 观察伤口敷料，有渗出时立即报告医师处理 □ 观察患儿情况 □ 协助患儿家属办理出院手续 □ 指导并监督患儿活动 □ 整理床单位

（续　表）

主要护理工作	风险评估	□ 评估褥疮风险	□ 评估患儿生命体征,有异常时立即报告医师处理 □ 评估褥疮风险
	专科护理	□ 指导患儿术后如何在门诊复查 □ 防褥疮护理	□ 告知患儿出院后注意事项并附书面出院指导 1 份
	饮食指导		
	活动体位		
病情变异记录		□ 无　　　□ 有,原因: □ 患儿　□ 疾病　□ 医疗 □ 护理　□ 保障　□ 管理	□ 无　　　□ 有,原因: □ 患儿　□ 疾病　□ 医疗 □ 护理　□ 保障　□ 管理
护士签名	白班	小夜班	大夜班	白班	小夜班	大夜班
医师签名						

第四章 骨科

股骨头缺血性坏死行髋臼延伸术临床路径

一、股骨头缺血性坏死行髋臼延伸术临床路径标准住院流程

（一）适用对象

第一诊断为股骨头缺血性坏死（ICD-10：M91.151），行髋臼延伸和自体骨植骨术或异体骨植骨术（ICD-9-CM-3：78.3903/78.0903/78.502 伴 77.7）的患儿。

（二）诊断依据

根据《坎贝尔骨科手术学》（人民军医出版社，2013 年）和《小儿骨科诊疗手册》（人民卫生出版社）。

1. 病史　跛行，髋部无痛或伴有轻度疼痛，有时感膝部疼痛。

2. 体格检查　有明确体征：跛行，髋内旋受限明显，屈髋通常不受限。

3. 影像学检查　髋臼发育良好，有股骨头缺血性坏死的表现。

（三）治疗方案的选择及依据

根据《坎贝尔骨科手术学》（人民军医出版社，2013 年）和《小儿骨科诊疗手册》（人民卫生出版社）。

1. 患儿年龄≥4 岁。

2. Catterall Ⅳ级：全股骨头骨骺受累。

3. 股骨头骨骺核外侧 V 形透光区。

4. 股骨头骨骺核外侧斑点样钙化。

5. 股骨头半脱位。

（四）标准住院日为 9～12 天

（五）进入路径标准

1. 第一诊断必须符合股骨头缺血性坏死（ICD-10：M91.151）髋臼延伸及自体骨植骨术或异体骨植骨术（ICD-9-CM-3：78.3903/78.0903/78.0502 伴 77.7）。

2. 患儿年龄≥4 岁。

3. 专科指征：髋关节内旋及外展受限；全股骨头骨骺受累塌陷，碎裂。

4. 合并症：股骨头半脱位、髋内翻。

5. 禁忌证：无明确手术禁忌证者，均需要手术治疗。

(六)术前准备 4 天

1. 必须检查的项目

(1)血常规、尿常规、粪常规、血型。

(2)肝功能、肾功能、电解质、血糖、血脂。

(3)红细胞沉降率、C 反应蛋白。

(4)凝血功能。

(5)感染性疾病筛查(乙型病毒性肝炎、丙型病毒性肝炎、艾滋病、梅毒等)。

(6)X 线胸片、心电图。

(7)双髋关节正位 X 线片和蛙式位 X 线片。

2. 根据患儿病情可选择的检查项目

(1)双髋关节 CT 检查。

(2)ECT(观察股骨头血供)。

(3)术前配血。

(4)有相关疾病者及时请相关科室会诊。

3. 术前评估 术前 24 小时内完成术前病情评估,完成必要的检查,做出术前小结、术前讨论。

4. 营养评估 根据《解放军总医院新入院患儿营养风险筛查表(NRS-2002)》为新入院患儿进行营养评估,评分≥3 分者给予处置,必要时申请营养科医师会诊。

5. 心理评估 根据新入院患儿情况申请心理科医师会诊。

6. 疼痛评估 根据《VAS 评分》实施疼痛评估,评分>7 分者给予处置,必要时请疼痛科医师会诊。

7. 康复评估 根据《入院患儿康复筛查和评估表》,在新入院患儿入院后 24 小时内进行康复筛查和评估。任何一项结果为"是",则申请康复科医师会诊。

(七)预防性抗菌药物选择与使用时机

抗菌药物:按照《抗菌药物临床应用指导原则 2015 年版》执行。

(八)手术日为住院第 5 天

1. 麻醉方式 硬膜外麻醉或全身麻醉。

2. 手术方式 髋臼延伸、自体骨植骨术或异体植骨术。

3. 手术内植物 髂骨或人工合成骨。

4. 输血 视术中出血情况而定。

(九)术后住院恢复 4～7 天

1. 必须复查的检查项目 血常规、双髋正位 X 线片。

2. 术后处理

(1)抗菌药物:按照《抗菌药物临床应用指导原则 2015 年版》执行。

(2)术后髋"人"字石膏(石膏/高分子绷带)固定。

(3)术后康复:3 个月后佩戴免负重支具行走。

(4)术后镇痛:参照《骨科常见疼痛的处理专家建议》。

(十)出院标准

1. 体温正常,常规化验指标无明显异常。

2. 伤口愈合良好:伤口 I(甲)级愈合,无感染征象(或可在门诊处理的伤口情况)、无皮瓣坏死。

3. X 线片示髋臼延伸部分包容股骨头满意。

4. 无需要住院处理的并发症和(或)合并症。

(十一)变异及原因分析

1. 围术期并发症　体温增高、褥疮和其他原因造成住院日延长和费用增加。

2. 内植物的选择　由于髂骨取骨量因年龄、体质不同,需异体骨量不同,可能导致住院费用存在差异。

3. 外固定的选择　因个体差异,所用外固定材料数量不同,可能导致住院费用存在差异。

二、股骨头缺血性坏死行髋臼延伸术临床路径表单

适用对象	□ 第一诊断为股骨头缺血性坏死(ICD-10:M91.151)行髋臼延伸和自体骨植骨术或异体骨植骨术(ICD-9-CM-3:78.3903/78.0903/78.0502 伴 77.7)的患儿		
患儿基本信息	姓名:＿＿＿　性别:＿＿＿　年龄:＿＿＿　门诊号:＿＿＿ 住院号:＿＿＿＿＿　过敏史:＿＿＿＿＿ 住院日期:＿＿＿年＿＿＿月＿＿＿日 出院日期:＿＿＿年＿＿＿月＿＿＿日		标准住院日:9～12 天
时间	住院第1-3天	住院第4天(术前日)	住院第5天(手术日)
主要诊疗工作 制度落实	□ 入院 2 小时内经治医师或值班医师完成接诊 □ 入院后 24 小时内主管医师完成检诊 □ 专科会诊(必要时)	□ 经治医师查房(早、晚各 1 次) □ 主诊医师查房 □ 完成术前准备 □ 组织术前讨论 □ 手术部位标识	□ 手术安全核查
病情评估	□ 经治医师询问病史及体格检查 □ 完成膝关节功能评分 □ 康复评估 □ 营养评估 □ 心理评估 □ 疼痛评估 □ 深静脉血栓评估		
病历书写	□ 入院 8 小时内完成首次病程记录 □ 入院 24 小时内完成入院记录	□ 完成主诊医师查房记录 □ 完成术前讨论、术前小结	□ 术者或第一助手术后 24 小时内完成手术记录(术者签字) □ 术后即刻完成术后首次病程记录

主要诊疗工作	知情同意	□ 病情告知 □ 患儿及其家属签署《授权委托书》 □ 患儿或其家属在入院记录单上签字	□ 术者术前谈话,告知患儿及其家属病情和围术期注意事项,签署《手术知情同意书》《授权委托书》《自费用品协议书》（必要时）、《军人目录外耗材审批单》（必要时）、《输血同意书》等	□ 告知患儿及其家属手术过程概况及术后注意事项
	手术治疗		□ 预约手术	□ 实施手术（手术安全核查记录、手术清点记录）
	其他	□ 及时通知上级医师检诊 □ 经治医师检查、整理病历资料	□ 核对患儿诊疗费用	□ 术后病情交接 □ 观察手术切口及周围情况
重点医嘱	长期医嘱 护理医嘱	□ 按骨科护理常规 □ 二级护理		□ 按骨科术后护理常规 □ 一级护理
	长期医嘱 处置医嘱			□ 持续心电、血压、呼吸、血氧饱和度监测 □ 留置导尿管并记录尿量 □ 持续低流量吸氧
	长期医嘱 膳食医嘱	□ 普食 □ 糖尿病饮食 □ 低盐低脂饮食 □ 低盐低脂糖尿病饮食	□ 禁食、水（夜间 22:00 以后）	
	长期医嘱 药物医嘱	□ 自带药（必要时）		□ 镇痛 □ 消肿 □ 镇吐、保胃 □ 抗生素 □ 抗凝血
	临时医嘱 检查检验	□ 血常规（含 C 反应蛋白＋IL-6） □ 尿常规 □ 粪常规 □ 凝血四项 □ 血清术前八项 □ 红细胞沉降率 □ 血型 □ 胸部正位 X 线片 □ 心电图检查（多导心电图） □ 双膝负重正、侧位 X 线片,下肢全长 X 线片 □ 肺功能（必要时） □ 超声心动图（必要时）		

重点医嘱	临时医嘱	药物医嘱		□ 抗生素(视病情)	
		手术医嘱		□ 常规准备明日在神经阻滞麻醉或椎管内麻醉或全身麻醉下行髋臼延伸及自体骨植骨术或异体骨植骨术	
		处置医嘱	□ 静脉抽血	□ 备血 □ 备皮(>30cm²)	□ 输血(视病情) □ 补液(视病情) □ 拔除导尿管(必要时)
主要护理工作		健康宣教	□ 入院宣教(住院环境、规章制度) □ 进行护理安全指导 □ 进行等级护理、活动范围指导 □ 进行饮食指导 □ 进行关于疾病知识的宣教 □ 检查、检验项目的目的和意义	□ 术前宣教	□ 术后宣教 □ 术后心理疏导 □ 指导术后康复训练 □ 指导术后注意事项
		护理处置	□ 患儿身份核对 □ 佩戴腕带 □ 建立入院病历,通知医师 □ 入院介绍:介绍责任护士,病区环境、设施、规章制度、基础护理服务项目 □ 询问病史,填写护理记录单首页 □ 观察病情 □ 测量基本生命体征 □ 抽血、留取标本 □ 心理护理与生活护理 □ 根据评估结果采取相应的护理措施 □ 通知检查项目及检查注意事项	□ 术前患儿准备(手术前沐浴、更衣、备皮) □ 检查术前物品准备 □ 指导患儿准备手术后所需用品,贵重物品交由家属保管 □ 指导患儿进行肠道准备并检查准备效果 □ 测量基本生命体征 □ 备血、皮试	□ 晨起测量生命体征并记录 □ 确认无感冒症状,女患儿确认无月经来潮 □ 与手术室护士交接病历、影像资料、术中带药等 □ 术前补液(必要时) □ 嘱患儿入手术室前排空膀胱 □ 与手术室护士交接 □ 术后测量生命体征 □ 术后心电监护 □ 各类管道护理 □ 术后心理护理与生活护理

（续 表）

主要护理工作	风险评估	□ 一般评估:生命体征、神志、皮肤、药物过敏史等 □ 专科评估:生活自理能力、患肢屈曲、伸直功能、足背动脉搏动、皮肤温度、指端末梢感觉情况 □ 风险评估:评估有无跌倒、坠床、褥疮风险 □ 心理评估 □ 营养评估 □ 疼痛评估 □ 康复评估	□ 评估患儿心理状态	□ 评估意识情况 □ 评估伤口疼痛情况 □ 评估术侧足背动脉、肢体皮肤颜色、温度变化,肢体感觉运动情况,并采取相应的护理措施 □ 风险评估:评估有无跌倒、坠床、褥疮、导管滑脱、液体外渗的风险
	专科护理	□ 观察患肢情况 □ 指导功能锻炼 □ 指导助行器及双拐的使用方法	□ 指导患儿掌握床上翻身的方法 □ 指导患儿掌握床上排尿、排便的方法	□ 与手术室护士共同评估皮肤、伤口敷料、输液及引流情况 □ 指导患儿进行踝关节运动 □ 指导患儿掌握床上排尿、排便的方法
	饮食指导	□ 根据医嘱通知配餐员准备膳食 □ 协助患儿进餐	□ 通知患儿 22:00 以后禁食、水	□ 禁食、水,患儿口干时协助其湿润口唇 □ 患儿排气后,指导其间断、少量饮用温开水
	活动体位	□ 根据护理等级指导活动		□ 根据手术及麻醉方式,安置患儿取合适体位,术肢保持伸直位 □ 指导患儿掌握床上翻身的方法
	洗浴要求	□ 协助患儿洗澡、更换病号服	□ 协助患儿晨、晚间护理	
病情变异记录		□ 无　　□ 有,原因: □ 患儿　□ 疾病　□ 医疗 □ 护理　□ 保障　□ 管理	□ 无　　□ 有,原因: □ 患儿　□ 疾病　□ 医疗 □ 护理　□ 保障　□ 管理	□ 无　　□ 有,原因: □ 患儿　□ 疾病　□ 医疗 □ 护理　□ 保障　□ 管理
护士签名		白班　小夜班　大夜班	白班　小夜班　大夜班	白班　小夜班　大夜班
医师签名				

（续　表）

时间			住院第 6 天（术后第 1 天）	住院第 7 天（术后第 2 天）	住院第 8 天（术后第 3 天）
主要诊疗工作		制度落实	□ 手术医师查房 □ 专科会诊（必要时）	□ 主诊医师查房	
		病情评估			
		病历书写	□ 术后第 1 天病程记录	□ 术后第 2 天病程记录	□ 术后第 3 天病程记录
		知情同意			
		手术治疗			
		其他	□ 观察伤口情况，是否存在渗出、红肿等情况（支具固定） □ 观察体温、血压等 □ 复查血常规、C 反应蛋白	□ 观察伤口情况，是否存在渗出、红肿等情况 □ 复查小儿双髋正位 X 线片 □ 根据患儿情况，如贫血严重及时输血，低蛋白血症、低钾血症及时补充蛋白、补钾 □ 开始主动或被动功能康复练习	□ 观察伤口情况，是否存在渗出、红肿等情况 □ 复查血常规、C 反应蛋白、IL-6、红细胞沉降率、生化检验项目（如贫血严重及时输血，低蛋白血症、低钾血症及时补充蛋白、补钾）
重点医嘱	长期医嘱	护理医嘱	□ 骨科术后护理常规 □ 一级护理	□ 骨科术后护理常规 □ 二级护理	
		处置医嘱	□ 抬高患肢 □ 观察患肢感觉及血液循环		
		膳食医嘱	□ 饮食医嘱（普食/半流食/流食/糖尿病饮食/低盐、低脂饮食）		
		药物医嘱	□ 抗生素 □ 术后抗凝血 □ 镇痛 □ 保胃	□ 抗生素 □ 术后抗凝血	□ 抗生素 □ 术后抗凝血
	临时医嘱	检查检验	□ 复查血常规、C 反应蛋白	□ 复查小儿双髋正位 X 线片	□ 复查血常规、C 反应蛋白
		药物医嘱	□ 镇吐（必要时） □ 补钾（必要时） □ 补白蛋白（必要时） □ 输血（必要时）	□ 镇痛（必要时） □ 补钾（必要时） □ 补白蛋白（必要时） □ 输血（必要时）	□ 镇痛（必要时） □ 补钾（必要时） □ 补白蛋白（必要时） □ 输血（必要时）
		手术医嘱			
		处置医嘱	□ 大换药（必要时） □ 拔除导尿管（必要时）	□ 大换药（必要时） □ 功能锻炼	□ 大换药（必要时） □ 功能锻炼

（续 表）

主要护理工作	健康宣教	☐ 告知患儿护理风险 ☐ 进行褥疮预防知识宣教	☐ 褥疮预防知识宣教 ☐ 跌倒预防知识宣教	
	护理处置	☐ 按一级护理要求完成基础护理项目 ☐ 监测生命体征 ☐ 留取标本 ☐ 观察静脉输液情况 ☐ 观察留置尿管引流情况 ☐ 妥善固定各类管道 ☐ 观察伤口敷料,有渗出时立即报告医师处理 ☐ 术后心理护理与生活护理	☐ 按护理等级完成基础护理项目 ☐ 监测生命体征 ☐ 观察伤口疼痛情况,检测镇痛泵运转情况 ☐ 观察静脉输液情况 ☐ 妥善固定各类管道 ☐ 观察伤口敷料,有渗出时立即报告医师处理并观察患儿情况 ☐ 提供基础护理服务 ☐ 术后心理护理与生活护理	☐ 按护理等级完成基础护理项目 ☐ 根据排便情况采取通便措施 ☐ 观察静脉输液情况,停用镇痛泵 ☐ 术后心理护理与生活护理
	护理评估	☐ 评估患肢感觉、运动情况,有异常时立即报告医师处理 ☐ 评估褥疮风险	☐ 评估患肢感觉、运动情况,有异常时立即报告医师处理 ☐ 评估跌倒风险 ☐ 评估褥疮风险	☐ 评估患肢感觉、运动情况,有异常时立即报告医师处理 ☐ 评估跌倒风险 ☐ 评估褥疮风险
	专科护理	☐ 指导患儿术后体位摆放及功能锻炼 ☐ 指导患儿进行自主排尿训练 ☐ 指导患儿进行踝关节及足趾运动 ☐ 指导患儿进行床上翻身 ☐ 指导患儿卧床期间患肢保持伸直位 ☐ 进行防褥疮护理	☐ 指导患儿术后体位摆放及功能锻炼 ☐ 指导患儿正确使用抗血栓压力带 ☐ 指导患儿进行自主排尿训练 ☐ 指导患儿进行股四头肌静止收缩及踝关节运动 ☐ 指导患儿进行床上翻身 ☐ 指导患儿卧床期间患肢保持伸直位 ☐ 防褥疮护理 ☐ 指导患儿正确使用助行器	☐ 指导患儿进行股四头肌静止收缩及踝关节运动 ☐ 指导患儿床上功能锻炼 ☐ 防褥疮护理 ☐ 防跌倒护理
	饮食指导	☐ 根据医嘱通知配餐员准备膳食 ☐ 协助患儿进餐	☐ 协助患儿进餐	☐ 协助患儿进餐
	活动体位			
病情变异记录		☐ 无 　☐ 有,原因: ☐ 患儿 ☐ 疾病 ☐ 医疗 ☐ 护理 ☐ 保障 ☐ 管理	☐ 无 　☐ 有,原因: ☐ 患儿 ☐ 疾病 ☐ 医疗 ☐ 护理 ☐ 保障 ☐ 管理	☐ 无 　☐ 有,原因: ☐ 患儿 ☐ 疾病 ☐ 医疗 ☐ 护理 ☐ 保障 ☐ 管理
护士签名		白班　小夜班　大夜班	白班　小夜班　大夜班	白班　小夜班　大夜班
医师签名				

（续　表）

时间		住院第 9－11 天（术后第 4－6 天）	住院第 12 天（出院日）
主要诊疗工作	制度落实	□ 上级医师查房（主管医师查房，每天 1 次） □ 专科会诊（必要时）	□ 上级医师查房（主管医师、主诊医师查房）进行手术及伤口评估，确定有无手术并发症和伤口愈合不良情况，明确是否出院
	病情评估		
	病历书写	□ 出院前一天有上级医师指示出院的病程记录	□ 出院后 24 小时内完成出院记录 □ 出院后 24 小时内完成病案首页 □ 开具出院介绍信 □ 开具诊断证明书
	知情同意		□ 向患儿交代出院后的注意事项（复诊的时间、地点，发生紧急情况时的处理等）
	手术治疗		
	其他	□ 观察伤口情况，是否存在渗出、红肿等情况 □ 根据患儿情况，如贫血严重及时输血，低蛋白血症、低钾血症及时补充蛋白、补钾 □ 继续主动或被动功能康复练习和步行练习	□ 出院带药（必要时） □ 门诊复查 □ 如有不适，随时来诊
重点医嘱	长期医嘱 护理医嘱		
	处置医嘱		
	膳食医嘱		
	药物医嘱	□ 抗生素 □ 术后抗凝血	
	临时医嘱 检查检验		
	药物医嘱	□ 镇痛（必要时） □ 补钾（必要时） □ 补白蛋白（必要时） □ 输血（必要时）	
	手术医嘱		
	处置医嘱	□ 大换药（必要时） □ 功能锻炼	□ 大换药 □ 出院

（续　表）

主要护理工作	健康宣教		□ 告知患儿必须在他人的协助下方可下床活动 □ 向患儿讲解适当控制体重的意义 □ 向患儿讲解术后的注意事项
	护理处置	□ 按护理等级完成基础护理项目 □ 根据排便情况采取通便措施 □ 观察伤口敷料,有渗出时立即报告医师处理 □ 术后心理护理与生活护理	□ 按护理等级完成基础护理项目 □ 观察伤口敷料,有渗出时立即报告医师处理 □ 观察患儿情况 □ 协助患儿家属办理出院手续 □ 指导并监督患儿活动 □ 整理床单位
	风险评估	□ 评估患肢感觉、运动情况,有异常时立即报告医师处理 □ 评估跌倒风险 □ 评估褥疮风险	□ 评估患肢感觉、运动情况,有异常时立即报告医师处理 □ 评估跌倒风险 □ 评估褥疮风险
	专科护理	□ 指导患儿正确使用抗血栓压力带 □ 指导患儿进行股四头肌静止收缩及踝关节运动 □ 指导患儿进行膝关节屈、伸运动 □ 指导患儿利用助行器下床活动 □ 防褥疮护理 □ 防跌倒护理 □ 指导患儿正确使用助行器	□ 指导患儿床上功能锻炼 □ 告知患儿出院后注意事项并附书面出院指导1份
	饮食指导		
	活动体位		
病情变异记录		□ 无　　□ 有,原因: □ 患儿　□ 疾病　□ 医疗 □ 护理　□ 保障　□ 管理	□ 无　　□ 有,原因: □ 患儿　□ 疾病　□ 医疗 □ 护理　□ 保障　□ 管理

护士签名	白班	小夜班	大夜班	白班	小夜班	大夜班

医师签名

儿童肱骨髁上骨折行透视下闭合复位克氏针内固定术临床路径

一、儿童肱骨髁上骨折行透视下闭合复位克氏针内固定术临床路径标准住院流程

(一)适用对象

第一诊断为肱骨髁上骨折(ICD-10:S42.403)行肱骨髁上骨折透视下闭合复位克氏针内固定术(ICD-9-CM-3:79.1102)的患儿。

(二)诊断依据

根据《坎贝尔骨科手术学》(人民军医出版社,2013年)和《小儿骨科诊疗手册》(人民卫生出版社)。

1. 病史　外伤史。
2. 体格检查　患肢肿胀、疼痛、活动受限、畸形,反常活动。
3. 辅助检查　X线检查发现肱骨髁上骨折。

(三)治疗方案的选择及依据

根据《坎贝尔骨科手术学》(人民军医出版社,2013年)和《小儿骨科诊疗手册》(人民卫生出版社),患儿年龄在14岁以下,伤后48小时内,无神经、血管损伤,全身及局部状况允许手术者,首选透视下闭合复位克氏针内固定术,也可根据具体情况选择其他术式及固定方法。

(四)标准住院日为 8 天

(五)进入路径标准

1. 第一诊断必须符合肱骨髁上骨折(ICD-10:S42.403)行肱骨髁上骨折透视下闭合复位克氏针内固定术(ICD-9-CM-3:79.1102)。
2. 年龄:约 1 岁。
3. 专科指征:外伤引起的单纯性、新鲜肱骨髁上骨折;除外病理性骨折;除外合并其他部位的骨折和损伤。
4. 并发症:肘内翻、神经损伤。
5. 禁忌证:肱骨髁上骨折手术治疗有较大影响的疾病(如心脑血管疾病)。

(六)术前准备(术前评估)2 天

1. 必须检查的项目

(1)血常规、血型、尿常规＋镜检、电解质检查、肝功能、肾功能、凝血功能检查、感染性疾病筛查。

(2)胸部 X 线片、心电图。

(3)骨科 X 线检查,必要时行 CT 检查。

2. 其他　根据病情需要而定,如血气分析、肺功能检查、超声心动图、动态心电图、上肢血管彩色超声检查。

3. 术前评估　术前 24 小时内完成术前病情评估,完成必要的检查,做出术前小结、术前讨论。

4. 营养评估　根据《解放军总医院新入院患儿营养风险筛查表（NRS-2002）》为新入院患儿进行营养评估，评分≥3分者给予处置，必要时申请营养科医师会诊。

5. 心理评估　根据新入院患儿情况申请心理科医师会诊。

6. 疼痛评估　根据《VAS评分》实施疼痛评估，评分＞7分者给予处置，必要时请疼痛科医师会诊。

7. 康复评估　根据《入院患儿康复筛查和评估表》在新入院患儿入院后24小时内进行康复筛查和评估。任何一项结果为"是"，则申请康复科医师会诊。

(七)预防性抗菌药物选择与使用时机

1. 根据《抗菌药物临床应用指导原则（2015年版）》选择用药。

2. 预防性用药时间为术前30分钟。

3. 手术时间＞3小时加用抗菌药物1次。

4. 术后可根据患儿切口、体温等情况适当延长使用时间。

(八)手术日为住院第3天

1. 麻醉方式：臂丛麻醉或全身麻醉。

2. 手术方式：肱骨髁上骨折透视下闭合复位克氏针交叉固定术。

3. 手术内固定物：克氏针（开放骨折可考虑选择外固定架）。

4. 术后屈肘位长后石膏托固定。

5. 术中用药：麻醉用药、抗菌药物。

(九)术后住院恢复5天

1. 必须复查的项目：血常规、X线检查。

2. 术后用药

(1)抗菌药物：按《抗菌药物临床应用指导原则（2015年版）》执行。

(2)其他对症药物：消肿、镇痛等。

3. 保护下功能锻炼。

(十)出院标准(围绕一般情况、切口情况、第一诊断转归)

1. 体温正常、常规化验无明显异常。

2. X线检查证实复位固定符合标准。

3. 切口无异常。

4. 无与本病相关的其他并发症。

(十一)有无变异及原因分析

1. 并发症　本病常伴有其他部位损伤，应严格掌握入选标准。

2. 合并症　因骨折本身带来的一些合并症而延期治疗，如血栓形成、血肿引起体温增高等，需延期治疗。

3. 内固定物选择　根据骨折类型选择的内固定物有异，影响收费。

二、儿童肱骨髁上骨折透视下闭合复位克氏针
内固定术临床路径表单

适用对象	第一诊断为肱骨髁上骨折(ICD-10:S42.403)行肱骨髁上骨折透视下闭合复位克氏针内固定术(ICD-9-CM-3:79.1102)的患儿	
患儿基本信息	姓名:____ 性别:____ 年龄:____ 门诊号:____ 住院号:_____ 过敏史:_____ 住院日期:____年____月____日 出院日期:____年____月____日	标准住院日:8 天

时间		住院第 1 天	住院第 2 天(术前日)	住院第 3 天(手术日)
主要诊疗工作	制度落实	□ 入院 2 小时内经治医师或值班医师完成接诊 □ 入院后 24 小时内主管医师完成检诊 □ 专科会诊(必要时)	□ 经治医师查房(早、晚各 1 次) □ 主诊医师查房 □ 完成术前准备 □ 组织术前讨论 □ 手术部位标识	□ 手术安全核查
	病情评估	□ 经治医师询问病史及体格检查 □ 完成膝关节功能评分 □ 康复评估 □ 营养评估 □ 心理评估 □ 疼痛评估 □ 深静脉血栓评估		
	病历书写	□ 入院 8 小时内完成首次病程记录 □ 入院 24 小时内完成入院记录	□ 完成主诊医师查房记录 □ 完成术前讨论、术前小结	□ 术者或第一助手术后 24 小时内完成手术记录(术者签字) □ 术后即刻完成术后首次病程记录
	知情同意	□ 病情告知 □ 患儿及其家属签署《授权委托书》 □ 患儿或其家属在入院记录单上签字	□ 术者术前谈话,告知患儿及其家属病情和围术期注意事项,签署《手术知情同意书》《授权委托书》《自费用品协议书》(必要时)、《军人目录外耗材审批单》(必要时)、《输血同意书》等	□ 告知患儿及其家属手术过程概况及术后注意事项
	手术治疗		□ 预约手术	□ 实施手术(手术安全核查记录、手术清点记录)
	其他	□ 及时通知上级医师检诊 □ 经治医师检查、整理病历资料	□ 核对患儿诊疗费用	□ 术后病情交接 □ 观察手术切口及周围情况

（续 表）

长期医嘱		护理医嘱	□ 按骨科护理常规 □ 二级护理	□ 按骨科护理常规 □ 二级护理	□ 按骨科术后护理常规 □ 一级护理
		处置医嘱			□ 持续心电、血压、呼吸、血氧饱和度监测 □ 留置导尿管并记录尿量 □ 持续低流量吸氧
		膳食医嘱	□ 普食 □ 糖尿病饮食 □ 低盐低脂饮食 □ 低盐低脂糖尿病饮食	□ 禁食、水（夜间 24 时以后）	
		药物医嘱	□ 自带药（必要时）		□ 镇痛 □ 消肿 □ 镇吐、保胃 □ 抗生素 □ 抗凝血
重点医嘱	临时医嘱	检查检验	□ 血常规（含 C 反应蛋白＋IL-6） □ 尿常规 □ 粪常规 □ 凝血四项 □ 血清术前八项 □ 红细胞沉降率 □ 血型 □ 胸部正位 X 线片 □ 心电图检查（多导心电图） □ 双膝负重正、侧位 X 线片，下肢全长 X 线片 □ 肺功能（必要时） □ 超声心动图（必要时）		
		药物医嘱		□ 抗生素（视病情）	
		手术医嘱		□ 常规准备明日在神经阻滞麻醉或全身麻醉下行肱骨髁上骨折透视下闭合复位克氏针内固定术	
		处置医嘱	□ 静脉抽血	□ 备血 □ 备皮（>30cm²）	□ 输血（视病情） □ 补液（视病情） □ 拔除导尿管（必要时）

主要护理工作	健康宣教	□ 入院宣教(住院环境、规章制度) □ 进行护理安全指导 □ 进行等级护理、活动范围指导 □ 进行饮食指导 □ 进行关于疾病知识的宣教 □ 检查、检验项目的目的和意义	□ 术前宣教	□ 术后宣教 □ 术后心理疏导 □ 指导术后康复训练 □ 指导术后注意事项
	护理处置	□ 患儿身份核对 □ 佩戴腕带 □ 建立入院病历,通知医师 □ 入院介绍:介绍责任护士,病区环境、设施、规章制度、基础护理服务项目 □ 询问病史,填写护理记录单首页 □ 观察病情 □ 测量基本生命体征 □ 抽血、留取标本 □ 心理护理与生活护理 □ 根据评估结果采取相应的护理措施 □ 通知检查项目及检查注意事项	□ 术前患儿准备(手术前沐浴、更衣、备皮) □ 检查术前物品准备 □ 指导患儿准备手术后所需用品,贵重物品交由家属保管 □ 指导患儿进行肠道准备并检查准备效果 □ 测量基本生命体征 □ 备血、皮试	□ 晨起测量生命体征并记录 □ 确认无感冒症状,女患儿确认无月经来潮 □ 与手术室护士交接病历、影像资料、术中带药等 □ 术前补液(必要时) □ 嘱患儿入手术室前排空膀胱 □ 与手术室护士交接 □ 术后测量生命体征 □ 术后心电监护 □ 各类管道护理 □ 术后心理护理与生活护理
	风险评估	□ 一般评估:生命体征、神志、皮肤、药物过敏史等 □ 专科评估:生活自理能力,患肢屈曲、伸直功能,手指末梢活动、皮肤温度、指端末梢感觉情况 □ 风险评估:评估有无跌倒、坠床、褥疮风险 □ 心理评估 □ 营养评估 □ 疼痛评估 □ 康复评估	□ 评估患儿心理状态	□ 评估意识情况 □ 评估伤口疼痛情况 □ 生活自理能力,患肢屈曲、伸直功能,手指末梢活动、皮肤温度、指端末梢感觉情况 □ 风险评估:评估有无跌倒、坠床、褥疮、导管滑脱、液体外渗的风险
	专科护理	□ 观察患肢情况 □ 指导功能锻炼		□ 与手术室护士共同评估皮肤、伤口敷料、输液及引流情况 □ 指导患儿进行手指运动

主要护理工作	饮食指导	□ 根据医嘱通知配餐员准备膳食 □ 协助患儿进餐	□ 通知患儿夜间24时以后禁食、水	□ 禁食、水，患儿口干时协助其湿润口唇 □ 患儿排气后，指导其间断、少量饮用温开水
	活动体位	□ 根据护理等级指导活动		□ 根据手术及麻醉方式，安置患儿取合适体位
	洗浴要求	□ 协助患儿洗澡、更换病号服	□ 协助患儿晨、晚间护理	
病情变异记录		□ 无　　□ 有，原因： □ 患儿　□ 疾病　□ 医疗 □ 护理　□ 保障　□ 管理	□ 无　　□ 有，原因： □ 患儿　□ 疾病　□ 医疗 □ 护理　□ 保障　□ 管理	□ 无　　□ 有，原因： □ 患儿　□ 疾病　□ 医疗 □ 护理　□ 保障　□ 管理
护士签名		白班　小夜班　大夜班	白班　小夜班　大夜班	白班　小夜班　大夜班
医师签名				
时间		住院第4天（术后第1天）	住院第5天（术后第2天）	住院第6天（术后第3天）
主要诊疗工作	制度落实	□ 手术医师查房 □ 专科会诊（必要时）	□ 主诊医师查房	
	病情评估			
	病历书写	□ 术后第1天病程记录	□ 术后第2天病程记录	□ 术后第3天病程记录
	知情同意			
	手术治疗			
	其他	□ 观察伤口情况，是否存在渗出、红肿等情况（支具固定） □ 观察体温、血压等	□ 观察伤口情况，是否存在渗出、红肿等情况 □ 复查肘关节X线片 □ 开始主动或被动功能康复练习	□ 观察伤口情况，是否存在渗出、红肿等情况
重点医嘱	长期医嘱 护理医嘱	□ 骨科术后护理常规 □ 一级护理	□ 骨科术后护理常规 □ 二级护理	
	处置医嘱	□ 抬高患肢 □ 观察患肢感觉及血液循环		
	膳食医嘱	□ 饮食医嘱		
	药物医嘱	□ 抗生素 □ 术后抗凝血 □ 镇痛 □ 保胃	□ 抗生素 □ 术后抗凝血	□ 抗生素 □ 术后抗凝血
	临时医嘱 检查检验		□ 复查肘关节正、侧位X线片	
	药物医嘱	□ 镇吐（必要时） □ 补钾（必要时） □ 补白蛋白（必要时） □ 输血（必要时）	□ 镇痛（必要时） □ 补钾（必要时） □ 补白蛋白（必要时） □ 输血（必要时）	□ 镇痛（必要时） □ 补钾（必要时） □ 补白蛋白（必要时） □ 输血（必要时）
	手术医嘱			
	处置医嘱	□ 大换药（必要时） □ 拔除导尿管（必要时）	□ 大换药（必要时） □ 功能锻炼	□ 大换药（必要时） □ 功能锻炼

（续　表）

主要护理工作	健康宣教	□ 告知患儿护理风险 □ 进行褥疮预防知识宣教	□ 褥疮预防知识宣教 □ 跌倒预防知识宣教	
	护理处置	□ 按一级护理要求完成基础护理项目 □ 监测生命体征 □ 留取标本 □ 观察静脉输液情况 □ 观察留置尿管引流情况 □ 妥善固定各类管道 □ 观察伤口敷料,有渗出立即报告医师处理 □ 术后心理护理与生活护理	□ 按护理等级完成基础护理项目 □ 监测生命体征 □ 观察伤口疼痛情况,检测镇痛泵运转情况 □ 观察静脉输液情况 □ 妥善固定各类管道 □ 观察伤口敷料,有渗出时立即报告医师处理并观察患儿情况 □ 提供基础护理服务 □ 术后心理护理与生活护理	□ 按护理等级完成基础护理项目 □ 根据排便情况采取通便措施 □ 观察静脉输液情况,停用镇痛泵 □ 术后心理护理与生活护理
	护理评估	□ 评估患肢感觉、运动情况,有异常时立即报告医师处理 □ 评估褥疮风险	□ 评估患肢感觉、运动情况,有异常时立即报告医师处理 □ 评估跌倒风险 □ 评估褥疮风险	□ 评估患肢感觉、运动情况,有异常时立即报告医师处理 □ 评估跌倒风险 □ 评估褥疮风险
	专科护理	□ 指导患儿术后体位摆放及功能锻炼 □ 指导患儿进行自主排尿训练 □ 指导患儿进行手指锻炼	□ 指导患儿手指功能锻炼 □ 防褥疮护理	□ 指导患儿手指功能锻炼 □ 防褥疮护理 □ 防跌倒护理
	饮食指导	□ 根据医嘱通知配餐员准备膳食 □ 协助患儿进餐	□ 协助患儿进餐	□ 协助患儿进餐
	活动体位			
病情变异记录		□ 无　　□ 有,原因: □ 患儿　□ 疾病　□ 医疗 □ 护理　□ 保障　□ 管理	□ 无　　□ 有,原因: □ 患儿　□ 疾病　□ 医疗 □ 护理　□ 保障　□ 管理	□ 无　　□ 有,原因: □ 患儿　□ 疾病　□ 医疗 □ 护理　□ 保障　□ 管理
护士签名		白班　　小夜班　　大夜班	白班　　小夜班　　大夜班	白班　　小夜班　　大夜班
医师签名				

时间		住院第7天(术后第4天)	住院第8天(出院日)
主要诊疗工作	制度落实	□ 上级医师查房(主管医师查房,每天1次) □ 专科会诊(必要时)	□ 上级医师查房(主管医师、主诊医师查房)进行手术恢复情况评估,明确是否出院
	病情评估		
	病历书写	□ 出院前一天有上级医师指示出院的病程记录	□ 出院后24小时内完成出院记录 □ 出院后24小时内完成病案首页 □ 开具出院介绍信 □ 开具诊断证明书

（续　表）

主要诊疗工作	知情同意		□ 向患儿交代出院后的注意事项（复诊的时间、地点，发生紧急情况时的处理等）
	手术治疗		
	其他	□ 观察伤口情况，是否存在渗出、红肿等情况 □ 继续主动或被动功能手指功能锻炼	□ 出院带药（必要时） □ 门诊复查 □ 如有不适，随时来诊
重点医嘱	长期医嘱 护理医嘱		
	长期医嘱 处置医嘱		
	长期医嘱 膳食医嘱		
	长期医嘱 药物医嘱	□ 抗生素 □ 术后抗凝血	
	临时医嘱 检查检验		
	临时医嘱 药物医嘱		
	临时医嘱 手术医嘱		
	临时医嘱 处置医嘱	□ 大换药（必要时） □ 功能锻炼	□ 大换药 □ 出院
主要护理工作	健康宣教		□ 告知患儿必须在他人的协助下方可下床活动 □ 向患儿讲解术后的注意事项
	护理处置	□ 按护理等级完成基础护理项目 □ 根据排便情况采取通便措施 □ 观察伤口敷料，有渗出时立即报告医师处理 □ 术后心理护理与生活护理	□ 按护理等级完成基础护理项目 □ 观察伤口敷料，有渗出时立即报告医师处理 □ 观察患儿情况 □ 协助患儿家属办理出院手续 □ 指导并监督患儿活动 □ 整理床单位
	风险评估	□ 评估患肢感觉、运动情况，有异常时立即报告医师处理 □ 评估跌倒风险 □ 评估褥疮风险	□ 评估患肢感觉、运动情况，有异常时立即报告医师处理 □ 评估跌倒风险 □ 评估褥疮风险
	专科护理	□ 指导患儿正确使用手指功能锻炼 □ 防褥疮护理 □ 防跌倒护理	□ 指导患儿床上功能锻炼 □ 告知患儿出院后注意事项并附书面出院指导 1 份
	饮食指导		
	活动体位		
病情变异记录		□ 无　　□ 有，原因： □ 患儿　□ 疾病　□ 医疗 □ 护理　□ 保障　□ 管理	□ 无　　□ 有，原因： □ 患儿　□ 疾病　□ 医疗 □ 护理　□ 保障　□ 管理

（续 表）

护士签名	白班	小夜班	大夜班	白班	小夜班	大夜班
医师签名						

痉挛性大脑性瘫痪肢体肌力平衡性手术临床路径

一、痉挛性大脑性瘫痪肢体肌力平衡性手术临床路径标准住院流程

（一）适用对象

第一诊断为痉挛性大脑性瘫痪（ICD-10：G80.001）行上肢肌力平衡性手术（肱二头肌腱延长术、屈指肌腱节段延长术、尺侧屈腕肌移位术、旋前圆肌移位术、拇内在肌松解术）；行下肢肌力平衡性手术（髂腰肌松解术、股直肌起点退缩术、内收肌切断术、闭孔神经分支切断术、腘绳肌节段延长术、胫后神经分支切断术、腓肠肌腱膜松解术、跟腱延长术）（ICD-9-CM-3：83/82/04）的患儿。

（二）诊断依据

根据《坎贝尔骨科手术学》（人民军医出版社，2013 年）和《小儿骨科诊疗手册》（人民卫生出版社，2008）。

1. 病史 早产、窒息等脑部缺氧史，痉挛性脑瘫的症状。
2. 体征 痉挛性脑瘫的阳性体征。
3. 肌电图 无神经源性损伤。
4. 影像学检查 未见明显颅脑损伤。

（三）治疗方案的选择及依据

根据《坎贝尔骨科手术学》（人民军医出版社，2013 年）和《小儿骨科诊疗手册》（人民卫生出版社），患儿四肢痉挛性脑瘫、智力良好、3 岁以上、肢体固定畸形影响康复训练、挛缩畸形影响肢体功能活动者，行痉挛性大脑性瘫痪肢体肌力平衡术。

（四）标准住院日为 8 天

（五）进入路径标准

1. 第一诊断必须符合痉挛性大脑性瘫痪（ICD-10：G80.001）行上肢肌力平衡性手术（肱二头肌腱延长术、屈指肌腱节段延长术、尺侧屈腕肌移位术、旋前圆肌移位术、拇内在肌松解术）；行下肢肌力平衡性手术（髂腰肌松解术、股直肌起点退缩术、内收肌切断术、闭孔神经分支切断术、腘绳肌节段延长术、胫后神经分支切断术、腓肠肌腱膜松解术、跟腱延长术 ）（ICD-9-CM-3：83/82/04）。

2. 年龄：2—14 岁。

3. 专科指征：累及肢体肌张力增高。

4. 并发症：畸形再现。

5. 痉挛性脑瘫治疗有较大影响的疾病（如心脑血管疾病）。

(六)术前准备 1～2 天

1. 必须检查的项目

(1)血常规、尿常规、粪常规、血型。

(2)肝功能、肾功能、电解质。

(3)凝血功能。

(4)感染性疾病筛查(乙型病毒性肝炎、丙型病毒性肝炎、艾滋病、梅毒等)。

(5)X 线胸片、心电图。

(6)头部 CT。

(7)脑电图。

2. 根据患儿病情可选择的检查项目

(1)术前可能需要肌电图检查。

(2)有相关疾病者必要时请相应科室医师会诊。

3. 术前评估　术前 24 小时内完成术前病情评估,完成必要的检查,做出术前小结、术前讨论。

4. 营养评估　根据《解放军总医院新入院患儿营养风险筛查表(NRS-2002)》为新入院患儿进行营养评估,评分≥3 分者给予处置,必要时申请营养科医师会诊。

5. 心理评估　根据新入院患儿情况申请心理科医师会诊。

6. 疼痛评估　根据《VAS 评分》实施疼痛评估,评分＞7 分者给予处置,必要时请疼痛科医师会诊。

7. 康复评估　根据《入院患儿康复筛查和评估表》,在新入院患儿入院后 24 小时内进行康复筛查和评估。任何一项结果为"是",则申请康复科医师会诊。

(七)预防性抗菌药物选择与使用时机

抗菌药物使用:按照《抗菌药物临床应用指导原则(2015 年版)》执行,并结合患儿的病情决定抗菌药物的选择与使用时间。

(八)手术日为住院第 3 天

1. 麻醉方式　上肢,臂丛麻醉或全身麻醉;下肢,硬膜外麻醉或全身麻醉。

2. 手术方式　上肢行肱二头肌腱延长术、屈指肌腱节段延长术、尺侧屈腕肌移位术、旋前圆肌移位术、拇内在肌松解术;下肢行髂腰肌松解术、股直肌起点退缩术、内收肌切断术、闭孔神经分支切断术、腘绳肌节段延长术、胫后神经分支切断术、腓肠肌腱膜松解术、跟腱延长术。

3. 手术内植物　无手术内植物。

4. 输血　无须输血。

(九)术后住院恢复 5 天

1. 必须复查的检查项目　血常规。

2. 术后处理

(1)抗菌药物:按照《抗菌药物临床应用指导原则(2015 年版)》执行。

(2)术后镇痛:参照《骨科常见疼痛的处理专家建议》。

(3)术后康复:支具保护下逐渐进行功能锻炼。

(十)出院标准

1. 体温正常,常规化验指标无明显异常。
2. 伤口情况良好,无感染征象(或可在门诊处理的伤口情况),无皮瓣坏死。
3. 术后挛缩畸形矫正满意。
4. 石膏固定良好。
5. 肢体末端血供活动良好。
6. 没有需要住院处理的并发症和(或)合并症。

(十一)变异及原因分析

1. 围术期并发症　体温增高、褥疮和其他原因造成住院日延长和费用增加。
2. 手术部位的选择　由于病情不同,需要手术的部位不同,可能导致住院费用存在差异。
3. 外固定的选择　因个体差异,所用外固定材料数量不同,可能导致住院费用存在差异。

二、痉挛性大脑性瘫痪肢体肌力平衡术临床路径表单

适用对象	第一诊断为痉挛性大脑性瘫痪(ICD-10:G80.001)行上肢肌力平衡性手术(肱二头肌腱延长术、屈指肌腱节段延长术、尺侧屈腕肌移位术、旋前圆肌移位术、拇内在肌松解术);行下肢肌力平衡性手术(髂腰肌松解术、股直肌起点退缩术、内收肌切断术、闭孔神经分支切断术、腘绳肌节段延长术、胫后神经分支切断术、腓肠肌腱膜松解术、跟腱延长术)(ICD-9-CM-3:83/82/04)的患儿		
患儿基本信息	姓名:____ 性别:____ 年龄:____ 门诊号:____ 住院号:____ 过敏史:_____ 住院日期:____年____月____日 出院日期:____年____月____日		标准住院日:8 天
时间	住院第 1 天	住院第 2 天(术前日)	住院第 3 天(手术日)
主要诊疗工作 — 制度落实	□ 入院 2 小时内经治医师或值班医师完成接诊 □ 入院后 24 小时内主管医师完成检诊 □ 专科会诊(必要时)	□ 经治医师查房(早、晚各 1 次) □ 主诊医师查房 □ 完成术前准备 □ 组织术前讨论 □ 手术部位标识	□ 手术安全核查
主要诊疗工作 — 病情评估	□ 经治医师询问病史及体格检查 □ 康复评估 □ 营养评估 □ 心理评估 □ 疼痛评估		
主要诊疗工作 — 病历书写	□ 入院 8 小时内完成首次病程记录 □ 入院 24 小时内完成入院记录	□ 完成主诊医师查房记录 □ 完成术前讨论、术前小结	□ 术者或第一助手术后 24 小时内完成手术记录(术者签字) □ 术后即刻完成术后首次病程记录

（续 表）

主要诊疗工作	知情同意	□ 病情告知 □ 患儿及其家属签署《授权委托书》 □ 患儿或其家属在入院记录单上签字	□ 术者术前谈话，告知患儿及其家属病情和围术期注意事项，签署《手术知情同意书》《授权委托书》《自费用品协议书》（必要时）、《军人目录外耗材审批单》（必要时）、《输血同意书》等	□ 告知患儿及其家属手术过程概况及术后注意事项
	手术治疗		□ 预约手术	□ 实施手术（手术安全核查记录、手术清点记录）
	其他	□ 及时通知上级医师检诊 □ 经治医师检查、整理病历资料	□ 核对患儿诊疗费用	□ 术后病情交接 □ 观察手术切口及周围情况
重点医嘱	长期医嘱	护理医嘱	□ 按骨科护理常规 □ 二级护理	□ 按骨科护理常规 □ 二级护理	□ 按骨科术后护理常规 □ 一级护理
		处置医嘱			□ 持续心电、血压、呼吸、血氧饱和度监测 □ 留置导尿管并记录尿量 □ 持续低流量吸氧
		膳食医嘱	□ 普食 □ 糖尿病饮食 □ 低盐低脂饮食 □ 低盐低脂糖尿病饮食	□ 禁食、水（夜间22时以后）	
		药物医嘱	□ 自带药（必要时）		□ 镇痛 □ 消肿 □ 镇吐、保胃 □ 抗生素 □ 抗凝血
	临时医嘱	检查检验	□ 血常规（含C反应蛋白＋IL-6） □ 尿常规 □ 粪常规 □ 凝血四项 □ 血清术前八项 □ 血型 □ 胸部正位X线片 □ 心电图检查（多导心电图） □ 肺功能（必要时） □ 超声心动图（必要时）		
		药物医嘱		□ 抗生素（视病情）	

(续　表)

重点医嘱	临时医嘱	手术医嘱		□ 常规准备明日在神经阻滞麻醉或椎管内麻醉或全身麻醉下行上肢肌力平衡性手术(肱二头肌腱延长术、屈指肌腱节段延长术、尺侧屈腕肌移位术、旋前圆肌移位术、拇内在肌松解术);行下肢肌力平衡性手术(髂腰肌松解术、股直肌起点退缩术、内收肌切断术、闭孔神经分支切断术、腘绳肌节段延长术、胫后神经分支切断术、腓肠肌腱膜松解术、跟腱延长术)	
		处置医嘱	□ 静脉抽血	□ 备血 □ 备皮(>30cm²)	□ 补液(视病情) □ 拔除导尿管(必要时)
主要护理工作		健康宣教	□ 入院宣教(住院环境、规章制度) □ 进行护理安全指导 □ 进行等级护理、活动范围指导 □ 进行饮食指导 □ 进行关于疾病知识的宣教 □ 检查、检验项目的目的和意义	□ 术前宣教	□ 术后宣教 □ 术后心理疏导 □ 指导术后康复训练 □ 指导术后注意事项
		护理处置	□ 患儿身份核对 □ 佩戴腕带 □ 建立入院病历,通知医师 □ 入院介绍:介绍责任护士、病区环境、设施、规章制度、基础护理服务项目 □ 询问病史,填写护理记录单首页 □ 观察病情 □ 测量基本生命体征 □ 抽血、留取标本 □ 心理护理与生活护理 □ 根据评估结果采取相应的护理措施 □ 通知检查项目及检查注意事项	□ 术前患儿准备(手术前沐浴、更衣、备皮) □ 检查术前物品准备 □ 指导患儿准备手术后所需用品,贵重物品交由家属保管 □ 指导患儿进行肠道准备并检查准备效果 □ 测量基本生命体征 □ 备血、皮试	□ 晨起测量生命体征并记录 □ 与手术室护士交接病历、影像资料、术中带药等 □ 术前补液(必要时) □ 嘱患儿入手术室前排空膀胱 □ 与手术室护士交接 □ 术后测量生命体征 □ 术后心电监护 □ 各类管道护理 □ 术后心理护理与生活护理

主要护理工作	风险评估	□ 一般评估:生命体征、神志、皮肤、药物过敏史等 □ 专科评估:下肢活动情况 □ 风险评估:评估有无跌倒、坠床、褥疮风险 □ 心理评估 □ 营养评估 □ 疼痛评估 □ 康复评估	□ 评估患儿心理状态	□ 评估意识情况 □ 评估伤口疼痛情况 □ 评估下肢活动情况
	专科护理	□ 观察患肢情况 □ 指导功能锻炼 □ 指导助行器及双拐的使用方法	□ 指导患儿掌握床上翻身的方法 □ 指导患儿掌握床上排尿、排便的方法	□ 与手术室护士共同评估皮肤、伤口敷料、输液及引流情况 □ 指导患儿掌握床上排尿、排便的方法
	饮食指导	□ 根据医嘱通知配餐员准备膳食 □ 协助患儿进餐	□ 通知患儿22:00以后禁食、水	□ 禁食、水,患儿口干时协助其湿润口唇 □ 患儿排气后,指导其间断、少量饮用温开水
	活动体位	□ 根据护理等级指导活动		□ 双下肢或上肢石膏固定 □ 指导患儿掌握床上翻身的方法
	洗浴要求	□ 协助患儿洗澡、更换病号服	□ 协助患儿晨、晚间护理	
病情变异记录		□ 无　　□ 有,原因: □ 患儿　□ 疾病　□ 医疗 □ 护理　□ 保障　□ 管理	□ 无　　□ 有,原因: □ 患儿　□ 疾病　□ 医疗 □ 护理　□ 保障　□ 管理	□ 无　　□ 有,原因: □ 患儿　□ 疾病　□ 医疗 □ 护理　□ 保障　□ 管理

护士签名	白班	小夜班	大夜班	白班	小夜班	大夜班	白班	小夜班	大夜班

医师签名			
时间	住院第4天(术后第1天)	住院第5天(术后第2天)	住院第6天(术后第3天)
主要诊疗工作	制度落实	□ 手术医师查房 □ 专科会诊(必要时)		□ 主诊医师查房
	病情评估			
	病历书写	□ 术后第1天病程记录	□ 术后第2天病程记录	□ 术后第3天病程记录
	知情同意			
	手术治疗			

（续　表）

主要诊疗工作	其他		□ 观察伤口情况，是否存在渗出、红肿等情况 □ 观察体温、血压等 □ 复查血常规、C 反应蛋白	□ 观察伤口情况，是否存在渗出、红肿等情况 □ 根据患儿情况，如贫血严重及时输血，低蛋白血症、低钾血症及时补充蛋白、补钾 □ 开始主动或被动功能康复练习	□ 观察伤口情况，是否存在渗出、红肿等情况 □ 复查血常规、C 反应蛋白（如贫血严重及时输血，低蛋白血症、低钾血症及时补充蛋白、补钾） □ 指导患儿下地，进行主动或被动功能康复练习和步行练习
重点医嘱	长期医嘱	护理医嘱	□ 骨科术后护理常规 □ 一级护理	□ 骨科术后护理常规 □ 二级护理	
		处置医嘱	□ 抬高患肢 □ 观察患肢感觉及血液循环		
		膳食医嘱	□ 饮食医嘱（普食/半流食/流食/糖尿病饮食/低盐、低脂饮食）		
		药物医嘱	□ 抗生素 □ 术后抗凝血 □ 镇痛	□ 抗生素 □ 术后抗凝血	□ 抗生素 □ 术后抗凝血
	临时医嘱	检查检验	□ 复查血常规、C 反应蛋白		□ 复查血常规、C 反应蛋白
		药物医嘱	□ 镇吐 □ 补钾（必要时） □ 补白蛋白（必要时） □ 输血（必要时）	□ 镇痛（必要时） □ 补钾（必要时） □ 补白蛋白（必要时） □ 输血（必要时）	□ 镇痛（必要时） □ 补钾（必要时） □ 补白蛋白（必要时） □ 输血（必要时）
		手术医嘱			
		处置医嘱	□ 大换药（必要时） □ 拔除切口引流（必要时） □ 拔除导尿管（必要时）	□ 大换药（必要时） □ 功能锻炼	□ 大换药（必要时） □ 功能锻炼
主要护理工作	健康宣教		□ 告知患儿护理风险 □ 进行褥疮预防知识宣教	□ 褥疮预防知识宣教 □ 跌倒预防知识宣教	
	护理处置		□ 按一级护理要求完成基础护理项目 □ 监测生命体征 □ 留取标本 □ 观察伤口疼痛情况 □ 观察静脉输液情况 □ 观察留置尿管引流情况 □ 观察伤口敷料，有渗出时立即报告医师处理 □ 术后心理护理与生活护理	□ 按护理等级完成基础护理项目 □ 监测生命体征 □ 观察伤口疼痛情况，检测镇痛泵运转情况 □ 观察静脉输液情况 □ 妥善固定各类管道 □ 观察伤口敷料，有渗出时立即报告医师处理并观察患儿情况 □ 提供基础护理服务 □ 术后心理护理与生活护理	□ 按护理等级完成基础护理项目 □ 根据排便情况采取通便措施 □ 留取标本 □ 观察伤口敷料，有渗出时立即报告医师处理 □ 术后心理护理与生活护理

主要护理工作	护理评估	☐ 评估患肢感觉、运动情况，有异常时立即报告医师处理 ☐ 评估褥疮风险	☐ 评估患肢感觉、运动情况，有异常时立即报告医师处理 ☐ 评估跌倒风险 ☐ 评估褥疮风险	☐ 评估患肢感觉、运动情况，有异常时立即报告医师处理 ☐ 评估跌倒风险 ☐ 评估褥疮风险
	专科护理	☐ 指导患儿术后体位摆放及功能锻炼 ☐ 指导患儿正确使用抗血栓压力带 ☐ 指导患儿进行自主排尿训练 ☐ 指导患儿进行床上翻身 ☐ 进行防褥疮护理	☐ 指导患儿进行自主排尿训练 ☐ 指导患儿进行功能锻炼 ☐ 指导患儿进行床上翻身 ☐ 指导患儿卧床期间患肢保持伸直位 ☐ 防褥疮护理 ☐ 指导患儿正确使用助行器	☐ 指导患儿进行肢体肌肉功能锻炼 ☐ 防褥疮护理 ☐ 防跌倒护理 ☐ 指导患儿正确使用助行器
	饮食指导	☐ 根据医嘱通知配餐员准备膳食 ☐ 协助患儿进餐	☐ 协助患儿进餐	☐ 协助患儿进餐
	活动体位			
病情变异记录		☐ 无 ☐ 有,原因： ☐ 患儿 ☐ 疾病 ☐ 医疗 ☐ 护理 ☐ 保障 ☐ 管理	☐ 无 ☐ 有,原因： ☐ 患儿 ☐ 疾病 ☐ 医疗 ☐ 护理 ☐ 保障 ☐ 管理	☐ 无 ☐ 有,原因： ☐ 患儿 ☐ 疾病 ☐ 医疗 ☐ 护理 ☐ 保障 ☐ 管理
护士签名		白班　小夜班　大夜班	白班　小夜班　大夜班	白班　小夜班　大夜班
医师签名				

时间		住院第 7 天（术后第 4 天）	住院第 8 天（出院日）
主要诊疗工作	制度落实	☐ 上级医师查房（主管医师查房，每天 1 次） ☐ 专科会诊（必要时）	☐ 上级医师查房（主管医师、主诊医师查房）进行手术及伤口评估，确定有无手术并发症和伤口愈合不良情况,明确是否出院
	病情评估		
	病历书写	☐ 出院前一天有上级医师指示出院的病程记录	☐ 出院后 24 小时内完成出院记录 ☐ 出院后 24 小时内完成病案首页 ☐ 开具出院介绍信 ☐ 开具诊断证明书
	知情同意		☐ 向患儿交代出院后的注意事项（复诊的时间、地点,发生紧急情况时的处理等）
	手术治疗		
	其他	☐ 观察伤口情况,是否存在渗出、红肿等情况 ☐ 根据患儿情况,如贫血严重及时输血,低蛋白血症、低钾血症及时补充蛋白、补钾 ☐ 继续主动或被动功能康复练习和步行练习	☐ 复查血常规、C 反应蛋白 ☐ 出院带药 ☐ 嘱患儿拆线、换药（根据出院时间决定） ☐ 门诊复查 ☐ 如有不适,随时来诊

重点医嘱	长期医嘱	护理医嘱		
		处置医嘱		
		膳食医嘱		
		药物医嘱	□ 抗生素 □ 术后抗凝血	
		检查检验		□ 复查血常规、C反应蛋白
	临时医嘱	药物医嘱	□ 镇痛（必要时） □ 补钾（必要时） □ 补白蛋白（必要时） □ 输血（必要时）	
		手术医嘱		
		处置医嘱	□ 大换药（必要时） □ 功能锻炼	□ 大换药 □ 出院
主要护理工作		健康宣教		□ 告知患儿必须在他人的协助下方可下床活动 □ 向患儿讲解适当控制体重的意义
		护理处置	□ 按护理等级完成基础护理项目 □ 根据排便情况采取通便措施 □ 观察伤口敷料，有渗出时立即报告医师处理 □ 术后心理护理与生活护理	□ 按护理等级完成基础护理项目 □ 观察伤口敷料，有渗出时立即报告医师处理 □ 观察患儿情况 □ 协助患儿家属办理出院手续 □ 指导并监督患儿活动 □ 整理床单位
		风险评估	□ 评估患肢感觉、运动情况，有异常时立即报告医师处理 □ 评估跌倒风险 □ 评估褥疮风险	□ 评估患肢感觉、运动情况，有异常时立即报告医师处理 □ 评估跌倒风险 □ 评估褥疮风险
		专科护理	□ 指导患儿进行功能锻炼 □ 指导患儿利用助行器下床活动 □ 防褥疮护理	□ 指导患儿进行下肢功能锻炼 □ 告知患儿出院后注意事项并附书面出院指导1份
		饮食指导	□ 防跌倒护理 □ 指导患儿正确使用助行器	
		活动体位		
病情变异记录			□ 无　　□ 有，原因： □ 患儿　□ 疾病　□ 医疗 □ 护理　□ 保障　□ 管理	□ 无　　□ 有，原因： □ 患儿　□ 疾病　□ 医疗 □ 护理　□ 保障　□ 管理
护士签名		白班　　小夜班　　大夜班		白班　　小夜班　　大夜班
医师签名				

先天性胫骨假关节行胫骨假关节切除术、外固定架固定术或髓内棒固定术临床路径

一、先天性胫骨假关节行胫骨假关节切除术、外固定架固定术或髓内棒固定术临床路径标准住院流程

(一)适用对象

第一诊断为先天性胫骨假关节(ICD-10:Q 68.810),行胫骨假关节切除术、外固定架固定术或髓内棒固定术(ICD-9-CM-3:80.9908/78.1701/78.5708)的患儿。

(二)诊断依据

根据《坎贝尔骨科手术学》(人民军医出版社,2013 年)和《小儿骨科诊疗手册》(人民卫生出版社)。

1. 病史 跛行,病理性骨折引起的疼痛。

2. 体格检查 有明确体征:胫骨弯曲,全身皮肤色素沉着的咖啡斑,患肢短缩。当假关节形成时出现异常活动。局部无明显压痛。

3. 影像学检查 胫骨中、下 1/3 胫骨前弯,骨皮质增厚,髓腔硬化。如果有假关节存在,假关节两端呈锥形,骨皮质变薄,髓腔硬化。

(三)治疗方案的选择及依据

根据《坎贝尔骨科手术学》(人民军医出版社,2013 年)和《小儿骨科诊疗手册》(人民卫生出版社)。

1. 患儿年龄>1 岁,小腿异常活动。

2. X 线片显示胫骨已形成假关节。

(四)标准住院日为 8 天

(五)进入路径标准

1. 第一诊断必须符合先天性胫骨假关节(ICD-10:Q68.810)行胫骨假关节切除术、外固定架固定术或髓内棒固定术(ICD-9-CM-3:80.9908/78.1701/78.5708)。

2. 当患儿同时患有其他疾病时,但在住院期间不需要特殊处理也不影响第一诊断的临床路径流程实施时,可以进入路径。

(六)术前准备 1～2 天

1. 必须检查的项目

(1)血常规、尿常规、粪常规、血型。

(2)肝功能、肾功能、电解质、血糖、血脂检查。

(3)凝血功能检查。

(4)感染性疾病(乙型病毒性肝炎、丙型病毒性肝炎、艾滋病、梅毒等)筛查。

(5)X 线胸片、心电图检查。

(6)双小腿正、侧位 X 线片。

2. 根据患儿病情可选择的检查项目

(1) 双小腿 CT 检查。

(2) 术前配血。

(3) 有相关疾病者及时请相关科室医师会诊。

3. 术前评估　术前 24 小时内完成术前病情评估,完成必要的检查,做出术前小结、术前讨论。

4. 营养评估　根据《解放军总医院新入院患儿营养风险筛查表(NRS-2002)》为新入院患儿进行营养评估,评分≥3 分者给予处置,必要时申请营养科医师会诊。

5. 心理评估　根据新入院患儿情况申请心理科医师会诊。

6. 疼痛评估　根据《VAS 评分》实施疼痛评估,评分＞7 分者给予处置,必要时请疼痛科医师会诊。

7. 康复评估　根据《入院患儿康复筛查和评估表》,在新入院患儿入院后 24 小时内进行康复筛查和评估。任何一项结果为"是",则申请康复科医师会诊。

(七)预防性抗菌药物选择与使用时机

抗菌药物使用:按照《抗菌药物临床应用指导原则(2015 年版)》执行。

(八)手术日为住院第 3 天

1. 麻醉方式　硬膜外麻醉或全身麻醉。

2. 手术方式　行胫骨假关节切除术(ICD-9-CM-3:80.99002)、外固定架固定术(ICD-9-CM-3:84.72001)或髓内棒固定(ICD-9-CM-3:78.57008)术。

3. 输血　视术中出血情况而定。

(九)术后住院恢复 5 天

1. 术后需要复查的项目　血常规,小腿正、侧位 X 线片。

2. 术后处理

(1) 抗菌药物:按照《抗菌药物临床应用指导原则(2015 年版)》执行。

(2) 术后下肢石膏(石膏或高分子绷带)固定。

(3) 术后康复:3 个月后佩戴免负重支具行走。

(4) 术后镇痛:参照《骨科常见疼痛的处理专家建议》。

(十)出院标准

1. 体温正常,常规化验指标无明显异常。

2. 伤口愈合良好:伤口 I(甲)级愈合,无感染征象(或可在门诊处理的伤口情况)、无皮瓣坏死。

3. X 线片示胫骨假关节切除及植骨满意。

4. 不需要住院处理的并发症和(或)合并症。

(十一)变异及原因分析

1. 围术期并发症　体温增高、褥疮和其他原因造成住院日延长和费用增加。

2. 外固定的选择　因个体差异,所用内固定、外固定材料数量不同,可能导致住院费用存在差异。

二、先天性胫骨假关节行胫骨假关节切除术、
外固定架固定术或髓内棒固定术临床路径表单

适用对象	第一诊断为先天性胫骨假关节（ICD-10：Q68.810）行胫骨假关节切除术、外固定架固定术或髓内棒固定术（ICD-9-CM-3：80.9908/78.1701/78.5708）的患儿		
患儿基本信息	姓名：____ 性别：____ 年龄：____ 门诊号：____ 住院号：_____ 过敏史：_____ 住院日期：____年____月____日 出院日期：____年____月____日		标准住院日：8 天
时间	住院第 1 天	住院第 2 天（术前日）	住院第 3 天（手术日）
主要诊疗工作 / 制度落实	□ 入院 2 小时内经治医师或值班医师完成接诊 □ 入院后 24 小时内主管医师完成检诊 □ 专科会诊（必要时）	□ 经治医师查房（早、晚各 1 次） □ 主诊医师查房 □ 完成术前准备 □ 组织术前讨论 □ 手术部位标识	□ 手术安全核查
病情评估	□ 经治医师询问病史及体格检查 □ 康复评估 □ 营养评估 □ 心理评估 □ 疼痛评估		
病历书写	□ 入院 8 小时内完成首次病程记录 □ 入院 24 小时内完成入院记录	□ 完成主诊医师查房记录 □ 完成术前讨论、术前小结	□ 术者或第一助手术后 24 小时内完成手术记录（术者签字） □ 术后即刻完成术后首次病程记录
知情同意	□ 病情告知 □ 患儿及其家属签署《授权委托书》 □ 患儿或其家属在入院记录单上签字	□ 术者术前谈话，告知患儿及其家属病情和围术期注意事项，签署《手术知情同意书》《授权委托书》《自费用品协议书》（必要时）、《军人目录外耗材审批单》（必要时）、《输血同意书》等	□ 告知患儿及其家属手术过程概况及术后注意事项
手术治疗		□ 预约手术	□ 实施手术（手术安全核查记录、手术清点记录）
其他	□ 及时通知上级医师检诊 □ 经治医师检查、整理病历资料	□ 核对患儿诊疗费用	□ 术后病情交接 □ 观察手术切口及周围情况

重点医嘱	长期医嘱	护理医嘱	□ 按骨科护理常规 □ 二级护理	□ 按骨科护理常规 □ 二级护理	□ 按骨科术后护理常规 □ 一级护理
		处置医嘱			□ 持续心电、血压、呼吸、血氧饱和度监测 □ 留置导尿管并记录尿量 □ 持续低流量吸氧
		膳食医嘱	□ 普食 □ 糖尿病饮食 □ 低盐低脂饮食 □ 低盐低脂糖尿病饮食	□ 禁食、水（夜间 24 时以后）	
		药物医嘱	□ 自带药（必要时）		□ 镇痛 □ 消肿 □ 镇吐、保胃 □ 抗生素 □ 抗凝血
	临时医嘱	检查检验	□ 血常规（含 C 反应蛋白＋IL-6） □ 尿常规 □ 粪常规 □ 凝血四项 □ 血清术前八项 □ 血型 □ 胸部正位 X 线片 □ 心电图检查（多导心电图） □ 肺功能（必要时） □ 超声心动图（必要时）		
		药物医嘱		□ 抗生素（视病情）	
		手术医嘱		□ 常规准备明日在神经阻滞麻醉或椎管内麻醉或全身麻醉下行胫骨假关节切除术及外固定架固定术或髓内棒固定术	
		处置医嘱	□ 静脉抽血	□ 备血 □ 备皮（＞30cm²）	□ 输血（视病情） □ 补液（视病情） □ 拔除导尿管（必要时）
主要护理工作		健康宣教	□ 入院宣教（住院环境、规章制度） □ 进行护理安全指导 □ 进行等级护理、活动范围指导 □ 进行饮食指导 □ 进行关于疾病知识的宣教 □ 检查、检验项目的目的和意义	□ 术前宣教	□ 术后宣教 □ 术后心理疏导 □ 指导术后康复训练 □ 指导术后注意事项

（续　表）

主要护理工作	护理处置	□ 患儿身份核对 □ 佩戴腕带 □ 建立入院病历,通知医师 □ 入院介绍:介绍责任护士,病区环境、设施、规章制度、基础护理服务项目 □ 询问病史,填写护理记录单首页 □ 观察病情 □ 测量基本生命体征 □ 抽血、留取标本 □ 心理护理与生活护理 □ 根据评估结果采取相应的护理措施 □ 通知检查项目及检查注意事项	□ 术前患儿准备(手术前沐浴、更衣、备皮) □ 检查术前物品准备 □ 指导患儿准备手术后所需用品,贵重物品交由家属保管 □ 指导患儿进行肠道准备并检查准备效果 □ 测量基本生命体征 □ 备血、皮试	□ 晨起测量生命体征并记录 □ 与手术室护士交接病历、影像资料、术中带药等 □ 术前补液(必要时) □ 嘱患儿入手术室前排空膀胱 □ 与手术室护士交接 □ 术后测量生命体征 □ 术后心电监护 □ 各类管道护理 □ 术后心理护理与生活护理
	风险评估	□ 一般评估:生命体征、神志、皮肤、药物过敏史等 □ 专科评估:生活自理能力,患肢屈曲、伸直功能,足背动脉搏动、皮肤温度、指端末梢感觉情况 □ 风险评估:评估有无跌倒、坠床、褥疮风险 □ 心理评估 □ 营养评估 □ 疼痛评估 □ 康复评估	□ 评估患儿心理状态	□ 评估意识情况 □ 评估伤口疼痛情况 □ 评估术侧足背动脉、肢体皮肤颜色、温度变化,肢体感觉运动情况,并采取相应的护理措施 □ 风险评估:评估有无跌倒、坠床、褥疮的风险
	专科护理	□ 观察患肢情况 □ 指导功能锻炼	□ 指导患儿掌握床上翻身的方法 □ 指导患儿掌握床上排尿、排便的方法	□ 与手术室护士共同评估皮肤、伤口敷料、输液情况 □ 指导患儿进行股四头肌静止收缩及踝关节运动 □ 指导患儿掌握床上排尿、排便的方法
	饮食指导	□ 根据医嘱通知配餐员准备膳食 □ 协助患儿进餐	□ 通知患儿夜间 24 时以后禁食、水	□ 禁食、水,患儿口干时协助其湿润口唇 □ 患儿排气后,指导其间断、少量饮用温开水
	活动体位	□ 根据护理等级指导活动		□ 根据手术及麻醉方式,安置患儿取合适体位,术肢保持伸直位 □ 指导患儿掌握床上翻身的方法
	洗浴要求	□ 协助患儿洗澡、更换病号服	□ 协助患儿晨、晚间护理	

（续　表）

病情变异记录		□ 无　　　□ 有,原因: □ 患儿　□ 疾病　□ 医疗 □ 护理　□ 保障　□ 管理			□ 无　　　□ 有,原因: □ 患儿　□ 疾病　□ 医疗 □ 护理　□ 保障　□ 管理			□ 无　　　□ 有,原因: □ 患儿　□ 疾病　□ 医疗 □ 护理　□ 保障　□ 管理		
护士签名		白班	小夜班	大夜班	白班	小夜班	大夜班	白班	小夜班	大夜班
医师签名										
时间		住院第 4 天(术后第 1 天)			住院第 5 天(术后第 2 天)			住院第 6 天(术后第 3 天)		
主要诊疗工作	制度落实	□ 手术医师查房 □ 专科会诊(必要时)						□ 主诊医师查房		
	病情评估									
	病历书写	□ 术后第 1 天病程记录			□ 术后第 2 天病程记录			□ 术后第 3 天病程记录		
	知情同意									
	手术治疗									
	其他	□ 观察伤口情况,是否存在渗出、红肿等情况 □ 观察体温、血压等 □ 复查血常规、C 反应蛋白			□ 观察伤口情况,是否存在渗出、红肿等情况 □ 复查小腿正、侧位 X 线片 □ 根据患儿情况,如贫血严重及时输血,低蛋白血症、低钾血症及时补充蛋白、补钾 □ 开始主动或被动功能康复练习			□ 观察伤口情况,是否存在渗出、红肿等情况 □ 复查血常规、C 反应蛋白(如贫血严重及时输血,低蛋白血症、低钾血症及时补充蛋白、补钾)		
重点医嘱	长期医嘱	护理医嘱	□ 骨科术后护理常规 □ 一级护理		□ 骨科术后护理常规 □ 二级护理					
		处置医嘱	□ 抬高患肢 □ 观察患肢感觉及血液循环							
		膳食医嘱	□ 饮食医嘱(普食/半流食/流食/糖尿病饮食/低盐、低脂饮食)							
		药物医嘱	□ 抗生素 □ 术后抗凝血 □ 镇痛 □ 保胃			□ 抗生素 □ 术后抗凝血			□ 抗生素 □ 术后抗凝血		
	临时医嘱	检查检验	□ 复查血常规、C 反应蛋白			□ 复查小腿正、侧位 X 线片			□ 复查血常规、C 反应蛋白		
		药物医嘱	□ 镇吐 □ 补钾(必要时) □ 补白蛋白(必要时) □ 输血(必要时)			□ 镇痛(必要时) □ 补钾(必要时) □ 补白蛋白(必要时) □ 输血(必要时)			□ 镇痛(必要时) □ 补钾(必要时) □ 补白蛋白(必要时) □ 输血(必要时)		
		手术医嘱									
		处置医嘱	□ 大换药(必要时) □ 拔除导尿管(必要时)			□ 大换药(必要时) □ 功能锻炼			□ 大换药(必要时) □ 功能锻炼		

（续 表）

主要护理工作	健康宣教	□ 告知患儿护理风险 □ 进行褥疮预防知识宣教	□ 褥疮预防知识宣教 □ 跌倒预防知识宣教	
	护理处置	□ 按一级护理要求完成基础护理项目 □ 监测生命体征 □ 留取标本 □ 观察静脉输液情况 □ 观察留置尿管引流情况 □ 观察伤口敷料,有渗出时立即报告医师处理 □ 术后心理护理与生活护理	□ 按护理等级完成基础护理项目 □ 监测生命体征 □ 观察伤口疼痛情况,检测镇痛泵运转情况 □ 观察静脉输液情况 □ 观察伤口敷料,有渗出时立即报告医师处理并观察患儿情况 □ 提供基础护理服务 □ 术后心理护理与生活护理	□ 按护理等级完成基础护理项目 □ 根据排便情况采取通便措施 □ 观察伤口敷料,有渗出时立即报告医师处理 □ 观察静脉输液情况,停用镇痛泵 □ 术后心理护理与生活护理
	护理评估	□ 评估患肢感觉、运动情况,有异常时立即报告医师处理 □ 评估褥疮风险	□ 评估患肢感觉、运动情况,有异常时立即报告医师处理 □ 评估跌倒风险 □ 评估褥疮风险	□ 评估患肢感觉、运动情况,有异常时立即报告医师处理 □ 评估跌倒风险 □ 评估褥疮风险
	专科护理	□ 指导患儿术后体位摆放及功能锻炼 □ 指导患儿进行自主排尿训练 □ 指导患儿进行股四头肌静止收缩及踝关节运动 □ 指导患儿进行床上翻身 □ 指导患儿卧床期间患肢保持伸直位 □ 进行防褥疮护理	□ 指导患儿术后体位摆放及功能锻炼 □ 指导患儿进行自主排尿训练 □ 指导患儿进行股四头肌静止收缩及踝关节运动 □ 指导患儿进行床上翻身 □ 防褥疮护理	□ 指导患儿正确使用抗血栓压力带 □ 指导患儿进行股四头肌静止收缩及踝关节运动 □ 防褥疮护理 □ 防跌倒护理 □ 指导患儿正确使用助行器
	饮食指导	□ 根据医嘱通知配餐员准备膳食 □ 协助患儿进餐	□ 协助患儿进餐	□ 协助患儿进餐
	活动体位			
病情变异记录		□ 无　　□ 有,原因: □ 患儿　□ 疾病　□ 医疗 □ 护理　□ 保障　□ 管理	□ 无　　□ 有,原因: □ 患儿　□ 疾病　□ 医疗 □ 护理　□ 保障　□ 管理	□ 无　　□ 有,原因: □ 患儿　□ 疾病　□ 医疗 □ 护理　□ 保障　□ 管理
护士签名		白班　小夜班　大夜班	白班　小夜班　大夜班	白班　小夜班　大夜班
医师签名				

（续　表）

时间		住院第 7 天（术后第 4 天）	住院第 8 天（出院日）
主要诊疗工作	制度落实	□ 上级医师查房（主管医师查房，每天 1 次） □ 专科会诊（必要时）	□ 上级医师查房（主管医师、主诊医师查房）进行手术及伤口评估，确定有无手术并发症和伤口愈合不良情况，明确是否出院
	病情评估		
	病历书写	□ 出院前一天有上级医师指示出院的病程记录	□ 出院后 24 小时内完成出院记录 □ 出院后 24 小时内完成病案首页 □ 开具出院介绍信 □ 开具诊断证明书
	知情同意		□ 向患儿交代出院后的注意事项（复诊的时间、地点，发生紧急情况时的处理等）
	手术治疗		
	其他	□ 观察伤口情况，是否存在渗出、红肿等情况 □ 继续主动或被动功能康复练习和步行练习	□ 复查血常规、C 反应蛋白、IL-6、红细胞沉降率、生化检验项目 □ 出院带药 □ 嘱患儿拆线、换药（根据出院时间决定） □ 门诊复查 □ 如有不适，随时来诊
重点医嘱	长期医嘱 护理医嘱		
	长期医嘱 处置医嘱		
	长期医嘱 膳食医嘱		
	长期医嘱 药物医嘱	□ 抗生素 □ 术后抗凝血	
	临时医嘱 检查检验		□ 复查血常规、C 反应蛋白
	临时医嘱 药物医嘱	□ 镇痛（必要时） □ 补钾（必要时） □ 补白蛋白（必要时） □ 输血（必要时）	
	临时医嘱 手术医嘱		
	临时医嘱 处置医嘱	□ 大换药（必要时） □ 功能锻炼	□ 大换药 □ 出院

（续　表）

主要护理工作	健康宣教		□ 告知患儿必须在他人的协助下方可下床活动 □ 向患儿讲解适当控制体重的意义 □ 向患儿讲解术后的注意事项
	护理处置	□ 按护理等级完成基础护理项目 □ 根据排便情况采取通便措施 □ 观察伤口敷料,有渗出时立即报告医师处理 □ 术后心理护理与生活护理	□ 按护理等级完成基础护理项目 □ 观察伤口敷料,有渗出时立即报告医师处理 □ 观察患儿情况 □ 协助患儿家属办理出院手续 □ 指导并监督患儿活动 □ 整理床单位
	风险评估	□ 评估患肢感觉、运动情况,有异常时立即报告医师处理 □ 评估跌倒风险 □ 评估褥疮风险	□ 评估患肢感觉、运动情况,有异常时立即报告医师处理 □ 评估跌倒风险 □ 评估褥疮风险
	专科护理	□ 指导患儿进行股四头肌静止收缩及踝关节运动 □ 指导患儿进行膝关节屈、伸运动 □ 指导患儿利用助行器下床活动 □ 防褥疮护理 □ 防跌倒护理 □ 指导患儿正确使用助行器	□ 指导患儿进行膝关节屈、伸运动 □ 告知患儿出院后注意事项并附书面出院指导 1 份
	饮食指导		
	活动体位		
病情变异记录		□ 无　　□ 有,原因: □ 患儿　□ 疾病　□ 医疗 □ 护理　□ 保障　□ 管理	□ 无　　□ 有,原因: □ 患儿　□ 疾病　□ 医疗 □ 护理　□ 保障　□ 管理

护士签名	白班	小夜班	大夜班	白班	小夜班	大夜班
医师签名						

先天性髋内翻行股骨粗隆间外翻截骨术临床路径

一、先天性髋内翻行股骨粗隆间外翻截骨术临床路径标准住院流程

(一)适用对象

第一诊断为先天性髋内翻(ICD-10:Q65.802)行股骨粗隆间外翻截骨术(ICD-9-CM-3:77.3504 伴 78.5506)的患儿。

(二)诊断依据

根据《坎贝尔骨科手术学》(人民军医出版社,2013 年)和《小儿骨科诊疗手册》(人民卫生出版社)。

1. 病史 跛行,髋部无痛或伴有轻度不适。

2. 体格检查 有明确体征:跛行,内收肌挛缩、髋关节外展受限,屈髋通常不受限。

3. 影像学检查 患侧股骨颈干角变小(<100°),HE 角>45°。

(三)治疗方案的选择及依据

根据《坎贝尔骨科手术学》(人民军医出版社,2013 年)和《小儿骨科诊疗手册》(人民卫生出版社)。

1. 患儿年龄>4 岁。

2. 股骨颈干角<100°,HE 角>60°。

(四)标准住院日为 8 天

(五)进入路径标准

1. 第一诊断必须符合先天性髋内翻(ICD-10:Q65.802)行股骨粗隆间外翻截骨术(ICD-9-CM-3:77.3504 伴 78.5506)。

2. 当患儿同时患有其他疾病时,但在住院期间不需要特殊处理也不影响第一诊断的临床路径流程实施时,可以进入路径。

(六)术前准备 1～2 天

1. 必须检查的项目

(1)血常规、尿常规、粪常规、血型。

(2)肝功能、肾功能、电解质、血糖、血脂检查。

(3)红细胞沉降率、C 反应蛋白。

(4)凝血功能检查。

(5)感染性疾病(乙型病毒性肝炎、丙型病毒性肝炎、艾滋病、梅毒等)筛查。

(6)X 线胸片、心电图检查。

(7)双髋关节正位 X 线片和蛙式位 X 线片。

2. 根据患儿病情可选择的检查项目

(1)双髋关节 CT 检查。

(2)术前配血。

(3)有相关疾病者及时请相关科室医师会诊。

3. 术前评估　术前 24 小时内完成术前病情评估,完成必要的检查,做出术前小结、术前讨论。

4. 营养评估　根据《解放军总医院新入院患儿营养风险筛查表(NRS-2002)》为新入院患儿进行营养评估,评分≥3 分者给予处置,必要时申请营养科医师会诊。

5. 心理评估　根据新入院患儿情况申请心理科医师会诊。

6. 疼痛评估　根据《VAS 评分》实施疼痛评估,评分>7 分者给予处置,必要时请疼痛科医师会诊。

7. 康复评估　根据《入院患儿康复筛查和评估表》,在新入院患儿入院后 24 小时内进行康复筛查和评估。任何一项结果为"是",则申请康复科医师会诊。

(七)预防性抗菌药物选择与使用时机

抗菌药物使用:按照《抗菌药物临床应用指导原则(2015 年版)》执行,并结合患儿的病情决定抗菌药物的选择与使用时间。

(八)手术日为住院第 3 天

1. 麻醉方式　硬膜外麻醉或全身麻醉。

2. 手术方式　行小粗隆间外展截骨术(ICD-9-CM-3:77.25001)。

3. 手术内置物　钢板及螺丝钉。

4. 输血　视术中出血情况而定。

(九)术后住院恢复 5 天

1. 术后需要复查的项目　血常规、双髋正位 X 线片。

2. 术后处理

(1)抗菌药物:按照《抗菌药物临床应用指导原则(2015 年版)》执行。

(2)术后髋"人"字石膏(石膏或高分子绷带)固定。

(3)术后康复:截骨愈合后下地行走。

(4)术后镇痛:参照《骨科常见疼痛的处理专家建议》。

(十)出院标准

1. 体温正常,常规化验指标无明显异常。

2. 伤口愈合良好:伤口Ⅰ(甲)级愈合,无感染征象(或可在门诊处理的伤口情况)、无皮瓣坏死。

3. X 线片示截骨外展矫正满意。

4. 不需要住院处理的并发症和(或)合并症。

(十一)变异及原因分析

1. 围术期并发症　体温增高、褥疮和其他原因造成住院日延长和费用增加。

2. 内置物的选择　由于选择固定钢板类型不同,可能导致住院费用存在差异。

3. 外固定的选择　所用外固定材料不同,可能导致住院费用存在差异。

二、先天性髋内翻行股骨粗隆间外翻截骨术临床路径表单

适用对象	第一诊断为先天性髋内翻(ICD-10:Q65.802)行股骨小粗隆下外翻截骨术(ICD-9-CM-3:77.3504 伴 78.5506)的患儿	
患儿基本信息	姓名：____ 性别：____ 年龄：____ 门诊号：____ 住院号：_____ 过敏史：_____ 住院日期：____年____月____日 出院日期：____年____月____日	标准住院日:8 天

时间		住院第 1 天	住院第 2 天(术前日)	住院第 3 天(手术日)
主要诊疗工作	制度落实	□ 入院 2 小时内经治医师或值班医师完成接诊 □ 入院后 24 小时内主管医师完成检诊 □ 专科会诊(必要时)	□ 经治医师查房(早、晚各 1 次) □ 主诊医师查房 □ 完成术前准备 □ 组织术前讨论 □ 手术部位标识	□ 手术安全核查
	病情评估	□ 经治医师询问病史及体格检查 □ 康复评估 □ 营养评估 □ 心理评估 □ 疼痛评估 □ 深静脉血栓评估		
	病历书写	□ 入院 8 小时内完成首次病程记录 □ 入院 24 小时内完成入院记录	□ 完成主诊医师查房记录 □ 完成术前讨论、术前小结	□ 术者或第一助手术后 24 小时内完成手术记录(术者签字) □ 术后即刻完成术后首次病程记录
	知情同意	□ 病情告知 □ 患儿及其家属签署《授权委托书》 □ 患儿或其家属在入院记录单上签字	□ 术者术前谈话,告知患儿及其家属病情和围术期注意事项,签署《手术知情同意书》《授权委托书》《自费用品协议书》(必要时)、《输血同意书》等	□ 告知患儿及其家属手术过程概况及术后注意事项
	手术治疗		□ 预约手术	□ 实施手术(手术安全核查记录、手术清点记录)
	其他	□ 及时通知上级医师检诊 □ 经治医师检查、整理病历资料	□ 核对患儿诊疗费用	□ 术后病情交接 □ 观察手术切口及周围情况

（续　表）

长期医嘱	护理医嘱	□ 按骨科护理常规 □ 二级护理			□ 按骨科术后护理常规 □ 一级护理
	处置医嘱				□ 持续心电、血压、呼吸、血氧饱和度监测 □ 留置导尿管并记录尿量 □ 持续低流量吸氧
	膳食医嘱	□ 普食 □ 糖尿病饮食 □ 低盐低脂饮食 □ 低盐低脂糖尿病饮食	□ 禁食、水（夜间 24 时以后）		
	药物医嘱	□ 自带药（必要时）			□ 镇痛 □ 消肿 □ 镇吐、保胃 □ 抗生素 □ 抗凝血
重点医嘱 / 临时医嘱	检查检验	□ 血常规（含 C 反应蛋白＋IL-6） □ 尿常规 □ 粪常规 □ 凝血四项 □ 血清术前八项 □ 红细胞沉降率 □ 血型 □ 胸部正位 X 线片 □ 心电图检查（多导心电图） □ 肺功能（必要时） □ 超声心动图（必要时）			
	药物医嘱		□ 抗生素（视病情）		
	手术医嘱		□ 常规准备明日在神经阻滞麻醉或椎管内麻醉或全身麻醉下行股骨粗隆间外翻截骨术		
	处置医嘱	□ 静脉抽血	□ 备血 □ 备皮（＞30cm^2）		□ 输血（视病情） □ 补液（视病情） □ 拔除导尿管（必要时）
主要护理工作	健康宣教	□ 入院宣教（住院环境、规章制度） □ 进行护理安全指导 □ 进行等级护理、活动范围指导 □ 进行饮食指导 □ 进行关于疾病知识的宣教 □ 检查、检验项目的目的和意义	□ 术前宣教		□ 术后宣教 □ 术后心理疏导 □ 指导术后康复训练 □ 指导术后注意事项

（续　表）

主要护理工作	护理处置	☐ 患儿身份核对 ☐ 佩戴腕带 ☐ 建立入院病历，通知医师 ☐ 入院介绍：介绍责任护士、病区环境、设施、规章制度、基础护理服务项目 ☐ 询问病史，填写护理记录单首页 ☐ 观察病情 ☐ 测量基本生命体征 ☐ 抽血、留取标本 ☐ 心理护理与生活护理 ☐ 根据评估结果采取相应的护理措施 ☐ 通知检查项目及检查注意事项	☐ 术前患儿准备（手术前沐浴、更衣、备皮） ☐ 检查术前物品准备 ☐ 指导患儿准备手术后所需用品，贵重物品交由家属保管 ☐ 指导患儿进行肠道准备并检查准备效果 ☐ 测量基本生命体征 ☐ 备血、皮试	☐ 晨起测量生命体征并记录 ☐ 确认无感冒症状，女患儿确认无月经来潮 ☐ 与手术室护士交接病历、影像资料、术中带药等 ☐ 术前补液（必要时） ☐ 嘱患儿入手术室前排空膀胱 ☐ 与手术室护士交接 ☐ 术后测量生命体征 ☐ 术后心电监护 ☐ 各类管道护理 ☐ 术后心理护理与生活护理
	风险评估	☐ 一般评估：生命体征、神志、皮肤、药物过敏史等 ☐ 专科评估：生活自理能力，患肢屈曲、伸直功能，足背动脉搏动、皮肤温度、指端末梢感觉情况 ☐ 风险评估：评估有无跌倒、坠床、褥疮风险 ☐ 心理评估 ☐ 营养评估 ☐ 疼痛评估 ☐ 康复评估	☐ 评估患儿心理状态	☐ 评估意识情况 ☐ 评估伤口疼痛情况 ☐ 评估术侧足背动脉、肢体皮肤颜色、温度变化，肢体感觉运动情况，并采取相应的护理措施 ☐ 风险评估：评估有无跌倒、坠床、褥疮的风险
	专科护理	☐ 观察患肢情况 ☐ 指导功能锻炼 ☐ 指导助行器及双拐的使用方法	☐ 指导患儿掌握床上翻身的方法 ☐ 指导患儿掌握床上排尿、排便的方法	☐ 与手术室护士共同评估皮肤、伤口敷料、输液情况 ☐ 指导患儿进行股四头肌静止收缩及踝关节运动 ☐ 指导患儿掌握床上排尿、排便的方法
	饮食指导	☐ 根据医嘱通知配餐员准备膳食 ☐ 协助患儿进餐	☐ 通知患儿 24:00 以后禁食、水	☐ 禁食、水，患儿口干时协助其湿润口唇 ☐ 患儿排气后，指导其间断、少量饮用温开水
	活动体位	☐ 根据护理等级指导活动		☐ 根据手术及麻醉方式，安置患儿取合适体位，术肢保持伸直位 ☐ 指导患儿掌握床上翻身的方法
	洗浴要求	☐ 协助患儿洗澡、更换病号服	☐ 协助患儿晨、晚间护理	

（续 表）

病情变异记录		□ 无　　□ 有,原因: □ 患儿　□ 疾病　□ 医疗 □ 护理　□ 保障　□ 管理			□ 无　　□ 有,原因: □ 患儿　□ 疾病　□ 医疗 □ 护理　□ 保障　□ 管理			□ 无　　□ 有,原因: □ 患儿　□ 疾病　□ 医疗 □ 护理　□ 保障　□ 管理		
护士签名		白班	小夜班	大夜班	白班	小夜班	大夜班	白班	小夜班	大夜班
医师签名										
时间		住院第4天(术后第1天)			住院第5天(术后第2天)			住院第6天(术后第3天)		
主要诊疗工作	制度落实	□ 手术医师查房 □ 专科会诊(必要时)						□ 主诊医师查房		
	病情评估									
	病历书写	□ 术后第1天病程记录			□ 术后第2天病程记录			□ 术后第3天病程记录		
	知情同意									
	手术治疗									
	其他	□ 观察伤口情况,是否存在渗出、红肿等情况 □ 观察体温、血压等 □ 复查血常规、C反应蛋白			□ 观察伤口情况,是否存在渗出、红肿等情况 □ 复查小儿双髋正位X线片 □ 根据患儿情况,如贫血严重及时输血,低蛋白血症、低钾血症及时补充蛋白、补钾 □ 开始主动或被动功能康复练习			□ 观察伤口情况,是否存在渗出、红肿等情况 □ 复查血常规、C反应蛋白 □ 指导患儿下地,进行主被动功能康复练习和步行练习		
重点医嘱	长期医嘱 护理医嘱	□ 按骨科术后护理常规 □ 一级护理			□ 按骨科术后护理常规 □ 二级护理			□ 按骨科术后护理常规 □ 二级护理		
	长期医嘱 处置医嘱	□ 抬高患肢 □ 穿抗血栓弹力带 □ 观察患肢感觉及血液循环								
	长期医嘱 膳食医嘱	□ 饮食医嘱(普食/半流食/流食/糖尿病饮食/低盐、低脂饮食)								
	长期医嘱 药物医嘱	□ 抗生素 □ 术后抗凝血 □ 镇痛 □ 保胃			□ 抗生素 □ 术后抗凝血			□ 抗生素 □ 术后抗凝血		
	临时医嘱 检查检验	□ 复查血常规、C反应蛋白			□ 复查小儿双髋正、侧位X线片			□ 复查血常规、C反应蛋白		
	临时医嘱 药物医嘱	□ 镇吐 □ 补钾(必要时) □ 补白蛋白(必要时) □ 输血(必要时)			□ 镇痛(必要时) □ 补钾(必要时) □ 补白蛋白(必要时) □ 输血(必要时)			□ 镇痛(必要时) □ 补钾(必要时) □ 补白蛋白(必要时) □ 输血(必要时)		
	临时医嘱 手术医嘱									
	临时医嘱 处置医嘱	□ 大换药(必要时) □ 拔除切口引流(必要时) □ 拔除导尿管(必要时)			□ 大换药(必要时) □ 功能锻炼			□ 大换药(必要时) □ 功能锻炼		

（续　表）

	健康宣教	□ 告知患儿护理风险 □ 进行褥疮预防知识宣教	□ 褥疮预防知识宣教 □ 跌倒预防知识宣教	
主要护理工作	护理处置	□ 按一级护理要求完成基础护理项目 □ 监测生命体征 □ 留取标本 □ 观察伤口疼痛情况，检测镇痛泵运转情况 □ 观察静脉输液情况 □ 观察留置尿管引流情况 □ 观察伤口敷料，有渗出时立即报告医师处理 □ 术后心理护理与生活护理	□ 按护理等级完成基础护理项目 □ 监测生命体征 □ 观察伤口疼痛情况，检测镇痛泵运转情况 □ 观察静脉输液情况 □ 观察伤口敷料，有渗出时立即报告医师处理并观察患儿情况 □ 提供基础护理服务 □ 术后心理护理与生活护理	□ 按护理等级完成基础护理项目 □ 根据排便情况采取通便措施 □ 观察伤口敷料，有渗出时立即报告医师处理 □ 观察静脉输液情况，停用镇痛泵 □ 术后心理护理与生活护理
	护理评估	□ 评估患肢感觉、运动情况，有异常时立即报告医师处理 □ 评估褥疮风险	□ 评估患肢感觉、运动情况，有异常时立即报告医师处理 □ 评估跌倒风险 □ 评估褥疮风险	□ 评估患肢感觉、运动情况，有异常时立即报告医师处理 □ 评估跌倒风险 □ 评估褥疮风险
	专科护理	□ 指导患儿术后体位摆放及功能锻炼 □ 指导患儿进行自主排尿训练 □ 进行防褥疮护理	□ 指导患儿术后体位摆放及功能锻炼 □ 指导患儿进行自主排尿训练 □ 指导患儿进行床上翻身 □ 指导患儿卧床期间患肢保持伸直位 □ 防褥疮护理 □ 指导患儿正确使用助行器	□ 指导患儿正确使用抗血栓压力带 □ 指导患儿进行股四头肌静止收缩及踝关节运动 □ 防褥疮护理 □ 防跌倒护理
	饮食指导	□ 根据医嘱通知配餐员准备膳食 □ 协助患儿进餐	□ 协助患儿进餐	□ 协助患儿进餐
	活动体位			
病情变异记录		□ 无　　□ 有，原因： □ 患儿　□ 疾病　□ 医疗 □ 护理　□ 保障　□ 管理	□ 无　　□ 有，原因： □ 患儿　□ 疾病　□ 医疗 □ 护理　□ 保障　□ 管理	□ 无　　□ 有，原因： □ 患儿　□ 疾病　□ 医疗 □ 护理　□ 保障　□ 管理
护士签名		白班　小夜班　大夜班	白班　小夜班　大夜班	白班　小夜班　大夜班
医师签名				

（续　表）

时间			住院第 7 天（术后第 4 天）	住院第 8 天（出院日）
主要诊疗工作		制度落实	□ 上级医师查房（主管医师查房，每天 1 次） □ 专科会诊（必要时）	□ 上级医师查房（主管医师、主诊医师查房）进行手术及伤口评估，确定有无手术并发症和伤口愈合不良情况，明确是否出院
		病情评估		
		病历书写	□ 出院前一天有上级医师指示出院的病程记录	□ 出院后 24 小时内完成出院记录 □ 出院后 24 小时内完成病案首页 □ 开具出院介绍信 □ 开具诊断证明书
		知情同意		□ 向患儿交代出院后的注意事项（复诊的时间、地点，发生紧急情况时的处理等）
		手术治疗		
		其他	□ 观察伤口情况，是否存在渗出、红肿等情况 □ 继续主动或被动功能康复练习和步行练习	□ 出院带药 □ 嘱患儿拆线、换药（根据出院时间决定） □ 门诊复查 □ 如有不适，随时来诊
重点医嘱	长期医嘱	护理医嘱		
		处置医嘱		
		膳食医嘱		
		药物医嘱	□ 抗生素 □ 术后抗凝血	
	临时医嘱	检查检验		
		药物医嘱	□ 镇痛（必要时） □ 补钾（必要时） □ 补白蛋白（必要时） □ 输血（必要时）	
		手术医嘱		
		处置医嘱	□ 大换药（必要时） □ 功能锻炼	□ 大换药 □ 出院
主要护理工作		健康宣教		□ 告知患儿必须在他人的协助下方可下床活动 □ 向患儿讲解术后的注意事项
		护理处置	□ 按护理等级完成基础护理项目 □ 根据排便情况采取通便措施 □ 观察伤口敷料，有渗出时立即报告医师处理 □ 术后心理护理与生活护理	□ 按护理等级完成基础护理项目 □ 观察伤口敷料，有渗出时立即报告医师处理 □ 观察患儿情况 □ 协助患儿家属办理出院手续 □ 指导并监督患儿活动 □ 整理床单位

（续　表）

主要护理工作	风险评估	□ 评估患肢感觉、运动情况，有异常时立即报告医师处理 □ 评估跌倒风险 □ 评估褥疮风险		□ 评估患肢感觉、运动情况，有异常时立即报告医师处理 □ 评估跌倒风险 □ 评估褥疮风险	
	专科护理	□ 指导患儿正确使用抗血栓压力带 □ 防褥疮护理 □ 防跌倒护理 □ 指导患儿正确使用助行器		□ 指导患儿进行膝关节屈、伸运动 □ 指导患儿利用助行器下床活动 □ 告知患儿出院后注意事项并附书面出院指导1份	
	饮食指导				
	活动体位				
病情变异记录		□ 无　　□ 有，原因： □ 患儿　□ 疾病　□ 医疗 □ 护理　□ 保障　□ 管理		□ 无　　□ 有，原因： □ 患儿　□ 疾病　□ 医疗 □ 护理　□ 保障　□ 管理	
护士签名		白班	小夜班	大夜班	白班	小夜班	大夜班
医师签名							

发育性膝内翻或膝外翻行微型"8"字形钢板骨骺阻滞术临床路径

一、发育性膝内翻或膝外翻微型"8"字形钢板骨骺阻滞术临床路径标准住院流程

（一）适用对象

第一诊断为发育性膝内翻（ICD-10：M21.161）或膝外翻（ICD-10：M21.061），行微型"8"字形钢板骨骺阻滞钢板螺钉内固定术（ICD-9-CM-3：78.2501/78.2703/77.2501/77.3703/78.5705/78.5506）的患儿。

（二）诊断依据

根据《坎贝尔骨科手术学》（人民军医出版社，2013年）和《小儿骨科诊疗手册》（人民卫生出版社）。

典型的症状：膝外翻或膝内翻畸形，有或无佝偻病病史。

（三）治疗方案的选择

根据《坎贝尔骨科手术学》（人民军医出版社，2013年）和《小儿骨科诊疗手册》（人民卫生出版社），行微型"8"字形钢板骨骺阻滞术；股骨或胫骨楔形截骨矫正钢板螺钉内固定术。

（四）标准住院日为8天

（五）进入路径标准

1. 第一诊断必须符合发育性膝内翻（ICD-10：M21.161）或膝外翻（ICD-10：M21.061）行

微型"8"字形钢板骨骺阻滞钢板螺钉内固定术(ICD-9-CM-3:78.2501/78.2703/77.2501/77.3703/78.5705/78.5506)。

2. 已排除其他外伤损害骺板所致畸形,可进行手术的患儿,进入路径。

3. 当患儿同时具有其他疾病诊断,但在住院期间不需要特殊处理也不影响第一诊断的临床路径实施时,可以进入路径。

(六)术前准备为2天

1. 必须检查的项目

(1)实验室检查:血型、血常规、尿常规、粪常规、普通生化检验项目、凝血功能、感染性疾病筛查。

(2)心电图、X线胸片(正位)检查。

(3)双下肢全长X线片(正位)检查。

2. 根据病情选择的检查项目

(1)超声心动图(心电图异常者)。

(2)CT(定位测量下肢力线)。

3. 术前评估 术前24小时内完成术前病情评估,完成必要的检查,做出术前小结、术前讨论。

4. 营养评估 根据《解放军总医院新入院患儿营养风险筛查表(NRS-2002)》为新入院患儿进行营养评估,评分≥3分者给予处置,必要时申请营养科医师会诊。

5. 心理评估 根据新入院患儿情况申请心理科医师会诊。

6. 疼痛评估 根据《VAS评分》实施疼痛评估,评分>7分者给予处置,必要时请疼痛科医师会诊。

7. 康复评估 根据《入院患儿康复筛查和评估表》,在新入院患儿入院后24小时内进行康复筛查和评估。任何一项结果为"是",则申请康复科医师会诊。

(七)预防性抗菌药物选择与使用时机

抗菌药物使用:按照《抗菌药物临床应用指导原则(2015年版)》执行,并结合患儿的病情决定抗菌药物的选择与使用时间。

(八)手术日为住院第3天

1. 麻醉方式 全身麻醉。

2. 手术方式 行微型"8"字形钢板骨骺阻滞钢板螺钉内固定术(ICD-9-CM-3:78.55005;78.57.005)。

3. 术中用药 麻醉常规用药。

4. 输血 通常无须输血。若股骨、胫骨同时截骨时,需要输血。

(九)术后住院恢复5天

1. 术后需要复查的项目 根据患儿病情决定。

2. 术后用药 抗菌药物使用按照《抗菌药物临床应用指导原则(2015年版)》执行,并结合患儿的病情决定抗菌药物的选择与使用时间。

(十)出院标准

1. 患儿一般情况良好,切口愈合好。

2. 没有需要住院处理的并发症。

(十一)变异及原因分析

1. 住院治疗期间,发现术前检查结果有手术禁忌证的患儿,进入其他路径。

2. 围术期并发症等造成住院日延长和费用增加。

二、发育性膝内翻或膝外翻行微型"8"字形 钢板骨骺阻滞术临床路径表单

适用对象	第一诊断为发育性膝内翻(ICD-10:M21.161)或膝外翻(ICD-10:M21.061),行微型"8"字形钢板骨骺阻滞钢板螺钉内固定术(ICD-9-CM-3:78.2501/78.2703/77.2501/77.3703/78.5705/78.5506)的患儿	
患儿基本信息	姓名:____ 性别:____ 年龄:____ 门诊号:____ 住院号:_____ 过敏史:_____ 住院日期:____年____月____日 出院日期:____年____月____日	标准住院日:8 天

时间		住院第 1 天	住院第 2 天(术前日)	住院第 3 天(手术日)
主要诊疗工作	制度落实	□ 入院 2 小时内经治医师或值班医师完成接诊 □ 入院后 24 小时内主管医师完成检诊 □ 专科会诊(必要时)	□ 经治医师查房(早、晚各 1 次) □ 主诊医师查房 □ 完成术前准备 □ 组织术前讨论 □ 手术部位标识	□ 手术安全核查
	病情评估	□ 经治医师询问病史及体格检查 □ 完成膝关节功能评分 □ 康复评估 □ 营养评估 □ 心理评估 □ 疼痛评估 □ 深静脉血栓评估		
	病历书写	□ 入院 8 小时内完成首次病程记录 □ 入院 24 小时内完成入院记录	□ 完成主诊医师查房记录 □ 完成术前讨论、术前小结	□ 术者或第一助手术后 24 小时内完成手术记录(术者签字) □ 术后即刻完成术后首次病程记录
	知情同意	□ 病情告知 □ 患儿及其家属签署《授权委托书》 □ 患儿或其家属在入院记录单上签字	□ 术者术前谈话,告知患儿及其家属病情和围术期注意事项,签署《手术知情同意书》《授权委托书》《自费用品协议书》(必要时)、《输血同意书》等	□ 告知患儿及其家属手术过程概况及术后注意事项
	手术治疗		□ 预约手术	□ 实施手术(手术安全核查记录、手术清点记录)
	其他	□ 及时通知上级医师检诊 □ 经治医师检查、整理病历资料	□ 核对患儿诊疗费用	□ 术后病情交接 □ 观察手术切口及周围情况

长期医嘱	护理医嘱	☐ 按骨科护理常规 ☐ 二级护理		☐ 按骨科术后护理常规 ☐ 一级护理
	处置医嘱			☐ 持续心电、血压、呼吸、血氧饱和度监测 ☐ 留置导尿管并记录尿量 ☐ 持续低流量吸氧
	膳食医嘱	☐ 普食 ☐ 糖尿病饮食 ☐ 低盐、低脂饮食 ☐ 低盐、低脂、糖尿病饮食	☐ 禁食、水（夜间 24:00 以后）	
	药物医嘱	☐ 自带药（必要时）		☐ 镇痛 ☐ 消肿 ☐ 镇吐、保胃 ☐ 抗生素 ☐ 抗凝血
重点医嘱	临时医嘱	检查检验	☐ 血常规（含 C 反应蛋白＋IL-6） ☐ 尿常规 ☐ 粪常规 ☐ 凝血四项 ☐ 血清术前八项 ☐ 红细胞沉降率 ☐ 血型 ☐ 胸部正位 X 线片 ☐ 心电图检查（多导心电图） ☐ 双膝负重正、侧位 X 线片，下肢全长 X 线片 ☐ 肺功能（必要时） ☐ 超声心动图（必要时）		
		药物医嘱		☐ 抗生素（视病情）	
		手术医嘱		☐ 常规准备明日在神经阻滞麻醉或椎管内麻醉或全身麻醉下行微型"8"字形钢板骨骺阻滞钢板螺钉内固定术	
		处置医嘱	☐ 静脉抽血	☐ 备血 ☐ 备皮（>30cm^2）	☐ 输血（视病情） ☐ 补液（视病情） ☐ 拔除导尿管（必要时）

(续　表)

主要护理工作	健康宣教	□ 入院宣教(住院环境、规章制度) □ 进行护理安全指导 □ 进行等级护理、活动范围指导 □ 进行饮食指导 □ 进行关于疾病知识的宣教 □ 检查、检验项目的目的和意义	□ 术前宣教	□ 术后宣教 □ 术后心理疏导 □ 指导术后康复训练 □ 指导术后注意事项
	护理处置	□ 患儿身份核对 □ 佩戴腕带 □ 建立入院病历,通知医师 □ 入院介绍:介绍责任护士,病区环境、设施、规章制度、基础护理服务项目 □ 询问病史,填写护理记录单首页 □ 观察病情 □ 测量基本生命体征 □ 抽血、留取标本 □ 心理护理与生活护理 □ 根据评估结果采取相应的护理措施 □ 通知检查项目及检查注意事项	□ 术前患儿准备(手术前沐浴、更衣、备皮) □ 检查术前物品准备 □ 指导患儿准备手术后所需用品,贵重物品交由家属保管 □ 测量基本生命体征 □ 备血、皮试	□ 晨起测量生命体征并记录 □ 与手术室护士交接病历、影像资料、术中带药等 □ 术前补液(必要时) □ 嘱患儿入手术室前排空膀胱 □ 与手术室护士交接 □ 术后测量生命体征 □ 术后心电监护 □ 各类管道护理 □ 术后心理护理与生活护理
	风险评估	□ 一般评估:生命体征、神志、皮肤、药物过敏史等 □ 专科评估:生活自理能力,患肢屈曲、伸直功能,足背动脉搏动、皮肤温度、指端末梢感觉情况 □ 风险评估:评估有无跌倒、坠床、褥疮风险 □ 心理评估 □ 营养评估 □ 疼痛评估 □ 康复评估	□ 评估患儿心理状态	□ 评估意识情况 □ 评估伤口疼痛情况 □ 评估术侧足背动脉、肢体皮肤颜色、温度变化,肢体感觉、运动情况,并采取相应的护理措施 □ 风险评估:评估有无跌倒、坠床、褥疮的风险
	专科护理	□ 观察患肢情况 □ 指导功能锻炼 □ 指导助行器及双拐的使用方法	□ 指导患儿掌握床上翻身的方法 □ 指导患儿掌握床上排尿、排便的方法	□ 与手术室护士共同评估皮肤、伤口敷料、输液情况 □ 指导患儿进行股四头肌静止收缩及踝关节运动

（续　表）

主要护理工作	饮食指导	□ 根据医嘱通知配餐员准备膳食 □ 协助患儿进餐	□ 通知患儿夜间 24 时以后禁食、水	□ 禁食、水,患儿口干时协助其湿润口唇 □ 患儿排气后,指导其间断、少量饮用温开水
	活动体位	□ 根据护理等级指导活动		□ 根据手术及麻醉方式,安置患儿取合适体位,术肢保持伸直位 □ 指导患儿掌握床上翻身的方法
	洗浴要求	□ 协助患儿洗澡、更换病号服	□ 协助患儿晨、晚间护理	
病情变异记录		□ 无　　□ 有,原因: □ 患儿　□ 疾病　□ 医疗 □ 护理　□ 保障　□ 管理	□ 无　　□ 有,原因: □ 患儿　□ 疾病　□ 医疗 □ 护理　□ 保障　□ 管理	□ 无　　□ 有,原因: □ 患儿　□ 疾病　□ 医疗 □ 护理　□ 保障　□ 管理
护士签名		白班　小夜班　大夜班	白班　小夜班　大夜班	白班　小夜班　大夜班
医师签名				
时间		住院第 4 天(术后第 1 天)	住院第 5 天(术后第 2 天)	住院第 6 天(术后第 3 天)
主要诊疗工作	制度落实	□ 手术医师查房 □ 专科会诊(必要时)		□ 主诊医师查房
	病情评估			
	病历书写	□ 术后第 1 天病程记录	□ 术后第 2 天病程记录	□ 术后第 3 天病程记录
	知情同意			
	手术治疗			
	其他	□ 观察伤口情况,是否存在渗出、红肿等情况 □ 观察体温、血压等	□ 观察伤口情况,是否存在渗出、红肿等情况 □ 复查双膝正、侧位 X 线片 □ 根据患儿情况,如贫血严重及时输血,低蛋白血症、低钾血症及时补充蛋白、补钾 □ 开始主动或被动功能康复练习	□ 观察伤口情况,是否存在渗出、红肿等情况 □ 指导患儿下地,进行主被动功能康复练习和步行练习

（续　表）

重点医嘱	**长期医嘱**	护理医嘱	□ 按骨科术后护理常规 □ 二级护理	□ 按骨科术后护理常规 □ 二级护理	
		处置医嘱	□ 抬高患肢 □ 观察患肢感觉及血液循环		
		膳食医嘱	□ 饮食医嘱（普食/半流食/流食/糖尿病饮食/低盐、低脂饮食）		
		药物医嘱	□ 抗生素 □ 术后抗凝血 □ 镇痛 □ 保胃	□ 抗生素 □ 术后抗凝血	□ 抗生素 □ 术后抗凝血
	临时医嘱	检查检验		□ 复查膝关节正、侧位 X线	
		药物医嘱	□ 镇吐 □ 补钾（必要时） □ 补白蛋白（必要时） □ 输血（必要时）	□ 镇痛（必要时） □ 补钾（必要时） □ 补白蛋白（必要时） □ 输血（必要时）	□ 镇痛（必要时） □ 补钾（必要时） □ 补白蛋白（必要时） □ 输血（必要时）
		手术医嘱			
		处置医嘱	□ 大换药（必要时） □ 拔除切口引流（必要时） □ 拔除导尿管（必要时）	□ 大换药（必要时） □ 功能锻炼	□ 大换药（必要时） □ 功能锻炼
主要护理工作		健康宣教	□ 告知患儿护理风险 □ 进行褥疮预防知识宣教	□ 褥疮预防知识宣教 □ 跌倒预防知识宣教	
		护理处置	□ 按一级护理要求完成基础护理项目 □ 监测生命体征 □ 留取标本 □ 观察伤口疼痛情况，观察静脉输液情况 □ 观察留置尿管引流情况 □ 妥善固定各类管道 □ 观察伤口敷料，有渗出时立即报告医师处理 □ 术后心理护理与生活护理	□ 按护理等级完成基础护理项目 □ 监测生命体征 □ 观察伤口疼痛情况 □ 观察静脉输液情况 □ 妥善固定各类管道 □ 观察伤口敷料，有渗出时立即报告医师处理观察患儿情况 □ 提供基础护理服务 □ 术后心理护理与生活护理	□ 按护理等级完成基础护理项目 □ 根据排便情况采取通便措施 □ 留取标本 □ 观察伤口敷料，有渗出时立即报告医师处理 □ 观察静脉输液情况，停用镇痛泵 □ 术后心理护理与生活护理
		护理评估	□ 评估患肢感觉、运动情况，有异常时立即报告医师处理 □ 评估褥疮风险	□ 评估患肢感觉、运动情况，有异常时立即报告医师处理 □ 评估跌倒风险 □ 评估褥疮风险	□ 评估患肢感觉、运动情况，有异常时立即报告医师处理 □ 评估跌倒风险 □ 评估褥疮风险

（续　表）

主要护理工作	专科护理	□ 指导患儿术后体位摆放及功能锻炼 □ 指导患儿正确使用抗血栓压力带 □ 指导患儿进行自主排尿训练 □ 指导患儿进行股四头肌静止收缩及踝关节运动 □ 指导患儿进行床上翻身 □ 指导患儿卧床期间患肢保持伸直位 □ 进行防褥疮护理	□ 指导患儿术后体位摆放及功能锻炼 □ 指导患儿正确使用抗血栓压力带 □ 指导患儿进行自主排尿训练 □ 指导患儿进行股四头肌静止收缩及踝关节运动 □ 指导患儿进行床上翻身 □ 指导患儿卧床期间患肢保持伸直位 □ 防褥疮护理 □ 指导患儿正确使用助行器	□ 指导患儿正确使用抗血栓压力带 □ 指导患儿进行股四头肌静止收缩及踝关节运动 □ 指导患儿进行膝关节屈、伸运动 □ 指导患儿利用助行器下床活动 □ 防褥疮护理 □ 防跌倒护理 □ 指导患儿正确使用助行器
	饮食指导	□ 根据医嘱通知配餐员准备膳食 □ 协助患儿进餐	□ 协助患儿进餐	□ 协助患儿进餐
	活动体位			
病情变异记录		□ 无　□ 有,原因: □ 患儿 □ 疾病 □ 医疗 □ 护理 □ 保障 □ 管理	□ 无　□ 有,原因: □ 患儿 □ 疾病 □ 医疗 □ 护理 □ 保障 □ 管理	□ 无　□ 有,原因: □ 患儿 □ 疾病 □ 医疗 □ 护理 □ 保障 □ 管理
护士签名		白班　小夜班　大夜班	白班　小夜班　大夜班	白班　小夜班　大夜班
医师签名				

时间		住院第 7 天(术后第 4 天)	住院第 8 天(出院日)
主要诊疗工作	制度落实	□ 上级医师查房(主管医师查房,每天 1 次) □ 专科会诊(必要时)	□ 上级医师查房(主管医师、主诊医师查房)进行手术及伤口评估,确定有无手术并发症和伤口愈合不良情况,明确是否出院
	病情评估		
	病历书写	□ 出院前一天有上级医师指示出院的病程记录	□ 出院后 24 小时内完成出院记录 □ 出院后 24 小时内完成病案首页 □ 开具出院介绍信 □ 开具诊断证明书
	知情同意		□ 向患儿交代出院后的注意事项(复诊的时间、地点,发生紧急情况时的处理等)
	手术治疗		
	其他	□ 观察伤口情况,是否存在渗出、红肿等情况 □ 继续主动或被动功能康复练习和步行练习	□ 出院带药 □ 嘱患儿拆线、换药(根据出院时间决定) □ 门诊复查 □ 如有不适,随时来诊

（续　表）

重点医嘱	**长期医嘱**	护理医嘱		
		处置医嘱		
		膳食医嘱		
		药物医嘱	□ 抗生素 □ 术后抗凝血	
	临时医嘱	检查检验		
		药物医嘱	□ 镇痛（必要时） □ 补钾（必要时） □ 补白蛋白（必要时） □ 输血（必要时）	
		手术医嘱		
		处置医嘱	□ 大换药（必要时） □ 功能锻炼	□ 大换药 □ 出院
主要护理工作	健康宣教			□ 告知患儿必须在他人的协助下方可下床活动 □ 向患儿讲解术后的注意事项
	护理处置		□ 按护理等级完成基础护理项目 □ 根据排便情况采取通便措施 □ 观察伤口敷料，有渗出时立即报告医师处理 □ 术后心理护理与生活护理	□ 按护理等级完成基础护理项目 □ 观察伤口敷料，有渗出时立即报告医师处理 □ 观察患儿情况 □ 协助患儿家属办理出院手续 □ 指导并监督患儿活动 □ 整理床单位
	风险评估		□ 评估患肢感觉、运动情况，有异常时立即报告医师处理 □ 评估跌倒风险 □ 评估褥疮风险	□ 评估患肢感觉、运动情况，有异常时立即报告医师处理 □ 评估跌倒风险 □ 评估褥疮风险
	专科护理		□ 指导患儿正确使用抗血栓压力带 □ 指导患儿进行股四头肌静止收缩及踝关节运动 □ 指导患儿进行膝关节屈、伸运动 □ 指导患儿利用助行器下床活动 □ 防褥疮护理 □ 防跌倒护理 □ 指导患儿正确使用助行器	□ 指导患儿利用助行器下床活动 □ 告知患儿出院后注意事项并附书面出院指导1份
	饮食指导			
	活动体位			
病情变异记录			□ 无　　□ 有，原因： □ 患儿　□ 疾病　□ 医疗 □ 护理　□ 保障　□ 管理	□ 无　　□ 有，原因： □ 患儿　□ 疾病　□ 医疗 □ 护理　□ 保障　□ 管理
护士签名			白班　　小夜班　　大夜班	白班　　小夜班　　大夜班
医师签名				

骨囊肿行骨囊肿穿刺引流注射术临床路径

一、骨囊肿行骨囊肿穿刺引流注射术
临床路径标准住院流程

(一)适用对象

第一诊断为骨囊肿(ICD-10:M85.691),行骨囊肿穿刺引流自体骨髓血或激素注射术(ICD-9-CM-3:41.9203)的患儿。

(二)诊断依据

根据《临床诊疗指南——小儿外科学分册》(中华医学会编著,人民卫生出版社)和《临床技术操作规范——小儿外科学分册》(中华医学会编著,人民军医出版社)。

典型的症状:四肢长管状骨偏心性密度减低影,无骨膜反应,有或无病理骨折病史。

(三)治疗方案的选择

根据《临床诊疗指南——小儿外科学分册》(中华医学会编著,人民卫生出版社)和《临床技术操作规范——小儿外科学分册》(中华医学会编著,人民军医出版社),行骨囊肿穿刺引流自体骨髓血或激素注射术。

(四)标准住院日为8天

(五)进入路径标准

1. 第一诊断必须符合骨囊肿(ICD-10:M85.691)行骨囊肿穿刺引流自体骨髓血或激素注射术(ICD-9-CM-3:41.9203)。

2. 电视透视引导下穿刺有黄色清亮液体流出者,可以进入路径。

3. 当患儿同时具有其他疾病诊断,但在住院期间不需要特殊处理也不影响第一诊断的临床路径实施时,可以进入路径。

(六)术前准备为2天

1. 必须检查的项目

(1)实验室检查:血型、血常规、尿常规、粪常规、普通生化检验项目、凝血功能、感染性疾病筛查。

(2)心电图、X线胸片(正位)检查。

2. 根据病情选择的项目 超声心动图(心电图异常者)。

3. 术前评估 术前24小时内完成术前病情评估,完成必要的检查,做出术前小结、术前讨论。

4. 营养评估 根据《解放军总医院新入院患儿营养风险筛查表(NRS-2002)》为新入院患儿进行营养评估,评分≥3分者给予处置,必要时申请营养科医师会诊。

5. 心理评估 根据新入院患儿情况申请心理科医师会诊。

6. 疼痛评估 根据《VAS评分》实施疼痛评估,评分>7分者给予处置,必要时申请疼痛科医师会诊。

7. 康复评估 根据《入院患儿康复筛查和评估表》,在新入院患儿入院后24小时内进行康复筛查和评估。任何一项结果为"是",则申请康复科医师会诊。

(七)预防性抗菌药物选择与使用时机

抗菌药物使用:按照《抗菌药物临床应用指导原则(2015年版)》执行,并结合患儿的病情决定抗菌药物的选择与使用时间。

（八）手术日为住院第 3 天

1. 麻醉方式　基础麻醉＋局部麻醉。

2. 手术方式　骨囊肿穿刺引流自体骨髓血或激素注射术。

3. 术中用药　麻醉常规用药。

4. 输血　通常无须输血。

（九）术后住院恢复 5 天

1. 术后需要复查的项目　根据患儿病情决定。

2. 术后用药　抗菌药物使用按照《抗菌药物临床应用指导原则（2015 年版）》执行，并结合患儿的病情决定抗菌药物的选择与使用时间。

（十）出院标准

1. 患儿一般情况良好，穿刺处无红肿及渗出。

2. 没有需要住院处理的并发症。

（十一）变异及原因分析

1. 住院治疗期间，发现术前检查结果有手术禁忌证的患儿，进入其他路径。

2. 围术期并发症等造成住院日延长和费用增加。

3. 穿刺没有黄色清亮液体流出，怀疑其他疾病的，进入其他路径。

二、骨囊肿行骨囊肿穿刺引流注射术临床路径表单

适用对象	第一诊断为骨囊肿（ICD-10：M85.691）行骨囊肿穿刺引流自体骨髓血或激素注射术（ICD-9-CM-3：41.9203）的患儿	
患儿基本信息	姓名：____　性别：____　年龄：____　门诊号：____ 住院号：_____　过敏史：_____ 住院日期：____年____月____日 出院日期：____年____月____日	标准住院日：8 天
时间	住院第 1 天	住院第 2 天（术前日）	住院第 3 天（手术日）
主要诊疗工作　制度落实	□ 入院 2 小时内经治医师或值班医师完成接诊 □ 入院后 24 小时内主管医师完成检诊 □ 专科会诊（必要时）	□ 经治医师查房（早、晚各 1 次） □ 主诊医师查房 □ 完成术前准备 □ 组织术前讨论 □ 手术部位标识	□ 手术安全核查
病情评估	□ 经治医师询问病史及体格检查 □ 康复评估 □ 营养评估 □ 心理评估 □ 疼痛评估 □ 深静脉血栓评估		

（续　表）

主要诊疗工作	病历书写	□ 入院 8 小时内完成首次病程记录 □ 入院 24 小时内完成入院记录	□ 完成主诊医师查房记录 □ 完成术前讨论、术前小结	□ 术者或第一助手术后 24 小时内完成手术记录（术者签字） □ 术后即刻完成术后首次病程记录
	知情同意	□ 病情告知 □ 患儿及其家属签署《授权委托书》 □ 患儿或其家属在入院记录单上签字	□ 术者术前谈话，告知患儿及其家属病情和围术期注意事项，签署《手术知情同意书》《授权委托书》《自费用品协议书》（必要时）、《输血同意书》等	□ 告知患儿及其家属手术过程概况及术后注意事项
	手术治疗		□ 预约手术	□ 实施手术（手术安全核查记录、手术清点记录）
	其他	□ 及时通知上级医师检诊 □ 经治医师检查、整理病历资料	□ 核对患儿诊疗费用	□ 术后病情交接 □ 观察手术切口及周围情况
重点医嘱	长期医嘱 护理医嘱	□ 按骨科护理常规 □ 二级护理	□ 按骨科护理常规 □ 二级护理	□ 按骨科术后护理常规 □ 一级护理
	处置医嘱			□ 持续心电、血压、呼吸、血氧饱和度监测 □ 留置导尿管并记录尿量 □ 持续低流量吸氧
	膳食医嘱	□ 普食 □ 糖尿病饮食 □ 低盐、低脂饮食 □ 低盐、低脂糖尿病饮食	□ 禁食、水（夜间 24 时以后）	
	药物医嘱	□ 自带药（必要时）		□ 镇痛 □ 消肿 □ 镇吐、保胃 □ 抗生素 □ 抗凝血
	临时医嘱 检查检验	□ 血常规(含 C 反应蛋白＋IL-6) □ 尿常规 □ 粪常规 □ 凝血四项 □ 血清术前八项 □ 红细胞沉降率 □ 血型 □ 胸部正位 X 线片 □ 心电图检查（多导心电图） □ 肢体 X 线片 □ 肺功能（必要时） □ 超声心动图（必要时）		

重点医嘱	临时医嘱	药物医嘱		□ 抗生素（视病情）	
		手术医嘱		□ 常规准备明日在基础麻醉＋局部麻醉下行骨囊肿穿刺引流自体骨髓血或激素注射术	
		处置医嘱	□ 静脉抽血	□ 备皮（>30cm²）	□ 补液（视病情） □ 拔除导尿管（必要时）
主要护理工作	健康宣教		□ 入院宣教（住院环境、规章制度） □ 进行护理安全指导 □ 进行等级护理、活动范围指导 □ 进行饮食指导 □ 进行关于疾病知识的宣教 □ 检查、检验项目的目的和意义	□ 术前宣教	□ 术后宣教 □ 术后心理疏导 □ 指导术后康复训练 □ 指导术后注意事项
	护理处置		□ 患儿身份核对 □ 佩戴腕带 □ 建立入院病历,通知医师 □ 入院介绍:介绍责任护士、病区环境、设施、规章制度、基础护理服务项目 □ 询问病史,填写护理记录单首页 □ 观察病情 □ 测量基本生命体征 □ 抽血、留取标本 □ 心理护理与生活护理 □ 根据评估结果采取相应的护理措施 □ 通知检查项目及检查注意事项	□ 术前患儿准备（手术前沐浴、更衣、备皮） □ 检查术前物品准备 □ 指导患儿准备手术后所需用品,贵重物品交由家属保管 □ 测量基本生命体征 □ 备血、皮试	□ 晨起测量生命体征并记录 □ 与手术室护士交接病历、影像资料、术中带药等 □ 术前补液（必要时） □ 嘱患儿入手术室前排空膀胱 □ 与手术室护士交接 □ 术后测量生命体征 □ 术后心电监护 □ 术后心理护理与生活护理
	风险评估		□ 一般评估:生命体征、神志、皮肤、药物过敏史等 □ 专科评估:生活自理能力,患肢屈曲、伸直功能,足背动脉搏动、皮肤温度、指端末梢感觉情况 □ 风险评估:评估有无跌倒、坠床、褥疮风险 □ 心理评估 □ 营养评估 □ 疼痛评估 □ 康复评估	□ 评估患儿心理状态	□ 评估意识情况 □ 评估伤口疼痛情况 □ 评估术侧足背动脉、肢体皮肤颜色、温度变化,肢体感觉、运动情况,并采取相应的护理措施 □ 风险评估:评估有无跌倒、坠床、褥疮的风险

（续 表）

主要护理工作	专科护理	□ 观察患肢情况 □ 指导功能锻炼 □ 指导助行器及双拐的使用方法	□ 指导患儿掌握床上翻身的方法 □ 指导患儿掌握床上排尿、排便的方法	□ 与手术室护士共同评估皮肤、伤口敷料、输液情况 □ 指导患儿进行股四头肌静止收缩及踝关节运动 □ 指导患儿掌握床上排尿、排便的方法
	饮食指导	□ 根据医嘱通知配餐员准备膳食 □ 协助患儿进餐	通知患儿夜间 24 时以后禁食、水	□ 禁食、水,患儿口干时协助其湿润口唇 □ 患儿排气后,指导其间断、少量饮用温开水
	活动体位	□ 根据护理等级指导活动		□ 根据手术及麻醉方式,安置患儿取合适体位,术肢保持伸直位 □ 指导患儿掌握床上翻身的方法
	洗浴要求	□ 协助患儿洗澡、更换病号服	□ 协助患儿晨、晚间护理	
病情变异记录		□ 无　　□ 有,原因: □ 患儿　□ 疾病　□ 医疗 □ 护理　□ 保障　□ 管理	□ 无　　□ 有,原因: □ 患儿　□ 疾病　□ 医疗 □ 护理　□ 保障　□ 管理	□ 无　　□ 有,原因: □ 患儿　□ 疾病　□ 医疗 □ 护理　□ 保障　□ 管理

护士签名	白班	小夜班	大夜班	白班	小夜班	大夜班	白班	小夜班	大夜班

医师签名			
时间	住院第 4 天(术后第 1 天)	住院第 5 天(术后第 2 天)	住院第 6 天(术后第 3 天)

主要诊疗工作	制度落实	□ 手术医师查房 □ 专科会诊(必要时)		□ 主诊医师查房
	病情评估			
	病历书写	□ 术后第 1 天病程记录	□ 术后第 2 天病程记录	□ 术后第 3 天病程记录
	知情同意			
	手术治疗			
	其他	□ 观察伤口情况,是否存在渗出、红肿等情况 □ 观察体温、血压等	□ 观察伤口情况,是否存在渗出、红肿等情况 □ 复查肢体正、侧位 X 线片 □ 开始主动或被动功能康复练习	□ 观察伤口情况,是否存在渗出、红肿等情况 □ 指导患儿下地,进行主被动功能康复练习和步行练习

（续 表）

重点医嘱	长期医嘱	护理医嘱	☐ 按骨科术后护理常规 ☐ 一级护理	☐ 骨科术后护理常规 ☐ 二级护理	
		处置医嘱	☐ 抬高患肢 ☐ 观察患肢感觉及血液循环		
		膳食医嘱	☐ 饮食医嘱（普食/半流食/流食/糖尿病饮食/低盐、低脂饮食）		
		药物医嘱	☐ 抗生素 ☐ 术后抗凝血 ☐ 镇痛 ☐ 保胃	☐ 抗生素 ☐ 术后抗凝血	☐ 抗生素 ☐ 术后抗凝血
	临时医嘱	检查检验		☐ 复查肢体正、侧位X线	
		药物医嘱	☐ 补钾（必要时） ☐ 补白蛋白（必要时） ☐ 输血（必要时）	☐ 镇痛（必要时） ☐ 补钾（必要时） ☐ 补白蛋白（必要时） ☐ 输血（必要时）	☐ 镇痛（必要时） ☐ 补钾（必要时） ☐ 补白蛋白（必要时） ☐ 输血（必要时）
		手术医嘱			
		处置医嘱	☐ 大换药（必要时） ☐ 拔除切口引流（必要时） ☐ 拔除导尿管（必要时）	☐ 大换药（必要时） ☐ 功能锻炼	☐ 大换药（必要时） ☐ 功能锻炼
主要护理工作		健康宣教	☐ 告知患儿护理风险 ☐ 进行褥疮预防知识宣教	☐ 褥疮预防知识宣教 ☐ 跌倒预防知识宣教	
		护理处置	☐ 按一级护理要求完成基础护理项目 ☐ 监测生命体征 ☐ 留取标本 ☐ 观察伤口疼痛情况，检测镇痛泵运转情况 ☐ 观察静脉输液情况 ☐ 观察留置尿管引流情况 ☐ 观察伤口敷料，有渗出时立即报告医师处理 ☐ 术后心理护理与生活护理	☐ 按护理等级完成基础护理项目 ☐ 监测生命体征 ☐ 观察伤口疼痛情况，检测镇痛泵运转情况 ☐ 观察静脉输液情况 ☐ 观察伤口敷料，有渗出时立即报告医师处理并观察患儿情况 ☐ 提供基础护理服务 ☐ 术后心理护理与生活护理	☐ 按护理等级完成基础护理项目 ☐ 根据排便情况采取通便措施 ☐ 留取标本 ☐ 观察伤口敷料，有渗出时立即报告医师处理 ☐ 观察静脉输液情况，停用镇痛泵 ☐ 术后心理护理与生活护理
		护理评估	☐ 评估患肢感觉、运动情况，有异常时立即报告医师处理 ☐ 评估褥疮风险	☐ 评估患肢感觉、运动情况，有异常时立即报告医师处理 ☐ 评估跌倒风险 ☐ 评估褥疮风险	☐ 评估患肢感觉、运动情况，有异常时立即报告医师处理 ☐ 评估跌倒风险 ☐ 评估褥疮风险

主要护理工作	专科护理	☐ 指导患儿术后体位摆放及功能锻炼 ☐ 指导患儿进行自主排尿训练 ☐ 指导患儿进行床上翻身 ☐ 指导患儿卧床期间患肢保持伸直位 ☐ 进行防褥疮护理	☐ 指导患儿术后体位摆放及功能锻炼 ☐ 指导患儿进行自主排尿训练 ☐ 指导患儿进行床上翻身 ☐ 指导患儿卧床期间患肢保持伸直位 ☐ 防褥疮护理	☐ 指导患儿正确使用抗血栓压力带 ☐ 防褥疮护理 ☐ 防跌倒护理
	饮食指导	☐ 根据医嘱通知配餐员准备膳食 ☐ 协助患儿进餐	☐ 协助患儿进餐	☐ 协助患儿进餐
	活动体位			
病情变异记录		☐ 无　　☐ 有,原因: ☐ 患儿　☐ 疾病　☐ 医疗 ☐ 护理　☐ 保障　☐ 管理	☐ 无　　☐ 有,原因: ☐ 患儿　☐ 疾病　☐ 医疗 ☐ 护理　☐ 保障　☐ 管理	☐ 无　　☐ 有,原因: ☐ 患儿　☐ 疾病　☐ 医疗 ☐ 护理　☐ 保障　☐ 管理
护士签名		白班　　小夜班　　大夜班	白班　　小夜班　　大夜班	白班　　小夜班　　大夜班
医师签名				

时间		住院第 7 天(术后第 4 天)	住院第 8 天(出院日)
主要诊疗工作	制度落实	☐ 上级医师查房(主管医师查房,每天 1 次) ☐ 专科会诊(必要时)	☐ 上级医师查房(主管医师、主诊医师查房)进行手术及伤口评估,确定有无手术并发症和伤口愈合不良情况,明确是否出院
	病情评估		
	病历书写	☐ 出院前一天有上级医师指示出院的病程记录	☐ 出院后 24 小时内完成出院记录 ☐ 出院后 24 小时内完成病案首页 ☐ 开具出院介绍信 ☐ 开具诊断证明书
	知情同意		☐ 向患儿交代出院后的注意事项(复诊的时间、地点,发生紧急情况时的处理等)
	手术治疗		
	其他	☐ 观察伤口情况,是否存在渗出、红肿等情况 ☐ 继续主动或被动功能康复练习和步行练习	☐ 出院带药 ☐ 嘱患儿拆线、换药(根据出院时间决定) ☐ 门诊复查 ☐ 如有不适,随时来诊

（续　表）

重点医嘱	**长期医嘱**	护理医嘱		
		处置医嘱		
		膳食医嘱		
		药物医嘱	□ 抗生素 □ 术后抗凝血	
	临时医嘱	检查检验		
		药物医嘱	□ 镇痛（必要时） □ 补钾（必要时） □ 补白蛋白（必要时） □ 输血（必要时）	
		手术医嘱		
		处置医嘱	□ 大换药（必要时） □ 功能锻炼	□ 大换药 □ 出院
主要护理工作	健康宣教			□ 告知患儿必须在他人的协助下方可下床活动 □ 向患儿讲解适当控制体重的意义 □ 向患儿讲解术后的注意事项
	护理处置		□ 按护理等级完成基础护理项目 □ 根据排便情况采取通便措施 □ 观察伤口敷料，有渗出时立即报告医师处理 □ 术后心理护理与生活护理	□ 按护理等级完成基础护理项目 □ 观察伤口敷料，有渗出时立即报告医师处理 □ 观察患儿情况 □ 协助患儿家属办理出院手续 □ 指导并监督患儿活动 □ 整理床单位
	风险评估		□ 评估患肢感觉、运动情况，有异常时立即报告医师处理 □ 评估跌倒风险 □ 评估褥疮风险	□ 评估患肢感觉、运动情况，有异常时立即报告医师处理 □ 评估跌倒风险 □ 评估褥疮风险
	专科护理		□ 指导患儿进行膝关节屈、伸运动 □ 指导患儿利用助行器下床活动 □ 防褥疮护理 □ 防跌倒护理	□ 指导患儿进行膝关节屈、伸运动 □ 告知患儿出院后注意事项并附书面出院指导1份
	饮食指导			
	活动体位			
病情变异记录			□ 无　　□ 有，原因： □ 患儿　□ 疾病　□ 医疗 □ 护理　□ 保障　□ 管理	□ 无　　□ 有，原因： □ 患儿　□ 疾病　□ 医疗 □ 护理　□ 保障　□ 管理
护士签名			白班　小夜班　大夜班	白班　小夜班　大夜班
医师签名				

良性骨肿瘤行骨肿瘤病灶切除术临床路径

一、良性骨肿瘤行骨肿瘤病灶切除术临床路径标准住院流程

(一)适用对象

第一诊断为良性骨肿瘤(ICD-10:D16)行骨肿瘤穿刺活检术、骨肿瘤病灶切除术、异体骨植入术(ICD-9-CM-3:41.3101/77.6/78.0)的患儿。

(二)诊断依据

根据《坎贝尔骨科手术学》(人民军医出版社,2013 年)和《小儿骨科诊疗手册》(人民卫生出版社)。

典型的症状:四肢干骺端无痛性包块或骨皮质内局限性病灶,骨髓腔内局限性病灶,有或无病理性骨折病史。

(三)治疗方案的选择

根据《坎贝尔骨科手术学》(人民军医出版社,2013 年)和《小儿骨科诊疗手册》(人民卫生出版社),行骨肿瘤病灶切除术(ICD-10-77.601)。

(四)标准住院日为 8 天

(五)进入路径标准

1. 第一诊断必须符合良性骨肿瘤(ICD-10:D16)行骨肿瘤病灶切除术 (ICD-9-CM-3:41.3101/77.6/78.0)。

2. 无电视透视引导下穿刺活检、开放活检的患儿,可以进入路径。

3. 穿刺活检病理检查结果证实为良性骨肿瘤,可进行手术的患儿,进入路径。

4. 当患儿同时具有其他疾病诊断,但在住院期间不需要特殊处理也不影响第一诊断的临床路径实施时,可以进入路径。

(六)术前准备为 2 天

1. 必须检查的项目

(1)实验室检查:血型、血常规、尿常规、粪常规、普通生化检验项目、凝血功能、感染性疾病筛查;

(2)心电图、X 线胸片(正位)检查。

2. 根据病情选择的项目

(1)超声心动图(心电图异常者)。

(2)CT。

(3)MRI。

3. 术前评估 术前 24 小时内完成术前病情评估,完成必要的检查,做出术前小结、术前讨论。

4. 营养评估 根据《解放军总医院新入院患儿营养风险筛查表(NRS-2002)》为新入院患儿进行营养评估,评分≥3 分者给予处置,必要时申请营养科医师会诊。

5. 心理评估 根据新入院患儿情况申请心理科医师会诊。

6.**疼痛评估** 根据《VAS 评分》实施疼痛评估,评分>7 分者给予处置,必要时请疼痛科医师会诊。

7.**康复评估** 根据《入院患儿康复筛查和评估表》在新入院患儿入院后 24 小时内进行康复筛查和评估。任何一项结果为"是",则申请康复科医师会诊。

(七)预防性抗菌药物选择与使用时机

抗菌药物使用:按照《抗菌药物临床应用指导原则(2015 年版)》执行,并结合患儿的病情决定抗菌药物的选择与使用时间。

(八)手术日为住院第 3 天

1.**麻醉方式** 硬膜外麻醉、臂丛麻醉、全身麻醉。

2.**手术方式** 良性骨肿瘤切除术

3.**术中用药** 麻醉常规用药。

4.**输血** 通常无须输血。若肿瘤巨大或多处骨肿瘤切除时,需要输血。

(九)术后住院恢复 5 天

1.**术后需要复查的项目** 根据患儿病情决定。

2.**术后用药** 抗菌药物使用按照《抗菌药物临床应用指导原则(2015 年版)》执行,并结合患儿的病情决定抗菌药物的选择与使用时间。

(十)出院标准

1.患儿一般情况良好,切口愈合好,术后复查 X 线片证实骨肿瘤切除程度后。

2.没有需要住院处理的并发症。

(十一)变异及原因分析

1.住院治疗期间,发现术前检查结果有手术禁忌证的患儿,进入其他路径。

2.围术期并发症等造成住院日延长和费用增加。

3.术后病理检查结果报告恶性骨肿瘤者,进入其他路径。

二、良性骨肿瘤行骨肿瘤病灶切除术临床路径表单

适用对象	第一诊断为良性骨肿瘤(ICD-10:D16),行骨肿瘤穿刺活检术、骨肿瘤病灶切除、异体骨植入术(ICD-9-CM-3:41.3101/77.6/78.0)的患儿		
患儿基本信息	姓名:____ 性别:____ 年龄:____ 门诊号:____ 住院号:_____ 过敏史:_____ 住院日期:____年____月____日 出院日期:____年____月____日		标准住院日:8 天
时间		住院第 1 天	住院第 2 天(术前日)	住院第 3 天(手术日)
主要诊疗工作	制度落实	□ 入院 2 小时内经治医师或值班医师完成接诊 □ 入院后 24 小时内主管医师完成检诊 □ 专科会诊(必要时)	□ 经治医师查房(早、晚各1 次) □ 主诊医师查房 □ 完成术前准备 □ 组织术前讨论 □ 手术部位标识	□ 手术安全核查

主要诊疗工作	病情评估	□ 经治医师询问病史及体格检查 □ 康复评估 □ 营养评估 □ 心理评估 □ 疼痛评估		
	病历书写	□ 入院 8 小时内完成首次病程记录 □ 入院 24 小时内完成入院记录	□ 完成主诊医师查房记录 □ 完成术前讨论、术前小结	□ 术者或第一助手术后24 小时内完成手术记录(术者签字) □ 术后即刻完成术后首次病程记录
	知情同意	□ 病情告知 □ 患儿及其家属签署《授权委托书》 □ 患儿或其家属在入院记录单上签字	□ 术者术前谈话,告知患儿及其家属病情和围术期注意事项,签署《手术知情同意书》《授权委托书》《自费用品协议书》(必要时)、《输血同意书》等	□ 告知患儿及其家属手术过程概况及术后注意事项
	手术治疗		□ 预约手术	□ 实施手术(手术安全核查记录、手术清点记录)
	其他	□ 及时通知上级医师检诊 □ 经治医师检查、整理病历资料	□ 核对患儿诊疗费用	□ 术后病情交接 □ 观察手术切口及周围情况
重点医嘱	长期医嘱	护理医嘱	□ 按骨科护理常规 □ 二级护理	□ 按骨科护理常规 □ 二级护理	□ 按骨科术后护理常规 □ 一级护理

表格续补:

重点医嘱	长期医嘱	处置医嘱			□ 持续心电、血压、呼吸、血氧饱和度监测 □ 留置导尿管并记录尿量 □ 持续低流量吸氧
		膳食医嘱	□ 普食 □ 糖尿病饮食 □ 低盐、低脂饮食 □ 低盐、低脂糖尿病饮食	□ 禁食、水(夜间 24:00 以后)	
		药物医嘱	□ 自带药(必要时)		□ 镇痛 □ 消肿 □ 抗生素 □ 抗凝血

（续　表）

重点医嘱	临时医嘱	检查检验	□ 血常规（含 C 反应蛋白＋IL-6） □ 尿常规 □ 粪常规 □ 凝血四项 □ 血清术前八项 □ 红细胞沉降率 □ 血型 □ 胸部正位 X 线片 □ 心电图检查（多导心电图） □ 肢体 X 线片 □ 肺功能（必要时） □ 超声心动图（必要时）		
		药物医嘱		□ 抗生素（视病情）	
		手术医嘱		□ 常规准备明日在硬膜外麻醉或臂丛麻醉或全身麻醉下行骨肿瘤病灶切除术	
		处置医嘱	□ 静脉抽血	□ 备血 □ 备皮（＞30cm²）	□ 输血（视病情） □ 补液（视病情） □ 拔除导尿管（必要时）
主要护理工作		健康宣教	□ 入院宣教（住院环境、规章制度） □ 进行护理安全指导 □ 进行等级护理、活动范围指导 □ 进行饮食指导 □ 进行关于疾病知识的宣教 □ 检查、检验项目的目的和意义	□ 术前宣教	□ 术后宣教 □ 术后心理疏导 □ 指导术后康复训练 □ 指导术后注意事项
		护理处置	□ 患儿身份核对 □ 佩戴腕带 □ 建立入院病历，通知医师 □ 入院介绍：介绍责任护士，病区环境、设施、规章制度、基础护理服务项目 □ 询问病史，填写护理记录单首页 □ 观察病情 □ 测量基本生命体征 □ 抽血、留取标本 □ 心理护理与生活护理 □ 根据评估结果采取相应的护理措施 □ 通知检查项目及检查注意事项	□ 术前患儿准备（手术前沐浴、更衣、备皮） □ 检查术前物品准备 □ 指导患儿准备手术后所需用品，贵重物品交由家属保管 □ 指导患儿进行肠道准备并检查准备效果 □ 测量基本生命体征 □ 备血、皮试	□ 晨起测量生命体征并记录 □ 与手术室护士交接病历、影像资料、术中带药等 □ 术前补液（必要时） □ 嘱患儿入手术室前排空膀胱 □ 与手术室护士交接 □ 术后测量生命体征 □ 术后心电监护 □ 术后心理护理与生活护理

主要护理工作	风险评估	□ 一般评估:生命体征、神志、皮肤、药物过敏史等 □ 专科评估:生活自理能力,患肢屈曲、伸直功能,足背动脉搏动、皮肤温度、指端末梢感觉情况 □ 风险评估:评估有无跌倒、坠床、褥疮风险 □ 心理评估 □ 营养评估 □ 疼痛评估 □ 康复评估	□ 评估患儿心理状态	□ 评估意识情况 □ 评估伤口疼痛情况 □ 评估术侧肢体皮肤颜色、温度变化,肢体感觉运动情况,并采取相应的护理措施 □ 风险评估:评估有无跌倒、坠床、褥疮的风险
	专科护理	□ 观察患肢情况 □ 指导功能锻炼	□ 指导患儿掌握床上翻身的方法 □ 指导患儿掌握床上排尿、排便的方法	□ 与手术室护士共同评估皮肤、伤口敷料、输液情况 □ 指导患儿掌握床上排尿、排便的方法
	饮食指导	□ 根据医嘱通知配餐员准备膳食 □ 协助患儿进餐	□ 通知患儿夜间24:00以后禁食、水	□ 禁食、水,患儿口干时协助其湿润口唇 □ 患儿排气后,指导其间断、少量饮用温开水
	活动体位	□ 根据护理等级指导活动		□ 根据手术及麻醉方式,安置患儿取合适体位,术肢保持伸直位 □ 指导患儿掌握床上翻身的方法
	洗浴要求	□ 协助患儿洗澡、更换病号服	□ 协助患儿晨、晚间护理	
病情变异记录		□ 无　　□ 有,原因: □ 患儿　□ 疾病　□ 医疗 □ 护理　□ 保障　□ 管理	□ 无　　□ 有,原因: □ 患儿　□ 疾病　□ 医疗 □ 护理　□ 保障　□ 管理	□ 无　　□ 有,原因: □ 患儿　□ 疾病　□ 医疗 □ 护理　□ 保障　□ 管理
护士签名		白班　　小夜班　　大夜班	白班　　小夜班　　大夜班	白班　　小夜班　　大夜班
医师签名				
时间		住院第4天(术后第1天)	住院第5天(术后第2天)	住院第6天(术后第3天)
主要诊疗工作	制度落实	□ 手术医师查房 □ 专科会诊(必要时)		□ 主诊医师查房
	病情评估			
	病历书写	□ 术后第1天病程记录	□ 术后第2天病程记录	□ 术后第3天病程记录
	知情同意			
	手术治疗			

主要诊疗工作	其他	□ 观察伤口情况，是否存在渗出、红肿等情况 □ 观察体温、血压等	□ 观察伤口情况，是否存在渗出、红肿等情况 □ 复查四肢正、侧位 X 线片 □ 开始主动或被动功能康复练习	□ 观察伤口情况，是否存在渗出、红肿等情况 □ 指导患儿下床，进行主动或被动功能康复练习和步行练习
重点医嘱	长期医嘱 / 护理医嘱	□ 按骨科术后护理常规 □ 一级护理	□ 按骨科术后护理常规 □ 二级护理	
	长期医嘱 / 处置医嘱	□ 抬高患肢 □ 观察患肢感觉及血液循环		
	长期医嘱 / 膳食医嘱	□ 饮食医嘱（普食/半流食/流食/糖尿病饮食/低盐、低脂饮食）		
	长期医嘱 / 药物医嘱	□ 抗生素 □ 术后抗凝血 □ 镇痛	□ 抗生素 □ 术后抗凝血	□ 抗生素 □ 术后抗凝血
	临时医嘱 / 检查检验		□ 复查 X 线片	
	临时医嘱 / 药物医嘱	□ 补钾（必要时） □ 补白蛋白（必要时） □ 输血（必要时）	□ 镇痛（必要时） □ 补钾（必要时） □ 补白蛋白（必要时） □ 输血（必要时）	□ 镇痛（必要时） □ 补钾（必要时） □ 补白蛋白（必要时） □ 输血（必要时）
	临时医嘱 / 手术医嘱			
	临时医嘱 / 处置医嘱	□ 大换药（必要时）	□ 大换药（必要时） □ 功能锻炼	□ 大换药（必要时） □ 功能锻炼
主要护理工作	健康宣教	□ 告知患儿护理风险 □ 进行褥疮预防知识宣教	□ 褥疮预防知识宣教 □ 跌倒预防知识宣教	
	护理处置	□ 按一级护理要求完成基础护理项目 □ 监测生命体征 □ 留取标本 □ 观察伤口疼痛情况，检测镇痛泵运转情况 □ 观察静脉输液情况 □ 观察留置尿管引流情况 □ 观察伤口敷料，有渗出时立即报告医师处理 □ 术后心理护理与生活护理	□ 按护理等级完成基础护理项目 □ 监测生命体征 □ 观察伤口疼痛情况，检测镇痛泵运转情况 □ 观察静脉输液情况 □ 观察伤口敷料，有渗出时立即报告医师处理并观察患儿情况 □ 提供基础护理服务 □ 术后心理护理与生活护理	□ 按护理等级完成基础护理项目 □ 根据排便情况采取通便措施 □ 留取标本 □ 观察伤口敷料，有渗出时立即报告医师处理 □ 观察静脉输液情况，停用镇痛泵 □ 术后心理护理与生活护理
	护理评估	□ 评估患肢感觉、运动情况，有异常时立即报告医师处理 □ 评估褥疮风险	□ 评估患肢感觉、运动情况，有异常时立即报告医师处理 □ 评估跌倒风险 □ 评估褥疮风险	□ 评估患肢感觉、运动情况，有异常时立即报告医师处理 □ 评估跌倒风险 □ 评估褥疮风险

主要护理工作	专科护理	☐ 指导患儿术后体位摆放及功能锻炼 ☐ 指导患儿进行床上翻身 ☐ 指导患儿卧床期间患肢保持伸直位 ☐ 进行防褥疮护理	☐ 指导患儿术后体位摆放及功能锻炼 ☐ 指导患儿进行床上翻身 ☐ 指导患儿卧床期间患肢保持伸直位 ☐ 防褥疮护理 ☐ 指导患儿正确使用助行器	☐ 指导患儿正确使用抗血栓压力带 ☐ 防褥疮护理 ☐ 防跌倒护理 ☐ 指导患儿正确使用助行器
	饮食指导	☐ 根据医嘱通知配餐员准备膳食 ☐ 协助患儿进餐	☐ 协助患儿进餐	☐ 协助患儿进餐
	活动体位			
病情变异记录		☐ 无　　☐ 有,原因: ☐ 患儿　☐ 疾病　☐ 医疗 ☐ 护理　☐ 保障　☐ 管理	☐ 无　　☐ 有,原因: ☐ 患儿　☐ 疾病　☐ 医疗 ☐ 护理　☐ 保障　☐ 管理	☐ 无　　☐ 有,原因: ☐ 患儿　☐ 疾病　☐ 医疗 ☐ 护理　☐ 保障　☐ 管理
护士签名		白班　小夜班　大夜班	白班　小夜班　大夜班	白班　小夜班　大夜班
医师签名				

时间		住院第 7 天(术后第 4 天)	住院第 8 天(出院日)
主要诊疗工作	制度落实	☐ 上级医师查房(主管医师查房,每天 1 次) ☐ 专科会诊(必要时)	☐ 上级医师查房(主管医师、主诊医师查房)进行手术及伤口评估,确定有无手术并发症和伤口愈合不良情况,明确是否出院
	病情评估		
	病历书写	☐ 出院前一天有上级医师指示出院的病程记录	☐ 出院后 24 小时内完成出院记录 ☐ 出院后 24 小时内完成病案首页 ☐ 开具出院介绍信 ☐ 开具诊断证明书
	知情同意		☐ 向患儿交代出院后的注意事项(复诊的时间、地点,发生紧急情况时的处理等)
	手术治疗		
	其他	☐ 观察伤口情况,是否存在渗出、红肿等情况 ☐ 继续主动或被动功能康复练习和步行练习	☐ 出院带药 ☐ 嘱患儿拆线、换药(根据出院时间决定) ☐ 门诊复查 ☐ 如有不适,随时来诊

（续　表）

重点医嘱	长期医嘱	护理医嘱		
		处置医嘱		
		膳食医嘱		
		药物医嘱	☐ 抗生素 ☐ 术后抗凝血	
	临时医嘱	检查检验		
		药物医嘱	☐ 镇痛（必要时） ☐ 补钾（必要时） ☐ 补白蛋白（必要时） ☐ 输血（必要时）	
		手术医嘱		
		处置医嘱	☐ 大换药（必要时） ☐ 功能锻炼	☐ 大换药 ☐ 出院
主要护理工作	健康宣教			☐ 告知患儿必须在他人的协助下方可下床活动 ☐ 向患儿讲解术后的注意事项
	护理处置		☐ 按护理等级完成基础护理项目 ☐ 根据排便情况采取通便措施 ☐ 观察伤口敷料，有渗出时立即报告医师处理 ☐ 术后心理护理与生活护理	☐ 按护理等级完成基础护理项目 ☐ 观察伤口敷料，有渗出时立即报告医师处理 ☐ 观察患儿情况 ☐ 协助患儿家属办理出院手续 ☐ 指导并监督患儿活动 ☐ 整理床单位
	风险评估		☐ 评估患肢感觉、运动情况，有异常时立即报告医师处理 ☐ 评估跌倒风险 ☐ 评估褥疮风险	☐ 评估患肢感觉、运动情况，有异常时立即报告医师处理 ☐ 评估跌倒风险 ☐ 评估褥疮风险
	专科护理		☐ 指导患儿正确使用抗血栓压力带 ☐ 指导患儿进行股四头肌静止收缩及踝关节运动 ☐ 指导患儿进行膝关节屈、伸运动 ☐ 指导患儿利用助行器下床活动 ☐ 防褥疮护理 ☐ 防跌倒护理 ☐ 指导患儿正确使用助行器	☐ 指导患儿进行膝关节屈、伸运动 ☐ 指导患儿利用助行器下床活动 ☐ 告知患儿出院后注意事项并附书面出院指导1份
	饮食指导			
	活动体位			
病情变异记录			☐ 无　　☐ 有，原因： ☐ 患儿　☐ 疾病　☐ 医疗 ☐ 护理　☐ 保障　☐ 管理	☐ 无　　☐ 有，原因： ☐ 患儿　☐ 疾病　☐ 医疗 ☐ 护理　☐ 保障　☐ 管理
护士签名		白班 / 小夜班 / 大夜班		白班 / 小夜班 / 大夜班
医师签名				

先天性肌性斜颈行胸锁乳突肌
松解延长术临床路径

一、先天性肌性斜颈行胸锁乳突肌松解
延长术临床路径标准住院流程

(一)适用对象

第一诊断为先天性肌性斜颈(ICD-10:Q68.001)行胸锁乳突肌松解延长术(ICD-9-CM-3:83.1310/83.1917)的患儿。

(二)诊断依据

根据《坎贝尔骨科手术学》(人民军医出版社,2013年)和《小儿骨科诊疗手册》(人民卫生出版社)。

典型的症状:出生后1个月左右患侧胸锁乳突肌中段出现梭形包块,头固定歪向患侧,有或无难产病史。

(三)治疗方案的选择

根据《坎贝尔骨科手术学》(人民军医出版社,2013年)和《小儿骨科诊疗手册》(人民卫生出版社),行胸锁乳突肌乳突头松解术、胸骨头锁骨头松解延长术。

(四)标准住院日为8天

(五)进入路径标准

1. 第一诊断必须符合先天性肌性斜颈(ICD-10:Q68.001)行胸锁乳突肌松解延长术(ICD-9-CM-3:83.1310/83.1917)的患儿。

2. 无须超声引导下穿刺活检、开放活检或术前化疗的患儿,可以进入路径。

3. 已排除颈椎骨性畸形或眼部疾病因素,可进行手术的患儿,进入路径。

4. 当患儿同时具有其他疾病诊断,但在住院期间不需要特殊处理也不影响第一诊断的临床路径实施时,可以进入路径。

(六)术前准备为2天

1. 必须检查的项目

(1)实验室检查:血型、血常规、尿常规、粪常规、普通生化检验项目、凝血功能、感染性疾病筛查。

(2)心电图、X线胸片(正位)检查。

(3)颈椎正、侧位X线片。

2. 根据病情选择的项目

(1)超声心动图(心电图异常者)。

(2)CT。

(3)MRI。

3. 术前评估 术前24小时内完成术前病情评估,完成必要的检查,做出术前小结、术前讨论。

4. 营养评估　根据《解放军总医院新入院患儿营养风险筛查表(NRS-2002)》为新入院患儿进行营养评估,评分≥3分者给予处置,必要时申请营养科医师会诊。

5. 心理评估　根据新入院患儿情况申请心理科医师会诊。

6. 疼痛评估　根据《VAS评分》实施疼痛评估,评分>7分者给予处置,必要时请疼痛科医师会诊。

7. 康复评估　根据《入院患儿康复筛查和评估表》,在新入院患儿入院后24小时内进行康复筛查和评估。任何一项结果为"是",则申请康复科医师会诊。

(七)预防性抗菌药物选择与使用时机

抗菌药物使用:按照《抗菌药物临床应用指导原则(2015年版)》执行,并结合患儿的病情决定抗菌药物的选择与使用时间。

(八)手术日为住院第3天

1. 麻醉方式　全身麻醉。

2. 手术方式　胸锁乳突肌乳突头松解术、胸骨头锁骨头松解延长术。

3. 术中用药　麻醉常规用药。

4. 输血　通常无须输血。

(九)术后住院恢复5天

1. 术后需要复查的项目　根据患儿病情决定。

2. 术后用药　抗菌药物使用按《抗菌药物临床应用指导原则(2015年版)》执行,并结合患儿的病情决定抗菌药物的选择与使用时间。

(十)出院标准

1. 患儿一般情况良好,切口愈合好,体温不高。

2. 没有需要住院处理的并发症。

(十一)变异及原因分析

1. 住院治疗期间,发现术前检查结果有手术禁忌证的患儿,进入其他路径。

2. 围术期并发症等造成住院日延长和费用增加。

3. 术后有感染等并发症者,进入其他路径。

二、先天性肌性斜颈行胸锁乳突肌松解延长术临床路径表单

适用对象	第一诊断为先天性肌性斜颈(ICD-10:Q68.001)行胸锁乳突肌松解延长术(ICD-9-CM-3:83.1310/83.1917)的患儿	
患儿基本信息	姓名:___ 性别:___ 年龄:___ 门诊号:___ 住院号:_____ 过敏史:_____ 住院日期:___年___月___日 出院日期:___年___月___日	标准住院日:8天

时间		住院第1天	住院第2天(术前日)	住院第3天(手术日)
主要诊疗工作	制度落实	□ 入院2小时内经治医师或值班医师完成接诊 □ 入院后24小时内主管医师完成检诊 □ 专科会诊(必要时)	□ 经治医师查房(早、晚各1次) □ 主诊医师查房 □ 完成术前准备 □ 组织术前讨论 □ 手术部位标识	□ 手术安全核查
	病情评估	□ 经治医师询问病史及体格检查 □ 康复评估 □ 营养评估 □ 心理评估 □ 疼痛评估		
	病历书写	□ 入院8小时内完成首次病程记录 □ 入院24小时内完成入院记录	□ 完成主诊医师查房记录 □ 完成术前讨论、术前小结	□ 术者或第一助手术后24小时内完成手术记录(术者签字) □ 术后即刻完成术后首次病程记录
	知情同意	□ 病情告知 □ 患儿及其家属签署《授权委托书》 □ 患儿或其家属在入院记录单上签字	□ 术者术前谈话,告知患儿及其家属病情和围术期注意事项,签署《手术知情同意书》《授权委托书》《自费用品协议书》(必要时)、《军人目录外耗材审批单》(必要时)、《输血同意书》等	□ 告知患儿及其家属手术过程概况及术后注意事项
	手术治疗		□ 预约手术	□ 实施手术(手术安全核查记录、手术清点记录)
	其他	□ 及时通知上级医师检诊 □ 经治医师检查、整理病历资料	□ 核对患儿诊疗费用	□ 术后病情交接 □ 观察手术切口及周围情况

重点医嘱	长期医嘱	护理医嘱	☐ 按骨科护理常规 ☐ 二级护理		☐ 按骨科术后护理常规 ☐ 一级护理
		处置医嘱			☐ 持续心电、血压、呼吸、血氧饱和度监测 ☐ 留置导尿管并记录尿量 ☐ 持续低流量吸氧
		膳食医嘱	☐ 普食 ☐ 糖尿病饮食 ☐ 低盐、低脂饮食 ☐ 低盐、低脂糖尿病饮食	☐ 禁食、水（夜间 24 时以后）	
		药物医嘱	☐ 自带药（必要时）		☐ 镇痛 ☐ 消肿 ☐ 抗生素 ☐ 抗凝血
	临时医嘱	检查检验	☐ 血常规（含 C 反应蛋白＋IL-6） ☐ 尿常规 ☐ 粪常规 ☐ 凝血四项 ☐ 血清术前八项 ☐ 红细胞沉降率 ☐ 血型 ☐ 胸部正位 X 线片 ☐ 心电图检查（多导心电图） ☐ 肺功能（必要时） ☐ 超声心动图（必要时）		
		药物医嘱		☐ 抗生素（视病情）	
		手术医嘱		☐ 常规准备明日在全身麻醉下行胸锁乳突肌松延长术	
		处置医嘱	☐ 静脉抽血	☐ 备血 ☐ 备皮（＞30cm²）	☐ 输血（视病情） ☐ 补液（视病情） ☐ 拔除导尿管（必要时）
主要护理工作		健康宣教	☐ 入院宣教（住院环境、规章制度） ☐ 进行护理安全指导 ☐ 进行等级护理、活动范围指导 ☐ 进行饮食指导 ☐ 进行关于疾病知识的宣教 ☐ 检查、检验项目的目的和意义	☐ 术前宣教	☐ 术后宣教 ☐ 术后心理疏导 ☐ 指导术后康复训练 ☐ 指导术后注意事项

（续　表）

主要护理工作	护理处置	□ 患儿身份核对 □ 佩戴腕带 □ 建立入院病历,通知医师 □ 入院介绍:介绍责任护士、病区环境、设施、规章制度、基础护理服务项目 □ 询问病史,填写护理记录单首页 □ 观察病情 □ 测量基本生命体征 □ 心理护理与生活护理 □ 根据评估结果采取相应的护理措施 □ 通知检查项目及检查注意事项	□ 术前患儿准备(手术前沐浴、更衣、备皮) □ 检查术前物品准备 □ 指导患儿准备手术后所需用品,贵重物品交由家属保管 □ 测量基本生命体征 □ 皮试	□ 晨起测量生命体征并记录 □ 确认无感冒症状,女患儿确认无月经来潮 □ 与手术室护士交接病历、影像资料、术中带药等 □ 术前补液(必要时) □ 嘱患儿入手术室前排空膀胱 □ 与手术室护士交接 □ 术后测量生命体征 □ 术后心电监护 □ 术后心理护理与生活护理
	风险评估	□ 一般评估:生命体征、神志、皮肤、药物过敏史等 □ 专科评估:生活自理能力、患肢屈曲、伸直功能,皮肤温度、指端末梢感觉情况 □ 风险评估:评估有无跌倒、坠床、褥疮风险 □ 心理评估 □ 营养评估 □ 疼痛评估 □ 康复评估	□ 评估患儿心理状态	□ 评估意识情况 □ 评估伤口疼痛情况 □ 评估术侧肢体皮肤颜色、温度变化,肢体感觉、运动情况,并采取相应的护理措施 □ 风险评估:评估有无跌倒、坠床、褥疮的风险
	专科护理	□ 观察患肢情况 □ 指导功能锻炼	□ 指导患儿掌握床上翻身的方法 □ 指导患儿掌握床上排尿、排便的方法	□ 与手术室护士共同评估皮肤、伤口敷料、输液情况 □ 指导患儿掌握床上排尿、排便的方法
	饮食指导	□ 根据医嘱通知配餐员准备膳食 □ 协助患儿进餐	□ 通知患儿夜间24时以后禁食、水	□ 禁食、水,患儿口干时协助其湿润口唇 □ 患儿排气后,指导其间断、少量饮用温开水
	活动体位	□ 根据护理等级指导活动		
	洗浴要求	□ 协助患儿洗澡、更换病号服	□ 协助患儿晨、晚间护理	
	病情变异记录	□ 无　　□ 有,原因: □ 患儿 □ 疾病 □ 医疗 □ 护理 □ 保障 □ 管理	□ 无　　□ 有,原因: □ 患儿 □ 疾病 □ 医疗 □ 护理 □ 保障 □ 管理	□ 无　　□ 有,原因: □ 患儿 □ 疾病 □ 医疗 □ 护理 □ 保障 □ 管理
	护士签名	白班　小夜班　大夜班	白班　小夜班　大夜班	白班　小夜班　大夜班

（续　表）

		住院第 4 天（术后第 1 天）	住院第 5 天（术后第 2 天）	住院第 6 天（术后第 3 天）
	医师签名			
	时间			
主要诊疗工作	制度落实	□ 手术医师查房 □ 专科会诊（必要时）		□ 主诊医师查房
	病情评估			
	病历书写	□ 术后第 1 天病程记录	□ 术后第 2 天病程记录	□ 术后第 3 天病程记录
	知情同意			
	手术治疗			
	其他	□ 观察体温、血压等	□ 观察伤口情况，是否存在渗出、红肿等情况 □ 开始主动或被动功能康复练习	□ 观察伤口情况，是否存在渗出、红肿等情况 □ 指导患儿下地，进行主动或被动功能康复练习
重点医嘱	长期医嘱 护理医嘱	□ 按骨科术后护理常规 □ 一级护理	□ 按骨科术后护理常规 □ 二级护理	
	长期医嘱 处置医嘱	□ 抬高患肢 □ 观察患肢感觉及血液循环		
	长期医嘱 膳食医嘱	□ 饮食医嘱（普食/半流食/流食/糖尿病饮食/低盐、低脂饮食）		
	长期医嘱 药物医嘱	□ 抗生素 □ 术后抗凝血 □ 镇痛	□ 抗生素 □ 术后抗凝血	□ 抗生素 □ 术后抗凝血
	临时医嘱 检查检验			
	临时医嘱 药物医嘱	□ 补钾（必要时） □ 补白蛋白（必要时） □ 输血（必要时）	□ 镇痛（必要时） □ 补钾（必要时） □ 补白蛋白（必要时） □ 输血（必要时）	□ 镇痛（必要时） □ 补钾（必要时） □ 补白蛋白（必要时） □ 输血（必要时）
	临时医嘱 手术医嘱			
	临时医嘱 处置医嘱	□ 大换药	□ 大换药（必要时） □ 功能锻炼	□ 大换药（必要时） □ 功能锻炼

主要护理工作	健康宣教	□ 告知患儿护理风险 □ 进行褥疮预防知识宣教	□ 褥疮预防知识宣教 □ 跌倒预防知识宣教	
	护理处置	□ 按一级护理要求完成基础护理项目 □ 监测生命体征 □ 留取标本 □ 观察伤口疼痛情况,检测镇痛泵运转情况 □ 观察静脉输液情况 □ 观察留置尿管引流情况 □ 观察伤口敷料,有渗出时立即报告医师处理 □ 术后心理护理与生活护理	□ 按护理等级完成基础护理项目 □ 监测生命体征 □ 观察伤口疼痛情况,检测镇痛泵运转情况 □ 观察静脉输液情况 □ 观察伤口敷料,有渗出时立即报告医师处理观察患儿情况 □ 提供基础护理服务 □ 术后心理护理与生活护理	□ 按护理等级完成基础护理项目 □ 根据排便情况采取通便措施 □ 观察伤口敷料,有渗出时立即报告医师处理 □ 观察静脉输液情况,停用镇痛泵 □ 术后心理护理与生活护理
	护理评估	□ 评估褥疮风险	□ 评估患肢感觉、运动情况,有异常时立即报告医师处理 □ 评估跌倒风险 □ 评估褥疮风险	□ 评估跌倒风险 □ 评估褥疮风险
	专科护理	□ 指导患儿术后体位摆放及功能锻炼 □ 指导患儿进行床上翻身 □ 指导患儿卧床期间患肢保持伸直位 □ 进行防褥疮护理	□ 指导患儿术后体位摆放及功能锻炼 □ 指导患儿进行床上翻身 □ 指导患儿卧床期间患肢保持伸直位 □ 防褥疮护理	□ 防褥疮护理 □ 防跌倒护理
	饮食指导	□ 根据医嘱通知配餐员准备膳食 □ 协助患儿进餐	□ 协助患儿进餐	□ 协助患儿进餐
	活动体位			
病情变异记录		□ 无 □ 有,原因: □ 患儿 □ 疾病 □ 医疗 □ 护理 □ 保障 □ 管理	□ 无 □ 有,原因: □ 患儿 □ 疾病 □ 医疗 □ 护理 □ 保障 □ 管理	□ 无 □ 有,原因: □ 患儿 □ 疾病 □ 医疗 □ 护理 □ 保障 □ 管理
护士签名		白班 | 小夜班 | 大夜班	白班 | 小夜班 | 大夜班	白班 | 小夜班 | 大夜班
医师签名				

（续　表）

时间		住院第7天（术后第4天）	住院第8天（出院日）
主要诊疗工作	制度落实	□ 上级医师查房（主管医师查房，每天1次） □ 专科会诊（必要时）	□ 上级医师查房（主管医师、主诊医师查房）进行手术及伤口评估，确定有无手术并发症和伤口愈合不良情况，明确是否出院
	病情评估		
	病历书写	□ 出院前一天有上级医师指示出院的病程记录	□ 出院后24小时内完成出院记录 □ 出院后24小时内完成病案首页 □ 开具出院介绍信 □ 开具诊断证明书
	知情同意		□ 向患儿交代出院后的注意事项（复诊的时间、地点，发生紧急情况时的处理等）
	手术治疗		
	其他	□ 观察伤口情况，是否存在渗出、红肿等情况 □ 继续主动或被动功能康复练习	□ 出院带药 □ 嘱患儿拆线、换药（根据出院时间决定） □ 门诊复查 □ 如有不适，随时来诊
重点医嘱	长期医嘱 护理医嘱		
	长期医嘱 处置医嘱		
	长期医嘱 膳食医嘱		
	长期医嘱 药物医嘱	□ 抗生素 □ 术后抗凝血	
	临时医嘱 检查检验		
	临时医嘱 药物医嘱	□ 镇痛（必要时） □ 补钾（必要时） □ 补白蛋白（必要时） □ 输血（必要时）	
	临时医嘱 手术医嘱		
	临时医嘱 处置医嘱	□ 大换药（必要时） □ 功能锻炼	□ 大换药 □ 出院

（续　表）

主要护理工作	健康宣教		□ 告知患儿必须在他人的协助下方可下床活动 □ 向患儿讲解术后的注意事项
	护理处置	□ 按护理等级完成基础护理项目 □ 根据排便情况采取通便措施 □ 观察伤口敷料,有渗出时立即报告医师处理 □ 术后心理护理与生活护理	□ 按护理等级完成基础护理项目 □ 观察伤口敷料,有渗出时立即报告医师处理 □ 观察患儿情况 □ 协助患儿家属办理出院手续 □ 指导并监督患儿活动 □ 整理床单位
	风险评估	□ 评估患肢感觉、运动情况,有异常时立即报告医师处理 □ 评估跌倒风险 □ 评估褥疮风险	□ 评估患肢感觉、运动情况,有异常时立即报告医师处理 □ 评估跌倒风险 □ 评估褥疮风险
	专科护理	□ 防褥疮护理 □ 防跌倒护理	□ 告知患儿出院后注意事项并附书面出院指导 1 份
	饮食指导		
	活动体位		
病情变异记录		□ 无　　□ 有,原因: □ 患儿　□ 疾病　□ 医疗 □ 护理　□ 保障　□ 管理	□ 无　　□ 有,原因: □ 患儿　□ 疾病　□ 医疗 □ 护理　□ 保障　□ 管理
护士签名		白班　｜　小夜班　｜　大夜班	白班　｜　小夜班　｜　大夜班
医师签名			